骨の事典

新装版

鈴木隆雄

林　泰史

[総編集]

朝倉書店

序

　元来「骨」という言葉は洋の東西を問わず身体や事物の根幹をなすもの，あるいは全体を内部から強固に支えるものと理解されてきた．

　「骨組み」とは事物の根本となる構造を意味し，「骨抜き」とは事物の中核や眼目を抜き去ることを意味する．またバックボーン（back bone）は背骨，支柱，そしてまさに屋台骨のことである．このように「骨」という言葉やその広がりをもった概念は古くから広く人口に膾炙し，日々の生活の中にも深く根づいている．

　現在，日本ではかつて世界が経験したことのない長寿社会あるいは高齢社会を実現し，今後も平均寿命の延伸することは明らかとなっている．このような少子高齢化の社会の中で，かつてないほどに「骨」に対する関心が高まっている．走り回って遊ぶことの少なくなった児童の間では骨が弱くなり，骨折が増えている．一方，高齢者には骨粗しょう症が急増し，それに伴って骨折受傷者は増加する．中でももっとも重篤な大腿骨頸部骨折受傷者は年間 10 万人にも達している．さらにまた高齢者の愁訴のベスト（ワースト？）スリーは常に腰痛，手足の関節痛，肩痛であり，いずれも骨や関節での痛みなのである．これら骨に関する問題は，単に医学的問題としてだけではなく，経済的・社会的問題として国民全体の重要な問題となり，骨の健康維持と骨折予防は日本人の緊急の課題ともなっている．

　一方，「骨」の科学的研究もまたこの数年間で著しい変容と進歩を遂げている．骨の学問すなわち骨学は古い歴史を有していた．既に 400 年以上も昔にレオナルド・ダ・ヴィンチなどによる精密な骨格に関する図譜は集大成されている．しかし，近年の医学や自然科学の発達に伴い，骨学についても遺伝子レベル，生化学的代謝レベル，生体工学的レベル，そして臨床的レベルでの研究が飛躍的に拡大している．かつての，骨は単に身体を支えている材料という狭小な視点から，現在では生体形成の根幹をなし，生命活動そのものに必須の臓器であるという事実が積み上げられてきている．

　このような「骨」を取り巻く今日的状況の中で，「骨」を多面的な視点で集

大成したものがこの『骨の事典』である．内容の配列は編者の責任であるが，本書では骨そのものの起源や進化，化石化したヒトの骨での進化や人類学，骨の文化や民俗学，骨の解剖学，生理学，生化学，病理学，代謝，遺伝子，バイオメカニクスなどの骨の自然科学，そして骨の病気と，およそ骨に関するすべての科学的情報を網羅するよう配慮した．本書は，骨，とくにヒトの骨に関連するすべての分野の研究者のみならず，学生の方々や一般の方々が読んでも十分理解できる内容となっている．本書に対する読者諸賢の忌憚なき御叱正と御批判をいただければ幸である．

分担執筆者は，それぞれの骨の研究分野では第一線で御活躍しておられる方々で，限られた紙数にもかかわらず，骨の科学的最新情報をわかりやすく，簡潔にまとめていただいた．まさに骨の研究者の真骨頂を示しえたのではないかと考えている．このような骨に関する例のない成書として提供しえたことは，ひとえに執筆者の方々の御理解と御好意によるものである．編者として，本書のために快く引き受けてくださった分担執筆各位に深甚の感謝を捧げる．

最後に出版に際して，いろいろお世話になった朝倉書店編集部の方々に厚く御礼申し上げる．

2003 年 5 月

鈴　木　隆　雄
林　　　泰　史

執　筆　者

石　田　　　肇　琉球大学医学部解剖学
伊　東　昌　子　長崎大学医学部附属病院放射線科
伊　藤　芳　毅　岐阜大学医学部運動器外科学
揖　場　和　子　大阪市立弘済院附属病院
神　谷　敏　郎　東京大学総合研究博物館
君　塚　　　葵　心身障害児総合医療療育センター
腰　原　康　子　東京都老人総合研究所
五　嶋　孝　博　東京大学医学部附属病院整形外科・脊椎外科
*後　藤　仁　敏　鶴見大学短期大学部歯科衛生士科
佐　藤　雅　志　東京都多摩老人医療センター歯科口腔外科
塩　井　　　淳　大阪市立大学大学院医学研究科老年血管病態学
篠　田　謙　一　佐賀医科大学医学部生体構造機能学
清　水　克　時　岐阜大学医学部運動器外科学
庄　司　豊　彦　公立昭和病院整形外科
鈴　木　隆　雄　東京都老人総合研究所
高　橋　秀　雄　獨協医科大学解剖学
田　中　弘　之　岡山大学大学院医歯学総合研究科病態制御科学
土　肥　直　美　琉球大学医学部解剖学
鳥　巣　岳　彦　大分医科大学整形外科
芳　賀　信　彦　静岡県立こども病院整形外科
*埴　原　恒　彦　佐賀医科大学生体構造機能学
林　　　泰　史　東京都老人医療センター
星　野　裕　信　浜松医科大学整形外科
*細　井　孝　之　東京都老人医療センター内分泌科
正　木　日　立　東京都多摩老人医療センター歯科口腔外科
三　木　隆　己　大阪市立大学大学院医学研究科老年内科学
*山　口　　　朗　長崎大学大学院医歯薬学総合研究科発生分化機能再建学
山　崎　　　薫　浜松医科大学整形外科

（＊：編集委員；五十音順）

目　　次

I.　骨の進化・人類学

1.　生物の進化からみる骨の起源 ・・・・・・・・・・・・・・・・・・・・・・・・・・・・・[後藤仁敏]・・2
　1.1　生物と鉱物・・・2
　1.2　無脊椎動物の骨格・・3
　1.3　脊椎動物の骨格形成の場 ・・・・・・・・・・・・・・・・・・・・・・・・・・・・・・・・・・・・・・・6
　1.4　脊椎動物の骨格組織の分類・・・・・・・・・・・・・・・・・・・・・・・・・・・・・・・・・・・・・7
　1.5　最古の脊椎動物の骨化石 ・・・・・・・・・・・・・・・・・・・・・・・・・・・・・・・・・・・・・・10
　1.6　排泄物として形成された骨 ・・・・・・・・・・・・・・・・・・・・・・・・・・・・・・・・・・・・11

2.　骨の発生と進化・・[後藤仁敏]・・14
　2.1　皮骨の発生と進化 ・・14
　　　　魚類の皮甲と鱗の進化　14／皮骨の発生と進化　16
　2.2　軟骨性骨の発生と進化 ・・・・・・・・・・・・・・・・・・・・・・・・・・・・・・・・・・・・・・・19
　　　　軟骨性骨の発生　19／椎骨の進化　20
　2.3　骨の機能の進化 ・・・23

3.　骨から探る人類の歴史・・25
　3.1　人類の進化 ・・・・・・・・・・・・・・・・・・・・・・・・・・・・・・・・・・・・[埴原恒彦]・・25
　　　　猿人の起源と分化　25／最初のホモ属とその進化　35／原人の進化と
　　　　拡散　36／古代型新人とネアンデルタール　43／新人の起源　55
　3.2　現 世 人 類 ・・・・・・・・・・・・・・・・・・・・・・・・・・・・・・・・・・・・・[埴原恒彦]・・59
　　　　解剖学的新人の進化とその地理的変異　59／現世人類の拡散と変異，
　　　　多様性　71
　3.3　日本人骨格の変遷 ・・・・・・・・・・・・・・・・・・・・・・・・・・・・・・・[石田　肇]・・89
　　　　旧石器時代人骨　89／縄文時代人骨　90／弥生時代人骨　93／古墳時
　　　　代から歴史時代の人骨　97／近現代人骨　98／時代による変遷と地域
　　　　差　99／結びに代えて　103

目　　次　　　　　　　　　v

4. 骨の個体識別 ･････････････････････････････････[土肥直美]･･104
　4.1　性 の 判 定･･･104
　　　　骨盤の骨に現れる性差　104／頭蓋骨に現れる性差　107／歯の形態に
　　　　現れる性差　109／四肢骨に現れる性差　109／その他の体部骨に現れ
　　　　る性差　110／未成人骨の性差　110
　4.2　年齢の推定･･･111
　　　　年齢区分　112／未成人骨の年齢推定　112／成人骨の年齢推定
　　　　114／まとめ　118

5. 骨にみる病変 ･･･････････････････････････････････[鈴木隆雄]･･121
　5.1　総　　　　論･･･121
　5.2　外　　　　傷･･･124
　　　　骨折　124／脱臼　128／外科的処置　128／利器による損傷　129／離
　　　　断性骨軟骨炎　130／外傷後性化骨性筋炎　131
　5.3　炎　　　　症･･･131
　　　　総論　131／結核　133／トレポネーマ症（梅毒）　136
　5.4　腫　　　　瘍･･･146
　　　　良性骨腫瘍　146／中間性骨腫瘍　147／悪性骨腫瘍　148
　5.5　ストレスマーカー･････････････････････････････････････152
　　　　クリブラ・オルビタリア　153／変形性脊椎症　154／脊椎分離症
　　　　155／変形性関節症　156

6. 古人骨からの遺伝情報 ･････････････････････････[篠田謙一]･･160
　6.1　解析の歴史･･･160
　6.2　DNAの抽出方法 ･･･････････････････････････････････161
　6.3　PCR法 ･･･162
　6.4　コンタミネーションについて･････････････････････････165
　6.5　DNAの解析部位について ･･･････････････････････････167
　6.6　ミトコンドリアDNAの構造･･･････････････････････････168
　6.7　古人骨由来のミトコンドリアDNAの研究方法･････････････170
　　　　PCR-RFLP　170／塩基配列の欠損に基づく多型の検出　171／D-
　　　　loop領域の塩基配列の決定　171／一塩基変異多型の解析　173
　6.8　核のDNAに関する研究･････････････････････････････173
　　　　高変異反復配列による多型　174／性別判定　174／ヒト白血球抗原の
　　　　DNAタイピング　174／バクテリアウイルスのDNA検出　175
　6.9　おわりに･･･175

II. 骨にかかわる風俗習慣と文化

7. 骨の変形と加工 ·····························[鈴木隆雄]··180

  7.1 抜歯，骨牙加工，お歯黒·····························180

      抜歯 180／骨牙変形 181／お歯黒 182

  7.2 変形と装飾·······································182

8. 道具としての骨 ·····························[鈴木隆雄]··185

  8.1 漁撈具としての骨·································185

  8.2 狩猟具あるいは武器としての骨·····················187

  8.3 生活用具や装身具としての骨·······················188

  8.4 骨製柩，骨製家屋·································190

  8.5 薬 物 と 骨·······································191

9. 骨 と 美 術 ·····························[鈴木隆雄]··194

  9.1 ルネッサンス期·································194

  9.2 ルネッサンス以降·································196

  9.3 彫　　刻·······································199

10. 骨 と 宗 教·····························[鈴木隆雄]··201

  10.1 仏 教 と 骨·······································201

  10.2 キリスト教と骨·································203

  10.3 葬制，葬法と骨·································204

  10.4 占 術 と 骨·······································205

11. 穿頭術と食人·····························[鈴木隆雄]··207

  11.1 穿 頭 術·······································207

  11.2 食人による骨損傷·······························208

目　次　　vii

III．骨の組成と機能

12．骨の構造，形態，特性，変異・・・・・・・・・・・・・・・・・・・・・・・・・・・・・・・・・・・[山口　朗]・・212
　12.1　骨の基本構造・・・212
　12.2　骨　　　質・・・212
　　　　皮質骨　212／海綿骨　214
　12.3　骨　　　膜・・・215
　　　　骨膜の構造　215／骨膜の骨形成能　216／骨再生における骨膜の役割
　　　　216
　12.4　骨　　　髄・・・217
　　　　造血器官としての骨髄　217／骨髄中の間葉系幹細胞　217

13．脊椎動物の骨格・・[神谷敏郎]・・221
　13.1　縄文時代人の骨学・・・221
　13.2　骨の種類と働き・・222
　13.3　魚類の骨組み・・222
　13.4　両生類の骨格――四足歩行の原型――・・・・・・・・・・・・・・・・・・・・・・・・・・・・・223
　13.5　爬虫類の骨格――はい回る前進運動――・・・・・・・・・・・・・・・・・・・・・・・・・・・224
　13.6　鳥類の骨格――飛翔する脊椎動物――・・・・・・・・・・・・・・・・・・・・・・・・・・・・・226
　13.7　哺乳類の骨格――陸海空へ適応放散した獣――・・・・・・・・・・・・・・・・・・・・227
　　　　頭蓋骨　227／脊柱　229／進化の業師――前肢と後肢の骨格――　230／
　　　　骨格の結合――靱帯と軟骨――　234

14．骨　の　構　造・・[腰原康子]・・236
　14.1　軟　骨　組　織・・236
　　　　基本構造　236／軟骨細胞の分化　239／骨代謝関連発現遺伝子
　　　　239／軟骨細胞への分化能を有する細胞株　239
　14.2　骨　　組　　織・・240
　　　　基本構造　240／骨細胞　241／骨芽細胞　243／破骨細胞　246

15．骨の破壊と再生・・[三木隆己]・・252
　15.1　骨構築，骨再構築とは・・・252
　15.2　皮質骨におけるリモデリング・・・・・・・・・・・・・・・・・・・・・・・・・・・・・・・・・・・・・253
　15.3　海綿骨におけるリモデリング・・・・・・・・・・・・・・・・・・・・・・・・・・・・・・・・・・・・・254
　15.4　リモデリング過程・・255

休止期　255／活性化期　255／骨吸収期　256／逆転期　256／骨形成
期　256

15.5　力学的負荷と骨構築 ………………………………………257
15.6　リモデリングの生理的意義 ………………………………257
15.7　リモデリングの異常 ………………………………………258
15.8　高齢者のリモデリング ……………………………………259
15.9　臨床的評価 …………………………………………………260

16.　骨代謝に関係するホルモン………………………[揖場和子]‥262
16.1　骨代謝とは ……………………………………………………262
16.2　ホルモン ………………………………………………………263
16.3　骨代謝に関係するホルモン …………………………………264
副甲状腺ホルモン　265／カルシトニン　266／ビタミンD　266／性
ホルモン　268／グルココルチコイド　268／甲状腺ホルモン　269／
その他のホルモン　270

16.4　ま　と　め …………………………………………………270

17.　骨代謝に関係するサイトカイン………………………[塩井　淳]‥271
17.1　骨代謝におけるサイトカインの役割 ………………………271
17.2　サイトカインの定義と分類 …………………………………271
17.3　インターロイキン ……………………………………………271
17.4　インターフェロン-γ …………………………………………276
17.5　コロニー刺激因子 ……………………………………………276
コロニー刺激因子-1またはマクロファージコロニー刺激因子　276／
顆粒球・マクロファージコロニー刺激因子　276

17.6　腫瘍壊死因子とその関連因子 ………………………………277
腫瘍壊死因子　277／TNFレセプターファミリー　277

17.7　増　殖　因　子 ………………………………………………277
インスリン様増殖因子　277／血小板由来増殖因子　278／線維芽細胞
増殖因子　278／血管内皮増殖因子　278／上皮増殖因子およびトラン
スフォーミング増殖因子-α　279／トランスフォーミング増殖因子-β
279／骨形成因子　280

18.　骨代謝に関係するマーカー………………[星野裕信・山崎　薫]‥281
18.1　骨代謝マーカーの種類および測定方法 ……………………281
骨吸収マーカー　281／骨形成マーカー　288

18.2　臨床における骨代謝マーカー ………………………………291

現在保険適応となっている骨代謝マーカーについて　291／骨代謝マーカーによる骨代謝状態の把握と骨量低下の予測について　293／骨代謝マーカーによる骨折リスクの評価について　293／骨代謝マーカーによる治療効果判定について　294

19．遺伝子からみた骨代謝‥‥‥‥‥‥‥‥‥‥‥‥‥‥‥‥［細井孝之］‥297
19.1　加齢に伴う骨代謝の変容と骨粗しょう症の病態‥‥‥‥‥‥‥‥‥297
19.2　遺伝子多型とその解析方法‥‥‥‥‥‥‥‥‥‥‥‥‥‥‥‥‥‥298
19.3　骨粗しょう症の発症における遺伝的素因の解析‥‥‥‥‥‥‥‥‥300

20．骨の成長と老化‥‥‥‥‥‥‥‥‥‥‥‥‥‥‥‥‥‥‥‥‥［田中弘之］‥303
20.1　骨量決定のメカニズム‥‥‥‥‥‥‥‥‥‥‥‥‥‥‥‥‥‥‥‥303
20.2　遺 伝 因 子‥‥‥‥‥‥‥‥‥‥‥‥‥‥‥‥‥‥‥‥‥‥‥‥‥303
先天性の骨粗しょう症　304／ホモシスチン尿症　304／リジン尿性タンパク不耐症　305／osteoporosis-pseudoglioma syndrome　305
20.3　骨形成不全症‥‥‥‥‥‥‥‥‥‥‥‥‥‥‥‥‥‥‥‥‥‥‥‥305
骨形成不全症の病態　305／骨形成不全症の治療　306／先天性の骨疾患から骨量規定因子へ　307
20.4　環 境 因 子‥‥‥‥‥‥‥‥‥‥‥‥‥‥‥‥‥‥‥‥‥‥‥‥‥307

21．骨のバイオメカニクス‥‥‥‥‥‥‥‥‥‥‥‥‥‥‥‥‥［高橋英雄］‥311
21.1　骨のバイオメカニクスの基礎知識‥‥‥‥‥‥‥‥‥‥‥‥‥‥‥311
骨のかたち　311／ガリレイの大腿骨　311／骨のバイオメカニクスの始まり　312／力学と力学モデル　313／梁の応力　314／骨と梁モデル　314／光弾性モデルと有限要素モデル　315
21.2　骨のバイオメカニクス関連研究‥‥‥‥‥‥‥‥‥‥‥‥‥‥‥‥316
材料強度学　316／断面特性値と応力解析　316／ひずみ測定と骨質密度　317／骨の力学的適応の例　317／特殊環境下での骨　318／力学的適応原理とその実証　319／今後の展望　319

22．カルシウム代謝と加齢‥‥‥‥‥‥‥‥‥‥‥‥‥‥‥‥‥［細井孝之］‥321
22.1　骨における加齢に伴う変化‥‥‥‥‥‥‥‥‥‥‥‥‥‥‥‥‥‥321
22.2　閉経と骨代謝‥‥‥‥‥‥‥‥‥‥‥‥‥‥‥‥‥‥‥‥‥‥‥‥322
22.3　高齢者における骨代謝の特徴‥‥‥‥‥‥‥‥‥‥‥‥‥‥‥‥‥323
22.4　骨粗しょう症の予防と治療の観点から‥‥‥‥‥‥‥‥‥‥‥‥‥324
22.5　今後の展望‥‥‥‥‥‥‥‥‥‥‥‥‥‥‥‥‥‥‥‥‥‥‥‥‥325

IV. 骨 の 病 気

23. 骨 を 測 る‥‥‥‥‥‥‥‥‥‥‥‥‥‥‥‥‥‥‥‥‥‥‥‥‥‥328
　23.1　骨X線像による測定‥‥‥‥‥‥‥‥‥‥‥‥‥‥‥‥‥[林　泰史]‥328
　　　　骨を測る歴史は苦難の歴史　328／骨格画像の定量化——脊椎，股関
　　　　節——　331
　23.2　骨 量 測 定‥‥‥‥‥‥‥‥‥‥‥‥‥‥‥‥‥‥‥‥‥[伊東昌子]‥335
　　　　各骨密度測定法の原理および方法　335／測定の目的と測定法の選択　342
　23.3　骨質の測定‥‥‥‥‥‥‥‥‥‥‥‥‥‥‥‥‥‥‥‥‥[伊東昌子]‥343
　　　　骨微細構造の評価　344／骨力学特性の評価法　347

24. 骨　　　折‥‥‥‥‥‥‥‥‥‥‥‥‥‥‥‥‥‥‥‥‥‥[庄司豊彦]‥349
　24.1　骨　　　折‥‥‥‥‥‥‥‥‥‥‥‥‥‥‥‥‥‥‥‥‥‥‥‥‥349
　24.2　脱　　　臼‥‥‥‥‥‥‥‥‥‥‥‥‥‥‥‥‥‥‥‥‥‥‥‥‥361
　24.3　四肢の切断‥‥‥‥‥‥‥‥‥‥‥‥‥‥‥‥‥‥‥‥‥‥‥‥‥362
　24.4　外傷性骨化性筋炎‥‥‥‥‥‥‥‥‥‥‥‥‥‥‥‥‥‥‥‥‥‥363

25. 炎 症 性 疾 患‥‥‥‥‥‥‥‥‥‥‥‥‥‥‥‥‥‥‥‥[鳥巣岳彦]‥365
　25.1　骨　髄　炎‥‥‥‥‥‥‥‥‥‥‥‥‥‥‥‥‥‥‥‥‥‥‥‥‥365
　25.2　結核性骨関節炎‥‥‥‥‥‥‥‥‥‥‥‥‥‥‥‥‥‥‥‥‥‥‥368
　25.3　化膿性脊椎炎‥‥‥‥‥‥‥‥‥‥‥‥‥‥‥‥‥‥‥‥‥‥‥‥370
　25.4　梅毒性骨炎‥‥‥‥‥‥‥‥‥‥‥‥‥‥‥‥‥‥‥‥‥‥‥‥‥372

26. 腫　　　瘍‥‥‥‥‥‥‥‥‥‥‥‥‥‥‥‥‥‥‥‥‥‥[五嶋孝博]‥373
　26.1　骨腫瘍の分類‥‥‥‥‥‥‥‥‥‥‥‥‥‥‥‥‥‥‥‥‥‥‥‥373
　26.2　良性骨腫瘍‥‥‥‥‥‥‥‥‥‥‥‥‥‥‥‥‥‥‥‥‥‥‥‥‥373
　　　　良性骨腫瘍　373／腫瘍類似疾患　379
　26.3　悪性骨腫瘍‥‥‥‥‥‥‥‥‥‥‥‥‥‥‥‥‥‥‥‥‥‥‥‥‥383
　　　　原発性悪性骨腫瘍　383／転移性骨腫瘍（がんの骨転移）　387

27. 代謝性骨疾患‥‥‥‥‥‥‥‥‥‥‥‥‥‥‥‥‥‥‥‥‥[林　泰史]‥390
　27.1　く　る　病‥‥‥‥‥‥‥‥‥‥‥‥‥‥‥‥‥‥‥‥‥‥‥‥‥390
　27.2　骨 軟 化 症‥‥‥‥‥‥‥‥‥‥‥‥‥‥‥‥‥‥‥‥‥‥‥‥‥391
　27.3　副甲状腺機能亢進症‥‥‥‥‥‥‥‥‥‥‥‥‥‥‥‥‥‥‥‥‥393
　27.4　骨ページェット（パジェット）病‥‥‥‥‥‥‥‥‥‥‥‥‥‥‥395

目　　次　　　　　xi

27.5　腎性骨異栄養症 ・・396
27.6　骨粗しょう症 ・・398

28.　関節疾患，脊椎疾患 ・・・・・・・・・・・・・・・・・・・・・・・・・・・・・・・・・［林　泰史］・・404
28.1　関節リウマチ ・・404
28.2　変形性膝関節症 ・・・・・・・・・・・・・・・・・・・・・・・・・・・・・・・・・・・・・・・407
28.3　変形性股関節症 ・・・・・・・・・・・・・・・・・・・・・・・・・・・・・・・・・・・・・・・409
28.4　特発性大腿骨頭壊死 ・・・・・・・・・・・・・・・・・・・・・・・・・・・・・・・・・・・411
28.5　変形性足関節症 ・・・・・・・・・・・・・・・・・・・・・・・・・・・・・・・・・・・・・・・412
28.6　ヘバーデン結節 ・・・・・・・・・・・・・・・・・・・・・・・・・・・・・・・・・・・・・・・412
28.7　痛　　　風 ・・413
28.8　神経病性関節症 ・・・・・・・・・・・・・・・・・・・・・・・・・・・・・・・・・・・・・・・414
28.9　強直性脊椎炎 ・・・414
28.10　変形性脊椎症 ・・・415
28.11　脊椎分離症 ・・・416
28.12　脊柱管狭窄症 ・・・417
28.13　脊椎靭帯骨化症 ・・・・・・・・・・・・・・・・・・・・・・・・・・・・・・・・・・・・・・・418
28.14　側　弯　症 ・・419

29.　先天性骨系統疾患・奇形症候群 ・・・・・・・・・・・・・・・・・・・・・・・・・［芳賀信彦］・・421
29.1　軟骨無形成症 ・・・421
29.2　鎖骨・頭蓋異形成症 ・・・・・・・・・・・・・・・・・・・・・・・・・・・・・・・・・・・423
29.3　骨形成不全症 ・・・423
29.4　大理石骨病 ・・・425
29.5　頭蓋骨縫合早期閉鎖 ・・・・・・・・・・・・・・・・・・・・・・・・・・・・・・・・・・・426
29.6　先天性股関節脱臼 ・・・・・・・・・・・・・・・・・・・・・・・・・・・・・・・・・・・・・427

30.　骨　端　症 ・・・・・・・・・・・・・・・・・・・・・・・・・・・・・・・・・［伊藤芳毅・清水克時］・・429
30.1　ペルテス病 ・・・430
30.2　オスグッド-シュラッター病 ・・・・・・・・・・・・・・・・・・・・・・・・・・・・・433
30.3　ケーラー病 ・・・433
30.4　フライバーグ病 ・・・・・・・・・・・・・・・・・・・・・・・・・・・・・・・・・・・・・・・434

31.　麻　痺　性　疾　患 ・・・・・・・・・・・・・・・・・・・・・・・・・・・・・・・・・・・・・・［君塚　葵］・・435
31.1　脳　性　麻　痺 ・・435
31.2　ポ　リ　オ ・・439
31.3　分　娩　麻　痺 ・・440

32. 歯と歯周組織の疾患･････････････････････････････[正木日立・佐藤雅志]･･442

32.1 う　　蝕 ･･442

32.2 歯　周　病 ･･446

32.3 その他の歯に関連した主な疾患 ･･････････････････････449

　　　歯の発育異常　450／歯原性嚢胞　450／歯原性腫瘍　450

索　　引 ･･453

I

骨の進化・人類学

1

生物の進化からみる骨の起源

1.1　生物と鉱物

　骨（bone）は，脊椎動物の体内で細胞の働きでリン酸カルシウムが集積してリン灰石（apatite）という鉱物をつくり，その微結晶の集合体が特定の場所に沈着したものである．

　生物が鉱物を形成し，そのからだの保護や支持などに利用する現象は，単細胞のバクテリアや原生生物から，高等な植物や動物まで生物界に広くみられる．

　生物がつくる鉱物を生体鉱物または生鉱物（biomineral）といい，その形成作用や形成過程を生体鉱物化または生体鉱物作用（biomineralization）[1]という．生体鉱物

表 1.1　主な生体鉱物の種類と生物界における分布[2]

鉱　　　　物		組　　　成	産出する生物（働き）
炭酸カルシウム	方解石	$CaCO_3$	藻類（外骨格）
			三葉虫（眼のレンズ）
	アラゴナイト	$CaCO_3$	魚類（平衡器）
			軟体動物（殻）
	ファーテライト	$CaCO_3$	ホヤ類（棘）
	非晶質物質	$CaCO_3 \cdot nH_2O$	植物（カルシウム貯蔵）
リン酸カルシウム	水酸化リン灰石	$Ca_{10}(PO_4)_6(OH)_2$	︱脊椎動物（骨，歯，カルシウム貯蔵）
	オクタカルシウム	$Ca_8H_2(PO_4)_6 \cdot 5H_2O$	︱
	その他のリン酸塩		脊椎動物（先駆物質？）
	非晶質物質	？	脊椎動物（先駆物質？）
シュウ酸カルシウム	ウェーベライト	$CaC_2O_4 \cdot H_2O$	植物（カルシウム貯蔵）
	ウェッギライト	$CaC_2O_4 \cdot 2H_2O$	植物（カルシウム貯蔵）
硫酸塩	石こう	$CaSO_4 \cdot 2H_2O$	クラゲ幼生（平衡器）
	重晶石	$BaSO_4$	藻類（平衡器）
	天青石	$SrSO_4$	棘針類（細胞の支持）
ケイ酸	シリカ	$SiO_2 \cdot nH_2O$	藻類（外骨格）
鉄化合物	磁鉄鉱	Fe_3O_4	バクテリア（磁気走性）
			ヒザラガイ（歯）
	針鉄鉱	$\alpha\text{-}FeOOH$	カサガイ（歯）
	レピドクロサイト	$\gamma\text{-}FeOOH$	ヒザラガイ，軟体動物（歯）
		$5Fe_2O_3 \cdot 9H_2O$	動物，植物（鉄の貯蔵）

やキチン質や角質などで構成される組織を硬組織（hard tissue）という．なかでも炭酸カルシウムやリン酸カルシウムで構成される組織を石灰化組織（calcified tissue）といい，その形成過程を石灰化（calcification）という．

表 1.1[2]にこれまでに知られている生体鉱物の種類とその組成と生物界における分布を示す．これをみると，鉱物の種類は，炭酸カルシウムとリン酸カルシウムだけでなく，シュウ酸カルシウム，硫酸塩，ケイ酸，鉄化合物にまで及んでいる．鉱物の種類はわかっているものだけでも 60 種以上あると

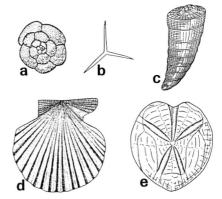

図 1.1 さまざまな無脊椎動物の骨格
a は有孔虫の殻，b は海綿の骨針，c はサンゴの骨格，d は二枚貝の貝殻，e はウニの殻．

いう．また，金属塩の種類もカルシウム，マグネシウム，鉄，ストロンチウムなどがあり，結晶質のものから非晶質のものまで結晶度もさまざまである．

本来，生物には元素を濃縮する働きがあり，カルシウムや鉄を濃縮して，石灰岩や鉄鉱床を形成したのは太古のバクテリアである．これまで知られている最古の化学化石（chemical fossil）は，始生代前期の 38 億年前の地層中に残されたリン酸カルシウムに包まれた細胞が分解した有機炭素である．また，32 億年前の地層からは，藍藻（シアノバクテリア）がつくったストロマトライト（stromatolite）という炭酸塩岩が知られている．

原生生物では，珪藻や放散虫はケイ酸質（石英，quartz），円石藻（コッコリス）や有孔虫は炭酸カルシウム（方解石，calcite）の殻（shell）をもつ（図 1.1(a)）．植物では，石灰藻は炭酸カルシウム（方解石か，アラレ石，aragonite）を細胞間隙などに含み，イラクサ科の植物では非結晶の炭酸カルシウムとケイ酸と多糖類からなる鍾乳体（cystolith）を葉にもっている．

こうして，生物は，からだの周囲や内部に鉱物を形成し，身体の保護や支持，運動に利用するようになった．それは，動物の進化とともに発達してきている[3,4]．

1.2 無脊椎動物の骨格

原生代後期の 8.4 億年前になると，多細胞の後生動物が出現している．彼らのほとんどは硬組織をもたないかキチン質（chitin）の殻をもつ程度であったが，中国などから所属不明のクラウディナという炭酸カルシウムの殻をもつ動物の化石が発見されている[5]．

原生代末期から古生代カンブリア紀初期には，リン酸カルシウムや炭酸カルシウム

からなる殻をもつ小さな動物，小有殻化石群（small shelly fossils）が出現している．これらは，海綿動物，古杯動物，軟体動物，節足動物，腕足動物，棘皮動物などの仲間である．その硬組織は，炭酸カルシウムのものよりもリン酸カルシウムのものの方が多かったといわれる．リン酸カルシウムも炭酸カルシウムと同じほど，あるいはもしかするとそれよりも古い生体鉱物の材料なのかもしれない．

そして，カンブリア紀前期の5.4億年前からオルドビス紀初期の5億年前には無脊椎動物群の爆発的進化が起こり，バージェス動物群と呼ばれる化石が世界各地から発見されている．これらの多くは，体表にキチン質や炭酸カルシウムからなる殻をもっていた[5]．

無脊椎動物では，海綿動物が石英質や石灰質の骨針，刺胞動物のサンゴ類では炭酸カルシウム（方解石かアラレ石）の骨格，軟体動物の多くは炭酸カルシウム（方解石かアラレ石）の殻，腕足動物ではキチン質，炭酸カルシウム（方解石），リン酸カルシウム（リン灰石）の殻を，棘皮動物のウニ類では炭酸カルシウム（方解石）の殻をもっている（図1.1(b)〜(e)）．これの多くは，表皮細胞によって体の外側に分泌された「殻（shell）」すなわち外骨格（exoskeleton）である．「骨貝」といえども，骨格ではなく殻なのである（図1.2）．ただし，コウイカでは舟形の炭酸カルシウム（アラレ石）からなる内骨格（endoskeleton）をもつ．

このうち，ウニ類の骨柱をつくる造骨細胞

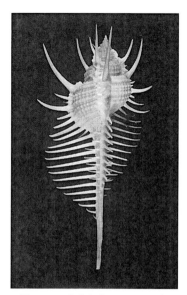

図 1.2 ホネガイ（*Murex pecten*）の殻

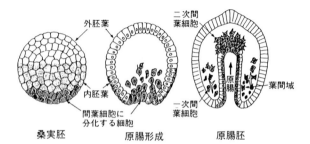

図 1.3 ウニ類の初期発生における間葉細胞の分化（Boveri 原図；文献6より引用）

1. 生物の進化からみる骨の起源

は，間葉由来の細胞であることが知られており，その点で次に述べる脊椎動物の骨芽細胞と同じである点が注目される．すなわち，その初期発生では，原腸腔をつくる内胚葉の細胞に先立って間葉領域に落ち込んでいく間葉細胞が，線維芽細胞，血液細胞，造骨細胞に分化していく（図1.3）[6]．

ちなみにウニ類などの棘皮動物は，無脊椎動物とはいっても脊椎動物と同じく，発生過程において，原口が肛門となり，口が新しく形成される新口動物である．原口が口となり，肛門が新しく形成される旧口動物（節足動物や軟体動物など）ではないのである．

カンブリア紀のバージェス動物群には，脊椎動物の先祖である原索動物の化石が知られている．中国の澄江からはユンナノゾーン（*Yunnanozoon*），カナダのバージェスからはピカイア（*Pikaia*）と呼ばれる現在のナメクジウオに似た動物がある．しかし，これらの動物には硬組織のようなものは知られていない．しかし，バージェスから発見されているオドントグリフス（*Odontogriphs*）というワラジのような動物の口のまわりにはコノドントと思われる小さな歯のような突起が多数存在している[5]．

コノドント（conodont）は，リン酸カルシウム（リン灰石）からなる小さな歯のような器官で，その化石はカンブリア紀から三畳紀までの海成層から産出しているが，未だにそれをもつ動物の正体が不明の謎の化石である．最近では，リン灰石の微結晶で構成されていること，エナメル質や骨に似た構造を示すことなどから，脊椎動物とされる説が有力になってきている．

しかし，図1.4[7]のような形成過程が正しいならば，表皮の上皮細胞がからだの外側に分泌して形成する無脊椎動物の硬組織である．しかし，原コノドントではからだの外側に突出していたのが，しだいにからだの内部に形成されるようになり，進化した正コノドントではほとんどからだの内部に形成されるようになってきている．これ

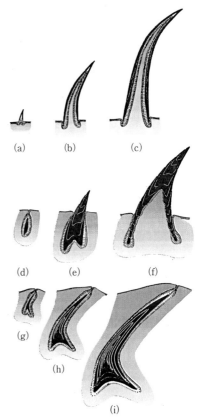

図 1.4 コノドントの形成過程[7]
a〜c は原コノドントの形成過程，d〜f は準コノドントの形成過程，g〜i は正コノドントの形成過程．

が，上皮層の内側に形成されれば，脊椎動物のエナメロイドや象牙質と同じ組織となる．その点で，コノドントは限りなく歯に近い器官ということができよう．

1.3 脊椎動物の骨格形成の場

無脊椎動物の多くが，表皮層の外側に上皮細胞によって，殻すなわち外骨格として骨格を形成するのに対し，脊椎動物の骨格は，表皮層の内側に主に間葉細胞によって形成される（図1.5）[4,6]．このことを三木[8]は，脊椎動物の骨格組織は，いわば「湯垢」のように体内の各器官の隙間に沈着した「負の形象」として形成された，と述べ

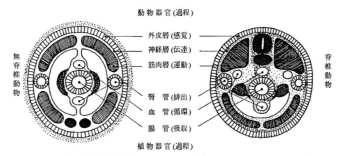

図 1.5 無脊椎動物（左）と脊椎動物（右）の個体体制の横断面[4,6]．骨格形成の場所を点々で示す．

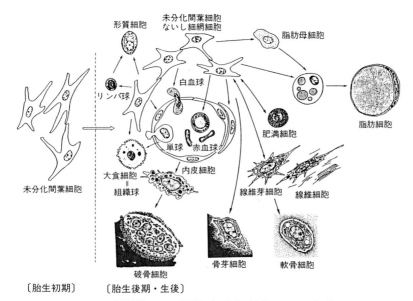

図 1.6 脊椎動物における間葉細胞の分化（文献10, 11より作成）

ている．

　このような現象を19世紀のフランスの比較解剖学者ジョフロア・サン＝チレール（Etienne Geoffroy Saint-Hilaire）は，「無脊椎動物の節足動物は骨格の中に筋肉や内臓をつくったのに対し，脊椎動物は骨格の外側に筋肉や内臓をつくった」と考えたという[9]．すなわち，無脊椎動物の多くは「骨の中にからだをつくった」のに対し，脊椎動物は「からだの中に骨をつくった」のである．したがって，無脊椎動物はからだの大型化を図ることができなかったが，脊椎動物はからだの大型化に成功し，陸上でも栄えることができたのである．

　脊椎動物の骨格を形成する細胞は，ウニ類と同じ間葉細胞で，未分化間葉細胞は，血液細胞（血球），血管内皮細胞，大食細胞（マクロファージ），破骨細胞，線維芽細胞，脂肪細胞，軟骨細胞，骨芽細胞などに分化していく（図1.6）[10,11]．こうしてみると，血液細胞と骨芽細胞は，一方は液体の血液，他方は石のように硬い骨という，まったく性質の異なる組織をつくる細胞であるが，ともに未分化間葉細胞という親から生まれた文字どおりの「血を分けた兄弟」なのである．

　したがって，哺乳類では骨の中に造血組織（赤色骨髄）が形成されたり，それが老化すると脂肪組織（黄色骨髄）に変化することは，骨芽細胞と血液細胞と脂肪細胞が兄弟関係の細胞であることから自然の現象として理解できるのである．そして，骨が血液と深い関係をもち，絶えず形成と破壊が起こっており，その成分であるカルシウムが骨から溶けて血液に入ったり，血液から骨に沈着することも当然のことといえる．

1.4　脊椎動物の骨格組織の分類

　脊椎動物では，主な骨格組織である骨は，体内の各器官の隙間を埋める間葉領域に形成されるのであるが，その形成の場は，次の3カ所に分けられる（図1.7）[6]．

　まず第1は，表皮層直下の真皮層に形成される皮甲や皮骨で，魚類の鱗（皮小歯）や歯もこれに由来する．第2は，脊索や筋肉，神経管（脳と脊髄）の周囲に形成される椎骨や肋骨で，手足の骨である肢骨もその延長として形成される．第3は，腸管の前方部である鰓腸の筋肉層中に形成される鰓弓骨である．

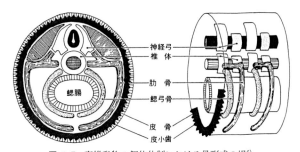

図 1.7　脊椎動物の個体体制における骨形成の場[6]
横断面（左）と縦断面（右）．

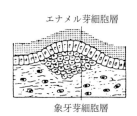 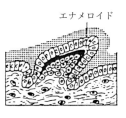 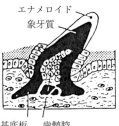

図 1.8　サメ類の皮小歯の発生[12]

　このうち，皮甲や皮骨はからだの外層に形成されることから外骨格（exoskeleton）と呼ばれるが，無脊椎動物の外骨格とは似てはいるが，表皮層の外側に形成されるのではなく，内側に形成される点で異なっている．

　これに対し，椎骨，肋骨，肢骨，鰓弓骨などは，からだの内側に形成されるために内骨格（endoskeleton）と呼ばれる．

　また，皮骨や椎骨などは体壁系に形成される体性骨格（somatic skeleton）であるのに対し，鰓弓骨は内臓系につくられる内臓性骨格（visceral skeleton）である．

　脊椎動物の進化において，最初に形成されたのは，皮甲（dermal armour）であった．その最表層は象牙質の結節で構成され，その主体はアスピディンと呼ばれる原始的な骨様組織でつくられていた．それらは，サメ類の皮小歯（楯鱗）のように，表皮層の内側に主に間葉細胞によって形成されるエナメロイドや象牙質，骨組織で構成されている（図1.8）[12]．すなわち，神経堤由来の外胚葉性間葉細胞が表皮下で密集して象牙芽細胞となり，それらが表皮の基底細胞層をエナメル芽細胞層に分化させ，両細胞層が共同して鱗や歯のエナメロイド，象牙質，骨組織を形成する[3]．その点で，上皮層の外側に形成されるコノドントとは異なっている．その後，骨は軟骨などに代わってしだいにからだの内部にも形成されるようになるのである．

　脊椎動物の硬組織でも，爬虫類や鳥類の卵殻（eggshell）と，魚類から哺乳類までもつ耳石（otolith）や平衡砂（statoconium）は，無脊椎動物の多くの硬組織と同じく，上皮層の外側に（卵管と膜迷路の内腔）に形成される．病的石灰化である唾液腺の導管内にできる唾石（salivary calculus），腎盤や尿管内に形成される尿石（urinary stone），胆嚢内につくられる胆石（gallstone）もこの部類に属する．

　また，角鱗，毛，爪，羽毛，角，角質歯などの角質組織（keratinous tissue）は，表皮細胞の細胞内にケラチン（keratin）という硬タンパク質が沈着して，細胞が「自殺」することによって形成される．表皮性の硬組織という点では，無脊椎動物のキチン質や石灰質の外骨格に似ているが，細胞内に形成される点では異なっている．

　脊椎動物にみられる硬組織の動物分類ごとの分布を示すと表1.2のようになる[13]．

表 1.2　脊椎動物における硬組織の分布

組織		無顎類	板皮類	軟骨魚類	硬骨魚類	両生類	爬虫類	鳥類	哺乳類
角質組織		現生の無顎類 △類に角質歯がある	×	×	×	表皮の角質層 ○無尾類の幼生に角質歯	角鱗、角板、爪、嘴 ○一部に	羽毛、角鱗 ○嘴、脚に	毛、爪、蹄、角、鯨鬚
エナメル質		×	×	×	△総鰭類、肺魚類にある	○	○	△初期の鳥類には歯があった	○小柱エナメル質が発達
エナメロイド	歯	×	○	○	○	△成体では薄い	×	×	△ごく薄い層としてある
	鱗	△異甲類の一部にある	○	○	○真骨類などでは消失	×	×	×	×
象牙質	歯	×	○	○	○	○	○	△初期の鳥類には歯があった	○
	鱗	○	○	○	○真骨類などでは消失	×	×	×	×
アスピディン		○頭甲類のみ △類にある	×	×	×	×	×	×	△セメント質？
骨	外骨格	○	○	×	○	△皮骨としてある	△皮骨、甲羅としてある	△膜性骨としてある	△膜性骨としてある
	内骨格	×	△少しだけある	×	○	○	○	○	○
軟骨		○	○	○	○真骨類などでは退化的	胎児期のみ △成体では一部	胎児期のみ △成体では一部	胎児期のみ △成体では一部	胎児期のみ △成体では一部
炭酸カルシウムの沈着物		耳石はリン ×酸カルシウムよりなる	○耳石	○耳石	○耳石	耳石、内リ ○ンパ嚢に石灰着物	耳石、内リ ○ンパ嚢、卵殻	○耳石、卵殻	○耳石、単孔類では卵殻

（文献 3, 13, 14 などより）

1.5 最古の脊椎動物の骨化石

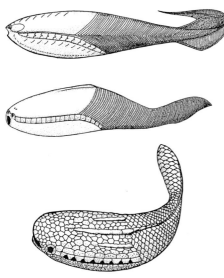

図 1.9 オルドビス紀の異甲類サカバムバスピス(上)，アランダスピス(中)，アストラスピス(下)の復元図[15]

最古の脊椎動物は，カンブリア紀後期の5億年以上前の地層から発見されている無顎類の皮甲の断片である．その姿がよくわかっている化石は，次のオルドビス紀前期のオーストラリアの4.7億年前の地層から発見されているアランダスピス（*Arandaspis*）である（図1.9（中））[15]．オルドビス紀後期のボリビアの4.5億年前の地層からも，よく似たサカバムバスピス（*Sacabambaspis*）の化石が報告されている（図1.9（上））[15]．

北アメリカのコロラドのオルドビス紀後期4.4億年前のハーディング砂岩からは，アストラスピス（*Astraspis*）の皮甲の化石が発見されている（図1.9（下））[15]．

これらは，無顎類でも異甲類と呼ばれる仲間の化石である．顎も歯もなく，口から吸い込んだ水といっしょに入ってきた微生物を鰓でろ過して摂食していた．体表は大小さまざまな大きさの皮甲で被われる．頭方部は背腹の比較的大きな皮甲に被われることが多く，その間に鰓裂が開口していた．これらの動物は，骨格組織としては，この皮甲のみをもっており，からだの内部には脊索とわずかな軟骨が存在したと推定される．

アストラスピスの皮甲の縦断面を図1.10に示す．異甲類の皮甲は，最表層が象牙質（dentine）の小さな結節からなり，そこにはヒトの歯の象牙質と同じように，中心の髄腔から放射状に伸びる象牙芽細胞の突起を入れた象牙細管と，一定周期の生体リズムによって形成されたことを示す成長線が観察される．その基部の皮甲の大部分をつくる組織は，ドイツの古生物学者グロス（Walter Gross）[16]によってアスピ

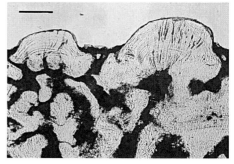

図 1.10 コロラド州のオルドビス紀の地層から産出した異甲類アストラスピスの皮甲の縦断面（スケールは100μm）

1. 生物の進化からみる骨の起源

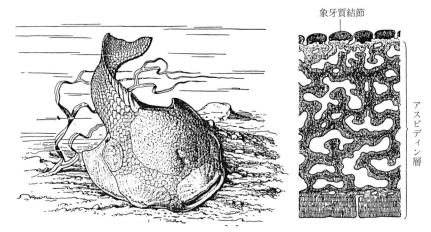

図 1.11 デボン紀の異甲類プサンモレピスの復元図（左）とその皮甲の断面（右）
（Bystrov 原図；文献 17 より引用）

ディン（aspidin）と名づけられた原始的な無細胞性の骨様組織から構成されている．象牙質もアスピディンも，コラーゲン（collagen）という線維性タンパク質の上に，リン酸カルシウムのリン灰石の微結晶が沈着したものである．デボン紀の異甲類プサンモレピス（*Psammolepis*）の体表はさまざまな大きさの皮甲で覆われ，皮甲は最表層の象牙質結節と中層の海綿質状のアスピティン層，深層の層板状のアスピディン層から構成されている（図 1.11）[17]．

1.6 排泄物として形成された骨

このような硬組織からなる皮甲はなぜつくられたのだろうか．その原因については，さまざまな学説が出されている．かつて，アメリカの古生物学者ローマー（Alfred S. Romer）[18] は，当時の水域にすんでいた肉食の節足動物の水生サソリである広翼類の攻撃から身を守るために，皮甲が形成されたと考えた．

これに対し，イギリスの古生物学者ホールステッド（Lambert Beverly Halstead）[13,14] は，血液中の過剰なカルシウムを排泄し，同時にエネルギー源として必要なリン酸を貯蔵するためにリン酸カルシウムを真皮層に沈着させた，という説を唱えている．また，彼は，その最表層の象牙質は外界の変化を感じとるための感覚の受容器として形成されたと考えた．

この考えを裏づけるように，須賀[3] は，魚類のエナメロイド（enameloid）や四足動物のエナメル質（enamel），象牙質や骨に，カルシウムやリン酸だけでなく，フッ素，ケイ素，マグネシウム，鉄などの元素が沈着されることを明らかにしている．つまり，これらの元素を歯や骨の硬組織中に沈着させて血液中から除去し，歯が脱落することによって，体外に排泄しているというのである（図 1.12）．三木[8] は，骨は

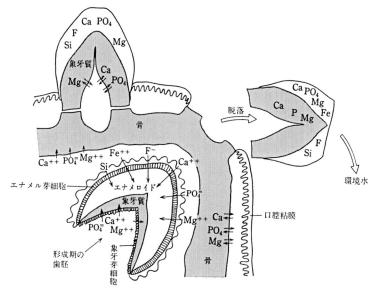

図 1.12 魚類における血液中の過剰元素のエナメロイド,象牙質,骨への沈着と,歯の脱落による排泄の模式図[3]

「湯垢」のような「負の形象」として形成されたと述べたが,まさに骨は「排泄物」として形成された「負の形象」であったのである.

この性質が,私たちの歯に受け継がれ,血液中の過剰な元素はエナメル質などの硬組織に沈着することによって排泄されている.また,骨も血液との間でカルシウムなどさまざまな物質の受け渡しを行っている.カルシウムは筋肉の収縮や神経系の興奮の伝達になくてはならないものであっても,過剰になれば細胞毒となり,私たちの歯や骨はそれを血液中から除去するという役割を今なお果たしているのである.

また,象牙質は原始の皮膚,すなわち感覚器として形成されたことは,私たちの歯にその機能がはっきりと受け継がれていることで裏づけられる.窪田[19]は,歯が咀嚼器であるとともに感覚器としても重要な役割を果たしていることを明らかにしている.すなわち,顎骨中には三叉神経の上顎神経と下顎神経という太い知覚神経が通り,その枝が歯の歯髄や歯根膜に分布し,エナメル質には知覚がないが,象牙質-歯髄や歯周組織には非常に鋭敏な知覚がある.さらには,顎骨に着く咀嚼筋とその腱にも,運動神経であるとともに知覚神経である三叉神経の枝がその神経終末装置である筋紡錘と腱紡錘を伴って多数分布している(図1.13).

私たちが食事をしているときには,歯と顎と咀嚼筋が食べ物を咀嚼すると同時に,「歯ごたえ」として食べ物の性質を感じ取っているのである.私たちは食べ物に対して,香りを鼻腔の嗅上皮で嗅覚として感じとり,味を舌の粘膜中の味蕾で味覚として

味わい，さらには歯と顎でいわば「歯覚」として感じ取っているのである．

こうして，歯と顎は，遠く5億年前に原始の皮膚として形成されたときの性質を受け継いで，私たちの口腔中で重要な感覚器としての役割を果たしているのである．

こうして，過剰なカルシウムなどの元素の排泄，感覚の受容器として形成された骨と歯は，脊椎動物のその後の進化の過程で，からだの保護と支持，摂食や運動になくてはならない器官に変化していくのである[20]．

[後藤仁敏]

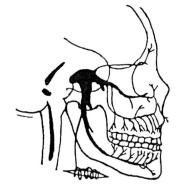

図 1.13 咀嚼システムにおける感覚受容系[19]

文 献

1) 渡部哲光：バイオミネラリゼーション——生物が鉱物を作ることの不思議——．東海大学出版会，1997．
2) 寒河江登志朗ほか：鉱物の科学（新版地学教育講座3）．東海大学出版会，1995．
3) 大森昌衛，須賀昭一，後藤仁敏（編）：海洋生物の石灰化と系統進化．東海大学出版会，1988．
4) 和田浩爾，小林巌男（編）：海洋生物の石灰化と硬組織．東海大学出版会，1996．
5) 大森昌衛：生物進化の大爆発．新日本出版社，2000．
6) 三木成夫：解剖学論集（生命形態の自然誌1）．うぶすな書院，1989．
7) Bengtson, S.: *Lethaia*, **9**: 185, 1976.
8) 三木成夫：モルフォロギア，**16**: 71, 1994．
9) 養老孟司：形を読む——生物の形態をめぐって——．培風館，1986．
10) 藤田尚男ほか：標準組織学総論（第2版）．医学書院，1981．
11) Kristić, R. V.（藤田恒夫訳）：立体組織図譜2 組織編．西村書店，1981．
12) Kraus, B. S. *et al.*（久米川正好訳）：咬合と歯の解剖．医歯薬出版，1973．
13) Halstead, L. B.（田隅本生監訳）：脊椎動物の進化様式．法政大学出版局，1984．
14) Halstead, L. B.（後藤仁敏，小寺春人訳）：硬組織の起源と進化——分子レベルから骨格系までの形態と機能——．共立出版，1984．
15) Long, J. A.: The Rise of Fishes. John Hopkins Univ. Press, 1995.
16) Gross, W.: *Geol. Paläont. Abh. N. F.*, **18**: 1, 1930.
17) Obruchev, D. V. (ed.): Agnatha, Pisces (Osnovy Paleontologii Vol. XI) Nauka, 1964.
18) Romer, A. S. *et al.*（平光厲司訳）：脊椎動物のからだ——その比較解剖学——．法政大学出版局，1983．
19) 窪田金次郎：解剖学入門——咀嚼システム解明への道——．日本歯科評論社，1988．
20) 後藤仁敏：バイオメカニズム学会誌，**21**: 157, 1997．

2

骨の発生と進化

2.1 皮骨の発生と進化

a. 魚類の皮甲と鱗の進化

最古の骨は，5億年前のカンブリア紀後期に出現した異甲類という無顎類の皮甲である．異甲類の皮甲は，表面の象牙質の結節と基部のアスピディンという骨様組織から構成されていた（図1.10，1.11）．一部の種類では，象牙質の表面にエナメロイド（enameloid）と呼ばれる哺乳類のエナメル質ほどの硬さをもつ硬組織をもつものもいた．

同じような皮甲は，続くオルドビス紀からシルル紀に出現した無顎類の他のグループや，4.2億年前のシルル紀後期に出現した板皮類の皮甲にも受け継がれた．

シルル紀からデボン紀前期に栄えた無顎類の腔鱗類（テロドゥス類）では，基部のアスピディンの層がなく，ほとんど象牙質のみからなる小鱗を備えていた．また，シルル紀からデボン紀に栄えた無顎類の骨甲類（頭甲類）ではその表面の結節が象牙質ではなく，たがいに連絡し合った骨細管をもつ骨から構成されていた．この組織は骨甲類の進化に伴ってしだいに象牙質に似た構造を示すようになる（図2.1 (a)，(b)）．エルヴィイ（Tor Ørvig）[1]はこの組織を中象牙質（mesodentine）と名づけた．象牙質と骨の中間的な構造をもつからである．原始的な骨から象牙質に似た組織が進化した1つの例となっている．

また，デボン紀に栄えた板皮類の節頸類などでは，皮甲の結節が象牙芽細胞が硬組

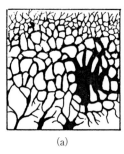
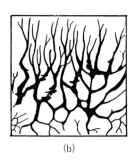
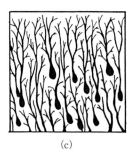

(a) (b) (c)

図 2.1 中象牙質と半象牙質[1]
a は原始的な中象牙質，b は進化した中象牙質，c は半象牙質．

織中に埋入した象牙細胞をもつ，エルヴィイ[1]によって半象牙質（semidentine）と呼ばれた硬組織から構成されている（図2.1 (c)）．半象牙質は明らかに象牙質の1種である．

　異甲類や腔鱗類の皮甲の表層部を構成していた象牙質とアスピディンと呼ばれる骨様組織は，その後に進化したさまざまな魚類の鱗に受け継がれた（図2.2)[2]．すなわち，軟骨魚類の板鰓類では皮小歯または楯鱗と呼ばれる，エナメロイド，象牙質，骨様組織からなる鱗をもっている．また，アフリカの淡水魚ポリプテルス（Polypterus）や北アメリカの淡水魚ガーパイク（Lepisosteus）などの原始的な硬骨魚類でも，エナメロイド（ガノイン），象牙質（コスミン），骨（イソペディン）の3層からなる硬鱗（ganoid scale）をもっている．

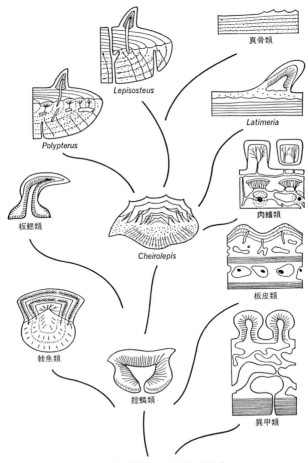

図 2.2　魚類における鱗の進化[2]

しかし，進化した硬骨魚類の真骨類などでは，エナメロイドや象牙質の層は失われて，基部の骨のみからなる骨鱗（bony scale）から構成されるようになっている．

このような硬鱗や骨鱗は，両生類以上の脊椎動物では退化するが，一部の両生類，爬虫類，哺乳類では，真皮中に骨片が存在することもある．

なお，爬虫類にみられる角鱗（horny scale）は，ケラチンからなる表皮の角質層が発達した角質組織で，トカゲ類のように真皮中の骨片によって補強されているものもあるが，魚類の鱗とは由来の異なるものである．

b．皮骨の発生と進化

異甲類の皮甲として出現した骨組織は，魚類におけるさまざまなタイプの鱗として発達しただけでなく，真皮から皮下組織中に深く進入して，鱗よりも深部に存在する皮下の骨，すなわち皮骨（dermal bone）として，さまざまな場所に形成される．

これらの皮骨は，異甲類の皮甲を直接受け継いだもので，硬骨魚類以上の脊椎動物の頭部と肩帯の骨格に組み込まれている．

皮骨の特徴は，結合組織中に血管が集まってきて未分化間葉細胞から分化した骨芽細胞（osteoblast）がコラーゲンなどからなる骨の有機基質を分泌し，さらにそこにリン灰石の微結晶が沈着することによって形成される（図2.3）[3]．軟骨を経ないで結合組織中に直接，膜状の骨が形成されることから膜性骨化あるいは膜内骨化（intramembranous ossification），または結合組織性骨化と呼ばれる．

皮骨は，硬骨魚類では，頭蓋の天井のほか，外鼻孔や眼窩の周囲，顎や鰓弓の骨格をつくる軟骨のまわりにも形成され，鰓蓋やその後方の骨（この部分が「皮骨性肩帯」となる）まで，皮骨によってつくられている．

最古の両生類であるデボン紀後期のイクチオステガでは，頭蓋の外側とその後方の肩帯につながる部分が皮骨由来の骨で構成されて

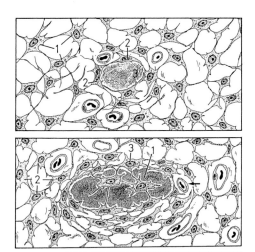

図 2.3 膜性骨化[3]
上：1は間葉細胞，2は骨芽細胞，中：1は有機基質，2は間葉細胞，3は骨芽細胞，下：1は骨基質，2は骨細胞，3は骨芽細胞．

いる（図2.4(c)）．この状態は，そのまま哺乳類，ヒトにまで受け継がれており，私たちの頭蓋骨の大部分と上肢帯の鎖骨は，膜性骨と呼ばれる皮骨由来の骨でつくられている（図2.4(d)）[4]．

実にヒトの頭蓋骨と鎖骨こそ，最古の脊椎動物，異甲類が全身に備えていた皮甲が進化とともに尻尾の方から脱がされていった最後の名残りなのである．

それは，これらの骨が膜性骨化によって形成されることだけでなく，鎖骨頭蓋骨形成不全症（cleidocranial dysplasia, CCD；図2.5[5]）という遺伝性疾患において，これらの骨に特異的な形成障害が生じることからも証明されている（CCDは骨芽細胞の分化に必要なCbfa-1遺伝子のアレルの1本のヘテロ変異に起因することがわかっている[6]）．

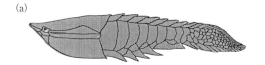
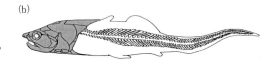
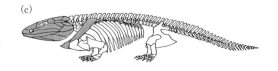
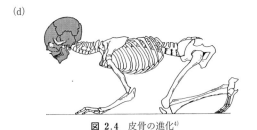

図 2.4 皮骨の進化[4]
aはデボン紀の異甲類，bはデボン紀の板皮類，cはデボン紀末期の原始両生類，dは第四紀の人類．

頭蓋と肩帯以外の皮骨由来の骨は，陸生脊椎動物では一般に退化する傾向にある．しかし，ある種の動物では時折，異常に発達した皮骨をもつものが知られている．

白亜紀の恐竜のアンキロサウルスなどの曲竜類では，からだを守るための頑丈な皮骨性の装甲が発達している．現生のカメ類の甲羅も，その表層は角質層であるが，主体は皮骨由来の骨板であり，その内側に脊柱と肋骨が癒合したものである．更新世の哺乳類の巨大アルマジロのグリプトドンでも，胴体がすっぽり皮骨性の甲羅で覆われている（図2.6）[7]．

このような事実は，脊椎動物の先祖が皮甲で覆われていたことを再現したものである．それはまた，私たちヒトでも病的なものであるが，真皮から皮下組織中に皮膚骨腫（osteoma cutis）が形成されることがあることからも証明されている．

なお，顎上の歯は，異甲類の皮甲表層を構成していた象牙質結節が発達したものであり，その点で，最古の硬組織に由来する器官といえる．しかも，歯は脊椎動物の進化とともに，支持様式が線維結合から骨結合をへて釘植（槽生）に，歯の外層が間葉

I. 骨の進化・人類学

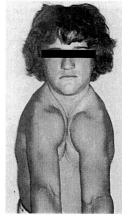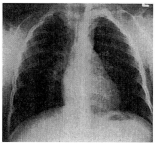

図 2.5 鎖骨頭蓋骨形成不全症[5)]
両側の鎖骨が欠如しているために，左右の肩をくっつけることができる．右はその胸部のX線写真．鎖骨の欠如がはっきり認められる．

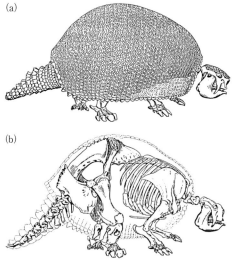

図 2.6 南アメリカの第四紀更新世の地層から産出した巨大アルマジロのグリプトドン[7)]
a は皮骨性の甲羅をつけた状態，b はそれを取り除いた状態で，内骨格を示す．全長 2.7 m．

2. 骨の発生と進化

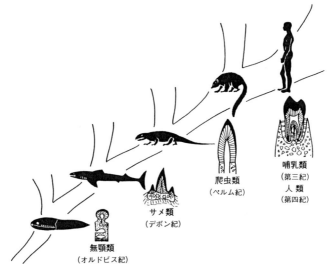

図 2.7 歯の進化[8]

性のエナメロイドから上皮性のエナメル質へ，そして無小柱エナメル質から小柱エナメル質へ，機能が捕食のみから咀嚼へと変化してきている（図 2.7）[8]．

最古の脊椎動物の硬組織に由来する人類の歯が，現在，急激に退化傾向にあることは生物学的にも残念なことである．

2.2 軟骨性骨の発生と進化
a．軟骨性骨の発生

無顎類の皮甲に由来する魚類の鱗や四肢動物の皮骨性の骨（頭蓋骨の大部分と鎖骨）は，脊椎動物の外骨格を構成している．これに対し，椎骨，肋骨，肢骨，鰓弓骨は，体の内側に形成される内骨格である．これらの骨は，軟骨性骨（cartilage bone）とも呼ばれ，膜性骨化でなく，軟骨性骨化あるいは軟骨内骨化（endochondral ossification）によって形成される

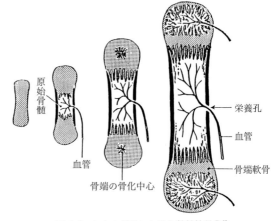

図 2.8 ヒトの長骨における軟骨性骨化[9]

(図2.8)[9].

　すなわち，これらの骨では，まず軟骨が形成され，その骨幹部に血管が進入して軟骨が石灰化し，石灰化軟骨（calcified cartilage）が形成される．石灰化軟骨は形成されるとすぐに破壊されて，骨化が起こり，骨と原始骨髄が形成される．やがて，骨端部にも血管が侵入して骨化が起こる．骨端部と骨幹部の間には，成長のための骨端軟骨が残るが，哺乳類では性成熟するとそこも骨化して，骨の成長が止まる．

　この過程は，系統発生の繰り返しで，無顎類や軟骨魚類では内骨格はすべて軟骨で構成されているが，硬骨魚類ではしだいに骨に置き換えられるようになり，両生類ではまだ骨端部は軟骨が多いが，爬虫類では骨端部も骨となる．爬虫類では，骨端軟骨は終生残り，骨の成長が継続するが，哺乳類では性成熟とともに骨端軟骨の部分も骨となり，成長が止まるのである．

　ただし，哺乳類でも，骨端の表面，すなわち関節面だけは，軟骨の薄層として関節軟骨が残される．これは関節を機能させるために必要なことで，関節軟骨がなくなって骨どうしが接触するようになると，骨はどんどん削れてしまうのである．そのほか，軟骨は，肋軟骨，椎間円板，恥骨結合，喉頭および気管軟骨，耳軟骨，鼻軟骨など，機能的に軟骨が必要な場所に存在している．

　軟骨は，骨と違って，柔軟性をもち，血管の進入を必要とせず，内部からの拡大によって成長でき，膠原線維や弾性線維を含んだり，時に石灰化して硬化することもでき，水中での支持骨格としては理想的な素材といえる．これに対し，骨はあくまでも陸上生活に必要な支持骨格の素材である．脊椎動物は，本来，外骨格を構成していた骨を内骨格にも利用することによって，水中生活から陸上生活への移行を成し遂げたのである．

b. 椎骨の進化

　無顎類や原始的な魚類では，椎骨は形成されず，脊索（notochord）が永存する．哺乳類でも発生の初期には，脊索が形成され，成長とともに，脊索の周囲に軟骨性から骨性の椎体が形成されるのである．

　脊索は，体の頭尾方向に形成されるヒモ状の組織で，大きな液胞をもつ細胞からなる弾力性のある組織でつくられており，周囲を線維性の被膜で包まれている（図2.9）[10]．

　進化とともに，脊索の周囲に分節状に軟骨からなる椎体（centrum）や，椎弓や棘突起などを伴う椎骨（verte-

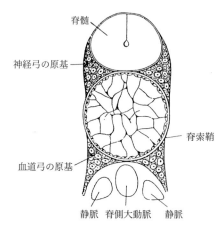

図 2.9 硬骨魚類の胚子の脊索の横断面[10]

bra）が形成され，椎骨が連なって脊柱（vertebral column）を形成するようになる．そして，脊索自身は椎体と椎体の間の椎間円板（intervertebral disc）の中心部の髄核（nucleus pulposus）として残存するだけになる．

進化した軟骨魚類では，椎体は部分的に石灰化するが，その背側の脊髄を取り囲む神経弓（棘突起）と腹側の背側大動脈などの血管を保護する血道弓は，軟骨のままである．硬骨魚類でも，原始的な仲間では，脊索が永存し，内骨格には軟骨が多いが，進化するとともにしだいに骨化が進み，内骨格も軟骨から骨に置き換えられていく．その名も，条鰭類では，古生代の軟質類から，中生代の全骨類，新生代の真骨類へと進化したことは，その過程を表現している．これは，陸上での生活のためでなく，水中での遊泳に骨を利用した結果である．

脊椎動物の進化の中で，脊柱をつくる椎体に1つの転換が起こる（図2.10)[11]．すなわち，魚類において椎体の軟骨が前後の2つ，側椎心（pleurocentrum）と間椎心（intercentrum）に分かれ，両生類から爬虫類では，前方の椎体の間椎心が1つ後方の椎体の側椎心と癒合し，ついには間椎心は退化する一方，側椎心が1つずつずれて，本来は1つ前方の椎体のものであった棘突起と結合する．これは，骨と筋肉が，並列的でなく，交互に配列した方が，機能的に効率がよいためと考えられる[12]．

この現象は，個体発生の過程でも繰り返され，椎体が半分ずつずれて，椎体と筋肉がたがい違いに配列するようになるのである．

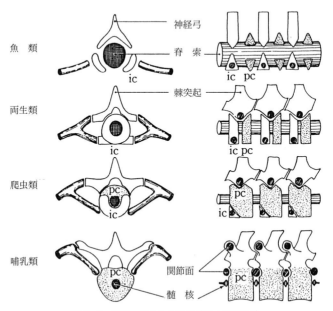

図 2.10 脊柱の進化における椎体の転換[11, 12]
ic は間椎心，pc は側椎心．

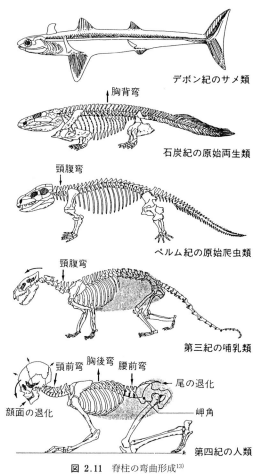

図 2.11 脊柱の彎曲形成[13]

脊柱全体の形態も，進化の過程でさまざまに変化する．魚類から人類までの脊柱の進化（図2.11)[13]をみると，魚類では直線的であった脊柱が，陸上生活への移行とともに原始両生類では，まず胴体の部分が背側に弯曲してゆるやかな猫背になる（胸背弯）．次いで爬虫類では，「鎌首をもたげる」ように頸椎が腹側に弯曲し（頸腹弯），哺乳類ではさらに胴体の部分が前方の肋骨のついた胸椎と，後方の肋骨の退化した腰椎に分かれ，その間が「く」の字形に折れ曲がって，仙骨の岬角（promontrium）が形成される．さらに人類では，これが直角になり，尾椎の退化と腰椎の強い前弯（腰前弯）が加わって，特徴的なS字形の弯曲となる．こうして椎骨は，哺乳類ではその形態がそれぞれの位置に従って，頸椎，胸椎，腰椎，仙椎，尾椎と分化する．

脊柱のS字形の弯曲は，サルからヒトが進化する過程で完成される（図2.12)[13]．地上を四つ足で歩行する様式から，木の枝を四つ手で握って移動する様式（腕わたり）をへて，地上を直立二足歩行するようになったのである．このかたちを三木[14]は，「腰を反らせて尻を突き出す」恰好と表現している．

このような脊柱の進化の過程は，やはりヒトの個体発生で繰り返される（図2.13)[15]．すなわち，胎児では原始両生類のように勾玉形に弯曲している（胸背弯）．生後2カ月では「首がすわって」頭がもち上げられるようになり（頸腹弯），半年では胴体を持ち上げて四足歩行ができるようになり，やがてつかまり立ちから，1歳で直立歩行ができるようになり，S字形弯曲が形成されるのである．直立二足歩行を強制された猿回しのニホンザルや，先天的に前足の欠如したヤギでも，ヒトと同じようなS字形弯曲が形成されることが知られている．

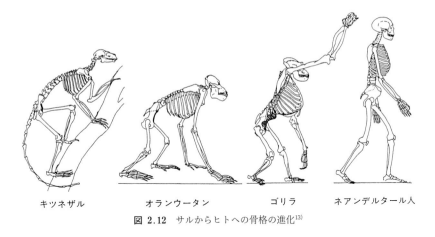

図 2.12　サルからヒトへの骨格の進化[13]

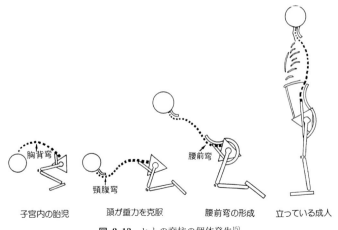

図 2.13　ヒトの脊柱の個体発生[15]

2.3　骨の機能の進化

　魚類の水中生活では，脊索や軟骨の椎体，線維や軟骨の鰭で充分であった内骨格は，両生類や爬虫類では，陸上でからだを支え，四肢を動かして歩行するために，骨に置き換えられ，骨性の脊柱と肢骨を発達させた．

　骨はまた，脳を保護する頭蓋（skull），からだの支持とともに脊髄を収める役割を合わせ持つ脊柱，肺と心臓を容れ，呼吸のために拡張と収縮を繰り返す胸郭（thorax），腹部の内臓だけでなく，哺乳類のメスでは胎児を育てる骨盤（pelvis）を構成している．

　同時に，骨は血液に必要な量のカルシウムなどの元素を送るためのミネラルの貯蔵

庫としても重要な機能を果たしている．さらには，鳥類と哺乳類では，骨の中に血液細胞をつくる骨髄（bone marrow）までも形成されるようになっている．

　実に，骨は 5 億年前の最古の脊椎動物において，カルシウムなどの「排泄物」，各器官の間を埋める「負の形象」として形成されたものであった．しかし骨は，その後の脊椎動物の進化において，陸上をまさに「骨を折って」歩くための「支持骨格」「運動器」として，また，脳や脊髄，肺や心臓，内臓や胎児のための「保護装置」として，さらにはカルシウムやリン酸の「貯蔵庫」として，なくてはならない「正の形象」になったものといえる．　　　　　　　　　　　　　　　　　　[後藤仁敏]

文　献

1)　Ørvig, T. *et al.*: Structural and Chemical Organisation of Teeth. Academic Press, 1967.
2)　後藤仁敏：月刊海洋，**25**：628，1993．
3)　Kristić, R. V.（藤田恒夫訳）：立体組織図譜 2 組織編．西村書店，1981．
4)　Goto, M.: Structure, Formation and Evolution of Fossil Hard Tissues. Tokai Univ. Press, 1993.
5)　Cohen, M. M., Jr.: Oral Facial Genetics. Mosby, 1976.
6)　須田立雄ほか：口腔生化学（第 3 版）．医歯薬出版，2000．
7)　Romer, A. S.: Vertebrate Paleontology（3rd ed.）. University of Chicago Press, 1966.
8)　後藤仁敏ほか：歯の比較解剖学．医歯薬出版，1986．
9)　藤田尚男ほか：標準組織学総論（第 2 版）．医学書院，1981．
10)　Gegenbaur, C.: Vergleihende Anatomie der Wirbeltiere, Band 1. Wilhelm Engelmann, 1898.
11)　三木成夫：生命形態の自然誌 1．うぶすな書院，1989．
12)　Romer, A. S. *et al.*（平光厲司訳）：脊椎動物のからだ——その比較解剖学——．法政大学出版局，1983．
13)　三木成夫：生命形態学序説．うぶすな書院，1992．
14)　三木成夫：内臓のはたらきと子どものこころ．築地書館，1982．
15)　井尻正二，後藤仁敏：新・ヒトの解剖．築地書館，1996．

3

骨から探る人類の歴史

3.1 人類の進化

a. 猿人の起源と分化

1) 人類へのパスポート　　人類の祖先という言葉をよく耳にするが，それでは何をもって人類と定義するのであろうか．テレビや新聞などでわれわれ人類ともっとも近縁である類人猿，とくにチンパンジーとヒトとを比較する研究の紹介では，その知能の違いが強調される．現在知られている人類の直接の祖先は猿人と総称されているが，彼らの脳容積が現在のチンパンジーと変わらず，約450～500 cc 程度であったことがその化石から知られている．脳容積のみで知能の違いを述べることは危険であるが，化石から推定される脳の形などから総合的に判断して，少なくとも初期の人類——猿人——と現在のチンパンジーとはそれほど大きな知能の違いはなかったのではないかと考えられている．それでは，人類へのパスポートとは何か．多くの人類学者の答えは「その歩行様式が直立二足歩行によるか否か」であろう．二足歩行をする動物は他にもたくさんいる．鳥類が歩くときは二足歩行である．哺乳類でも，たとえばカンガルーは二足で移動する．大切なのは直立ということと手の開放，すなわち，上肢が歩行運動から開放され，いわば余剰として自由に使える状態にあるということである．

　そもそもなぜ直立二足歩行をする霊長類が進化してきたか．さまざまな条件が重なっていたことは事実であろうが，その1つに環境の変化が考えられてきた．森林をそのすみかとしていた霊長類にとって，寒冷化，すなわち，森林の後退と草原化，それに伴う食物の減少は彼らの居住域のみならず，生存そのものを脅かすことになったであろうことは容易に想像できる．ほとんどの生物は絶滅への道をたどるのみであるが，その絶滅から免れ，森林とはまったく異なる，開けた草原で生き残るために選択された適応形態こそ，直立二足歩行という歩行様式であったと説明されることがもっとも一般的であったが，ごく最近の新しい化石の発見は後述のようにこの考え方のみで人類の進化を説明できるか否かという疑問を投げかけている．同時に，直立二足歩行が本当に人類へのパスポートかどうかという疑問も最近提唱されており，人類の進化全体に関する既成概念をもういちど洗い直さなければならない時期に来ているようである．

2) 直立二足歩行の骨格的特徴　　この直立二足歩行を裏づける骨格の特徴として

I. 骨の進化・人類学

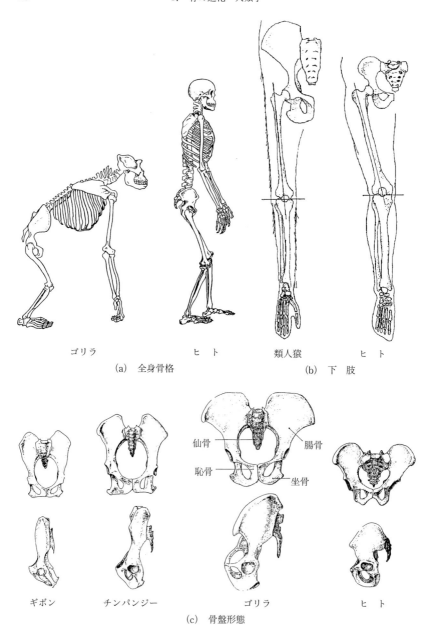

図 3.1 (I) ヒトと類人猿の全身骨格(a)，下肢(b)，骨盤形態(c) の比較（金子，1982）

3. 骨から探る人類の歴史

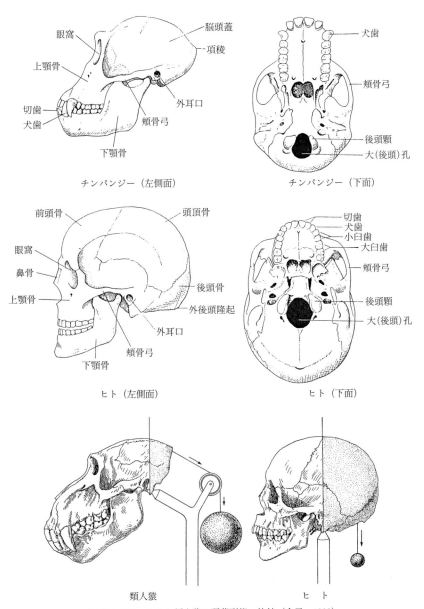

図 3.1 (Ⅱ)　ヒトと類人猿の頭蓋形態の比較（金子，1982）

どのようなものが挙げられるか（図3.1（I））．まず，頭を垂直に支えるために，頭蓋と脊椎の接合部分（大後頭孔）が後頭骨の真下に開いている．また，脊柱がS字状にカーブしており，いわゆる背筋を伸ばすことができるようになるとともに，歩行による脳への衝撃を和らげる役割を果たしている．一方，二足歩行運動を直接担っている下肢帯には，類人猿とは大きく異なったさまざまな特徴があることは容易に想像できよう．骨盤が上下から左右に広がり（したがって，骨盤の高さは低くなる），このことによって上半身がしっかりと支えられるのと同時に，上半身の重力が下肢骨へスムーズに移行できるようになる．また，大腿骨は類人猿と異なり，近位から遠位に向かって内側方向に傾いている．このことにより，歩行時に，重心が常に体の垂線上に位置するようになるため，安定した歩行が可能となる．歩行時にはさらに中臀筋という大腿を外転させる筋の役割も重要である．同時に，足は全体として太く長く発達し，足の裏にはいわゆる土踏まずが形成される．これは解剖学ではスプリングリガメントと呼ばれる靱帯によって形成されるものであるが，足の裏がアーチを描くことによって，全体重がかかってくる足の裏にいわばクッションをつくり，体重を支えるのと同時に，歩行時の衝撃から足を守る働きをしている．

　このような直立二足歩行による骨形態の変化，とくに頭蓋が脊柱の真上で支持され安定化されるという変化は，頭を支える，あるいは持ち上げるための諸筋群の必要性が類人猿を含む四足動物に比べ軽減されることにもなる（図3.1（II））．このことは，頭蓋が頭を支えるための筋群から開放され，大型化できる可能性をもつ，つまり大型化のための1つの条件をもつに至ったともいえよう．このような条件のもとに，開放された手の自由な運動能力はやがて，緻密な運動を伴いながらその運動を支配する脳に正のフィードバックをもたらしたと考えられている．すなわち脳の大型化である．

　3）猿人の起源——新たな展開——　さて，それでは最初に直立二足歩行をしていたと考えられる猿人とはどのくらい前に出現したのか．最近のDNA分析による推定からは，現生人類と現生類人猿が共通の祖先から分かれた時期は約500万年前と推定されているが，それを裏づけるように，1992年にはエチオピアで約440万年前と推定されるラミダス猿人（*Ardipithecus ramidus*，アルディピテクス・ラミダス）が東京大学の諏訪元やカリフォルニア大学のティム・ホワイトらによって発見された[1]．発見された化石は歯，後頭骨，側頭骨，および，上肢（上腕骨，橈骨，尺骨）の一部である．とくに歯や上腕骨には，チンパンジーとヒトとの中間的特徴が認められるというが，後頭骨の大後頭孔の位置とその周辺諸形態，たとえば頸静脈孔の位置などから直立二足歩行をしていた可能性が指摘されている．しかし，2001年には，ケニア地域博物館とフランス高等教育研究機関コレージュ・ド・フランスの合同調査隊が，ナイロビから北西約250 kmのトゥゲンヒル（Tugen Hills）という地で約620万年前の最古の猿人化石を発見したという論文が発表された[2]．発見された化石はオロリン・トゥゲネンシス（*Orrorin tugenensis*；Orrorinとは現地語のorroriek，'original man'という意味で，Tugenから発見されたoriginal manということにな

る）と命名されたが，少なくとも5個体からなるとみられる顎，歯，四肢骨の一部が残存していると報告されており，大腿骨関節部の形態から，直立二足歩行が裏づけられたとされている．この約620万年前という年代が正しければ，われわれの祖先は分子遺伝学による推定よりもさらに100万年以上さかのぼることになり，今後の検討が期待される．この報告よりも4カ月ほど後にイギリスの科学雑誌 *Nature* に今度はエチオピアのミドル・アワシュ地域で発見された人類化石が報告された．アルディピテクス・ラミダス・カダバ（*Ardipithecus ramidus kadabba*）と命名されたこの化石は先のラミダス猿人の起源がさらに577～554万年前までさかのぼりうることを示すものとして注目されている．発見された化石は歯，顎，四肢骨の断片であるが，歯の形態がまぎれもなくヒトの特徴を示すのに対し，四肢骨には現生類人猿と共通する特徴も認められることから，チンパンジーとヒトとの共通祖先に近い猿人ではないかとされており[3]，同時に上述のオロリン猿人がもっとも古いヒト科であるとする主張に疑問を投げかけている．この化石については，さらに地質学的・古環境学的研究も同時に報告されており，それによると，このラミダス猿人は比較的湿潤な森林環境で生じた可能性があり，これまで考えられてきたような環境の変化，つまり寒冷化による森林の減少とサバンナの拡大（上述）がヒトへの進化の重要な背景であるという考え方に再考の余地があることを指摘している[4]．

2002年には西アフリカのチャドで発見された6個体分の人類化石が報告され，その頭蓋が *Nature* の表紙を飾った（Brunet *et al.,* 2002）．サヘラントロプス・チャデンシス（*Sahelanthropus tchadensis*）と命名されたその化石は700～600万年前と推定されているが，比較的小さな犬歯，よく発達した眼窩上隆起，弱い突顎，後歯における厚いエナメル質，大後頭孔の位置などから，この化石が類人猿と後の原人（*Homo erectus*）の特徴を併せ持つ人類の最古の系統であろうと記載されている．これに対しては，すぐに反論が提出されたが，その主旨はこれらの化石が類人猿に属するというものである．いずれの説に軍配が上がるかは今のところまったく不明であるが，この化石の意義については後述することにしよう．

4）東アフリカの猿人　ラミダス猿人よりもやや新しい化石としては，アナメンシス猿人（*Australopithecus anamensis*，アウストラロピテクス・アナメンシス）がケニアから発見されており，その年代は約420～390万年前という．アナメンシス猿人では，脛骨の一部も発見されており，その形態分析から，直立二足歩行への進化が確実に進んでいたことが示された．さて，エチオピアでは，この猿人が発見される以前より，年代的にはやや新しいアウストラロピテクス・アファレンシス（*Australopithecus afarensis*）と呼ばれる化石が多数発見されている．通称ルーシーと呼ばれる約370万年前のアファレンシス猿人の化石は，頭蓋のほか，四肢骨や体幹骨（肋骨，椎骨）の一部も残存しており，詳しく調べられているが，この化石によって，骨盤形態においても直立二足歩行への適応がかなり進んでいたことが示された．さらにこのアファレンシス猿人の化石は，タンザニアでも発見されているが，かつては，後

述のアフリカーヌス猿人と考えられていた．しかし，化石骨の詳細な検討から，今日では，これらの猿人も，アファレンシス猿人と考えられるようになったという．タンザニアでは，化石人骨のほかに，1つの重要な発見がなされている．それは約360万年前の地層から発見された，猿人が残したと考えられる足跡の「化石」である．発見者は故メアリー・リーキーであるが，夫の故ルイス・リーキーとともに20世紀の先史学，人類学を代表する学者の1人であり，化石人類，霊長類の発見に多大な功績を残した人である．生前あるインタビューで，彼女にとってもっとも忘れられない発見は何かと聞かれ，この足跡の化石であると答えたことは，有名でもある．さて，この足跡の化石は何を物語るのか．まず，拇指（親指）が類人猿とは大きく異なり，他の指よりも太く，また，まっすぐに前方に向いている．これは二足歩行にとってきわめて重要なことで，類人猿のように拇指が細く，内側に向いているようだと，二本足でしっかりと大地を踏みしめて歩行することはきわめて困難であることは，解剖学的にも明らかである．また，この足跡から，猿人には既に「土踏まず」があったこと，つまり，上述のスプリングリガメントが既に現在の類人猿よりも発達していたことを示している．しかし，2000年3月の *Nature* に発表された論文によると，このアナメンシス猿人とすぐ後に出てくるアファレンシス猿人の一部は，現在のチンパンジーやゴリラに代表される大型類人猿の特徴であるナックル歩行という移動様式をとっていた可能性が手の骨学的特徴から推定されるという[5]．このことは前述のとおり，人類＝直立二足歩行というこれまでの考え方に疑問を投げかけるものであり，今後の追証が期待される．

　アファレンシス猿人は，上述のように主として東アフリカ地域で二足歩行という歩行様式を獲得しながら，適応進化を遂げていったと考えられるが，その年代は約370～300万年前とされている．ただし，この適応放散が東アフリカという地域に限局されていたともいえない化石が西アフリカのチャドで発見されている．アウストラロピテクス・バーレルハザリ（*Australopithecus bahrelghazali*）と命名されているこの化石は約350万年前と推定され，下顎骨と歯の一部のみであるが，その形態は明らかに猿人であるという．先のサヘラントロプスとともに，これらの化石は，人類の起源について近年広く受け入れられるようになってきた約500万年前の東アフリカという説を，地域的にも時間的にも再検討しなければならなくなる必要性を示唆するものであろう．

　5）南アフリカの猿人　　東アフリカを中心とする猿人の進化を概観したが，初めて猿人の化石が発見されたのは東アフリカではなく南アフリカである．1924年，南アフリカのヨハネスバーグにあるウィットウォーターズランド大学の解剖学者レイモンド・ダートのもとに，タウングという町に近い石灰岩の採石現場から1つの化石が届けられた．この化石はチンパンジーの子どもに似た頭蓋（今日ではタウング・ベイビーとしてよく知られている）であった．ダートは歯や頭蓋形態から，類人猿よりヒトに近いと考え，アウストラロピテクス・アフリカーヌス（*Australopithecus*

3. 骨から探る人類の歴史

africanus）と命名，*Nature* に報告したが，当時はヒトのヒトたるゆえんを脳の大きさに求めることがいわば常識であったため，多くの人類学者はダートの考えに反対した．しかし，スコットランドの医科大学を退官後，南アフリカで研究を行っていたロバート・ブルームはダートの研究に重大な関心を寄せ，みずから，ヨハネスバーグとプレトリアの間のステルクフォンテイン渓谷にある3つの石灰岩洞穴を調査した．彼は1936〜1939年に，ステルクフォンテインと呼ばれる第1の洞穴を調査したが，そこでついに猿人の，しかも大人の頭蓋化石を発見した．しかし，ダートの記載した猿人が認められるまでにはさらに10年近い歳月を要した．1947年，ブルームやジョン・ロビンソンがステルクフォンテインから腸骨（骨盤の一部）を発見し，これによってヒトへの進化過程において，直立二足歩行が脳容積の増大よりも先んずることが初めて証明された．ダートの報告から実に20年以上の歳月が過ぎていた．

このアウストラロピテクス・アフリカーヌスは約300〜250万年前まで南アフリカの地域で棲息していたと今日では考えられており，これまでに，数百の化石が発見されている．東アフリカのアファレンシス猿人との違いは，とくに頭蓋形態においてよりヒト的特徴が強く現れている点である．たとえば，眼窩上隆起の発達がアファレンシス猿人よりもやや弱く，また，上・下顎もやや華奢化している．これは歯の大きさが小さくなってきているのと関連していると解釈されているが，とくに犬歯や小臼歯に小型化と同時にヒト的特徴が現れているという．また，脳容積もアファレンシス猿人よりも若干大きく，450 cc程度であったと推定されている．

つい最近まで，このアフリカーヌス猿人の系統から次の進化段階のホモ属（後述）へと進化していったのではないかと考えられていたが，1999年にアウストラロピテクス・ガルヒ（*Australopithecus garhi*）と命名された約250万年前の猿人化石の論文がアメリカの科学雑誌 *Science* に発表された．発表者はラミダス猿人を発見した諏訪元らであり，その発見場所はエチオピアのアディスアベバの北東約250 km地点で，化石は頭蓋，四肢骨を含む6個体分からなるという[6]．ガルヒ猿人の特徴として脳頭蓋（頭蓋のうち，脳を入れている部分）が小さく，顔面頭蓋では強い突顎性を示すなど，アファレンシス猿人，あるいは類人猿に似た頭蓋形態と，非常に大きな歯が挙げられ，この点ではアフリカーヌス猿人よりもむしろ類人猿に近い形態的特徴を示しているが，小臼歯の形態，犬歯と大臼歯の大きさの比は，次の段階の初期ホモ属に近く，また，前腕が長いという類人猿の特徴を有している一方で，大腿骨と上腕骨の比が，現代人に近いという驚くべき特徴を示し（ガルヒとはその地域の言葉で「驚き」という意味をもつという），アファレンシス猿人からガルヒ猿人という進化段階を経て，次のホモ属への進化が起こった可能性を示唆する化石として注目された．ところが，2001年3月には新系統の猿人化石と考えられる発見が *Nature* に発表された．ルイス＆メアリー・リーキーの子息リチャード・リーキーの妻であるミーブ・リーキーらの研究チームが，トゥルカナ湖近くの約350〜300万年前の地層から，アファレンシスとはまったく異なる形態学的特徴を示す猿人化石を発見したという内容で

ある[7]. ケニアントロプス・プラティオプス (*Kenyanthropus platyops*) と命名されたその化石の特徴とは突顎性が弱く, 顔面が全体として平坦であり, 後述のホモ・ルドルフェンシスに類似するという. 一方, 脳頭蓋は原始的特徴を有し, このことは猿人のかなり早い段階から適応放散が起こっていた可能性を示唆すると考えられている. 同時に, この化石はこれまでの猿人の進化史をその根底から書き直す可能性をも含むものであり, リーキーらはアナメンシス猿人からこのプラティオプスへ進化し, さらにホモ属へと繋がる可能性をも考えている.

6) もう1つの猿人 以上の猿人は一般に「華奢なタイプ (gracile type)」と呼ばれているが, もう1つの大きな猿人のグループが認められており, やはり, 南アフリカと東アフリカの両地域から発見されている. 前述の南アフリカにおける発掘調査にかかわったブルームやロビンソンは, ステルクフォンテイン渓谷のクロムドライ, スワントクランスという洞穴からアフリカーヌス猿人とはまったく異なる頭蓋形態をもつ猿人を発見し, アウストラロピテクス・ロブストゥスと命名した. 華奢なタイプに対し, この化石は「頑丈なタイプ (robust type)」と呼ばれているが, その違いは頭蓋形態の著しい相違に基づくものである (図3.2). その特徴として, 著しく大きな臼歯と頑丈な上・下顎骨, 矢状隆起 (脳頭蓋の真中を前後に走る骨陵) の発達などが挙げられる. このような形態は物を噛む, すなわち咀嚼力に関連してくる. 堅い食物を噛み砕くためには当然大きな歯, とくに臼歯が必要であり, また, 噛むという運動には咀嚼筋の発達が必要である. 咀嚼筋 (咬筋, 内・外側翼突筋, 側頭筋) はすべて下顎骨に停止するが, 側頭筋は脳頭蓋の左右 (側頭骨) から広く起こるもっとも大きな筋である. 矢状隆起の発達は左右の側頭筋が発達し, 脳頭蓋の真中までその付着面積が広がっていたことを意味する. つまり, ロブストゥス猿人は一言でいえば, 非常に強い咀嚼力をもった猿人であったと推定されている. このことは, 彼らが硬い木

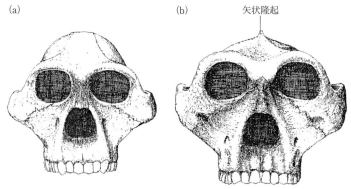

図 3.2 華奢なタイプと頑丈なタイプのアウストラロピテクス
(Stein & Mowe, 1995, 一部改変)
a はアウストラロピテクス・アフリカーヌス, b はアウストラロピテクス・ロブストゥス.

3. 骨から探る人類の歴史

33

の実, あるいは繊維性植物を主食としていたことを示唆する. ブルームは当初この化石猿人にパラントロプスという属名をつけたが, その後多くの人類学者はこの両タイプの猿人が同じアウストラロピテクス属に帰属すると考えた. しかし最近の相次ぐ古い人類化石の発見と比較研究から, 彼らがアウストラロピテクスとは属レベルで異なっているとする考え方が再評価されてきており, パラントロプス・ロブストゥス (*Paranthropus robustus*) という学名が近年の成書や論文にはしばしば使われている. このスワントクランスのロブストゥス猿人はステルクフォンテインのアフリカーヌス猿人よりも年代的にはやや新しく, 200～120万年前まで生存していたと考えられている. 南アフリカでは長い間, このロブストゥス猿人はクロムドライとスワントクランスからしか発見されていなかったが, 2000年になってドリモーレンというところから女性と考えられるほぼ完全な頭蓋 (下顎を含む) と, 男性と考えられる下顎骨が発見された. これらの化石は, それまで南アフリカで発見されていたロブストゥス猿人の形態学的特長とかなり違っていたために, ロブストゥス猿人の地域内変異が南アフリカでも後述の東アフリカと同様にかなり大きかったことが明らかにされた[8].

東アフリカでも, この頑丈なタイプの猿人が今日では多数発見されている. もともと猿人の化石は南アフリカで発見されてきたが, 前出のルイス&メアリー・リーキー夫妻は1931年より (メアリーは1935年より) タンザニアのオルドバイと呼ばれる渓谷で人類の祖先の化石発見を目指して, 発掘を続けてきた. オルドバイ渓谷のストーリーはリーキー夫妻のストーリーそのものといわれているけれど, 夫妻はこの地で多くの動物化石, あるいは重要な考古遺物を発見したが, 人類の祖先と考えられる化石の発見までには30年近い歳月を要した. もともと夫妻は, アウストラロピテクスは人類の傍系で, 現生人類の直接の祖先を探さなければならないと考えていた. 1959年, メアリーはついに猿人の化石を発見したが, その年代はカリウム–アルゴン法という新しい年代測定法によって初めて決定されたものでもあった. 驚くべきことに, その年代は約175万年前と推定され, 当時, 最古の人類化石は100万年前程度というのが一般的に受け入れられていた年代であったので, この発見は人類の起源を一気に倍近くさかのぼらせたのである. この化石は形態的には頑丈なタイプの猿人であったが, リーキーはジンジャントロプス・ボイセイ (*Zinjanthropus boisei*) と命名した. 後に, アウストラロピテクス・ボイセイ (*Australopithecus boisei*) として長く記載されていたが, 上述のように, 今日では, 頑丈タイプの1種として, パラントロプス・ボイセイ (*Paranthropus boisei*) と呼ぶ研究者が多い. その後, この頑丈なタイプに分類される猿人はケニア, タンザニアでも次々と発見され, さらに1997年には諏訪元らによってエチオピアからの発見も報告され, 彼らがかなり広い範囲にわたって生存し, また, 形態学的にもそれまで考えられていた以上の種内変異を有することが明らかにされた[9]. 今日, 東アフリカではこのボイセイ猿人は約220～120万年前まで生存していたと考えられている.

この頑丈なタイプの猿人に分類されているもっとも古い化石は，ケニアの北西に位置するトゥルカナ湖（ルドルフ湖）の西岸より発見されたWT 17000（通称ブラック・スカル．「黒い頭蓋」という意味で，これは，マンガンを多く含む土壌によって，化石が黒くなっているためにそのように呼ばれている）という標本番号をもつ化石である．この化石は約250万年前と推定されており，形態学的には，小さな脳頭蓋，矢状隆起の発達，さらに古い猿人の諸形態をとどめているといった特徴を有している．研究者によってはこの化石がボイセイ猿人とは種のレベルで異なっているとみなし，アウストラロピテクス・エティオピクスと記載している．また，今日では他の頑丈なタイプの猿人と同様，パラントロプス・エティオピクスと記載している成書もある．

7）猿人の適応放散　以上，猿人を骨形態学的に簡単に概観してきたが，直立二足歩行という歩行様式を選択した猿人も約300万年間，場合によっては500万年近く生存し，その間にさまざまな適応放散を遂げたようである．しかし彼らの脳容積は400〜530 ccと推定され，現在のチンパンジーと同等かわずかに大きい程度であった．また腕はかなり長かったようで，直立二足歩行をしていたとはいえ，まだ類人猿の特徴を備えていたことが推定されている．それではどのような系統がさらにヒト属への系統へと進化していったのであろうか．これに関してはいうまでもなくさまざまな考え方があり，何もわかっていないといってしまえばそれはそれで正しい見解であるが，現段階で比較的主流の考え方だけ紹介しておこう．図3.3に示すとおり，オロリン猿人，あるいはサヘラントロプスのような系統からラミダス，さらにアナメンシス，アファレンシスと進化してきた猿人が南アフリカではアフリカーヌスへ，東アフリカではガルヒへと適応放散を遂げていった可能性が考えられる．そのような系統の

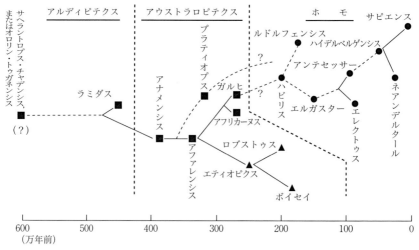

図 3.3 ヒトの進化（文献9より一部改変）
実線は比較的広く受け入れられているが，点線は議論が多い．

中から，パラントロプス属も進化，放散していったと思われるが，この頑丈なタイプの猿人は，その後，とくに進化することもなく 150 万年にわたって生存し続けた．その極端に偏った植物食という食性が，彼らの適応能力そのものを制限することになり，環境の変化——すなわち寒冷化とともにその数を減らし，やがて絶滅していったと考えられている．一方，華奢なタイプの猿人は，極端な草食性に偏らず，歯や顎骨の形態から肉食をも取り入れていた（雑食性）と推定され，さらにガルヒ猿人あるいはアフリカーヌス猿人のような猿人の一部か，場合によってはプラティオプスのような猿人がさらに次の段階へと進化していった可能性が考えられている．

b. 最初のホモ属とその進化

1) ホモ・ハビリス　　1960 年，リーキー夫妻はオルドバイ渓谷で成人に達していない下顎骨の破片といくつかの頭蓋骨破片，および手の骨の一部を発見し（標本番号 OH 7），さらに 3 年後には成人の下顎骨を含む頭蓋化石を発見した．これらの化石は約 200～170 万年前と推定されたが，その形態はそれまで発見されていた猿人とは大きく異なっており，多くの点でよりヒトに近い形態的特徴を示していた．1964 年にこれらの化石はホモ・ハビリス（*Homo habilis*）と記載され，ついにヒト属の最古の化石が発見されたこととなった．1986 年には T・ホワイトらのアメリカ調査隊が，オルドバイ渓谷で 180 万年前と推定される全身の骨破片からなる化石を発見したが，これらの破片骨は同一個体のものとみなされ，ホモ・ハビリスでは最初の全身骨化石の発見であった．東アフリカではトゥルカナ湖東岸のクービ・フォーラ遺跡からほぼ完全な頭蓋も発見されている．

180 万年前と推定されるこの化石は KNM-ER 1470（図 3.4）という標本番号でもよく知られており，初期ホモ属の代表的化石である．ホモ・ハビリスは猿人と同様に，南アフリカのステルクフォンテインでも発見されており，その年代は 200～150 万年前とされている．しかし現在もっとも古いホモ・ハビリスの化石はやはり東アフリカのケニアで発見されているものであり，近年の再分析により約 240 万年前と推定されている．

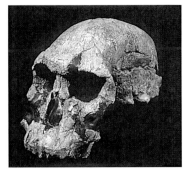

図 3.4　初期ホモ属，KNM-ER1470
現在はホモ・ルドルフェンシスと考えられている．

2) ホモ・ハビリスの特徴　　さて，このホモ・ハビリスの形態学的特徴であるが，いくつかの点で猿人よりも進化した特徴が見出されている．まず，歯の大きさであるが，小臼歯，大臼歯といった後歯が前歯に比べやや小さくなっている．歯，とくに後歯の大きさは人類進化において小型化する傾向が認められているが，このような進化傾向がこのハビリスあたりから始まっていることを示すものである．また，脳容

積は平均では500 ccを多少超える程度と推定されるが，中には750 ccと推定されるものもあり，脳の大型化もこのハビリスあたりから認められる．猿人に比べ，頭蓋ではその厚さは比較的薄く，また全体的に繊細で，丸みを帯びた脳頭蓋を有し，矢状隆起のような筋付着のための陵の発達は弱い．この全体的な繊細さや，脳頭蓋の丸みは，次の段階の原人よりもむしろ顕著である．一方，顔面頭蓋の形態はかなり変異に富んでおり，たとえば強靱な咀嚼力に関係する強い突顎性といった猿人の特徴を濃厚に残している化石も存在する．ただし，この顔面形態の変異にはおそらく性的2型（性による形態の違い）も含まれていると推定されている．四肢骨のプロポーションはアウストラロピテクス・アフリカーヌスに近いとされており，ハビリスの段階でもかなり長く，強靱な腕をもっていたことが示唆されている．一方，このホモ・ハビリスは全体として，猿人から次のホモ・エレクトゥス（*Homo erectus*）段階への移行形態を示すが，最近，形態的には2種存在していたと考える研究者もいる．その1つは平均して500 cc程度の小さな脳頭蓋，大きな後頭骨，発達した眼窩上隆起，中顔幅に比べ広い上顔幅を有するといった特徴をもつグループで，これを従来どおりホモ・ハビリスと呼んでいる．もう1つは脳容積が750 cc程度あり，後頭骨は相対的に小さく，眼窩上隆起もあまり発達しておらず，また上顔幅に比べ中顔幅が広いという特徴を示し，このグループをホモ・ルドルフェンシス（*Homo rudolfensis*）として，ハビリスとは種レベルで区別している．ルドルフェンシスの代表として上記のKNM-ER 1470がよく知られているが，この化石の発見されたトゥルカナ湖東岸のクービ・フォーラ遺跡では多数の石器も発見されている．もしこれらの石器が，ルドルフェンシスによってつくられたものであるなら，彼らの知能水準がかなり高くなっていたことを示すものであり，このことは彼らの脳の大きさともよく一致する．しかし，石器自体は最古のものとしては270～240万年前と推定されるものが出土しており，これが初期のホモ属によってつくられたものか，あるいは猿人によるものなのかはまだ議論されているところである．このルドルフェンシスとハビリスの両グループは共存していたことが知られており，ある共通の祖先から進化してきた可能性が指摘されている．2003年に発表された成果については，178ページ参照．

c． 原人の進化と拡散

1） アフリカの原人　さて，原人という言葉であるが，初期のホモ属に対して用いられるものであれば，上記のホモ・ハビリス，ホモ・ルドルフェンシスも原人ということになるが，狭義には，最近までホモ・エレクトゥスと総称されていた化石人骨に対する日本語である．ここでは便宜的に後者を原人と呼ぶことにしよう．原人について述べるときもっとも重要なことは，人類がこの段階になって初めて故郷のアフリカを出て，世界各地に拡散していったことである．人類の第1次適応放散であるが，このことはとりも直さず，原人がそれ以前の段階の人類に比べ，身体的にも文化的にも格段の適応力を身につけていたことをも物語っていよう．さて，現時点でもっとも古い原人化石はトゥルカナ湖東岸，クービ・フォーラ遺跡から発見されているが，同

遺跡からは原人と考えられている大腿骨（KNM-ER 1481 A）や骨盤（KNM-ER 3228）のほか，下顎骨はないもののほぼ完全な頭蓋も発見されている（KNM-ER 3733；図 3.5）．これらの年代は約 180 万年前と推定されており，また，同じ層から KNM-ER 406 という頑丈なタイプの猿人も発見されていることから，猿人と原人の生存年代が重なっていたことを示している．また，トゥルカナ湖西岸のナリオコトームと呼ばれる遺跡からは驚くべきことに，ほぼ全身骨格

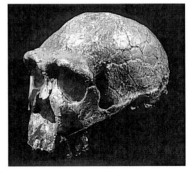

図 3.5　KNM-ER3733
今日ではホモ・エルガスターに分類されている．

のそろった約 160 万年前の原人化石が 1984 年に発見された．その発見場所にちなんで，トゥルカナ・ボーイと呼ばれるこの化石は，KNM-WT 15000 という標本番号でもよく知られており，推定年齢が 12 歳前後であるにもかかわらず，その四肢骨から身長約 183 cm と推定され，原人が現代人よりもかなり低身長であったという従来の予測を覆した．東アフリカではオルドバイ渓谷からも原人化石がかなり発見されているが，最初の発見は OH 9 という標本番号をもつ約 125 万年前の化石で，やはりリーキーによる発見であった．東アフリカでは，エチオピアでも 1991 年に約 140 万年前と推定される原人の下顎骨と歯が石器を伴って発見されている．一方，人類化石の宝庫である南アフリカではスワルトクランスにおける初期の発掘調査で，猿人とはその形態的特徴の異なる破片骨化石が発見されていたが，後にこれらの化石が原人に属することが明らかとなった．原人化石はそのほか，アルジェリア（北アフリカ）のテルニフィーヌでも発見されており，その年代は約 75～50 万年前と推定されている．3つの下顎骨と頭蓋の破片骨および数本の歯からなるこれらの化石はそのどれもが後述の北京原人に類似することはよく知られている．

  2）　**ジャワ原人**　　おそらく 100 万年以上前に原人の一部はアフリカの熱帯，あるいは亜熱帯地域から出て，その分布域を世界に広げていったと考えられてきたが，後述のように，ごく最近になってさらに早い時期，アフリカで原人が進化してきて間もない時期に「出アフリカ（out of Africa）」がなされてきた可能性がヨーロッパから報告されている．歴史的には，原人化石が最初に発見されたのはアフリカではなく東南アジアのジャワで，オランダの解剖学者ユージン・デュボワによる．デュボワは 1858 年に生まれたが，この年はダーウィンの『種の起源』が出版される 1 年前であり，また，後述のネアンデルタールがドイツのデュッセルドルフ近郊から発見された 2 年後であり，後にジャワ原人を発見する科学者の時代的背景を物語っているのかもしれない．デュボワは科学的なフィールド調査を最初に手がけた自然科学者としても有名であるが，実験室における発生学や比較解剖学がヒトとその祖先を研究するもっ

とも正統な方法であると考えられていた当時，自然科学におけるフィールド調査の重
要性を実証した科学者でもあった．上述のように19世紀後半はダーウィンの『種の
起源』が出版されたが，ヒトの祖先については教会，政治家のみならず，多くの自然
科学者も進化という考え方を強く否定していた時代であった．そのような中，ドイツ
の有名な動物学者，アーネスト・ヘッケルはダーウィンの「ヒトはサルから進化し
た」という考え方を支持し，サルとヒトをつなぐミッシングリンク（失われた鎖の
輪）――つまり，サルからヒトへの進化を裏づける化石――に対してピテカントロプ
ス・アラルスという学名をも考えていたほどである．しかし，ヘッケルの考え方は，
当時ヨーロッパでもっとも有名な科学者の1人であり，もっとも著名な病理学者であ
ったルドルフ・ヴィルヒョウから激しく批判されてしまったのである．さて，ダーウ
ィンの『種の起源』に強い感銘を受けた若き解剖学者デュボワはヘッケルのいうミッ
シングリンクを求め1887年にオランダを去り，当時のオランダ領東インド（現在の
インドネシア）のスマトラ島へと旅立った．スマトラ島ではオランウータンやテナガ
ザルを含む多数の動物骨を発見したが，ヒトの祖先と考えられる化石は発見できず，
調査地をスマトラ島からジャワ島へと移した．1890年，ケダン・ブルブスという地
でついにヒトの祖先と思われる下顎骨の破片を発見するが，翌年，トリニールという
町に近いソロ川沿岸で小さな脳頭蓋（約900 cc）を発見した．さらに次の年にはこれ
より16～17 m上流で大腿骨を発見したが，デュボワはこれらを同一個体と考えた．
彼はこれらの化石をヘッケルのいうミッシングリンクと考え，ピテカントロプス・エ
レクトゥス（*Pithecanthropus erectus*）という学名を与えて1894年，論文に発表し
た．ヘッケルはデュボワの説を支持したが，ヴィルヒョウをはじめ大多数の科学者は
否定的であった．1895年，デュボワはヨーロッパに戻り，発見した化石を公開する
ことによって自分の説を直接検証する機会を提供した．しかし，このことによって，
デュボワの支持者からもとくに大腿骨について疑問が提唱され，多くの研究者はこの
大腿骨は比較的最近のヒトのものではないかと考えるようになった．しかし1920年
代後半，北京原人が発見されたことによって，ヒトの進化において脳の大型化よりも
直立二足歩行の方が早かったとするデュボワの説が正しかったことが広く認められる
ようになり，また，ピテカントロプスはサルよりもむしろ現生のヒトに近いという考
え方も受け入れられていった．しかし，デュボワは北京原人とジャワ原人の関係につ
いては一切否定してしまい，北京原人を退行したネアンデルタールとして片づけてし
まった．さらに後年フォン・ケーニッヒスバルトによって同じジャワのサンギランか
ら発見された原人化石についてもそれをピテカントロプスと同じ属と考えることを否
定してしまったのである．

　ジャワでは今日まで6つの遺跡から化石人骨が発見されているがそのうち4つ（サ
ンギラン，トリニール，サンブンマチャン，ンガンドン）はソロ川沿岸である．その
他，モジョケルトという遺跡からは子どもの頭蓋が発見されており，上述のとおり，
ケドゥン・ブルブスからはデュボワが最初に発見した下顎骨の破片が出土している．

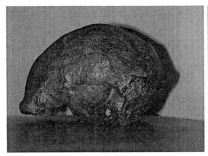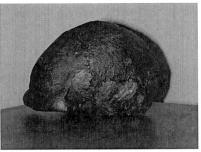

図 3.6 サンブンマチャン出土のホモ・エレクトゥスの脳頭蓋化石

　これらの化石はンガンドンを除き 80～50 万年前と推定されている．サンギランからは少なくとも 5 個体の化石が出土しており，その脳容積は 813～1059 cc と考えられている．しかし，骨盤など性の決定に重要な部分の化石がないために，この脳容量が進化的背景を物語るのか，あるいは性的 2 型を反映しているのかは不明である．ジャワ原人では顔面頭蓋がほぼ完全に残っている化石はサンギラン 8 という標本番号がついた 1 個体のみであるが，この化石はジャワのみならず，アジアの原人で顔面がほぼ完全に残っている唯一の化石である．ちなみに，この化石は 1969 年に地元の一農民によって発見されたものである．

　もう一つの化石であるサンブンマチャン出土の脳頭蓋化石（Sambungmachan 3）（図 3.6）はごく最近「再発見」された化石である．この化石は 1977 年，ソロ川流域のポロヨ村で発見されたものであるが，その後ジャカルタのアンティークショップに売られてしまった．1997 年，インドネシアの古人類学者ベディハルトノ博士がこのアンティークショップからの依頼を受けて，この化石について学術調査を実施したが，その際簡単な人類学的報告を行っている．1999 年の春，この化石はニューヨークにある化石店 Maxilla & Mandible に渡ったが，そこのオーナーがこの化石の価値を見抜き，すぐ隣りのアメリカ自然史博物館に持ち込んだ．人類学研究室のケニス・モウブレイ（Kennith Mowbray）を中心としてただちに研究が開始され，これが原人の頭蓋冠であることが明らかにされたが，その価値は世界的なものであることが判明した．オーナーであるヘンリー・ガリアノはこの化石をただちにインドネシア政府に返還することを申し出，インドネシアからたいへん感謝されたという．さて，その化石であるが，モウブレイらによると女性の可能性があり，脳容積 900 cc 前後でインドネシアの原人ではかなり小さい頭蓋冠であるという．しかし，全体の形態は後述の東アジアの原人よりもやはりインドネシアの他の原人に類似しており，原人の段階から，アジアの南と北で地理的変異が現れていた可能性を示す化石であると記載されている．2003 年に発表された成果については，178 ページ参照．

　3）北京原人　さて，これまでしばしば登場してきた北京原人であるが，北京郊

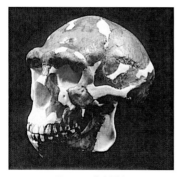
図 3.7 北京原人

外の周口店という村にある洞穴遺跡がその発掘の表舞台である．20世紀初頭，中国では竜骨（ドラゴンボーン）が催淫剤として広く売買されていたが，それが古い哺乳類化石であることは当時のヨーロッパでもよく知られていた．1921年にはスウェーデンの地質学者グンナー・アンダーソンの調査隊が地元の人から化石のよくみつかる石灰岩洞窟のあることを聞き，調査を開始したが，これが後に周口店という名前を世界的にした発端である．1929年には中国の若い地質学者ペイ・ヴェンソンらがこの洞穴の調査を開始し，この年の12月2日，ついに頭蓋化石を発見した（図3.7）．シナントロプス・ペキネンシス（$Sinanthropus\ pekinensis$）と呼ばれたこの化石はただちに北京協和医学院のデヴィッドソン・ブラックのところへ運ばれ，研究が開始された．化石についた石灰岩を取り除くだけでも4カ月の月日を要したというが，病弱なブラックにとっては過酷な仕事でもあったらしい．この化石は若いが，骨は大変厚く，また脳頭蓋が低く比較的小さいといった特徴を示し，ブラックは初期人類であると確信したという．その後，周口店での発掘調査は続けられ，おびただしい数の化石が出土したが，ブラックはしだいに体調を悪くし，1934年3月15日，仕事机にうつ伏せのまま倒れているところを秘書に発見された．しかし，そのときには既に息はなく，彼の手には北京原人の頭蓋がしっかりと握られたままであったという．

　生体防御システムに関連する臓器に脾臓という臓器がある．組織学的に大変複雑な臓器であり，近年の電子顕微鏡による研究までその詳細な構造は解明されなかった．しかし，1901年，光学顕微鏡によってこの臓器に特有の細胞（杆状細胞）があることを発見し，脾臓の構造と機能の研究に金字塔を築いたドイツの解剖学者フランツ・ワイデンライヒは，ヨーロッパの化石人類に関する研究者としてもよく知られていたが，ナチスドイツの弾圧を逃れるため，1935年ブラックの後を継いで北京協和医学院の客員教授として赴任した．1937年，日本の中国侵略によって周口店の発掘作業は打ち切られたが，ワイデンライヒはその後も北京でこの原人の研究を続けた．しかし，日本の中国侵略は暴挙と化し，これ以上中国で研究することはできないと判断したワイデンライヒは，日本軍が北京原人の標本を略奪することを恐れ，アメリカへの移送を決断した．1941年，ワイデンライヒは精密な模型と写真，図などをもってアメリカへ向かった．その年の11月，アメリカ海軍によって厳重に包装された北京原人の標本は，ニューヨークのアメリカ自然史博物館へ届けられることになっていたが，それは結局届くこともなく，行方不明となってしまった．何が起こり，今どこにあるのか，今日まで謎のままである．蛇足ながら，日本軍による標本の略奪は戦後アメリカ軍も疑ったが，当時の日本軍にそれだけの知的財産を認識する能力があるはず

3. 骨から探る人類の歴史　　*41*

もなく，侵略という行為によって暴露された軍のおろかさが結局その疑いを晴らした
という皮肉な結果になってしまったというのが正しいところであろう．1979 年には
周口店での発掘は再開されたが，数点の破片骨が発見されたのみであるという．

　周口店から出土した原人化石は，現在まとめられているところによると，脳頭蓋
14（うち 6 つは比較的保存良好），顔面骨 6（上顎骨，口蓋骨，頬骨），下顎骨 15，遊
離歯 122，顎骨に残っている歯 38，上腕骨 3，鎖骨 1，月状骨 1（手根骨の 1 つ），大
腿骨 7（1 つは保存良好），脛骨 1 ということである．これらの化石年代は約 40 万年
前と推定されており，脳容積は 915〜1225 cc 程度である．

　4）　その他，中国で発見された原人化石　　中国では周口店以外でも数カ所で原人
の化石が発見されている．もっとも古いものは陝西省藍田の宮王陵遺跡から発見され
た，約 80 万年前の化石で，鎖骨と顔面骨である．30 歳を過ぎた女性と推定され，そ
の脳容量は約 870 cc である．次に古いのはやはり同じ藍田の陳堅窩遺跡から発見さ
れた下顎骨で，約 65 万年前と推定されているこの化石はかなり年をとった女性と考
えられている．湖北省元謀の竜谷洞遺跡からは数本の歯が発見されており，その年代
は 170〜160 万年前といわれていたが，現在では 50 万年程度ではないかと推定されて
いる．湖北省の清区では 1989〜1990 年に約 35 万年前と推定されるほぼ完全な頭蓋が
2 個体発見されている．この化石は原人と記載されることが一般的だが，とくに顔面
頭蓋の形態に次の段階の古代型ホモ・サピエンスに類似した面があることが指摘さ
れ，後述の現生人類の起源に関する論争の中でしばしば登場する化石である．また比
較的新しいところでは，安徽省の和合から頭蓋と下顎の破片骨と数本の遊離歯が発見
されているが，その年代は約 25 万年前という．

　最近の報告によると，中国南部で約 80 万年前のアシューリアン型石器（西ユーラ
シア，アフリカの中期旧石器の総称）が確認され，さらに，中国北部の泥河湾盆地，
小長梁（北京の西部）から発見された石器の年代が約 136 万年前であることが明らか
となり，東アジアへの原人の拡散過程とその年代が徐々に解明されてきている[10,11]．

　5）　ヨーロッパの原人　　さて，ヨーロッパではホモ・エレクトゥスとされている
化石の発見例は数例にすぎない．1991 年，ジャワ原人発見 100 周年記念の会議で，
グルジア共和国（旧ソビエト連邦）のドマニシから，16 本の歯を伴った下顎骨が発
見されたことが報告された．その年代は 90 万年以上前，あるいは最近の報告では
170 万年前とも推定されていたが，2000 年には同じ遺跡から新たな 2 つの頭蓋化石の
発見が報告され，その年代も 170 万年前と考えられているという[12]．また，これらの
頭蓋の特長は，後のヨーロッパ，あるいは東アジアから発見された原人よりもアフリ
カの原人に類似することが指摘されており，原人段階における出アフリカがかなり早
い時期にヨーロッパにまで広がっていたことを示唆するという．

　1994 年 3 月にイタリア，ローマから南に約 90 km 離れた，セプラノというところ
で，1 つの脳頭蓋破片が発見された．工事中のブルドーザーによって破壊されながら
出土したというが，幸いにもある考古学者の目に止まり，保管された．発見当初，そ

の位置づけが曖昧であったが，2000年にはこれが約80万年前の原人段階の化石であるという論文が発表された．脳容積は1000 cc を超える程度と推定され，その形態学的特徴も後述のホモ・ハイデルベルゲンシス（*Homo heidelbergensis*；古代型新人）の特徴は示さず，ホモ・エレクトゥスと考えてまず間違いないという．

6) **原人の形態学的特徴**　原人の脳容積は平均して1000 cc ほどであるが，上記のとおり，750〜1250 cc という幅をもっている．頭蓋形態の特徴として（図3.8），骨が厚く，眼窩上隆起がよく発達し，眉間の部分で左右の隆起が直線的につながっている．前頭骨（額の部分）は現代人に比べて丸みがなく，フラットであり，したがって，頭蓋の高さは低い．また，しばしば脳頭蓋の中央部分が陵のようになっているが（矢状陵，sagittal keel），これは頑丈なタイプの猿人にみられる矢状隆起とは異なり，骨が厚いことに関連して矢状縫合（左右の頭頂骨間の縫合）が盛り上がることによってできる．頭蓋を横からみると，後頭骨が後ろに張り出しているが，これは，後頭隆起と呼ばれる．また，頭蓋の幅がもっとも広くなる位置（頭蓋最大幅）が低く，頭蓋全体をみると三角形の屋根のような形をしている．一方，顔面頭蓋では原人は現代人に比べ，顔が大きく横幅が広いという特徴を示し，また，眼窩や鼻孔も大きい．前述のとおり現代人を含めてホモ属の進化においては歯の大きさの減小が認められる

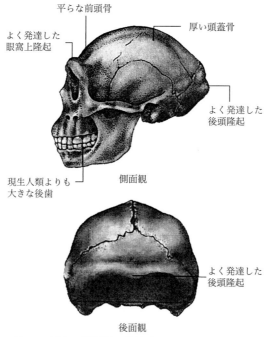

図3.8　原人の頭蓋形態の特徴（Jurmain & Nelson, 1994, 一部改変）

が，原人の歯も猿人に比べ小さくなっており，より現代人に近い形を示す．とくに，小臼歯，大臼歯は猿人に比べて小さくなっており，およそ猿人と現代人の中間の大きさである．これに対し，切歯，犬歯の大きさの減少は顕著ではなく，その食性も猿人とはかなり異なっていたことが推測される．下顎骨では舌側（内側）に下顎隆起といって，骨性の出っ張りがしばしば認められるのも原人の特徴である．四肢骨は頭蓋に比べ発見数が少ないので，その特徴は不明な点も多いが，原人の大腿骨は現代人により近い形態を示すという．ただ，X線撮影による骨の厚さ（緻密質の部分）は現代人の2倍ほどある．ホモ・ハビリスやルドルフェンシスは現代人に比べ身長は低かったと推定されているが，上述のトゥルカナ・ボーイの例からもわかるように，原人ではかなり背も高くなっていたようで，現代人と同等かそれを上回るほどの身長であったことが示唆されている．

7）原人の適応放散　原人は現時点では180～20万年前の約160万年間生存していたと考えられる．このように長い間生存していたにもかかわらず，その間，形態的にもあまり変化が認められず，また，石器作成の技術に代表される文化的側面でも飛躍的な改善がなされた形跡はないという．さらに世界に広がっていったにもかかわらず，それぞれの地域における原人の特徴には，地域差よりも共通性が多いと考えられてきた．ただ，アフリカからの原人の発見例が増えるに従って，ナリオコトームのトゥルカナ・ボーイやクービ・フォーラ出土の早期の原人，あるいはグルジア出土の早期の原人は，より新しいオルドバイや南アフリカ，さらにアジアの原人よりも頭蓋の骨が薄く，全身の骨格が華奢であり，これらの特徴はむしろ現代人に近いという．このようなことから，最近ではアフリカ，ヨーロッパの古い化石をホモ・エレクトゥスと区別してホモ・エルガスターと呼ぶことが多くなってきており，ごく最近まで，このエルガスター原人から次の段階の古代型ホモ・サピエンスが進化してきたのではないかと考えられていた（図3.3参照）．これと同時に，原人に関しての議論の中心はホモ・エレクトゥスが人類進化の過程でどのように位置づけられるのか，すなわち，アジアの原人はアジアのみの系統で絶滅してしまったのか否かということであった．2002年3月の *Nature* に報告されたエチオピアのミドルアワシュ出土の約100万年前の原人化石[13]はどうやらこの問題に一石を投じそうである．出土化石は脳頭蓋のほとんどが残存しているほどの保存のよさであったが，その形態的特徴はホモ・エルガスターとホモ・エレクトゥスの中間を示すという．このことはエルガスターからエレクトゥスへの進化を示唆し，さらに，アジアに分布するエレクトゥスがアジアのみの単系統ではないこと，アフリカにおけるエレクトゥスから新人への進化が起こっていったという推定を可能にし，上述のようなこれまでの原人から新人への進化過程をもう一度洗い直す必要がありそうである．

d．古代型新人とネアンデルタール

1）ホモ・サピエンスとは　古代型ホモ・サピエンスとは上述の原人とわれわれ新人との中間的なあるいは移行型の特徴をもっている化石人類に対する総称である

が，今日このような化石人類に対する名称はやや混乱している．ホモ・サピエンスとは新人を指しており，無論われわれ現代人も新人である．現生人類とその直接の祖先は古代型新人に対して解剖学的新人と呼ばれ，これは，現生人類のみがもっている特徴があるかないかで区別される．古代型新人から分化した集団としてヨーロッパ，西アジアに分布していたネアンデルタールと総称される化石人類はよく知られているが，彼らは日本では旧人と呼ばれるのが一般的であり，そうすると，新人から旧人が分化するという，言葉のうえでは奇妙なことが起こっている．今日では，この古代型新人をホモ・ハイデルベルゲンシス（*Homo heidelbergensis*）と呼び，このハイデルベルゲンシスからホモ・ネアンデルターレンシス（ネアンデルタール人，*Homo neanderthalensis*）とホモ・サピエンス（*Homo sapiens*），すなわち解剖学的新人が分かれたという考え方が，徐々に受け入れられている．ここでは，古代型新人，ネアンデルタール，解剖学的新人という順で記載を進めていこう．

さて，古代型新人であるが，その生存年代は50～10万年前と考えられており（ネアンデルタールを除く），アフリカをはじめ，ヨーロッパ，インド亜大陸，アジアと世界のさまざまな地域で発見されている．

2) アフリカの古代型新人　　アフリカではいくつかの遺跡から古代型新人の化石が出土している．もっともよく知られている化石は1921年にザンビア（当時の北ローデシア）のカヴウェにあるブロークン・ヒルと呼ばれる石灰岩洞穴から発見されたものであり，ほぼ完形の頭蓋と，2個体以上の体肢骨からなる．発見当初は中期～後期更新世と考えられていたが，最近の年代測定では約13万年前と推定されている．この頭蓋化石は，その脳容量が約1280 ccと原人の平均を上回る大きさをもっており，また，形態学的特徴として，たとえば眼窩上隆起がよく発達し，脳頭蓋が低く，また後頭隆起も強いなど，原人的特徴を示す一方，頭蓋最大幅の位置が高く，頭蓋骨自体も比較的薄く，頭蓋基底部が基本的に現代人と同じであるなど，新人の形態をも有しており，いわば古い特徴と新しい特徴を併せ持った頭蓋形態を示すと考えられている．南アフリカでは南アフリカ共和国のフロリスバッド，エランスフォンテインからやはり原人と解剖学的新人の形態学的特徴を併せ持つ頭蓋が発見されている．一方，東アフリカでは，1976年にエチオピア東北部，ルーシーが発見された地域にあるボド遺跡から中期更新世（約60万年前）の頭蓋化石が発見されている．この化石はブロークン・ヒルほど完形ではないが保存状態はかなりよく，詳細な研究がなされている．ごく最近のデジタル画像解析を用いた研究によるとその脳容量は1250 ccと推定され，ブロークン・ヒルと同様，現生人類と原人との中間を示している．頭蓋形態にも，ブロークン・ヒルとともに，原人と解剖学的新人の特徴がモザイク状に認められ，今日ではもっとも早期の古代型新人として分類されることが多いようである．この遺跡からは解体された動物化石も出土しており，この頭蓋化石自体にも石器によると思われる細かな切り傷があり，食人，あるいは儀式などの議論もあり，文化的にも注目される化石である．東アフリカではその他，オルドバイ渓谷の近くのラエト

リ，トゥルカナ湖西岸のエリー・スプリングス遺跡からもブロークン・ヒルと類似した頭蓋が発見されている．脳容積は 1100 cc 程度と推定され，いずれも中期更新世と考えられているが，詳細な年代は不明という．これら南アフリカと東アフリカの古代型新人は系統的に近い関係を有すると考える研究者もいるが，いくつかの集団が原人からより新人に近い方向に似たような進化を遂げていった可能性も考えられている．しかし，後で述べるように，アフリカ，そして極東地域では決してネアンデルタールは進化してこなかったのである．

3) アジアの古代型新人　さてアジアに目を向けてみよう．アジアでは北京原人，ジャワ原人に代表されるエレクトゥス段階の人類が生存していたことは既述のとおりであるが，これらの原人から進化したと考えられる古代型新人の化石もとくに中国からはいくつか発見されている．これらの化石は，形態学的にはアフリカや後でみるヨーロッパと同様に原人と新人との中間的特徴を示しており，とくに新人的特徴については，中国の古人類学者の多くは今日の東アジア諸集団にも繋がる可能性を強調しており，後述の解剖学的新人の起源に絡んでもっとも議論の多いところでもある．もっとも完全な頭蓋は陝西省の大荔（ダーリー）から発見された中期更新世後期から後期更新世初期と推定される化石である．この頭蓋は原人と新人との中間的な形態学的特徴を示し，脳容積は 1120 cc とやや小さめであるにもかかわらず，明らかに古代型新人に分類される化石である．また，湖北省長陽で発見された頭蓋骨破片や広東省馬覇（マーパー）から発見された頭蓋の一部にも原人と新人の両特徴が認められ，今日では大荔と同様，中国における古代型新人に分類されている．比較的新しいところでは 1984 年に安徽省銀山から出土した約 25 万年前と推定される頭蓋化石があり，その脳容量が約 1300 cc と非常に大きく，また頭蓋骨も原人よりもかなり薄いという新人的特徴を示し，もしこの年代が正しければ，東アジアにおける新人の起源論争に一石を投じる可能性も含むかもしれない．今日の年代測定結果によると，中国では約 26〜10 万年前まで，古代型新人が生存していたことになり，形態の進化と年代が後述の西アジア，ヨーロッパ地域とは異なり，よく一致することになる．

　インドネシアでは，前出のソロ川流域のンガンドン遺跡からソロ人と呼ばれる化石が発見されており，その年代がかつては 20〜10 万年前とされていた．その脳頭蓋が原人と古代型新人との中間的形態学的特徴を示すことから，後述のオーストラリア先住民の直接の祖先ではないかとも考えられていたが，最近の年代測定によると，せいぜい 35000 年前と推定されている．この化石については後でまた触れることにしよう．

　アジア地域においては，中国のほか，インド中央北部のハスノラ村近くにあるナルマダ渓谷から中期更新世と推定される頭蓋化石が 1982 年に発見されている．顔面頭蓋は右眼窩の一部を除き欠如するものの，脳頭蓋は少なくとも右半分がよく保存されており，その脳容量は 1155〜1421 cc と推定されている．最近この化石を詳細に研究したアメリカ，コーネル大学のケニース・ケネディーによると，この化石は若い成人

女性と推定され，形態学的にはヨーロッパおよび西アジアのネアンデルタールを含む古代型新人の特徴を示すという．また，クラーク・ハウエル（カリフォルニア大学バークレー校），ミルフォード・ウォルポフ（ミシガン大学）はこの化石が上述の中国の馬覇人に類似すると述べている．

4）ヨーロッパの古代型新人　　ヨーロッパにおける中期〜後期更新世初期の化石人類についてはその年代が曖昧であることに加え，標準となるような化石が乏しいため，どの化石がどの進化段階に分類されるのかという問題については今日でもさまざまな議論がある．ヨーロッパにも原人が生存していたことはドマニシやセプラノで発見された化石からほぼ確実と考えられているが，地域的な広がり，あるいは，その系統を明らかにするためにはまだまだ今後の新たな発見を待たなければならない状況であろう．

　ヨーロッパで発見される古い人骨化石は原人と新人との中間的形態を示し，その中の一部は，さらにネアンデルタールへと繋がると考えられる形態学的特徴も有しており，ヨーロッパのこの時代の人類の一部からネアンデルタールが進化していったことを示唆している．さて，ヨーロッパの中期更新世人類化石は大きく2つのグループに分けられるという．いうまでもなく年代的に古い方と比較的新しい方に属する化石であるが，前者はより原人に近い形態的特徴を示し，後者はネアンデルタールに認められる派生形質を有する（これらの化石に対して，プレネアンデルタールと呼ぶ研究者もいるが混乱を避けるためにここでは古代型新人として記載を進める）．ただし，全体的な形態学的差異は，両者の間で必ずしもクリアーカットではなく，いわばモザイク状になっているといった方が正しいであろう．原人により類似する中期更新世の化石の特徴としては，頑丈な下顎骨，オトガイの欠如，厚い頭蓋骨，よく発達した眼窩上隆起や後頭隆起，低い脳頭蓋，強い突顎，前面観における屋根型の頭蓋（頭蓋最大幅が低い位置にある），大きな歯などが挙げられる．このような特徴を示す化石としては，シュタインハイム（ドイツ，1933年），スワンスコンブ（イギリスのケント州，1935〜1955年），ヴェルテセレス（ハンガリー，ブダペストの西部，1960年代半ば）から発見されたものがよく知られている．前2者は30〜25万年前と推定されており，後者はそれよりもやや新しく，21〜16万年前とされている化石である．ヴェルテセレスの化石は後頭部のみであるが，原人よりも丸い頭蓋をしており，推定される脳容積は約1400ccという．ただし，厚い頭蓋骨など，原人的特徴も認められるとされている．1993年にはイギリスのボックスグローブにある遺跡から，非常に頑丈な形態を示す脛骨が発見され，その年代は52万4000〜47万8000年前と推定される．この脛骨は，ほぼ同年代と推定されるドイツのマウエルから発見された下顎骨と並んで，ヨーロッパにおいてはもっとも古い人類化石の1つである．さて，このマウエルの下顎骨化石はハイデルベルク近郊のマウエル村で1907年に発見されたものであるが，下顎骨自体は非常に大きくまた頑丈な形をしているにもかかわらず，歯の大きさはそれほど大きくないという特徴を有しており，この化石こそ上記のホモ・ハイデ

ルベルゲンシスという名前の由来となった化石である．この下顎骨は当初原人に帰属すると考えられていたが，原人並みの大きな顎と，新人程度の歯の大きさを併せ持つという特徴から最近ではヨーロッパにおけるもっとも古い古代型新人に分類されている．

1964年からは，スペインとの国境に近いフランス南東部のトータヴェル村近くにあるアラゴ洞穴遺跡で，ヘンリー・リュムレーとマリー・アントワネット・リュムレー夫妻によって発掘調査が開始され，約40万年前と推定される人類化石が発見された（図3.9）．少なくとも，4個体の成人と3個体の子どもを含む50個以上の骨格

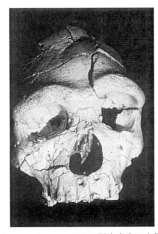

図 3.9 スペイン，アラゴ洞穴出土の人骨化石 約40万年前の古代型新人と考えられている．

が出土したが，原人と古代型新人の形態学的特徴をモザイク状に示すという．また，ドイツのエルフルトという町の近くにあるビルジングスレーベン遺跡からは，42万5000〜20万年前（おそらく約28万年前）と推定される頭蓋骨破片（前頭骨の一部）と歯の化石が発見されているが，その形態には原人に近い特徴が見出されるという．さらに，ギリシア東部のペトラローナで1983年に下顎骨を除くほぼ完全な頭蓋が発見された．推定年代は40〜30万年前とされ，約1190〜1220 ccの脳容量をもつとされるその化石の形態学的特徴はネアンデルタールやアフリカのブロークン・ヒルに通じるところもあるが，同時に原人に似た面もあると考えられている．さて，これらの化石よりも新人，あるいはネアンデルタールに近いいくつかの形態学的特徴を示す化石も発見されていることは上述のとおりであるが，その特徴とは次のようなものである．大きな容量をもつ脳頭蓋，後頭骨の髷状の張り出し（occipital bun），より丸い後頭骨，顔面中央部の平坦性，最大頭蓋幅のより高い位置，そして比較的小さな歯などであり，このような特徴を示す化石として，たとえばエーリングスドルフ（ドイツ）やフォントゥシュヴァドゥ，ラ・チェイス（フランス），アタプエルカ（スペイン）から発見された化石が挙げられる．アタプエルカ遺跡では1992〜1993年の発掘調査で少なくとも24個体からなる人骨が発見されており，そのうちのいくつかはきわめて保存状態良好であり，詳細な研究が行われている．この遺跡の年代は約30万年前と推定されているが，その化石人骨の特徴は，たとえば眼窩上隆起のアーチ状形態，顔面中央部の突出など，いくつかの点で初期ネアンデルタールの特徴を備えているといわれる．

アフリカやアジアで発見されている古代型新人の特徴をみると，原人段階から新人段階に向かって進化していく形態変異が認められ，とくに，中期更新世の後期に属す

る化石には新人的特徴がいくつか認められるという．一方ヨーロッパでは年代が新しくなるに従って新人の形態学的特徴よりもむしろネアンデルタールの特徴が現れてくることは，非常に重要なことである．つまり，各地域において，中期更新世における人類は少しずつ異なった方向へと進化を遂げていった可能性が推定される．

5) **ネアンデルタール**　さて，これまでたびたび登場してきたネアンデルタールであるが，この名前は，1856年ドイツのデュッセルドルフ近郊のネアンデル渓谷（ネアンデルタール．タールは「渓谷」という意味）にあるフェルドホーファー洞穴で最初の化石が発見されたことから，このように呼ばれる．今日では400個体を超えるネアンデルタールの化石が発見されているが，そのほとんどがヨーロッパおよび中近東からである（図3.10）．スペインのアタプエルカ出土人骨はそのいくつかの形態において，既にネアンデルタールの特徴を示していることは上述のとおりであるが，明らかにネアンデルタールとされる化石は13万年前ごろからヨーロッパに出現し始める．初期のネアンデルタールに近い化石はフランスで多く発見されているが，イタリア，ローマの近くのサックパストールから発見された約90000年前の化石はほとんど完全なネアンデルタールタイプの形態的特徴を示すという．しかしそれでも，すぐ後に述べる後頭骨の形態や，推定脳容積が1300ccというネアンデルタールとしては非常に小さい値を示すことなど，いくつかの点で，初期ネアンデルタールと考えるべき特徴が残されているという．その他，やはり初期のネアンデルタールと考えられる化石はユーゴスラビアのクラピナ遺跡からも発見されている．出土した化石は少なくとも70個体かそれ以上の個体からなり，約70000年前と推定されるこれらの化石は，ほぼ完全なネアンデルタールタイプを示すとされている．蛇足ながら，クラピナ遺跡における最初の発掘がダイナマイトを用いて行われたため，化石は破片骨がほとんどであることは誠に残念なことである．その後，35000年ほど前まで，10万年以上にわたりネアンデルタールはヨーロッパ，西アジアを中心に生存し続けるが，その間，少

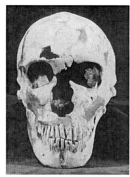 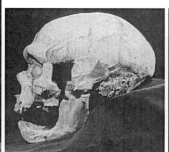 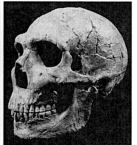

図 3.10　ネアンデルタールの頭蓋
左から右へ，ラ・フェラシー，ラ・シャペローサン，アムッド出土化石．

なくとも形態学的にはあまり大きな変化を起こすことはなかった.

6) **ネアンデルタールの頭蓋形態** このネアンデルタールの形態学的特徴についてであるが（図3.11），まず，その脳容量の大きさが挙げられる．現代人の平均脳容量は1400 cc強であるが，ネアンデルタールの平均は1520 ccに及ぶという．このような大きな脳容量は頭蓋につく筋の発達が強く，その付着面を確保するためと説明する学者もいるが，後で述べるように寒冷気候における代謝効率に関

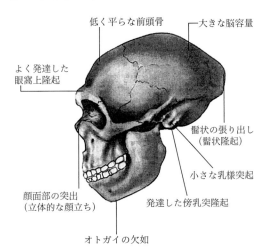

図 3.11 ネアンデルタールの頭蓋形態の特徴
(Jurmain & Nelson, 1994, 一部改変)

係するともいわれており，現生人類では，たとえば極北集団のイヌイート（エスキモー）は現代人の平均を上回り，ネアンデルタールに近い脳容量をもつ．ただし，形は現代人とは異なり，典型的なネアンデルタールのその大きな脳頭蓋は前後に長いが高さは低く，また横に膨らんでいるという特徴を示す．このことは抽象的思考や高度な精神活動に関連するといわれる前頭葉の発達程度の違いとも関係するのかもしれない．側面観では上述のように後頭骨の髷状の張り出し（occipital bun），が認められ，後頭隆起は発達するが原人の形態とは異なる．また，胸鎖乳突筋のつく乳様突起は現代人よりも小さいことはよく知られており，これに伴い，傍乳突隆起と呼ばれる乳様突起の内側にあるふくらみが乳様突起よりも下方に突き出している．頭蓋最大幅を与える位置も原人よりは高く，現代人と原人との中間程度の位置にくる．後頭骨にはまた，イニオン上窩と呼ばれ，後頭骨の上部中央に浅いくぼみができるという特徴があるが，これが何を意味するのかは不明である．前頭骨は現代人よりも平らだが原人ほどではなく，また，眼窩上隆起も左右の眼窩上でよく発達するが，原人のように両側が直線的に繋がるような形態とは異なっている．X線写真では，眉間あたりを中心として骨内部にある前頭洞（副鼻腔の1つ）がかなり広いという．解剖学的新人に比べると，顔面は前方に突出しており，非常に立体的な顔をしている．鼻腔も広くまた突出しているので上顎洞（これも副鼻腔の1つで，こちらは上顎骨の内部にある空洞）が広くなっている．このような形態に伴って，眼窩の下にあるくぼみ――犬歯窩――がない．また，ネアンデルタールの子どもでは大後頭孔（頭蓋底部の中心にある脊髄の出る穴）が現代人に比べ前後に長い楕円の形を示すが，その意味と重要性は不明であるという．下顎骨では歯列が前方にあり，そのため第3大臼歯の後ろから下顎

枝の前縁までの間に後臼歯空隙と呼ばれる間隙が存在し，その広さは大臼歯1本分ほどに達する．歯の特徴として，ネアンデルタールは切歯が非常に大きく，その大きさは時として原人以上である．一方，小臼歯や大臼歯は現代人と同程度の大きさで，とくに第3大臼歯が非常に小さい化石もある．ただし，大臼歯の形態には現代人とは異なったいくつかの特徴が認められ，たとえば近心小窩という歯冠の表面に認められる小さなくぼみはよく知られている．もう1つのネアンデルタールの特徴として，タウロドンティズム（牛歯型）と呼ばれる形態学的特徴が知られている．現生人類の臼歯の歯根は，その根元に近いところから上顎では3本，下顎では2本に分かれているが，この分かれる位置がネアンデルタールでは低く，つまり，歯根のより先端部で分かれるため，歯根そのものが太く，またその中の歯髄腔が著しく広くなっている．

7）ネアンデルタールの四肢骨　　体幹，四肢の骨についても，ネアンデルタール特有の形態が多数認められている．四肢骨の長さから推定されるネアンデルタールの身長は165〜168 cm程度である．四肢骨は一般に大きく頑丈で，とくに筋の付着面が広くなっており，長骨は現代人よりもいくぶん弯曲している．また，上肢，下肢とも遠位（上肢では前腕骨——肘よりも先，下肢では下肢骨——膝よりも下）の骨が近位（上肢では上腕骨，下肢では大腿骨）の骨に比較して相対的に短い．一方，指の骨形態からは握力が相当強かったことが推定されており，全体として，大きな力を出せる能力をもっていたことが示唆されている．肩甲骨には，その外側面に現代人にはほとんど認められない背側溝と呼ばれるくぼみがよく発達しており，やはり小円筋という上腕を動かす筋が非常に発達していたことを示すという．ネアンデルタールが直立二足歩行をしていたことを疑う研究者はいないが，その姿勢や歩行様式が現代人とまったく同様であったかどうかを疑問視する研究者もいる．現代人に比べて，骨盤を形成する骨がネアンデルタールで著しく頑丈であることもその根拠の1つである．しかし一方で，恥骨の上部（恥骨上枝）が薄く，また長いといういわば華奢な一面も併せ持っており，このような形態的特徴と姿勢，あるいは歩行様式がどのように関連しているのかを明らかにするのは今後の課題である．ちなみに，上記の恥骨の形態に絡んで，ネアンデルタールの胎生期が現代人よりも長かった，つまり，骨盤腔が広くなるので，母体内でより成長した後，出産することが可能だったと考える研究者もいる．

8）ネアンデルタールの特異的形態とその意義　　以上のようなネアンデルタールに特有の形態はどのように説明されるのか．1980年代にはネアンデルタールの顔が前方へ突出しているのは，寒冷な外気を直接入れる鼻腔を脳から遠ざけるためと考えられるようになった．つまり寒冷地に適応した形態としてネアンデルタールの特徴を説明しようとするものである．寒冷適応形態という考え方は必ずしも新しいわけではなく，1960年代に既にカールトン・クーンなども示唆している．ネアンデルタールの突出した顔は，前述の副鼻腔を広げるためのものであり，これによって冷たい空気をある程度暖めてから肺に送ることができるようになると説明される．確かにヨーロッパにおいてネアンデルタールタイプの形態が出現してきたのは前述のように20万

3. 骨から探る人類の歴史　　　*51*

年以上前からであったが，地球が寒冷化するのは 20 万年ほど前からのことであり，とくに 18〜13 万年前までは非常に寒い氷河期（リス氷期）であった．もしこの時期に典型的なネアンデルタールの形態学的特徴が徐々に現れてきたとしたら，寒冷適応形態という説明によく一致するが，その以前から現れているとすると，それだけでは説明がつかないと考える研究者もいる．そのようなことから，最近ではネアンデルタールの形態学的特徴を生物力学的な観点から説明しようとする研究者も多い．ネアンデルタールの突出した顔面，とくに大きく，そして著しく咬耗した前歯と頑丈な下顎骨は，彼らが前歯を食べるためだけではなく，今日のイヌイートのように，ある種の，たとえば皮をなめすなどといった道具として用いていた可能性を示唆する．いずれにしろ，このような形態はしばしば派生形質といわれ，決して一般的な，つまり系統発生的に古い形態ではなく，ネアンデルタール特有の新しく獲得された形態であることは多くの研究者から指摘されている．

9）ヨーロッパのネアンデルタール化石　　　前述のとおり，ネアンデルタールの化石は 1856 年の発見であり，ダーウィンの『種の起源』が出版される 3 年前である．この時期，人が進化の産物であるとおぼろげながらも認識できた科学者はやはりほんの一部であったことはジャワ原人のところで述べたとおりであるが，ネアンデルタールの化石も，発見当初は正当に評価されることもなく，病人説，奇形説など，現代人との形態学的違いを異常という考え方で片づけられてしまった．この化石を現代人よりも古い人類であると認識されるようになったのは，同じような形態を示す化石がヨーロッパで次々と発見されるようになってからである．実はネアンデル渓谷で化石が発見される 26 年も前にベルギーのエンジスで 7 歳程度の古い化石人骨が発見されており，また，8 年前の 1848 年にはイギリス領ジブラルタルでやはりネアンデルタールに似た形態の頭蓋が 1 つ発見されていたが，発見当初はだれ一人その発見の意義を理解するものがいなかった．しかし，ネアンデル渓谷での発見によって，これらの化石もやはり古い人類ではないかと考えられるようになったという．1886 年には，ベルギーのスピーにある洞穴遺跡から 2 個体分のほぼ完全な人骨化石が発見され，かつてのヨーロッパでは今日の集団とは違う人類が生存していたことがしだいに明らかにされてきた．しかし，それでも当時のヨーロッパでは，進化という概念がすべての科学者に受け入れられていたわけではなく，人類の「祖先」の化石ということには懐疑的な科学者もいたという．キュヴィエの「化石人類のようなものは存在しない」という「名言」はなお多くのヨーロッパの人々には支持されていた．しかし，1908 年，フランス南西部のコラージュに近いラ・シャペローサンから発見されたネアンデルタールの化石は化石人類の存在を証明することとなった．

考古学研究者として知られていた 3 人のフランス人牧師によって発掘されたラ・シャペローサン化石（図 3.10（中））はほぼ全身骨格がそろっており，その埋葬形態は屈葬で，頭蓋の上部には動物の四肢骨の破片が置かれ，さらにその上には野牛の足の骨が置かれていた．また，体のまわりにも石器や動物の破壊骨があった．このネアン

デルタール化石について，当時よく知られていたフランスの古生物学者マーセラン・ブールは野獣的で足は弯曲し，猫背であり，現代人のような二足歩行ができなかったと記載した．ブールのこの誇張した解釈によって，多くの研究者，そしておそらくは一般の人たちも，ネアンデルタールとは非常に原始的で類人猿のようなものであったと思い込むようになった．なぜ，ブールはこのような結論を導いたのか．実はこの個体の猫背は骨関節炎によるものであることを見逃したことによるが，実際には彼自身，そしておそらく当時の科学者はラ・シャペローサンのような形態をもつ人類が自分たちの祖先とは思いたくなかったのであろう．少なくとも40歳以上と推定されるこのネアンデルタール化石の頭蓋は非常に大きく，その推定脳容量は1620 ccという．ヨーロッパにおける典型的なネアンデルタールと同様，この個体の頭蓋も前後に長く，眼窩上隆起がよく発達したアーチ状形態を示し，前頭骨は平たいという特徴を示す．顔面頭蓋では，歯槽部における突顎性が強く，顔は長くまた，前方に突出している．さらに，後頭部の髷状隆起も認められるなどネアンデルタールの特徴をよく示しているが，ネアンデルタール化石の中でも極端に頑丈で大きな個体であるとされている．

　フランスではその他多くのネアンデルタールの遺跡が知られている．1909年にはドルドーニュのラ・フェラシー遺跡から7個体以上のネアンデルタールが発見され（図3.10（左）），その中には脳容積が1680 ccと推定される化石も含まれている．その他，ラ・キーナ，ル・ムスティエなどがよく知られているネアンデルタールの遺跡である．フランス以外のヨーロッパ地域では，たとえば1939年に調査されたイタリアのモンテ・セルシオにあるグアタリ洞穴，ユーゴスラビアのヴィンディヤ遺跡などからのネアンデルタール化石が知られているが，これらの年代はほぼ60000～50000年前と推定されている．

　今日まで発見されているもっとも新しい時代のネアンデルタールはフランス南西部のシャラントにあるサン・セゼール付近から発見された化石であり，その推定年代は35000年ほど前とされている．この化石は比較的若い女性の骨格で，下顎骨を含む頭蓋の右半分，四肢骨の一部分を含む．この化石では四肢骨が他のネアンデルタールと違いやや繊細な形態を示すといい，この点では新人的な要素が認められるという．しかし，頭蓋形態は全体として典型的ネアンデルタールの特徴を示すといわれ，最後のネアンデルタールとしてよく知られている．なお，この化石は，年代的にも形態的にも後述の解剖学的新人の起源をめぐる論争においてたいへん重要な化石でもある．

10）西アジアのネアンデルタール化石　　さて，ヨーロッパにおけるネアンデルタールに加えて，西アジアでも多くの重要なネアンデルタール化石が発見されている．まずイスラエルであるが，イスラエルから発見されているいくつかのネアンデルタールはヨーロッパにおける典型的ネアンデルタールに比べやや繊細で，新しい形質も認められるが，全体としてやはりネアンデルタールの範疇に入る．もっともよく知られている化石は1930年代にカルメル山にあるムハレット・エト・タブーン洞窟

3. 骨から探る人類の歴史

（天火の洞窟）から発見された女性人骨で，最近の熱ルミネッセンスによる年代測定では約90000年前とされている．もしこの年代が正しければ，近くの洞穴遺跡から発見された初期解剖学的新人（後述）の化石と年代的にほぼ同じとなり，やはり新人の起源をめぐる論争でたいへん重要な化石となる．1961年には東京大学の鈴木尚を中心とする調査隊によって，ティベリアス湖近くのアムッド洞窟からほぼ完全なネアンデルタール化石が発見された．この化石は典型的ネアンデルタールとよく類似するが，その脳容積は1740 ccと，現代人の平均をはるかに上回る大きさを示す（図3.11（右））．カルメル山のタブーン洞窟に近いケバラ洞窟では1983年，フランスのボルドー大学のベルナルド・ファンデルメルシュらによって約60000年前のネアンデルタール化石が発見された．残念ながら，頭蓋と下肢骨の大部分は欠如していたが，それまでに発見されていた中ではもっとも保存状態の良好な骨盤が発見され，その形態学的研究から，前述のネアンデルタールの妊娠期間が約12カ月あったという仮説が否定された．ケバラ洞穴ではさらに，ネアンデルタール化石としては初めて舌骨が発見されたが，この舌骨形態からネアンデルタールが話をすることができた可能性が考えられ，その言語能力については，古人類学者のみならず，言語学者，神経学者も議論している．上述のように，このケバラでは頭蓋がなく，2次埋葬の可能性が示唆されている．2次埋葬とはいちど埋葬した後，再び別の場所に埋葬することであるが，このような風習は多くの社会で今日でも残っており，もしケバラも2次埋葬であるということが正しければ，ネアンデルタールの風習についても重要な示唆を与えることになるかもしれない．

　中近東ではイスラエルのほか，イラクでもネアンデルタールの化石がいくつか発見されている．もっともよく知られているのはイラク北東部のザグロス山にあるシャニダール遺跡である．1950年代に発掘されたこの遺跡からは9個体の化石が発見され，そのうち7個体は成人，2個体は子どもであった．また，4個体は洞窟天井の岩の落下による圧死ではないかとも推定されている．さらにシャニダール4号の埋葬土のまわりにはキク科，ユリ科などの花粉が大量に検出された．このことから，ネアンデルタールが死者に花を捧げたのではないかと考えられ，文化的側面からも注目されている．なおこれについては，詳細は省くが，賛否両論があることだけ付け加えておく．形態学的特徴としては，後頭隆起がやや弱く，後頭骨が丸みを帯びており，また，出土した下顎骨の1つにはごく弱いオトガイが認められるが，全体としては典型的ネアンデルタールの形態を示すという．さらに，いくつかの頭蓋には子どものころに前頭部を縛っていたと推定される人口頭蓋変形が認められるというが，このような人口頭蓋変形は，ごく最近まで世界のさまざまな地域でなされていたものである．この遺跡から出土した化石の中で，もっとも注目されるものはシャニダール1号という標本番号をもつ個体である．この個体は30〜45歳程度の男性で，身長約170 cm，その脳容量は1600 ccと推定されており，かなり大柄であったことがわかっている．この個体の頭蓋には左側に打撃痕があり，左眼窩も破壊し，おそらくは生前左眼はみえなかっ

たであろうと考えられる．さらに，体の右側，とくに，右の肩甲骨，鎖骨，上腕骨は左に比べ著しく小さく，また，骨自体も薄く，前腕以下は欠如している．これに加え，右足にも骨折の治癒痕を含むダメージがあり，また，右膝，左足も病的痕跡があり，生前は身体が不自由であったことが示唆される．それにもかかわらず，上記ほどの年齢まで生きていたことは，やはり彼らの精神文化，あるいは社会構造を知るうえで重要な示唆を与える化石であることは間違いないであろう．さて，西アジアではイスラエル，イラクから数多くのネアンデルタール化石が発見されてきたが，1990年代に入って，東京大学の赤澤威を団長とする日本・シリア合同調査隊がシリアのデデリエ洞窟から幼児人骨2個体を発見した．1号人骨は東北大学の百々幸雄によって，2号人骨は琉球大学の石田肇によって詳細に研究されたが，どちらも2歳前後の幼児と考えられている．両化石は低年齢であるにもかかわらず，既にネアンデルタールの形態学的特徴を示しているといわれ，とくに1号人骨はこの年齢では全身骨格がほぼ完全にそろっている化石として世界的に注目されており，ネアンデルタールの成長，発育など新たな研究が東京大学の近藤修を中心に今日でも行われている．

11）　ネアンデルタールの進化とその後　　ヨーロッパ，および西アジアにおけるネアンデルタールの足跡を概観してきたが，ネアンデルタールはこの地域のみに生息していたわけではなく，さらに東からも少数ではあるがその化石が発見されている．もっともよく知られているのは，シャニダール洞窟から東へ約2500 km，ウズベキスタンのテシュク・タシュ遺跡から出土した推定年齢約9歳の子どものネアンデルタール化石である．この化石はネアンデルタールの丁重な埋葬例としても注目されたものであり，5対のヤギの角が遺体の周辺に並べられており，宗教的な意味をめぐって議論された．形態学的特徴として，このテシュク・タシュも頭蓋が比較的高いこと，オトガイの形成がわずかながら認められることなど，ネアンデルタールと解剖学的新人の特徴を併せ持つことが知られている．もう1つ注目されている遺跡はバイカル湖の西方約700 kmにあるオクラドニコフ洞穴である．この洞穴遺跡からはネアンデルタールの使用した石器群に代表されるムスティエ文化層が発見されているが，その層からヒトの臼歯が数点発見されている．とくにその大臼歯には近心小窩が認められるが，この形態はヨーロッパのネアンデルタールに多く認められる特徴である．その他の特徴もネアンデルタールによく似ている点が指摘されており，もしこの歯がネアンデルタールのものとすると，彼らが中央アジアを越えてさらにシベリアまで進出していた可能性が浮かび上がってくる．

　以上，ヨーロッパ，西アジアを中心に生存していたネアンデルタールの形態学的特徴を整理すれば，それがヨーロッパの中期更新世の古代型新人から徐々に現れ始め，10〜5万年前ごろまでに確立されていったことがみえてくる．さらに西アジアでは，そのような典型的な形態学的特徴を示しながら，一方ではヨーロッパのネアンデルタールとはやや異なる特徴を示すことも示唆されている．時間的にみるとネアンデルタールよりも古い更新世中期のヨーロッパの古代型新人がより現代人に似ているという

こととなり，一見矛盾しているようにも思われるかもしれないが，これはどのように解釈されるのか．ネアンデルタールに特有な形態と寒冷地適応，あるいは特殊な運動能力との関連などその自然的背景は既述のとおりであるが，いずれの場合でもその形態が全体として特殊化していったと考えられている．一方，古代型新人と現代人との間にみられる共通性は，ネアンデルタールが示すような特殊化が起こらずに，時代的には古い一般的形態が現代人までそのまま受け継がれていったと解釈されている．そう考えると，現代人よりも古い時代のネアンデルタールに認められる形態イコール現代人よりも古い形態というわけではなく，前述のようにいわば派生形質と考えられ，このような特殊な形態をもつ人類がヨーロッパという地域で進化し，さらに西アジアへと拡散していったのではないかというシナリオが現在一般的に考えられているネアンデルタールの進化史である．ただし，その拡散は1度ではなかったらしく，またその間には西アジアからヨーロッパへの拡散もあったのではないかというのが，多くの専門家の考えである．いずれにしても，このネアンデルタールが人類の進化という過程の中で最終的にはどのような運命をたどっていったのかということが次の問題となってこよう．この問題は，新人の起源とも密接に関係してくるので，次の項で述べることにしよう．

e．新人の起源

1）新人の出現　さて，いよいよ最終段階の解剖学的新人についてであるが，分類学的にはホモ・サピエンス・サピエンスとされ，全世界の現生人類もこの中に含まれる．アフリカ，ヨーロッパ，アジアの地域では原人と新人の形態学的特徴がモザイク状に現れる古代型新人が進化してきたことは上記のとおりである．各地域における古代型新人は解剖学的新人の特徴も併せ持っていたが，古代型新人と解剖学的新人のまさに移行型と考えられる人類は約20万年前に初めてアフリカに現れた．それではいつ解剖学的新人が出現したかとなると正確にはわからないが，この解剖学的新人が少なくとも旧世界の各地域へと拡散するのにはそう時間はかからなかったようである．いずれにしても，解剖学的新人の起源については以下のような基本的問題を解明しなければならないであろう．

①いつ解剖学的新人が現れたのか．

②どこで古代型新人から解剖学的新人への移行が起こったのか．

③その移行はどのくらいのスピードで起こったのか．

④どのように解剖学的新人が世界各地へと拡散していったのか．

最近，新人の起源について精力的に研究しているケンブリッジ大学のマルタ・ミラゾン・ラールはさまざまな状況証拠から解剖学的新人は約13万年前にアフリカの地で最初に進化してきたと考えている．しかし，そのような古代型新人から解剖学的新人への進化がアフリカだけで起こったのか，あるいは別の地域でも起こったのかは世界の人類学会でももっともホットな議論の1つであるが，決着をつけるには資料面でもまだまだ十分な状況ではないというのが正しいところであろう．

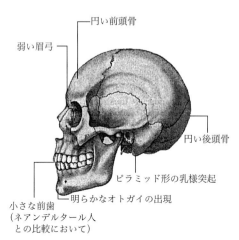

図 3.12 解剖学的新人の頭蓋形態の特徴（Jurmain & Nelson, 1994, 一部改変）

(図中ラベル: 円い前頭骨／弱い眉弓／円い後頭骨／ピラミッド形の乳様突起／明らかなオトガイの出現／小さな前歯（ネアンデルタール人との比較において）)

2) **新人の形態学的特徴** ところで，形態学的にはどのような特徴をもって解剖学的新人とみなすのか．図 3.12 に示すとおり，解剖学的新人は脳頭蓋が丸く，とくに額のふくらみが増し，平均 1400 cc 強の脳容量をもつ．これは前述のとおり脳の部分でもとくに抽象的な思考や理解に関係するといわれる前頭葉が大きくなっていることを示唆し，全体的大きさではネアンデルタールよりも小さいが能力的にはかなり違っていたと考えられている．頭蓋の前後径は原人やネアンデルタールよりも短くなっているが，逆に頭蓋の高さが高く，いわゆる典型的な眼窩上隆起は認められないとされる．また，後頭骨は華奢で強大な後頭筋群が付着するような大きな陵は認められない．顔面頭蓋は相対的に小さく，それに伴って，眼窩，上顎骨，下顎骨も小さくなっている．また下顎の中央最下端にはオトガイが明瞭な形で認められるが，ミシガン大学のローリング・ブレースはこの形態こそ，新人へのパスポートであると述べている．なお，蛇足ではあるが，新人のもう 1 つの特徴として，「おしゃれ」の意識が認められるという．アクセサリーなどのいわゆる身体装飾品は新人の遺跡のみから発見され，ネアンデルタール遺跡からの発見例は皆無である．同時に，壁画に代表されるような芸術も新人のみに認められる特徴とされ，最古のものは 40000～35000 年ほど前のヨーロッパから発見されている．ところが 2002 年 1 月に南アフリカのケープタウンに近いブロンボス洞窟から 77000 年前と推定される黄土が発見されたが，それにははっきりとした格子模様が刻まれており，新人の文化的・芸術的な発達がアフリカのかなり古いところまでさかのぼることが明らかにされた[14]．

さて，このような解剖学的新人の起源であるが，現在のところ大きく分けて ① アフリカ単一起源説，② 部分的混血説，③ 多地域進化説と呼ばれる 3 つの仮説があり，議論されていることは上記のとおりである．この 3 つの仮説を簡単に紹介しよう（図 3.13）．

3) **新人の起源に関する学説** アフリカ単一起源説では，解剖学的新人は約 20 万年前かそれ以降，アフリカでのみ進化し，彼らがアフリカから全世界に広がり，ヨーロッパやアジアに生存していたネアンデルタール，あるいは古代型新人と入れ替わっていったと考える仮説である．人類の第 2 次適応放散である．この適応放散の詳細については後で詳しく述べるが，この仮説では古代型新人から解剖学的新人への進化

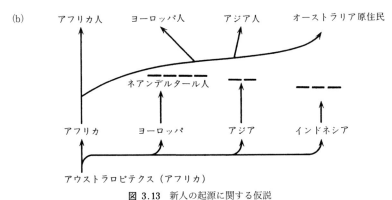

図 3.13 新人の起源に関する仮説
a は多地域進化説,b はアフリカ単一起源説と呼ばれ,部分的混血説は基本的には下図のような進化を考えるが,アフリカを出た解剖学的新人と各地域の古代型新人との混血の可能性を含む.

はアフリカ以外では起こらなかったと同時に,両者の間に遺伝的な交配,つまり,混血も起こらなかったと考えることになる.この説は形態学的側面から最近,イギリス自然史博物館のクリストファー・ストリンガーを中心にして展開されているが,近年急速に発達した集団遺伝学的なバックグラウンドも見逃すことはできない.総合研究大学院大学の宝来聡や,ハワイ大学のレベッカ・キャン,カリフォルニア大学バークレー校のアラン・ウィルソンらのミトコンドリア DNA による分析を皮切りに,さまざまな遺伝的指標(たとえば血液タンパクの多型,核 DNA やミトコンドリア DNA など)で世界の集団の類縁関係を分析した結果,多くの場合サハラ砂漠以南に住むアフリカの人々が最初に分岐してくるのである.このことは現生人類集団の中でアフリカの人々がもっとも遺伝的多様性に富むこと,つまり,ある共通の祖先からの分岐年代が古いことを意味するという.このことこそ,現生人類は,アフリカで生まれ,その後世界に拡散していったとするアフリカ単一起源を支持する最大の根拠となっている.しかし,アフリカ単一起源という考え方は,現生人類の頭蓋形態変異を分

析したアメリカ，ハーバード大学の人類学者ウィリアム・ハゥエルズが1959年に出版された著書の中で既に述べており[15]，この説が遺伝学者によって初めていわれたものではないことを付記しておこう．さらにこの説は従来の放射性同位体法に加え，熱ルミネッセンス，電子スピン共鳴法，酸素同位体法など近年の年代測定技術の進歩による化石の再編年の結果からも支持されているが，このこともまた後で触れることにしよう．

2番目の部分的混血説とはドイツ，ハンブルグ大学のグンター・ブロイアーによって展開されている説であり，その骨子は次のようなものである．アフリカで進化してきた初期の古代型新人はやがて後期の古代型新人へと進化していく．解剖学的新人はこの後期古代型新人からやはりアフリカで進化しているが，それは南アフリカの地であり，約10万年前ごろであろう．その後，南アフリカにおける気候，環境の変動に伴ってやがてアフリカ大陸からさらにユーラシアへと拡散していったが，その拡散過程において，それぞれの地域に生存していた古代型新人と混血しながら徐々に置換していったとする考え方である．現生人類の大部分の遺伝子はアフリカで進化してきた新人に由来するが，アフリカ単一起源説との違いは各地域における古代型新人との連続性，混血をある程度認めるものである．

3番目の多地域進化説は，ワイデンライヒの人類進化仮説をその根幹とし，クーンによって引き継がれ，近年，ミシガン大学のウォルポフ，オーストラリア国立大学のアラン・ソーンらによって体系化された学説で，アフリカはもとより，ヨーロッパやアジアでも原人段階から進化してきた古代型新人がそれぞれの地域で新人段階まで進化し，さらに現生人類に繋がっていくとする考え方である．同時に，現生人類が100万年以上に及ぶ分岐年代をもちながら，一方で生物学的に単一亜種でいられたのはその間に各地域間でのヒトの交流，すなわち遺伝子交換が行われていたからだと主張する．

[埴原恒彦]

文　献

1) White, T. D., Suwa, G., Asfaw, B. : *Nature*, **371** : 306-312, 1994.
2) Senut, B. *et al.* : *Earth and Planetary Sciences*, **332** : 137-144, 2001.
3) Haile-Selassie, Y. : *Nature*, **412** : 178-181, 2001.
4) WoldeGabriel, G. *et al.* : *Nature*, **412** : 175-178, 2001.
5) Richmond, B. G. and Strait, D. S. : *Nature*, **404** : 382-385, 2000.
6) Asfaw B. *et al.* : *Science*, **284** : 629-634, 1999.
7) Leakey, M. G. *et al.* : *Nature*, **410** : 433-440, 2001.
8) Keyser, A. W. : *South African J. Sci.*, **96** : 189-197, 2000.
9) Suwa, G. *et al.* : *Nature*, **389** : 489-492, 1997.
10) Hou, Y. *et al.* : *Science*, **287** : 1622-1626, 2000.
11) Zhu, R. X. *et al.* : *Nature*, **413** : 413-417, 2001.
12) Gabunia, L. *et al.* : *Science*, **288** : 1019-1025, 2000.
13) Asfaw, B. *et al.* : *Nature*, **416** : 317-320, 2002.

14) Henshilwood, C. S. *et al.*: *Science Express*, **10** January: 1-4, 2002.
15) Howells, W. W.: Mankind in the Making. Doubleday & Company, 1959.
16) Brunet, M. *et al.*: *Nature*, **418**: 145-151, 2002.

3.2 現 生 人 類
a. 解剖学的新人の進化とその地理的変異
1) アフリカの新人化石　　ここで, 世界各地から発見されている解剖学的新人の化石を概観してみることにしよう. まずアフリカであるが, 現時点でもっとも古い解剖学的新人の化石はこのアフリカで発見されている. ただし, すべての人類学者がその化石の推定年代を正しいと考えているわけではなく, また, 形態学的にも解剖学的新人であるか, 古代型新人であるかの見解は必ずしも一致していない. それでも, たとえば, 南アフリカのクラシーズ川河口やボーダーケイブ (文字どおり南アフリカとスワジランドとの国境付近にある洞窟), エチオピア南部のオモ川下流から発見されている化石は初期の解剖学的新人であろうと考えられており, その年代は約13〜10万年前と推定されている. 南アフリカのフローリスバッドでは1932年に1個の頭蓋が発見されているが, その年代は比較的新しく, 約40000年前と考えられている. かつて, アフリカのネアンデルタールともいわれたが, 現在では解剖学的新人との見方が有力である. 南アフリカではその他ウエスタン・ケープにあるディー・ケルダース洞穴から80000〜60000年前と推定される人骨の破片が発見されており, その内訳は24本の遊離歯, 1個の下顎骨破片と2本の指骨である. そのほとんどは子どもと考えられており, 少なくともすべて未成人であるとされている. 歯の特徴として, その大きさが現生アフリカ集団よりも大きいが, 歯冠の形態学的特徴は現在のアフリカ集団に類似するという. また, 北アフリカのモロッコにあるジェベル・イルード洞穴遺跡からは10〜9万年前の人骨化石が発見されているが, この化石も現在では初期解剖学的新人に属すると考えられている.

2) 西アジアの新人化石　　ここで西アジアに目を向けてみよう. 西アジアでは現時点でもっとも古いネアンデルタールの化石が発見されているカルメル山のタブーン洞穴のすぐ近くにあるスフール洞穴から形態学的には明らかに解剖学的新人とみなされる, 少なくとも10個体の化石が発見されている (図3.14(右)). 発見当初, 約40000年前の遺跡とみなされていたが, 前述の年代測定技術の進歩によって新たに測定された結果, 約90000年前であることが明らかにされた. 同じイスラエルでナザレの南方約3kmにあるカフゼ洞穴でも少なくとも20個体からなる人骨化石が発見された (図3.14(左, 中)). その一部にはネアンデルタールの特徴を示すものも含まれるが, 全体としてはやはり解剖学的新人の特徴を示す化石であるとされている. この遺跡の年代も1980年代前半までは50000〜40000年ほど前と考えられていたが, やはり, 最新の年代測定術を用いて測定し直した結果, 約10万年前までさかのぼることが明らかにされた (図3.15). このような早い時期に解剖学的新人が西アジアに生存

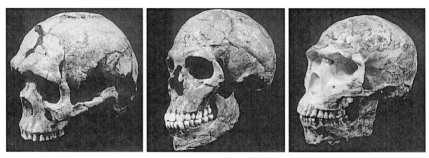

図 3.14 西アジアの初期解剖学的新人
左から右へ，カフゼⅥ，カフゼⅨ，スフールⅤ．

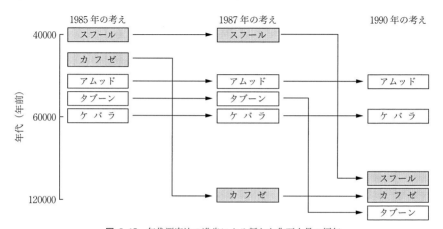

図 3.15 年代測定法の進歩による新たな化石人骨の編年
西アジアではネアンデルタール（白）よりも解剖学的新人（網がけ）の骨が古いことが明らかとなった．

していたことは，この地域でネアンデルタールと解剖学的新人が共存していたことを示すものであり，かつて考えられていたようなネアンデルタールから新人へという直線的な進化，つまり多地域進化説で説明されうるような進化が起こったのかどうかは再考を余儀なくされている．少なくとも，ネアンデルタールから解剖学的新人が進化するには時間的には無理であることは明らかである．

3) **ヨーロッパの新人化石**　それではヨーロッパでの事情はどのようになっているのか．中央および東ヨーロッパではかなり多くの化石人類が発見されているが，その中のいくつかはネアンデルタールと解剖学的新人の特徴を合わせ持っているとされ，これは，ネアンデルタールから解剖学的新人への進化という多地域進化説を支持するものである．もっともよい例はクロアチアのクラピナ遺跡から約 50 km 離れた

ヴィンディヤで発見された約42000年前の化石人骨である．約35標本が確認されているが，全体としてはネアンデルタールの形態を示すとされている．しかし，眼窩上隆起があまり発達していないこと，弱いオトガイが認められることなど，新人の特徴も認められ，ネアンデルタールから解剖学的新人への移行を示唆する化石である．別の例として，チェコ共和国のムラデチから発見された約33000年前と推定される化石人骨がある．ノーザン・イリノイ大学のフレッド・スミスによると，発見された男性3個体，女性2個体の頭蓋は，性差ということもあるが，非常に変異に富んだ形態を示すという．女性1個体を除いては，眼窩上隆起は発達しているが，ネアンデルタールほどではなく，後頭骨の髷状隆起も弱く，また，顔面の突出程度が弱い，頭蓋が高く前頭骨は丸みを帯びているなど，ネアンデルタールの特徴があっても弱く，解剖学的新人の特徴へと向かっている化石であるという．同じチェコ共和国で19世紀末期に発掘されたプシェドゥモスト遺跡からも約30個体の化石人骨が発見されており，その年代は約26000年前と考えられている．上記のムラデチの化石と同様に，形態学的には解剖学的新人とされているが，もっとも保存状態のよいプシェドゥモスト3号と名づけられた男性頭蓋はネアンデルタールのような眉上隆起を示す一方で，後述の中国から発見された約30000年前の山頂洞人に類似することも指摘されている（図3.16）．このようにしてみると，少なくとも中央・東ヨーロッパではネアンデルタールから解剖学的新人への進化は形態学的にも時間的にも差し当たり矛盾なく説明できる可能性があるのと同時に，ネアンデルタールと解

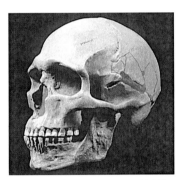

図3.16　プシェドゥモスト3号人骨

剖学的新人との間に混血があったという解釈も可能となってくる．すなわち前述の部分的混血説である．

さて，西ヨーロッパに目を向けてみると，この地域，とくに南フランスを中心に中期〜後期更新世の化石人類がもっとも豊富であり，しかも，ごく最近まで他地域からの比較データがあまりなかったこともあり，常に古人類学者の間でもっとも注目される地域であり続けてきた．西ヨーロッパからは40000〜30000年前とされる解剖学的新人の化石が数多く発見されているが，中でももっともよく知られているのは1968年，南フランスのドルドーニュ地方にあるル・アンジーという村のクロマニョン洞穴遺跡から発見された化石である（図3.17）．約30000年前と推定される化石は男性3個体，女性1個体の成人人骨と，幼児人骨4個体であったが，彼らの形態学的特徴はまぎれもなく解剖学的新人である．「オールド・マン」として知られているクロマニョン1号人骨はクロマニョン人と呼ばれ今日では後期更新世のヨーロッパにおける解剖学的新人の総称になっているが，ヨーロッパから発見されるこの時代の化石は少な

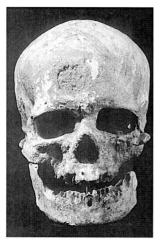

図 3.17 クロマニヨン1号人骨 ヨーロッパにおける後期更新世新人の総称となっている.

くとも形態学的には東ヨーロッパも含めて決して均質ではなく非常に変異に富んでいる．クロマニヨン人は現生ヨーロッパ集団に比較的よく似ているとされているが，たとえば同じフランスのシャンスラード遺跡出土人骨は極北のイヌイートに類似することが指摘されており，またイタリアのグリマルディー出土の化石はサハラ以南のアフリカ集団に似ていることが指摘されている．クロマニヨン1号人骨は他の2個体の男性人骨に比べ比較的華奢な形態を示し，また，もっとも現代人に類似するのは女性人骨であるとの見解もあるが，これは性的2型によるものかもしれない．このように，西ヨーロッパでは40000〜30000年前には既に現生ヨーロッパ集団に繋がる可能性すらある解剖学的新人が多数発見されている一方で，典型的なネアンデルタール，たとえば，サン・セゼールのような化石も発見されている．このような状況は年代の差こそあれ，西アジアにおける状況とよく似ている．西ヨーロッパ地域における後期更新世の解剖学的新人の起源については議論があるが，少なくともこの地域のネアンデルタールから解剖学的新人が進化してきたと考えることは時間的にも無理があることは明らかである．同時に，解剖学的新人とネアンデルタールの混血を示唆するような化石もなかったのであるが，ポルトガル，リスボンの北方約130 kmにあるレイリアという町に近いペラド渓谷というところから25000年前と推定される4歳前後の小児人骨化石が発見され，この混血について再考を要する必要性が生じた．この化石を研究したワシントン大学のエリック・トゥリンカウスは1999年の論文で全体的には解剖学的新人の形態を示すものの，たとえば前腕，下肢の骨が相対的に短く，体幹の骨がずんぐりしている点などネアンデルタールの特徴も認められ，上述の混血を示唆する化石であると述べている．ただし，年代的にはサン・セゼールのネアンデルタールから10000年ほど新しく，また1例のみであるので，このことからすぐに混血説が正しいとはいえず，その検証には今後の化石の発見，分析を待つしかないであろう．

　4) **新人の進化とネアンデルタール問題**　アフリカ，西アジア，ヨーロッパにおける後期更新世の人類史を概観してきたが，現在蓄積されている事実からはどのような人類進化のシナリオが想定されるであろうか．もっとも矛盾なく説明できそうな仮説はどうやらアフリカ単一起源説のようである．サハラ以南のアフリカの地で20万年ほど前に進化してきた解剖学的新人はやがてアフリカ内で適応放散を遂げながら少しずつ分化していったのであろう．10万年ほど前にはその一部がサハラ砂漠を越えてさらに北アフリカから西アジアへと拡散し，さらに40000年ほど前にはヨーロッパ

まで進出していったものと考えられる．ただし，この拡散過程において，それぞれの地域で生存していたネアンデルタールを含む古代型新人と混血があったかどうかは不明である．ただ，東ヨーロッパでは，この混血を仮定しても年代的・形態的に積極的な否定要素は今のところ見当たらない，といったところであろうか．いずれにしろ，多地域進化説ですべてを説明することは困難であると思われる．なお，この問題に対しては，遺伝学の方から多地域進化説やさらに混血説にも否定的な結果が提出されている．1997年に，ミュンヘン大学のマッティウス・クリングスらのグループはネアンデル渓谷から発見された基準化石の右上腕骨の一部（フェルドホーファー遺跡出土）からミトコンドリアDNAを抽出することに成功し，その塩基配列からネアンデルタールと現代人との比較分析を行った結果，ネアンデルタールの塩基配列は現生人類の変異を大幅に上回るものであり，その分岐年代は46万5000年と計算され，さらにその信頼範囲は74万1000～31万7000年にあると報告した．2000年にはコロンビア大学のイゴール・オクチニコフらがロシア南部・カフカス山脈のメズマイスカヤ渓谷から発見された約29000年前のネアンデルタール化石の肋骨から，やはりミトコンドリアDNAの抽出に成功し，その分析から，ネアンデル渓谷の標本との塩基配列の違いは3.48%であるのに対し，現代人とは23～25%の違いがあり，その分岐年代は35万2000～15万1000年前と推定されると発表した．2000年にはクリングスらはクロアチアのヴィンディヤ洞穴から発見されたネアンデルタール化石からもミトコンドリアDNAの抽出に成功している．興味深いことは，これらのネアンデルタールの塩基配列はヨーロッパ以外の集団の塩基配列に比べて，ヨーロッパ集団の塩基配列に近いということは一切なく，このことは，現生ヨーロッパ集団がネアンデルタールの遺伝子を受け継いでいるとはいえないということである．ただし，2001年にユタ大学のジョン・ホークスとウォルポフはメズマイスカヤの化石は形態学的にネアンデルタールではなく，解剖学的新人であるとし，古人骨のDNA分析によって系統関係を議論することには注意を要すると主張している．なお，このことについてはまた後でも触れることにする．

5) **東アジアの新人化石**　それではユーラシア大陸の東縁では新人の起源はどのように考えられているのか．原人段階から古代型新人に至るまで，もっとも化石が豊富な中国では，もちろん後期更新世の解剖学的新人の化石も発見されている．ブロイアーは，中国における後期更新世の人類化石として，周口店の山頂洞（上洞）と呼ばれる洞穴遺跡（北京原人の出土した洞穴と同じであるが，地層としては数十万年上の層である．ちなみに，原人の出土した洞穴は猿人洞と呼ばれる），中国南部，広西壮族自治区の柳江，四川省の資陽，内モンゴルのオルドスなど，6つの遺跡から出土した化石を挙げているが，このうちよく知られているのは山頂洞遺跡出土人骨であろう．山頂洞人と呼ばれるこの化石は約30000年前と推定されており，少なくとも7個体分はあるとされている．そのうち3個体は保存状態の良好な頭蓋であり，ワイデンライヒ以来，今日まで多くの人類学者によって研究されている（図3.18）．この3つ

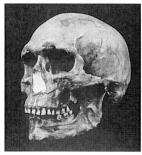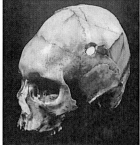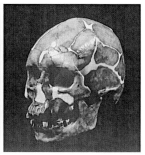

図 3.18 山頂洞人
左から右へ，101号（男性），102号（女性？），103号（女性）．

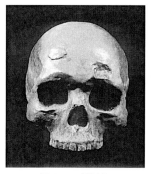

図 3.19 柳江人

の頭蓋形態は変異に富んでおり，ワイデンライヒはそれぞれ，現在の東アジア，メラネシア，イヌイートとの類似性を指摘し，その祖先型に当たるのではないかと考えた．とくに Upper Cave 101号という標本番号をもつ男性成人人骨は古ユーラシア集団の進化と拡散過程の謎を解くための鍵を握る化石として，もっとも注目されているが，最近ではプシェドゥモスト3号人骨（図3.16，3.20）との類似性も指摘され，後期更新世の旧世界におけるヒトの移動とその経路という点からも新たな研究がなされている．一方，柳江遺跡出土の化石は成人男性頭蓋であるが（図3.19），この化石は1990年代に67000年前と発表されたが，その年代測定には多かれ少なかれ議論の余地があるとみなされており，研究者によっては1万数千年程度であろうと推定している．いずれにしても，山頂洞人骨が中国北部出土に対して，こちらは中国南部出土であり，両者の比較研究から後期更新世の東アジアにおける地理的変異，東南アジアとの関係などの研究においても重要な化石である．なお，この化石が日本の港川人（沖縄本島出土，約17000年前）や，縄文時代人と類似することも再三指摘されてきたが，詳細は日本人の項に譲る．内モンゴルのオルドス遺跡出土の化石は東アジアではもっとも古い新人化石と考えられており，その年代は約50000年前とされている．北東アジアの方に目を向けると，後期更新世人類の化石は旧ソ連，クラスノヤルスクに近いアフォントバガラ遺跡と，イルクーツク近郊のベラヤ川岸のマリタ遺跡から出土しており，どちらも約20000年前と考えられているが，わずかな破片骨と歯である．前者は未成人と推定される前頭骨の眉間部から鼻根部にかけての断片と上腕骨の断片からなり，後者は2個体分の乳歯列と数本の未完成な永久歯および研究の対象にはならないほどの破片骨のみ残存している．アフォントバガラ遺跡出土人骨については，眉間部から鼻根部にかけてたいへん平坦であることが指

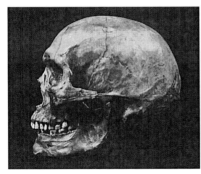 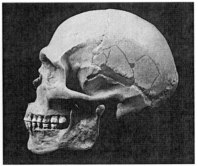

図 3.20　山頂洞 101 号人骨（左）とプシェドゥモスト 3 号人骨（右）の側面観

摘されており，現在の北東アジア集団の平坦な顔がこの時期に既に出現していたのではないかと推定する研究者もいるが，未成人であることと全体像がわからないことから，この化石のみで後期更新世における北東アジアの集団について議論することは限界があるだろう（後述）．一方，マリタ遺跡の歯については，アリゾナ州立大学のクリスティー・ターナーが上顎大臼歯にカラベリ結節と呼ばれるヨーロッパ集団に多く出現する形態を認め，この個体がヨーロッパ集団に由来するのではないかと考えた．しかし，上顎切歯には東アジアの集団に高い頻度で認められるシャベル形態が明瞭に認められることから，この個体は東アジア集団の範疇に入ると考える研究者もいる．いずれにしろ，北東アジアにおける後期更新世の人類化石はあまりにも乏しく，この地域における新人の拡散と形態変異を明らかにするためには将来の資料の追加を待たなければならない．

　中国の古人類学者の多くは，北京原人の段階から，古代型新人を経て解剖学的新人への移行が起こったと考える向きが強いのは前述のとおりであるが，少なくとも東アジアにおいては多地域進化説を支持する見解が多い．確かに，東アジアでは西アジアや西ヨーロッパにみられたような形態と年代との逆転は今のところ認められず，また，形態の連続性もある程度認められること，上記の山頂洞人と柳江人との地理的変異が数万年前から現在に至るまで明瞭であることなどから，ウォルポフなどは後期更新世におけるアフリカからのヒトの流入はむしろ考えにくいとしている．しかし，それでは，上述の山頂洞人に認められる大きな集団内変異や，再三述べた 101 号とチェコのプシェドゥモスト 3 号人骨との類似性（図 3.20）は単なる平行進化で説明されうるのかといった問題は，むしろアフリカ単一起源説の立場からの方が説明されやすいという側面もあり，次に述べる東南アジア，オーストラリア地域と並んで，現生人類の起源を解明するうえで今後も議論の中心になっていく地域である．

　6）南アジアの新人化石　さて，東南アジア，オーストラリアに入る前に，この地域とアフリカ，西アジアとの間にある南アジアの古人骨について触れておこう．北部インドのナルマダ渓谷で発見された中期更新世の人類化石については既述のとおり

であるが，この発見よりも早い 1966 年にアフガニスタンの北東部にあるダーラ・イ・クールと呼ばれる遺跡から約 30000 年前と推定される後期更新世の化石人骨が発見されている．化石は，右側頭骨のみであるが，その形態はイスラエルのスフール人とともに現生人類に類似するという．前出のハスノラ村よりもやや北に位置するビームベッカという遺跡からは年代は不明であるが後期更新世の人骨化石が発見されている．若い成人男性と考えられているこの化石は，頑丈な頭蓋と大きな体幹骨，骨髄炎の所見を有する下顎骨からなるが，ケネディーによると，形態学的には解剖学的新人の特徴を有するという．インド亜大陸でもっとも年代の古い解剖学的新人の化石は，スリランカのファ・ヒーン洞穴遺跡から発見されており，その年代は 33000 年ほど前と推定されている．その他，スリランカではバタドンバ・レナ遺跡から層序の異なる化石（約 28000 年前と約 15000 年前）が発見されており，ベリ・レナ・キトゥルガラ遺跡（約 12000 年前）からも後期更新世の人類化石が発見されている．これらの化石は頭蓋，体幹，四肢骨のいずれもたいへん頑丈な形態を示し，とくに男性人骨ではそれが顕著であるという．脳頭蓋は長頭を示し，前頭骨はやや平たく，眼窩上縁は厚くよく発達し，鼻根部は立体的で，また，後頭骨では，外後頭隆起が顕著で，後頭隆起もよく発達している．さらに顔面頭蓋では，鼻孔が広く，著しい突顎を示し，下顎骨は頑丈で大きいといった特徴を示すとされている．歯も全体的に大きく，ネアンデルタールを含む古代型新人に匹敵するという．このような特徴は地域を問わず，初期の解剖学的新人に認められるものであるが，現生人類の中ではオーストラリア先住民にも認められる形態である．いずれにしても，この地域では，中期更新世の化石が 1 つしか発見されていないので，その化石と上記の後期更新世化石が，形態学的に，あるいは遺伝学的に繋がっているのか，つまり，多地域進化説で説明されるのかどうかは不明である．ただし，後述のように，アフリカ，あるいは西アジアの解剖学的新人が東へと拡散していったとしても形態学的には説明可能であると思われる．さらに，後期更新世から完新世にかけてはインド北部を中心に，たとえばサライ・ナハール・ライ遺跡（約 10000 年前），ダムダマ遺跡（約 9000 年前），レクハイア遺跡（約 8000 年前），ベランバンディ・パラッサ遺跡，バゴール遺跡（約 6000 年前），など多数の遺跡から古人骨が発見されており，これらを詳細に研究したケネディーはメソポタミア文明以降，西からのヒトの移動が複数回あったことは確かだが，基本的には今日の南アジア集団，とくにセイロン島のヴェッダ，インド南部のドラビディアン（ドラビダ言語族）などは上述の先史時代集団に繋がる可能性の高いことを指摘している．

7)　**東南アジアの新人化石**　インド亜大陸から東に目を向けると，すぐに東南アジア大陸部から島嶼部，そしてニューギニアからオーストラリア，太平洋へと続く．この地域の人類史も，中国と同様その歴史は古く，原人段階までさかのぼることは既に述べたとおりである．ジャワ島，ソロ川流域のンガンドン遺跡からは，前述のソロ人としてよく知られている人類化石が発見されている．12 個体分の頭蓋と 2 本の脛骨を含んでいるが，顔面頭蓋は欠如している．その年代は，前記のようにかつて 10

万年とも 20 万年ともいわれたが，最近の測定結果では，3 万数千年という結果も出されている．頭蓋の特徴として眉弓が強く発達し，前頭骨はかなり平坦で，頭蓋の高さは低く，後頭骨では後頭隆起，外後頭隆起の発達が顕著であるなどの特徴を示し，脳容積は 1035～1255 cc と推定されている．このような頭蓋形態からも，かつては原人の生き残りではないかとか，原人から古代型新人への移行形を示す化石と考えられていたこともあったが，今日では，東南アジアではもっとも古いタイプの新人であるとする見解が多いようである．いずれにせよ，ジャワ原人との類似性とともに，後述のオーストラリア先住民との類似性も指摘されており，東アジア地域と並んで，東南アジアは多地域進化説を支持する研究者がいわば牙城としている地域である．東南アジアにおけるもっとも早期の解剖学的新人はボルネオ島のニア洞窟から発見された化石であり，その年代は約 41500 年前とされているが，この年代が必ずしも広く受け入れられているわけではなく，今後の再測定も必要とされている．この化石は成人女性であると考えられており，媚上弓の強い発達は認められず，前頭骨は高く丸みを帯び，また後頭骨も丸い形を示し，かつて，イギリス自然史博物館のドン・ブロスウェルはタスマニア先住民との類似性を指摘したが，最近ではニューギニア先住民に類似するといわれている．フィリピン，パラワン島のタボン洞窟からは約 26000～24000 年前と推定される化石人骨が発見されているが，こちらは，現生オーストラリア先住民との類似性が指摘されている．東南アジアでもう 1 つ注目すべき化石はジャワ島のワジャク洞穴から発見された化石で，やはりオーストラリア先住民との類似性が指摘されているが，その頭蓋形態はオーストラリア先住民よりも全体的に華奢で，中国の柳江出土人骨や，沖縄の港川出土人骨に類似していると考える研究者も多い．なお，この化石の年代は 40000 年前とも 20000 年前ともいわれているが，今日でも不明確である．ごく最近，マレーシアのグラ・グヌン・ルンツーという遺跡で発見されたほぼ 10000 年前と推定される化石人骨について報告されたが，歯と四肢骨はオーストラリア先住民に類似するが，頭蓋形態は同時代の東南アジア集団に類似するという，よくわからない記載となっている．

　8) **オーストラリアの新人化石**　　さて，上にしばしば登場してきたオーストラリア先住民であるが，オーストラリア大陸に初めて人類が渡ったのはその遺跡から 60000～50000 年前，あるいはさらにさかのぼる時期であったと考えられている．最終氷期であった当時は海面が著しく低下し，現在のニューギニアとオーストラリア大陸は 1 つの大陸をなし，これをサフールランドと呼ぶ．一方，現在の東南アジア大陸部とフィリピンや小スンダ列島の一部の島を除くほとんどの島嶼部も陸続きとなっていて，こちらをスンダランドと呼ぶ．ただし，もっとも海面が低下した時期（約 18000 年前）でもこの 2 つの大陸塊は繋がることはなかったが，後期更新世の東南アジア，オセアニアの人類はこのような地理的舞台で進化してきたことを念頭においておかなければならない（図 3.21）．オーストラリアの化石人骨にはかなり明瞭な 2 タイプ，すなわち，華奢なタイプと頑丈なタイプが認められることは研究者の間でも広

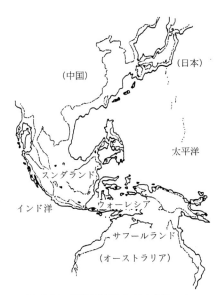

図 3.21 後期更新世における東南アジア，西太平洋地域の地理的状況

く認められている．オーストラリアでももっとも古い化石人骨が発見されているのは，ニュー・サウス・ウェールズのウィランディア・レイク・システムの1つにあるレイク・マンゴー（マンゴー湖．現在は干上がっている）遺跡である．1969年と1974年に2つの遺跡が調査され，それぞれから化石人骨が発見された．ごく最近まで，これらの遺跡は30000～25000年前とされていたが，2000年に報告された新しい年代測定法による結果では60000年前までさかのぼるという．この年代が正しいかどうかは今後の検証を待たなければならないが，どちらにしろ，オーストラリアでは現時点でもっとも古い化石には違いない．ところがこの化石の形態学的特徴は，解剖学的新人の範疇に入ることはいうに及ばず，現生のオーストラリア先住民と比較してもかなり華奢なタイプとされている．同様に華奢なタイプの化石はヴィクトリアのケイラー遺跡からも発見されており，その年代は約15000年前と考えられている．どちらも，脳頭蓋は丸く高く，眉弓の発達は弱く，頭蓋骨自体も薄いといった特徴を示す．一方，頑丈なタイプの化石としては，1884年，クイーンズランドの南東部ウォリックに近いタルガイ遺跡から発見された14～16歳と推定される男性人骨で，推定年代は約11650年前後とされる化石，ニュー・サウス・ウェールズとヴィクトリアの州境のマレー川流域にあるクーブール・クリーク遺跡（100体以上出土しており，年代は14300年前前後），コウ・スワンプ遺跡（約15000～8000年前），ナクリー遺跡（ケイラーよりもやや新しいとされている），コフナ遺跡（年代測定はなされていないが，コウ・スワンプと同程度と考えられている）などが知られている（図3.22）．これらの化石はいずれもたいへん頑丈な形態を示し，頭蓋は低く，強い突顎性を示し，前頭骨は平坦で，眉上弓が強く発達し，骨壁は厚く，上・下顎や歯も大きいといった特徴を示す．これらの化石は，その形態からソロ人，そしてさらにジャワ原人に繋がる可能性が古くから指摘されており，今日の多地域進化説を支持する研究者にとってももっとも説得力のある化石群である．逆に，アフリカ単一起源説を支持する研究者は，これらのオーストラリア先住民化石を単一起源説の枠組みの中でどのように説明するかがもっとも重要な論点の1つともなっていよう．完新世における代表的な遺跡としては，マレー川沿岸のバーハム遺跡（約4670年前）やルーンカ遺跡（もっとも古い層で7000～4000年前），ニュ

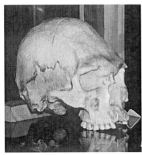 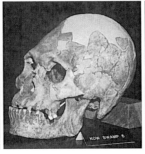 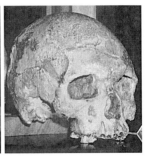

図 3.22 オーストラリアにおける後期更新世から初期完新世の化石人骨
左から右へ，コフナ（頑丈なタイプ），コウ・スワンプ（頑丈なタイプ），ケイラー（華奢なタイプ）．

ー・サウス・ウェールズ南西部のレイク・ニッチー遺跡（約 6820 年前）とモスギール遺跡（約 6010 年前）からの出土人骨が知られており，さらに最近ではクイーンズランド南東部のブロードビーチ遺跡，南オーストラリアのルーンカ遺跡のすぐ近くのスワンポート遺跡出土人骨もよく知られている．当然のことながら，年代が下がるに従って現生のオーストラリア先住民との類似性は高くなるが，同時に，初期オーストラリア先住民化石に認められたような明らかな 2 タイプははっきりしなくなるという．現生オーストラリア先住民は形態学的には比較的均質な集団と考えるのがもっとも一般的であるが，これはオーストラリアといういわば文化的にも遺伝的にも閉鎖された地域で，かなり長い間隔離されていた結果と考えられている．オーストラリアへのヒトの移動については，何十年もの間議論され，単系統渡来説，2 系統渡来説，3 系統渡来説と一応考えうるあらゆる説が出されたが，未だに結論は得られていない．なお，この問題については新人の拡散と多様性の中でもう 1 度触れることにする．

9） オーストラリア先住民のミトコンドリア DNA　さて，上記のとおり，後期更新世のオーストラリア先住民における頑丈なタイプの年代はいずれも繊細なタイプの化石よりもその年代が新しいことに注意しなければならない．これが何を意味するのかは，最後の章で触れることにするが，2001 年に入って多少なりとも衝撃的な論文がオーストラリア国立大学のグレゴリー・アドコックらによって発表された[1]．それは 10 個体のオーストラリア先住民の化石からミトコンドリア DNA の抽出に成功したという内容である．この 10 個体のうち，4 個体は華奢なタイプの化石で，うち 3 個体は完新世の化石であり，他の 1 個体がレイク・マンゴー 3（LM 3）とラベルされ，最新の年代測定から約 62000 年前と推定された化石（上述）である．残りの 6 個体は頑丈なタイプとされるコウ・スワンプ遺跡出土の化石である．今日まで，ミトコンドリア DNA の抽出に成功した最古の化石は前述のネアンデルタール化石であり，その年代は約 50000 年前とされているので，さらに 10000 年も古い化石からの抽出に成功したことになる．これだけでもたいへん驚くべきことであるが，さらにその比較分析から，この形態学的にはまぎれもなく解剖学的新人と考えられる個体が，これま

で現生人類では認められなかった塩基配列をもっていたことが判明したという．先に述べたとおり，遺伝学者が強力にアフリカ単一起源説を主張する理論的根拠は，サハラ以南のアフリカの人たちが示す遺伝的多様性がもっとも大きく，したがって他のあらゆる集団の変異はアフリカの人々の変異内に入るというものであったが，この化石の塩基配列はその変異からもはずれるものであり，このことはこの化石がアフリカ起源ではなかった可能性をも示すものである．これと同時に，形態学的にはもっとも多地域進化説を支持する化石（コウ・スワンプ）の塩基配列は現生オーストラリア先住民の変異の中に入るという．この結果について，ニューヨーク州立大学のジョン・レリスフォードは，ネアンデルタールのミトコンドリア DNA も含めて，過去の人々のDNA が現生のそれと違うからといってそれが人類の進化史に直結するわけではない，とのコメントを出している．その根拠として，たとえば過去の DNA が遺伝子浮動，あるいは自然選択などによって偶然に現在にまで残らなかった可能性も考えなければならず，過去の人々の DNA 解析を進めればそれだけ解釈の幅も広がりうることを指摘している．これは，上述のネアンデルタールのミトコンドリア DNA においてもウォルポフらが指摘していることである．

10) まだ続く新人の起源論争　以上，世界各地域の後期更新世〜完新世初期における解剖学的新人の形態学的特徴と，その自然的，あるいは進化的背景を大雑把にみてきたが，新人の起源に関しては，とくに，旧世界の東半ではたいへん複雑であり，その論争は今後も続くものと思われる．上述のごとく，1980 年代後半に出されたミトコンドリア DNA の分析に基づく新人のアフリカ単一起源説はさまざまな人類遺伝学的研究のみならず，ストリンガーを中心とする古人類学者によっても強力に支持され，今日に至っていることは既に述べたとおりであるが，もっとも最近の遺伝学的分析結果あるいは形態学的の研究結果がすべてこの説を支持しているわけでもない．たとえば，前記の J・レリスフォードは過去の集団の大きさ，すなわち人口と集団変異は密接に関連することをシミュレーションスタディから明らかにし，遺伝学で使われるいわゆる平均遺伝距離による集団間関係をそのまま集団分岐の反映と考えるか，集団の移動による遺伝子拡散，遺伝子浮動の結果とみるかによってアフリカ単一起源説も多地域進化説も支持しうることを示した[2]．さらに，ごく最近ワシントン大学のアラン・テンプレートンは，遺伝学的研究から，アフリカでは集団の拡大を何度も繰り返すことで，現生人類の遺伝子プールを形成するうえで圧倒的に重要な役割を果たしたが，原人段階以降，2 回以上の出アフリカがあり，また，各地域で普遍的な遺伝子交換が起こっていたこと，すなわち，アフリカで生まれた新人が世界各地域でそこに住んでいた集団をことごとく置換していったわけではないことを明らかにした[3]．このように，現時点ではどちらの説が正しいかはまだまだ不明な点，解決しなければならない問題が多いことは事実であるが，大切なことは，現生人類の変異，多様性，拡散過程が多地域進化説，あるいはアフリカ単一起源説という枠組みの中でいかに説明されうるかということである．これが説明できなければ，いくら過去の化石の形

態，あるいは遺伝子を説明できても現生人類の起源を解明することにはならないであろう．

b. 現生人類の拡散と変異，多様性

1) 頭蓋形態変異の研究　　現生人類の変異や多様性，あるいは世界のさまざまな地域集団の起源，拡散課程に関する研究は 100 年以上の歴史があり，各論的には膨大な知識が集積されているが，骨形態に基づくこれらの研究はその大部分が頭蓋を研究対象としてきた．1928 年に出版されたルドルフ・マルチンによる人類学の教科書に準じた頭蓋計測法は以後今日に至るまで広く用いられているが，最近では 1973 年に出版されたハウエルズによる計測法がアメリカ，イギリスを中心に一般的になってきている[4]．この背景にはハウエルズが世界の主要 28 集団について男女ほぼ 50 個体ずつ，61 計測項目をすべて 1 人で計測し，詳細な分析を行ったことと，そのデータを公開したことから，さまざまな研究における比較データとして利用可能になったことにある．頭蓋計測とは頭蓋の長さや幅，あるいは高さなどを計測し，頭蓋全体の形を数値で表そうとするものであり，そのために，頭蓋にはさまざまな計測点が定義されている．その詳細はブロイアーによってまとめられているが[5]，上述のハウエルズの定義は若干違っているところもあるので，注意しなければならないところもある．この点については国立科学博物館の馬場が詳細にまとめているので参照されたい．一方，20 世紀初頭から，頭蓋に認められる，計測では表すことのできない小さな変異が解剖学者の関心を集め出した．20 世紀半ばには実験動物を用いてその遺伝的背景が検討され，さらに，グリーンランド・エスキモーの拡散について頭蓋形態小変異を用いた多変量解析の研究が発表されるに及んで，人類学者の注目も集めるようになった．最近ではラール[6]が頭蓋の計測と非計測的特徴を組み合わせて新人の進化と拡散過程に関する詳細な分析を行っている．ここでは，現生人類集団の頭蓋形態に関する計測的・非計測的特徴を概観しながら，現生人類の頭蓋形態の変異，多様性についてその進化的背景を考察してみることにする．

2) アフリカ集団　　頭蓋計測値に基づく多変量解析によって，全世界集団の頭蓋形態に関する詳細かつ緻密な比較分析を行ったのは上述のとおりハウエルズによる．1989 年には西アジア，ヨーロッパのネアンデルタールをその分析に含め，彼らの頭蓋形態が現生人類集団とは非常に異なることを頭蓋の計測的特徴からも示し，ネアンデルタールから新人に繋がる可能性について否定的な見解を示した[7]．図 3.23 は筆者が世界の 112 主要集団について，顔面平坦度（後述）を含む 34 計測項目に基づいて主座標分析という多変量解析法により作成した 2 次元展開図である．ここで，サハラ砂漠以南のアフリカ集団とオーストラリア先住民やメラネシア集団が頭蓋の計測的特徴では類似することがわかる．少し横道にそれるが，サハラ砂漠以南のアフリカ集団といってもさまざまな集団が存在しており，形態的変異も大きい（図 3.24）．もっとも広く分布している民族はいわゆるバンツー言語族で，東アフリカ，中央アフリカから南アフリカまで分布する．一方，西アフリカにはスーダン系と呼ばれる集団が分

72   I. 骨の進化・人類学

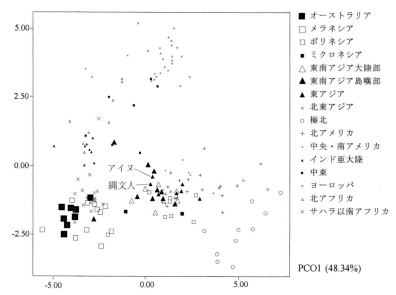

図 3.23 34 頭蓋計測値に基づき，世界の主要集団の類似性を示した図
C-スコア，マハラノビス距離から主座標分析により2次元展開．

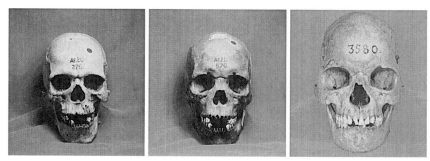

図 3.24 サハラ砂漠以南のアフリカ諸集団
頭蓋形態も地域によりさまざまである．左から右へ，リベリア，ナイジェリア，南アフリカ．

布しているが，サバンナ適応型ともいわれている．彼らの頭蓋形態の特徴としては長頭で，強い突顎，全体的な頑丈さが挙げられるが，眉弓は後述のオーストラリア先住民ほど強くはなく，また，鼻骨は比較的扁平で，顔面もヨーロッパ集団ほど立体的ではない．南アフリカにはコイサン言語族，いわゆるブッシュマン（採集狩猟民）とホッテントット（牧畜民）が分布しており，アフリカ集団の中でももっとも早く分化

し，比較的孤立してきた集団と考えられており，したがってアフリカの古い特徴を比較的濃厚にとどめる集団とされている．頭蓋形態の特徴は，上記のアフリカ集団の特徴に加え，さらに顔面が平坦であり，また鼻骨の平坦さは後述の北東アジア集団を凌ぐほどである．その他アフリカにはピグミーと呼ばれる身長の低い集団がザイールの森林部に分布している．別名ネグリロとも呼ばれ，東南アジアのネグリトとの関係が議論されたこともある．アフリカにおける熱帯降雨林地域に適応した集団であるが，この適応については東南アジアのところで触れる．

3) オーストラリア集団 このアフリカ集団と類似性を示す現在のオーストラリア先住民であるが（図3.25(Ⅰ)），その頭蓋形態は先のオーストラリアにおける後期更新世化石の頑丈なタイプの形態をより強く引き継いでいる．もちろん，全体としては華奢化の方向に向かっているが，それでも，今日世界に分布する集団の中でもっとも頑丈な形態を示す．極端な頭長，強い突顎性はアフリカ集団と類似するが（図3.25(Ⅱ)），アフリカ集団よりも眉弓は強く発達し，前頭骨が平たく，それに伴って頭蓋高も低い．また鼻骨を含めた顔面は非常に立体的であり，その程度はヨーロッパ人並みである．ちなみにヨーロッパ集団の最大の特徴は顔面頭蓋が立体的であ

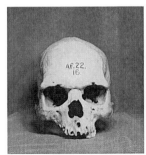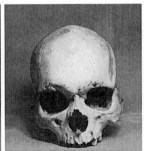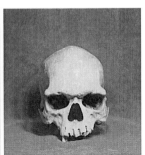

図 3.25 (Ⅰ) 左から右へ，サハラ砂漠以南のアフリカ集団，南アジアのドラビダ族，オーストラリア先住民

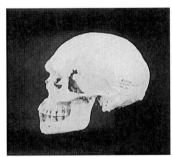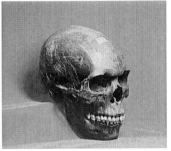

図 3.25 (Ⅱ) 現生オーストラリア先住民（左）と南アフリカ人（右）

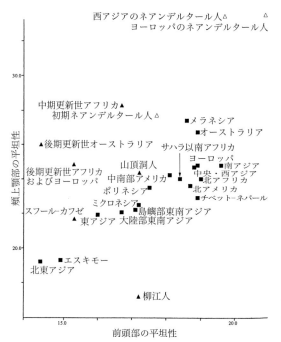

図 3.26 前頭部（横軸）と頬上顎部（縦軸）における顔面の平坦度
右，上に行くほど顔面が立体的である．

り，多地域進化説の支持者はこの立体性がネアンデルタールの顔面の立体さにつながる可能性を指摘している．ただし，図 3.26 からもわかるようにネアンデルタールの立体性は現生人類のそれとは比べものにならないほどであり，もしネアンデルタールからヨーロッパ集団が進化してきたとすれば，いちど立体的になった顔面がもういちど元に戻らなければならないこととなり，ラールのいう進化は逆行しないという原則に相反することになる．ちなみにこの図から，初期人類の顔面は比較的平坦であったことが予想され，その意味ではオーストラリア先住民の立体的な顔面頭蓋は派生形質と考えることもできる．さて，話を元に戻そう．多地域進化説の主張者は，現生人類はそれぞれの地域で原人の段階から古代型新人を経て解剖学的新人へと進化してきたが，それにもかかわらず，現生人類が単一亜種でありえたのはそれぞれの地域間で行き来があり，混血を続けてきたからであると説く．もしこのことが正しければ，より地理的に近い集団がより混血する機会が多くなるはずであるから，より似てくることは容易に想像できよう．しかし，地理的には遠く隔たったサハラ砂漠以南のアフリカ集団とオーストラリア先住民との類似性は混血からでは説明がつきにくく，もし多地域進化説で説明しようとするならば，平行進化を考えなくてはならない．一方，アフリカ単一起源説の強力な支持者であるラールはアフリカを出た新人の 1 グループは西アジアからさらにインド亜大陸を経て東南アジアへと拡散し，さらにオーストラリアまで渡っていったのでないかと考えている．その根拠として，オーストラリア先住民の頭蓋形態は初期解剖学的新人にも類似することを挙げている．それと同時に，サハラ以南のアフリカ集団とオーストラリア先住民の頭蓋形態は初期解剖学的新人と比べたときに，前 2 者が後者よりも頭蓋のサイズが小さくなっていること，すなわち華奢になっている面もあることを示し，サハラ砂漠以南のアフリカ集団とオーストラリア先住民の頭蓋形態は初期解剖学的新人の特徴

を比較的色濃く残しながらそれぞれ独自の小進化を遂げて現在に至っているのではないかと考えた.

4）アフリカとオーストラリア集団の類似性　ヒトの汗腺にはエクリン汗腺とアポクリン汗腺と呼ばれる2種類の汗腺が存在している. アポクリン汗腺は毛孔に開口する汗腺であり, 特有のにおいを発することから, 主ににおいをつくる腺と考えられている. それに対してエクリン汗腺は主として水を分泌する汗腺である. 一般に哺乳類は皮膚全体にアポクリン汗腺が存在しており, エクリン汗腺は手掌や足底のような毛のないところに存在する. ヒトだけは体表のいたるところにエクリン汗腺が存在し, 水のような汗を大量に流す. 水は蒸発するときに大量のカロリーを奪うので, 汗によって体を冷やすならば, 出した汗がどんどん渇いてくれるような環境, つまり, 高温乾燥が適しており, だらだらと汗を流していては意味がないという. もしヒトの起源と汗腺の起源が関連するならば, このような理由からヒトが体中にエクリン汗腺をもつことは, ヒトがもともと高温で乾燥した環境で進化してきたのではないかと考えられる. これはヒトの祖先が狩猟を始めたときに彼らが他の狩猟者たち, つまりライオンなどの有効に汗をかくことのできない肉食獣たちが暑くて動けない昼間に活動しなければならなかったという機能的適応であるといわれている. エクリン汗腺が人類のどの進化段階で獲得されたのかは不明であるが, アフリカの人々とオーストラリア先住民の頭蓋形態は新人段階の進化において, あまり特殊化していない形態を今日でもある程度受け継いでいるであろうことは先に述べたとおりである. これはこの両大陸の大部分がサバンナ的気候, つまり高温乾燥気候であるという環境条件と無関係ではないのかもしれない. つまり, 人類の身体や生業形態にとっておそらくもっとも適した高温乾燥という地では, その環境が現在まで人のある部分の身体的変化をさほど要求しなかったとも考えられよう.

5）頭蓋形態の地理的勾配　図3.23では, 旧世界の東と西で南北に大きく変化する頭蓋形態の地理的勾配が認められる. 西ではサハラ以南のアフリカから, 北アフリカ, 西アジア, ヨーロッパへと向かう勾配であり, 南アジア集団が, サハラ以南のアフリカと北アフリカの中間に位置する. 一方, 東では, オーストラリア, メラネシアから東南アジア島嶼部, 大陸部, そしてさらに東アジアから北東アジア, 極北へと至る勾配が認められる. また, 東南アジア集団のクラスターの近くには太平洋民族（ポリネシア集団）が分布しているが, イースター島集団はメラネシア集団と強い類似性を示す. さらに, 新世界の先住民は東アジアと北東アジアの間に分布するが, かなり集団内変異は大きそうである. 新世界については最後にもういちど触れることにするが, これらの形態の地理的勾配は何を意味するのか. ラールは解剖学的新人がアフリカを出てユーラシア大陸に広がっていく過程に第1次放散と第2次放散があったことを示唆しており, さらに第1次放散には北ルートと南ルートの存在を想定しているが, その概略は以下のようになる（図3.27）. おそらく東アフリカで進化してきた新人はアフリカ内で適応放散を遂げながら, その一部が当時（10万年ほど前）湿潤

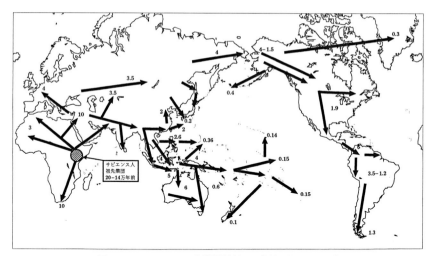

図 3.27 ラールによる解剖学的新人の拡散に関する仮説[9]
数字の単位は万年前.

であったサハラ砂漠を越えて北アフリカにまで拡散していった．この北アフリカに拡散した集団はさらに西アジアまで進出していったが，その系統の集団がおそらくスフール，カフゼに代表されるもっとも初期の解剖学的新人であったであろう．しかしこの北ルートから拡散した新人集団はどうやらそれ以上広がらなかったらしい．前述のとおり，西アジアで現在発見されているもっとも初期の新人は10万年ほど前で，その後の50000～60000年ほどの間はネアンデルタールのみ発見されている．スフール，カフゼより新しい時代の解剖学的新人ではイスラエルのクサラキール遺跡で発見されている化石がもっとも古いが，その年代は約40000年前と推定されている．おそらくヨーロッパから進出してきたネアンデルタールの方が優勢であったのであろう．ラールの第1次放散と第2次放散の仮説は，この西アジアにおける解剖学的新人の空白期間とヨーロッパで発見されるいわゆるクロマニョン人の形態とその年代を主な根拠としているが，第2次放散とは，約50000～40000年前，再び北アフリカから西アジアへと解剖学的新人が拡散していったと考えるものである．この集団はさらにヨーロッパへと進出していったのと同時に，東へと向かった集団もあったという．東へ向かった集団については後でまた触れることにするが，次に第1次放散の南ルートとはどのようなものか．フランス国立科学センターの地球化学調査団の報告によると，サハラ砂漠の湿潤化によってサハラ砂漠を越えることができた時期は90000年前ごろには終止符を打ち，その後10000年前前後まで続く長期の乾燥化と砂漠の拡大が動物やヒトの前に大きなバリアとして立ちはだかっていたという．このような時期にサハラ砂漠以南で適応放散を遂げた新人の一部は東アフリカから現在のバブ・エル・マンディブ海峡を経てアラビア半島の南部に達し，さらに南アジアへと向かったらしい．その根

拠は主に60000〜50000年前の南アジアと東アフリカの文化的類似性によるものであるが，そのような集団がさらに東進を続け，60000〜50000年前，あるいはそれ以上前にオーストラリアまで拡散していったという．

6) **南アジア，西アジア，ヨーロッパの集団**　インドから中東を経てヨーロッパに分布する集団は一般にはコーカソイド（白人），あるいは言語学的にインド-ヨーロッパ語族と呼ばれることが多い．南アジア，中東〜北アフリカ，ヨーロッパの集団は皮膚の色こそ違うもののその顔立ち，とくによく発達した鼻骨や眉弓，立体的な顔はアジアの集団とは対照的である（図3.28）．さて，上記の第2次放散で西アジアに達した新人がヨーロッパへと進出するのに，それほど時間がかからなかったであろうことはクロマニヨン人の年代から推定される．しかし，後期更新世における新人のヨーロッパへの拡散と分化が，必ずしも現代ヨーロッパ集団の地理的変異を表しているわけではない．現代ヨーロッパ集団の変異はヨーロッパにおける農業の拡散過程と密接に関連するという．この拡散過程は約10000年前の中東から，地中海沿岸に沿って西へと向かう南ルートとアルプスを越えて北西へと達する北ルートが想定されており，5000年程前には北部ヨーロッパにまで達したという．

一方南アジアでは上述のとおり，最初の新人は第1次放散の南ルートを通ってやってきた集団と考えられるが，その後，多くの集団が進入し，今日みられるような複雑な集団地図を描くようになったという．そのような集団の中で，いちどヨーロッパへと広がった集団が再び東進し，やがてこの地域の主流になっていった集団がいわゆるアーリア語族（上記のインド-ヨーロッパ語族）と呼ばれる集団と考えられている．しかし，先に述べたように，このようなヨーロッパからの東進集団によって先史インド集団が置換されてしまったわけではないと考える研究者もいる．図3.22に示したように，現代南アジア集団の頭蓋形態がヨーロッパの集団よりもむしろアフリカや東南アジアの一部の集団に類似することは，このような考え方を全面的に否定するものではないのかもしれない．

7) **東南アジアの集団**　それでは，東南アジアから東アジア，さらに北東アジア集団とは現在どのように考えられているのか．上記の南ルートでアフリカを出てユー

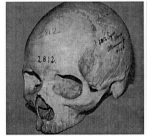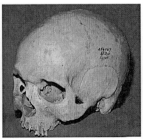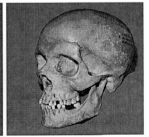

図 3.28　左から右へ，西アジア人（シリア），エジプト人（北アフリカ），ヨーロッパ人（ドイツ）

ラシア大陸東縁まで達したいわば最古層集団は当然のことながら東南アジアにも生存していたはずである．後期更新世の東南アジアはその大陸部と島嶼部がつながってスンダランドを形成していたことは既に述べたが，この時期の気候条件は現在よりも多少とも乾燥していたことが古環境学的に示唆されている．しかし，氷河期の終焉とともに，しだいに海水面が上昇し，現在の東南アジア島嶼部の地理的様相ができ上がっていったのと同時に，気温と湿度がしだいに上昇し，まさに熱帯降雨林と呼ぶにふさわしい環境へと変わっていった．このことはスンダランドに残った人々が乾燥したサバンナ的気候とはまったく異なる熱帯多湿という環境に適応しなければならないことを意味する．東南アジア島嶼部にはネグリトという少数民族が点在する．アエタ族，オンゲ族，バタク族，ママヌワ族，セマン族などさまざまな民族名で呼ばれているが，低身長，縮毛，黒い皮膚色などによって特徴づけられる採集狩猟民族である（図3.29）．このような表現型の一部はオーストラリア先住民やメラネシア諸集団に類似するが，頭蓋や歯の形態はオーストラリア先住民のような頑丈さはなく，むしろ華奢である．一方，現在の東南アジア集団の大多数は黄褐色の皮膚色を有し，少なくともその表現型はネグリトとはかなり異なるにもかかわらず，頭蓋形態，あるいは歯の形態はたがいに類似する．このことは，東南アジア集団の少なくとも形態学的特徴は東南アジアという地域で独自に進化してきた可能性を示唆する．この独自の進化の背景には東京大学名誉教授の尾本惠市が述べているように，熱帯降雨林という環境への適応が考えられよう．ネグリトの形質的特徴，たとえば身体の華奢化，小型化と熱帯降雨林への適応との関連について尾本は，東南アジアのようにだらだらと汗を流す，つまり，上述の汗をかくことの本来の意味を失ってしまうような高温多湿環境下では身体を小型化することが体温の調節に役立つことを強調している．これはベルクマンの法則と呼ばれ，熱は体全体，つまり立方体で生産され，その放散は体表，つまり平面で行われるので，体積に対する表面積を相対的に大きくする，すなわち体を小型化することで熱の生産量に対する放散量を上げることができるので，一般に動物では南に生息するものほど小さく，逆に北に生息する動物では体が大きくなっている．東南

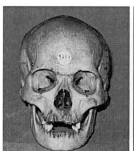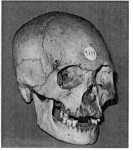

図 3.29 フィリピンのネグリト（アエタ族）

3. 骨から探る人類の歴史

アジアを含む東アジア諸集団の進化については，ターナーによる歯の研究がもっとも
よく知られている．ターナーは環太平洋集団の歯冠形態が大きく2つに分けられるこ
とを見出し，それぞれスンダ型歯形，中国型歯形と呼んだ．ちなみにスンダ型とはス
ンダランドに由来する．スンダ型歯形は歯の形態が比較的単純で，ほぼ長江（揚子
江）より南の中国，東南アジアからさらにポリネシア，ミクロネシアといった太平洋
に分布する集団がもつ特徴である．一方，中国型の歯はスンダ型よりも複雑な形態，
たとえば，シャベル型切歯，上・下顎大臼歯の過剰咬頭，小・大臼歯の過剰根などの
出現頻度が高く，長江より北の中国，日本から北東アジア，極北を経て，新大陸の全
集団がこの中国型歯形を有するという．スンダ型歯形はさらにオーストラリア先住
民，メラネシア集団といったいわば古層集団にも認められること，中国型歯形の分布
範囲の中に日本の縄文時代人やアイヌといったスンダ型歯形を有する集団が残ってい
ることなどから，ターナーはスンダ型歯形から中国型歯形が進化したと考えた．筆者
はオーストラリア先住民の歯冠形態は東南アジア集団のそれとは多かれ少なかれ異な
っており，前者はより一般的な，つまり系統発生的により古い形態を示す可能性を指
摘したが[8]，ターナーの説によると，現在の東南アジア集団の起源はオーストラリア
先住民と同様，後期更新世にスンダランドに住んでいた最古層集団ということにな
り，また，このような集団の一部からユーラシア大陸東縁を北上した人々が東アジ
ア，北東アジア集団の起源になるということになる．さらに，現在の太平洋民族は東
南アジアに起源をもち，新世界の先住民は東アジア起源とされているが，そのおおも
とはやはり東南アジアということになるであろう．しかし，現生人類の起源，変異，
多様性と拡散過程という枠組みの中で考えると，東南アジア集団も含めて東アジア，
あるいは新世界先住民の起源はこれほど単純ではなさそうである．先に述べた，アフ
リカからの南ルートによる拡散集団の系統は現在のオーストラリア先住民，東南アジ
アのネグリト，あるいは古くから指摘されているようにオーストラリア先住民と類似
性をもつセイロン島のヴェッダなどが考えられる．しかし現生東南アジア集団の多様
性はそれだけでは説明がつかないことも事実である．先のラールはごく最近，アフリ
カから北ルートを通って第2次放散を果たした集団はその後西アジアからさらに東進
し，アジア地域まで達した可能性を指摘した．その根拠として前述の東アジアにおけ
る後期更新世の骨形態と，Y-クロモゾーム遺伝子の変異を考察している．この仮説
によると，どうも，上記の東進した集団には2系統あり，その1つはかなり北寄り，
つまりシベリア・ルートを通って北東アジアまで達したらしい．また別の系統はイン
ド亜大陸からさらに東南アジアへ達したという．この説に従えば，後期更新世の東南
アジアへは新旧2度にわたるヒトの移動があったことになる．第1の拡散集団はソロ
人のような初期新人の形態をとどめ，上述のようにオーストラリア先住民へとつなが
っていくことになるのであろう．また第2の拡散集団はもしかしたら先に紹介したニ
アー，ワジャク，タボン洞穴出土の化石人骨に代表されるようなオーストラリア先住
民よりもいくぶん華奢な形態をもつ集団であった可能性も考えられるかもしれな

い[9]．そうすると前述のオーストラリア先住民と東南アジア集団の歯冠形態が多かれ少なかれ異なっていることの説明もある程度つくと思われるが，今後さらに検討してみる必要があるだろう．ところで，この2つの波が，スンダランドを越えてさらに後期更新世のサフールランド，つまりオーストラリア大陸まで及んだかどうかは現時点ではまったく不明であるが，この観点から前述のオーストラリアにおける後期更新世の化石人骨に認められる2タイプを再検討する必要があるのかもしれない．時代は下るが，現在の中国南部において新石器時代以降急激な人口増大が起こり，それに伴って大規模な南方への拡散が始まった．この拡散集団は5000～2000年ほど前の時期に東南アジアの大陸部からさらに島嶼部にまで及び，先住民と混血を繰り返しながら今日に至ったという．

8）**北東アジアの集団**　さて，それでは現在の東・北東アジア集団の起源については現在どのように考えられているのか．今日の北東アジア集団のもっとも顕著な形態学的特徴はその顔面が非常に平たく，頬骨が前に突き出し，脳頭蓋は丸く短頭形を示す（図3.30）．このような形態学的特徴はよく寒冷適応によるものと説明されるが，寒冷地における生業形態から説明しようとするアプローチもある．いずれにしても現生人類の中でももっとも平坦な顔がいつ形成され，それ以前のいわば北東アジア集団の原型がどのような形態をもっていたのかは後期更新世における地域の化石がき

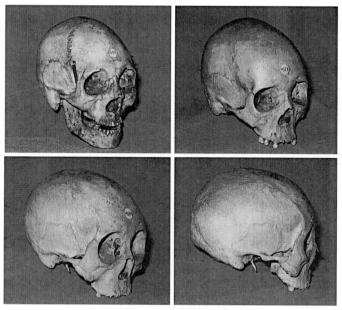

図 3.30 北東アジアの集団
モンゴル（上左），ブリアート（上右），アムール川流域（下2つ）の集団．顔面の平坦性が際立っている．

わめて乏しいため未だに謎に包まれたままである．オーストラリア，ニューイングランド大学のピーター・ブラウンは後期更新世人骨の検討から，北東アジア集団の平坦な顔が形成されたのはさほど古くはなく，約7000年ほど前であろうと考えており，前に紹介したアフォントバ・ガラ遺跡出土の未成人人骨の所見とはやや異なっている．先ほどのラールは先述のプシェドゥモストと山頂洞人101号との類似性と遺伝的分析から，西アジアからシベリア・ルートを通ってきた集団に北東アリア集団の起源を求めうることを示唆している．もしこれが正しければ，東南アジア集団と北東アジア集団は系統的にはかなり異なった集団ということになり，先に紹介したターナーの仮説ともかなり食い違うことになる．上述のとおり，化石によるダイレクトな証拠がない現在，この問題を説く鍵はもしかしたら新大陸の先住民であるアメリカ・インディアンと北海道のアイヌ，あるいは縄文時代人にあるのかもしれない．

9) 新世界の集団　新世界の集団は大きく分けてアリュート・エスキモーのグループとアメリカ・インディアンのグループに分けられる．前者は極北集団とも呼ばれ，シベリア東北部のチュクチ，アジア・エスキモーもこの集団に含まれる（図3.31）．この集団はアメリカ・インディアンのグループよりも新しく新大陸に移動してきたと考えられているが，その頭蓋形態は現在の北東アジア集団やアメリカ・インディアンとは大きく異なり，脳頭蓋は丸く大きいが，高さが低く，顔面頭蓋では顔高，鼻高が高く，鼻骨は粘土を指でつまんだような形態（pinched nasalia という）を有する，といった特徴を示す．一方，アメリカ・インディアンの祖先は，20000～15000年前の氷河期に，現在のベーリング海峡が陸橋であったころ，アジアから新大陸に渡っていったとされている．しかし，彼らの形態学的特徴は現在の北東アジアととくに類似性をもつわけではなく，またその変異もかなり大きい（図3.32（I，II））．現在の北東アジアの人々に認められる極寒の地に適応した身体的特徴が，比較的最近，上述のようにたとえば7000年ほど前に確立されたのであるならば，アメリカ・インディアンの人々の特徴はこのような適応を遂げる以前のより一般的な，つまり特殊化していないものであるとも解釈できよう．これは決して新しい考え方ではなく，

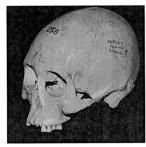 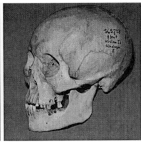 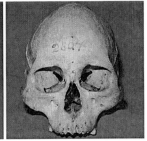

図 3.31　極北集団
左から右へ，チュクチ，アリュート，エスキモー．

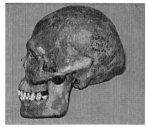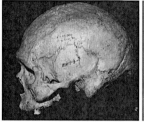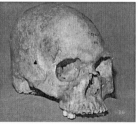

図 3.32 (I)　アメリカ・インディアン頭蓋
左から右へ，ネバダ州，カリフォルニア州，イリノイ州．頑丈な頭蓋形態を示す．

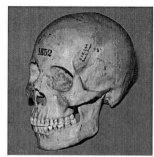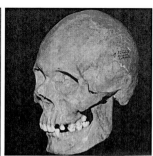

図 3.32 (II)　華奢なタイプのアメリカ・インディアン
左はネブラスカ州，右はサウス・ダコタ州．

たとえばハゥエルズは1959年の本の中で，北東アジア集団の顔から特殊化したマスクを取り外してみたら，そこにみえてくるものはアメリカ・インディアンの姿であると記している．図3.33は上述の北東アジア集団のもっとも特徴的な形態の1つである顔面の平坦性を表したものである．確かに，世界の中でもっとも平坦な顔をしているのは東・北東アジア集団であり，一方，アメリカ・インディアンは西アジアやヨーロッパ集団並みに顔が立体的であることがわかる．もしこれが北東アジアのもともとの顔だとしたら，先のラールの仮説と矛盾しないことになるかもしれない．しかし，前の図3.23でも示したとおり，頭蓋全体の形からみれば，アメリカ先住民もやはり東アジア集団の変異の範疇に入り，とくにユーラシア大陸西半の集団との強い類似性は見出されない．さらに問題を複雑にしているのは，新大陸から発見されている古い人骨（約10000～5000年前）は非常に変異に富んでおり，同時に今日のアメリカ・インディアンを含めて，とくに類似性を示す集団はないという研究結果が報告されていることである（図3.34）．ただし，1996年にアメリカ，ワシントン州ケネウィック台地より発見された約9500年前の頭蓋形態は北海道のアイヌに類似すると報告されており，また，ブラジル，リオデジャネイロの北方ベロ・ホリゾンテ近郊で発見された通称ルツィアと呼ばれる約13500年前の女性人骨はオーストラリア先住民とサハラ砂

平坦な顔面 ←―――――――――――――――――――――――――→ 立体的な顔面

| 東・北東アジア人 | | 縄文人 | | アイヌ |
| 東南アジア人 |
| アメリカ先住民 |
| 太平洋民族（ポリネシア，ミクロネシア） |
| オーストラリア・メラネシア先住民 |
| 南・中央・西アジア人 |
| ヨーロッパ人 |
| 北アフリカ人 |
| サハラ砂漠以南のアフリカ人 |

図 3.33 世界の主要集団における，前頭部，顔面部の平坦性
右の方が，顔面が立体的で，前頭部が前後に扁平であることを示す．

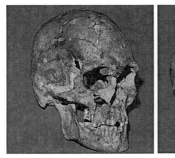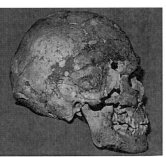

図 3.34 パレオ・インディアン
約9500年前，テキサス州ホーン・シェルター洞穴遺跡出土．

漠以南のアフリカ集団との中間的な形態を示すという．さらに，南アメリカ最南端のフエゴ島先住民は山頂洞人 101 号に類似することが報告されている．これらのことと，遺伝学的情報を総合的に評価して，ラールはアメリカ・インディアンの起源について，次のような仮説を述べている．新大陸への移動の波は1度ではなく複数回あったと思われるが，その移動時期はおそらく更新世（180万年前～1万年前）の時代であり，完新世（10000年前～現在）の少なくとも新しい時期にはなかったであろう．もっとも早い波はオーストラリアの系統，すなわち，南ルートで出アフリカを成した集団の子孫と考えられる．その後，北ルートから第2次拡散を果たした集団が北回りで北東アジアに達し，さらにその一部が複数回新大陸に渡っていたのではないか．もしこれが正しければ，北東アジアへも複数回のヒトの移動があったことになるが，次の問題はどのような集団が現在の北東アジアのメインとなったかということであろう．

10）縄文人とアイヌ 　現在の東・北東アジア集団は比較的均質であるといわれ

ているが，その中でもっとも異なった形態学的特徴を示すのは北海道のアイヌであり，その直接の祖先と考えられている縄文時代人である．その頭蓋形態は計測的特徴では近隣の東・北東アジア集団よりもむしろ南の集団に類似していることは図3.22に示したとおりである．先に述べたように歯の形態学的特徴も中国型歯形をもつ集団の分布域の中でアイヌだけがスンダ型歯形をもつ．他方，アイヌの遺伝学的特徴は北方的であるといわれており，文化面でも北方的要素が強いことはよく知られている．このようなことから，縄文人やアイヌの起源を明らかにすること，あるいは彼らとアメリカ・インディアンとの関係を探ることは東アジア集団の起源の解明に何らかのヒントを与えてくれる可能性をも含むかもしれない．しかし，その起源は今日でも謎であり，さまざまな方面からアプローチされているのが現状である．縄文人，アイヌに関しては，アメリカ，ミシガン大学のローリング・ブレースがサムライ＝アイヌ説，ポリネシア，ミクロネシアといった太平洋民族の縄文人起源説，そしてごく最近はパレオ・インディアン（アメリカの古層先住民）の縄文人，アイヌ起源説を提唱しており，さらに縄文人，アイヌはヨーロッパにその起源をもつという趣旨の論文を発表している[10]．しかしこれらの説はいずれも一部の骨計測値による単純な集団比較に基づく未熟な系統論という批判を免れないようである．

11）頭蓋形態小変異——もう1つの形態学的アプローチ—— ここでは，これらの問題に関連して，先に紹介した非計測的な頭蓋形態小変異に基づく分析結果を紹介しよう．頭蓋に限らず，全身の骨にはさまざまな程度にさまざまな変異が存在する．変異によっては痛み，循環障害などの症状が出る場合もあるが，たとえば血管や神経の通る小さな穴があるとかないとか，ちょっとした突起が出ているかいないかなど，何の症状もなく，また生命の維持には一切関係のない変異も無数に存在する．頭蓋においてもこのような変異は数多く存在するが，それらは解剖学的な性質によっていくつかの種類に分類できる．その1つは骨過形成性の変異で，もともとは靱帯や筋膜であった部分が骨化する変異である．次に骨低形成性の変異で，通常，胎生期あるいは若年期には存在し，しだいに骨化してくるものが成人になってもそのまま残り骨化しないような変異である．ほとんどの変異はこのいずれかに分類されるが，神経や血管の走行との関係で小さな穴が骨に存在する場合があり，このような変異は通常，加齢に伴う変化とは関係ないものと考えられる．ただし，たとえば眼窩上孔のように，その中には骨過形成性変異によるものと考えられる場合も含まれることがある．その他，骨の縫合と縫合の間に小さな独立した骨が存在するような変異があり，過剰骨変異とも呼ばれるが，これは骨低形成性変異に入れられることが多い．このような変異の出現は一部を除いて多かれ少なかれ遺伝的な背景が示唆されており，また多くの変異で統計学的に性差が有意ではない，おのおのの変異間の相関がほとんどないかあっても非常に弱いなど，頭蓋計測値とは異なった性質を有する．さらに，この頭蓋形態小変異の研究では日本における第一人者で長年この研究を続けてきた東北大学の百々[11]は形態小変異の出現様式の特徴として集団内均質性と集団間多様性が認めら

れることを明らかにし，これを用いて人類集団の遺伝的親疎関係を推定する試みには十分意味があると述べている．

12) 頭蓋形態小変異による現生人類の変異 ここでは図 3.35 に示すような変異について，世界の主要集団における出現頻度を調査，分析した結果を示す．図 3.36 ではまずサハラ砂漠以南のアフリカ集団が最初に分岐しているが，このことは頭蓋形態小変異においてサハラ砂漠以南のアフリカ集団がもっとも変異に富んでいること，あるいは他の集団とは異なった変異パターンを有することを示す．サハラ砂漠以南のアフリカ集団以外ではユーラシア大陸の西と東の集団が大きく分かれており，西の集団の中に

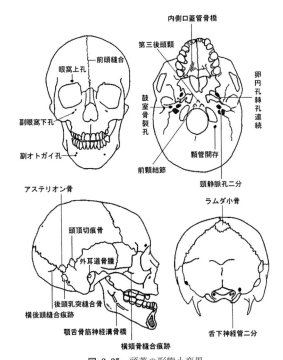

図 3.35 頭蓋の形態小変異
このような変異があるかないかを各集団について調査する．

ヨーロッパはもとより，北アフリカと南アジアの集団が含まれる．一方，環太平洋の集団は大きなグループとしてまとまるが，北と南の集団が大きく分かれる．北の集団，すなわち東・北東アジアと極北，新世界の集団が 1 つのクラスターをつくり，この北のクラスターにロシアとともにカザフ，タガールといった中央アジアの集団が結合するが，このことは偶然なのか，あるいは上述のような北東アジア集団の起源に関する西アジア〜シベリアルートの痕跡を示唆するものなのかは今後さらに検討を要するであろう．南の集団の中ではオーストラリア先住民，メラネシア集団から東南アジア集団へと続く形態の変異が認められる．オーストラリア先住民がもっとも辺縁に位置することは，彼らが環太平洋地域において最古層集団であるという従来の説を追証するものかもしれない．東南アジア集団のクラスターから太平洋民族が分岐しているが，これも彼らの東南アジア起源説と矛盾するものではないと思われる．ここで興味深いことは，チベット，ネパール，あるいはアッサム，シッキム地方の集団が東南アジア集団のクラスターに含まれることである．頭蓋計測ではネパールの集団のみ南のインド亜大陸の集団に近くなったが，チベット，アッサム，シッキム地方の集団はやはり東南アジアのグループと類似した頭蓋形態を示していたことは先の図から明らか

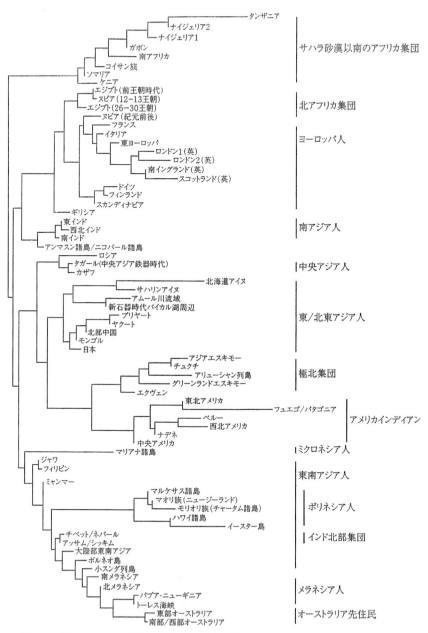

図 3.36 図 3.35 のような形態小変異の出現頻度に基づき，近隣接合法により作成した各集団の類縁関係を示す図

である．この地域の集団に関しては，比較的最近の中国，あるいはすぐ隣の東南アジアからの民族移動やインドとの交流などさまざまな要素があり，後期更新世の人の移動を反映していると考えることは危険きわまりないが，少なくともユーラシア大陸北半との積極的関係は認められない．このことは，尾本が述べているように，人類の拡散，移動において，ヒマラヤ山脈は大きなバリアになっていたということと何らかの関係があるのかもしれない．いずれにしろ，頭蓋形態変異による世界の主要集団の変異パターンは新人のアフリカ単一起源説と大きく矛盾するものではなく，同時に先に紹介したラールのアフリカからの拡散に関する仮説とも大きく矛盾するものではないであろう．ただし，この結果が多地域進化説を否定しているものではなく，単にアフリカ単一起源説でも現生人類の頭蓋形態小変異のパターンを説明しうるということのみを示していることはいうまでもない．

13）骨形態学研究の今後 これまで概観してきたように，骨形態，とくに化石の形態は人類の進化史を復元する際に決定的役割を果たしてきたと同時に，現生人類の変異，多様性とその分化過程に関する研究，いわゆるポピュレーションヒストリーの研究においても重要な情報源であり続けてきた．1950年代より始まる多変量解析法の導入は集団間の類似性について多くの新しい情報を提供し，人類学研究に画期的な飛躍をもたらした．日本でも，1960年代に山口敏（国立科学博物館名誉研究官），埴原和郎（東京大学名誉教授）によっていち早く多変量解析法が導入されたが，コンピュータの普及に伴い，後の日本人形成論の展開をはじめとするさまざまな人類学的研究における方法論的基礎となり，今日に至っている．しかし，四十数年を経た現在，集団遺伝学の急速な発展とも相まって，model-freeと呼ばれる従来の多変量解析法，すなわち，形態の類似性を分析する方法のみでは必ずしも進化，系統を論ずることはできないことも指摘され始めてきた．このような問題に対し，ジョン・レリースフォード（前出，ニューヨーク州立大学）は集団の大きさ（人口）や移動，混血，あるいは形態の遺伝率を考慮した新しい分析法を発表した．この分析法は上記のmodel-free法に対して，model-bound法とも呼ばれるが，1種のシミュレーション的な分析法である．具体的な計算法はたいへん複雑なので，ここでは省略するが，従来の方法とはどう違うのかを簡単に紹介しておこう．図3.37の左は集団の大きさを考慮しなかった場合のアフリカ，ヨーロッパ，アジア，オーストラリア集団の類似性

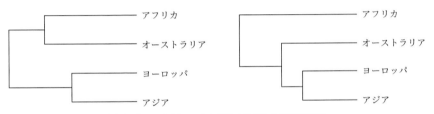

図 3.37 model-bound の方法で分析した集団間関係

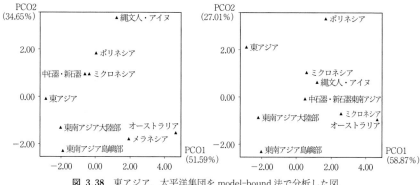

図 3.38 東アジア，太平洋集団を model-bound 法で分析した図．

を示す樹状図である．図 3.23 と同様アフリカ集団とオーストラリア集団の頭蓋形態が似てくるが，アフリカの人口の大きさ，形態の遺伝率を考慮して分析すると図 3.37 の右のようにアフリカ集団がもっとも他の集団とは形態的に異なるという結果が得られ，これは遺伝子による樹状図とよく一致する．この方法を，東アジア，太平洋諸集団に応用したのが図 3.38 である．

　もし，大陸部と日本列島の過去における集団数（人口）が同じと仮定すれば，図 3.38 左のように，縄文人，アイヌという集団はアジア・太平洋地域に分布する集団とは大きく異なった形態を示すが，大陸部の方が人口が多かったであろうことは容易に想像がつく．これを考慮して分析すると，図 3.38 右のように縄文人やアイヌは中石器・新石器時代の東南アジア集団に近くなる．この結果は必ずしも縄文人の起源が東南アジアということを示しているのではないであろうが，少なくとも彼らの形態的特徴が，新石器時代以降東アジア各地でつぎつぎに認められる古人骨形態の現代化とそれとは対照的な縄文時代人の後期旧石器時代人骨の特徴の残存を，日本列島の孤立化とそれに伴う隔離，遺伝的浮動と合わせて考察しなければならないことを示していよう．

　以上の分析はまだまだ大雑把なものであるが，今後は集団間の類似性だけではなく，頭蓋形態の変異とその進化的背景を探るための新たな解析法が必要であろう．

　人類の進化を解明するためには形態や遺伝といった生物学的な変化を丹念に追っていくことが重要であることは当たり前であるが，同時に文化的側面も同程度に重要であることもいうまでもないであろう．なぜなら，ヒトという動物のみ，文化といういわば正のフィードバックを受けながら進化してきたからである．ここでは本の性格もあり，文化的側面にはほとんど触れなかったが，人類の進化，拡散過程を語るときには文化の変遷という歴史も常に考慮しなければ片手落ちになってしまうことを明記したい．

［埴原恒彦］

文　献

1) Adcock, G. J. *et al.*: *Proc. Natl. Acad. Sci. USA*, **98**: 537-542, 2001.
2) Relethford, J. H.: Genetics and the Search for Modern Human Origins. John Wiley & Sons, 2001.
3) Templeton, A. R.: *Nature*, **416**: 45-51, 2002.
4) Howells, W. W.: Cranial Variation in Man. Harvard Univ. Press, 1973.
5) Bräuer, G.: Osteometrie: A Kraniometrie. Knußmann, R. (ed.): Anthropologie: Handbuch der Vergleichenden Biologie des Menschen, Band I, pp. 160-192, Gustav Fischer, 1988.
6) Lahr, M. M.: The Evolution of Modern Human Diversity. Cambridge Univ. Press, 1996.
7) Howells, W. W.: Skull Shape and the Map. Harvard Univ. Press, 1989.
8) Hanihara, T.: *Am. J. Phys. Anthrop.*, **88**: 183-196, 1992.
9) 埴原和郎：人類の進化，試練と淘汰の道のり．講談社，2000.
10) Brace, C. L. *et al.*: *Proc. Natl. Acad. Sci. USA*, **98**: 10017-10022, 2001.
11) 百々幸雄（編）：日本人のなりたち（モンゴロイドの地球3）．東京大学出版会，1995.
12) 金子丑之助：骨学，靱帯学，筋学（日本人体解剖学1）．南山堂，1982.
13) Stein, P. L. and Rowe, B. M.: Physical Anthropology, The Core. McGraw-Hill, 1995.
14) Jurmain, R. and Nelson, H.: Introduction to Physical Anthropology. West Publishing Company, 1994.
15) 埴原恒彦：人類の進化と環境変動．河合雅雄，埴原和郎（編）：動物と文明（文明と環境8），朝倉書店，pp. 170-185，1995.
16) 埴原恒彦：遺伝，**52**，42-47，1998.

3.3　日本人骨格の変遷

a．旧石器時代人骨

　日本人とは過去から現在まで日本列島に暮らしてきた人々である，と定義することにしよう．よって，現在は北海道に住むアイヌ，南西諸島に住む琉球人，本土に暮らすいわゆる日本人の3集団によって構成されている．

　旧石器時代から現代に至る日本列島に住んだ人々の骨格の変異をみてみようと思う．

　日本で発見されている化石人類は，現生人類，ホモ・サピエンスである．沖縄県那覇市山下町でみつかった子どもの骨が，32000年前でもっとも古いとされている．同じ沖縄県具志頭村港川で発見された約17000年前の人骨は，ほぼ完全なヒト化石である．1982年，鈴木，埴原，遠藤，馬場らが港川人骨についての詳細な研究結果をまとめ，報告書を刊行した．なかでも，港川I号人骨はほぼ完全な骨格である（図3.39）．その形態特徴について述べる．

　頭蓋が大きく，首より下が小さいので，鈴木の言葉を借りれば，「頭でっかち尻つぼみ」である．頭蓋の骨の厚さは，現代日本人の約2倍である．頭蓋そのものは，丸く低い．目の上の骨に触れてみると，われわれは眉間よりその外側の眉弓が発達しているのがわかる．しかし，港川頭蓋では，眉間が強く発達し，眉弓といっしょになり，正中が膨らんでいる．もちろん，眼窩上隆起とはいえないが，かなりの発達である．また，その下の鼻根部，前頭鼻骨縫合は，大きくくぼんでいる．後頭部には，

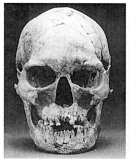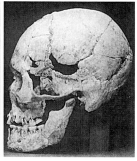

図 3.39 沖縄県具志頭村港川出土 I 号男性頭蓋[15]

後頭隆起が発達し，そのまま外側に延びて，大きな乳様突起に続いている．顔面は幅広く，低い．鈴木によれば，鼻骨は手でつまんだような形という．鼻骨自体の幅は狭い．目の入るくぼみである眼窩は横長で，きわめて低い．その外側をつくる頰骨は前に張り出している．その裏側の腔所，つまり頭蓋の横にある側頭窩は大きくへこみ，また，頰骨弓が外側に張り出しているので，そこに入る咀嚼筋の代表である側頭筋の容量はきわめて大であったことがわかる．下顎骨の底縁には，角前切痕はみられず，わずかに下に凸の弯曲を描き，いわゆる動揺下顎を呈している．また，鈴木や馬場によれば，下顎骨ははなはだ頑丈な構造と表現されている．

四肢骨でも特記すべき特徴がある．上肢帯の鎖骨がきわめて短く，短めの上腕骨と比べても，なお短い．上腕骨自体，前外側に屈曲している．それに対し，前腕の尺骨や橈骨は大きめである．肩や上腕に比して，前腕や手が大きい．下肢の大腿骨は普通だが，脛骨や腓骨は筋付着部が発達し，大きい．つまり，下肢に比べ，上肢の発達が弱い．大腿骨の最大長は，398 mm で短い．そこから推定すると，身長は 153～156 cm ぐらいになる．

日本の他の地域でも同じような特徴をもつ旧石器時代人がいたかどうかは，化石という証拠がないため，わからない．

b. 縄文時代人骨

縄文時代は，10000 年以上も前から始まり，紀元前 300 年ごろに終わる．縄文時代に属する人骨は，破片まで含めるとおよそ数千体がみつかっていて，各地の大学や博物館が保管している．

1877 年に，モースが大森貝塚を発掘し人骨をみつけたのが，縄文時代人骨の科学的調査の始まりである．現在までに発見された人骨は，縄文時代後半，つまり，中期～晩期に属するものが多い．そのため，これらの人骨の形態をもって，縄文時代人骨の一般的な特徴とみなしてきた．また，鈴木は，縄文早期の平坂貝塚の人骨を調査し，縄文時代を通して，縄文時代人骨が基本的に同じ形態をもつという均質性を報告した．縄文文化の広がりに一致する地域的な均質性も本州においては認められているが，例外もあるようである．沖縄や北海道ではどのような状況なのだろうか．

ここで，縄文時代人骨の頭蓋や四肢骨の形態特徴をみてみることにする（図 3.40）．まず，鈴木[1]から一部手直しをして引用する．「縄文時代人の脳頭蓋の特徴は，現代

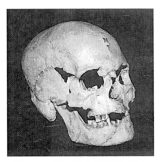

図 3.40 岩手県中沢浜遺跡出土
縄文時代人男性頭蓋

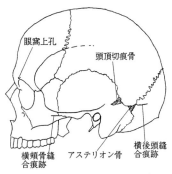

図 3.41 頭蓋形態小変異の例[7]

日本人よりも大頭で,しかも高さが低く,額の弯曲が弱くて,やや後退し,現代日本人のように,よく膨隆していない.また頭骨の縫合は,現代人に比べて,一般に簡単である.顔面は,脳頭骨の大きさに比して大きく,一般に寸がつまった,幅の広い感じで,現代人にあるような,長い顔は例外的である.顔の中央を占める,眉間から鼻部にかけての形は,縄文時代人に特有である.つまり,眉間から眉弓に至る隆起は,独特の高まりを示し,眉間と鼻根の境は,強く陥凹し,その下に続く鼻は,古墳時代人とちがって,高く隆起し,いわゆる鼻筋がよく通っている.眼窩の形は,現代日本人よりも扁平で,角張り,その横軸の傾斜が弱い.上顎・下顎の歯列は大きく,歯並びは正しく,反っ歯ではない.(中略)下顎骨の形も特有で,一般に大きく,頑丈で,とくに後方の下顎枝は,現代日本人に比して,高さの割合に幅が広く,下顎切痕は浅い.またその前端にある筋突起は,高さが低く,かつ厚く頑丈である」.鼻骨についていえば,鈴木は横断面がカマボコ形をしており,上顎骨の前頭突起が前後方向を向くなどの特徴を付け加えている.加えて,縄文時代人は鼻だけではなく,前頭部も頬上顎部などの顔面も立体的である.さらに,百々によれば,頭蓋形態小変異では,眼窩上孔の頻度が少なく,横後頭縫合痕跡,舌下神経管二分および横頬骨縫合痕跡の頻度が高いという(図3.41).とくに,横頬骨縫合痕跡の頻度は世界の人類集団でもっとも高い.内側口蓋管や顎舌骨筋神経溝骨橋の頻度も高い.また,脳頭蓋の壁の厚さを調べると,現代人に比べて,有意に厚い.

　四肢骨についても,鈴木を引用する.「縄文時代の上腕骨は,現代日本人に比し,その内側面が,平であるか,または少し凹むほどであり,また橈骨神経溝は甚だ深く,三角筋(腕を上にあげる筋)の付着粗面の発達がよい.尺骨でも,前述の扁平性が認められるが,多くの場合,最大径は骨間櫛と後縁との間にある.この性質は,縄文時代に特有なものとして,長谷部言人博士は,これを真性扁平尺骨と呼び,上記の方向に最大径のない仮性扁平尺骨と区別した.大腿骨では,扁平な部分は,骨の上部であるが,骨幹には,その背面を縦走する大腿骨稜が竜骨のように,高く隆起することが多い.このような大腿骨を,柱状大腿骨と呼んでいる.脛骨もきわめて扁平なも

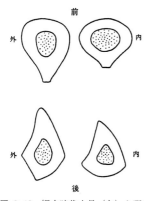

図 3.42 縄文時代人骨（左）と現代人（右）の下肢骨の比較[2]
縄文時代人の大腿骨は柱状性を，脛骨は扁平性を示す．

のが多く，かつ，その後面の中央には，一本の骨稜が縦走するが，これは現代日本人には，見られないところである．腓骨は，現代人より一般に太く，いわゆる巨大腓骨を示すことがある．この骨も一般に扁平で，筋が起始する部分は，溝のように深く凹んでいる」．上腕骨骨幹の扁平性，大腿骨上部の扁平性，大腿骨中央の柱状性および脛骨骨幹の扁平性については，小金井良精が既に紀要や学士院の講演で述べているところである（図3.42）．これが，日本石器時代人はアイヌであるという説の根拠になったことは有名である．また，上腕骨と橈骨の長さの比（橈骨上腕骨示数），大腿骨と脛骨の長さの比（脛骨大腿骨示数）をみると，遠位部が比較的長くなっている．大腿骨の長さは，岡山県津雲貝塚出土の男性で平均約 418 mm，女性で約 383 mm である．推定身長は男女それぞれ，159 cm，147 cm 程度となる．

鈴木[2]は，「縄文時代人は，新人の特徴をそのまま受けついできた最初の人びとと見なすことができる」と述べている．これは，アムッド洞窟で発見されたネアンデルタール人骨の研究から，導き出されてきた所見であろう．また，山口[3]も同様に，ヨーロッパの後期旧石器時代人骨の代表であるクロマニョン人との類似を挙げている．それは，頭蓋の形，とくに眉間の発達，ナジオンの強い凹み，低く幅広い顔面や眼窩，眼窩上縁が水平であること，橈骨上腕骨示数および脛骨大腿骨示数が大きいこと，大腿骨上部の扁平性，大腿骨中央の柱状性および脛骨骨幹の扁平性などである．四肢骨の特徴は，現存する狩猟採集民にも認められるので，生業と関係が深いとされている．池田[4]は，上腕骨の頑丈さについては，むしろ中期旧石器人的であると指摘している．

頭蓋の形態が港川人骨に類似することはおわかりであろうが，港川の四肢骨は縄文時代人骨やヨーロッパの後期旧石器時代人骨とはかなり違った形をしている．ただ，沖縄県那覇市の山下町洞窟から出土した小児人骨には，大腿骨体中央の柱状性傾向がみられる．小児のためか，脛骨の扁平性はない．ヨーロッパのクロマニョン人骨やロシアのコスチョンキ人骨の頭蓋を実見すると，彼らはあまりにヨーロッパ人的であるが，現代人の単一起源論を基にすると，興味深いところである．

以上が縄文時代人骨の一般論である．この長い縄文時代での時代的変異はあるのだろうか．縄文早期人骨を調査しまとめた小片[5]によれば，例外はあるものの顔面が低く四肢骨が細いのが特徴であるという．とくに，眼窩上縁が水平であることに注目し，後期旧石器時代人の特徴を受け継いでいるとしている．百々[6]も，愛媛県中津川

遺跡の縄文時代早期人骨の形態が小柄でコンパクト，顔面が著しく低いなどの特徴をもち，小片の報告に一致するという．山口[7]は小片のいう例外を含めて考え，縄文時代早期や前期の人骨をみると，中期以降の縄文時代人に比べて多様性に富んでいると述べている．

　未報告である大分県枌洞穴の早期人骨をみている筆者にとって，山口のいう縄文時代早期人骨の形質のばらつきは同感するところ大である．もちろん，縄文時代の早期から，先に述べた縄文時代人骨の一般的特徴は現れていて，程度の差やサイズを問題にしているのである．

　地域的変異についても，小片の東日本と西日本の差，山口や百々のいう，東北から中国地方までの変異は現代の本州日本人の変異とあまり変わるところがない．つまり，かなり均質な形態をしていたと考えられる．千葉県と愛知県の縄文時代の貝塚出土人骨を調査し，地域内変異と地域間変異を調べた近藤は，その変異は同じくらいという．地域性というのははっきりと認められず，すなわち，やはり縄文時代人骨は地域を越えてかなり均質な形態をしていたことを示している．海部らによれば，九州の縄文時代人骨についても本州のそれとあまり変わりがないようである．しかし，例数は少ないが，範囲を沖縄に広げると，様相は変わってくるようだ．土肥[8]は，沖縄の縄文時代人骨は，相対的に横幅の広い丸顔で，低身長であり，コンパクトな縄文時代人と表現している．これはその後の弥生時代相当期でも同じ特徴をもつという．宮古・八重山地方での発見はない．北に目を転じれば，北海道の東北部では，縄文時代早期から前期の釧路市東釧路貝塚，縄文時代晩期末ないし続縄文時代初頭の釧路の緑ヶ岡遺跡から人骨が出土している．これらの人骨は，顔面が著しく低く，幅広く，大腿骨や上腕骨の形態は縄文時代人骨に類似する．ただし，山口は，鼻の幅が狭い，下顎枝の幅が広いという点で，本州の縄文時代人とやや異なるという意見を出している．サハリン，台湾などで，まさしく縄文時代人骨の特徴をもつ人骨の発見は知る限りない．沿海州のボイスマン貝塚で出土した人骨は，縄文時代人骨とは違い，まさしく，北のアジア人であった．

　最近，山口は，日本海側の能登半島真脇遺跡から出土した縄文時代前期の人骨を報告し，眼窩が高いなどの頭蓋形態のモダーンさに注目し，縄文時代人骨の均質性について，問題を投げかけている．また，池田は山間部の縄文時代人骨が縄文後期でも，サイズが小さいことを挙げ，海に近い貝塚出土の縄文時代人骨との形態差を栄養などで説明できるとしているが，山間部の長野県北村遺跡の縄文時代人骨は貝塚出土人骨と差異がない．以上のように，いままでいわれてきた縄文時代人骨の均質性を強調する論調から，次々に新しい発見がなされる中，縄文時代人骨にどの程度の時代的ならびに地域的変異がみられるのかという議論に移ってきているようである．

c．弥生時代人骨

　弥生時代は紀元前300年から紀元後300年に及ぶ期間である．縄文時代と比べるとはるかに短い．この時代は，九州や本州，四国を中心に弥生文化が栄える時期であ

94 I. 骨の進化・人類学

る．縄文時代が，北海道から沖縄本島まで，縄文文化という1つの大きな文化圏でく
くれるのに対して，弥生時代は，日本列島で地域性がはっきりと現れた時代といって
よいだろう．

　もっとも有名で，かつ数多く弥生時代人骨が発見されているのは，北部九州・山口
地方である．一般の間で「弥生人」として認識が広まっているのは，この地域の人骨
である．北部九州の弥生時代人骨は，弥生時代中期を中心に，甕棺墓から出土してい
るものがほとんどである．一方，山口地方は，海岸の砂丘遺跡から出土した弥生時代
前期および中期に属する人骨群である．この両者を北部九州・山口地方群として取り
扱う．

　この人骨群の形態特徴について，述べていくことにする．脳頭蓋は縄文時代人骨と
同様に大きく，しかも頭高がやや高い傾向にある．しかし，特徴は高い顔面にある．
上顔高が74 mmで大きく，眼窩や鼻も同様に高い．上顎骨および下顎骨が大きく，
顔全体の顔高も大きく，面長を強調する結果となる．また，眉間の発達が弱くなり，
鼻根部，つまり，前頭鼻骨縫合の陥凹が弱い．また，鼻骨それ自体も横方向の弯曲が
弱く，前頭部や頬上顎部と合わせて顔面が平坦である．土井ヶ浜遺跡の男性人骨など
では眉間と眉弓の発達した個体もみられるが，この鼻骨を含めての顔面の平坦性は特
徴的である．眼窩の入り口の形も，上縁が直線的ではなくなり，丸みを帯びてくる．
頭蓋形態小変異では，眼窩上孔の頻度が高く，舌下神経管の頻度は低い．横頬骨縫合
痕跡の頻度も低めになる．また，縄文時代人骨で高かった，内側口蓋管や顎舌骨筋神
経溝骨橋などの骨過形成形質の頻度は，かなり低くなる．

　四肢骨の形態では，まず，いずれの骨も最大長が長い．上肢骨からみていくと，縄
文時代人骨の短い上腕骨に比べ，長い上腕骨をもつ．骨体中央の扁平性は縄文時代よ
り弱くなる．骨体中央の径は縄文時代人骨と変わらないが，長い分だけ，長厚示数は
小さくなり，細い印象を与える．尺骨の骨体は縄文時代人骨と比較して，背掌径が小
さく，横径が大きい．そのため，横断示数では弥生時代人骨は低い値を示している．
下肢では，縄文時代人骨にみられた，大腿骨骨体上部の扁平性，骨体中央の柱状形
成，脛骨骨体の扁平性が弱まる．橈骨上腕骨示数や脛骨大腿骨示数をみると，縄文時
代人骨に比べ数値が小さくなり，遠位部，つまり，前腕，下腿部が短くなっている．
大腿骨の長さは，男性で平均約432 mm，女性で約405 mmである．推定身長は男女
それぞれ，163 cm，151 cm程度となる．男性で津雲貝塚の縄文時代人骨より4 cm
ほど高い．

　1986年に，弥生時代初頭期の人骨が福岡県糸島郡志摩町新町遺跡から発見された．
しかも支石墓という大陸由来の墓であることから，注目を集めた．中橋9)によれば，
顔面の低さが目立ち，鼻根部の陥凹，鼻骨の水平弯曲が強いという．さらに，推定身
長も男性3例平均で157.1 cmと低い．少数例のため，北部九州・山口群の変異幅に
入るものなのか，別の形態集団なのか不明だが，問題は広がってきた．

　次に，同じ九州の西側，長崎県を中心として出土した，弥生時代人骨を西北九州群

と呼ぶ．内藤[10] が，「一地方型」として設定した．基本資料は，長崎市深堀遺跡，五島列島の浜郷遺跡および松原遺跡であり，時期は弥生時代前期後半から中期中葉である．現在，その分布は，佐賀県呼子町大友遺跡，熊本県天草下島の沖ノ原遺跡などに広がる．

脳頭蓋は大きく，顔面頭蓋は低い．眉間と眉弓の高まりは強く発達し，鼻根部の陥凹が強い．鼻骨自体も大きく，弯曲が強い．上顔高が低く，眼窩も低い．これらは縄文時代人骨頭蓋の特徴に似る．頭蓋形態小変異では，眼窩上孔の頻度が低く，横後頭縫合痕跡，舌下神経管二分，横頬骨縫合痕跡や顎舌骨筋神経溝骨橋の頻度が高い[11]．内側口蓋管の頻度は高くない．頭蓋形態小変異の点でも北部九州・山口地方群とは違い，縄文時代人骨の特徴をもつことがわかる．

上肢では，上腕骨が太く，長厚示数は北部九州・山口地方群のみならず津雲貝塚の縄文時代人よりも大きいくらいである．上腕骨の骨体の扁平性は弱まっている．大腿骨の骨体の横断示数は大きいが，柱状形成や粗線の発達は弱いという．脛骨の扁平性もなく，四肢骨の断面形態は，北部九州・山口地方群の弥生時代人骨に似る．大腿骨と脛骨の長さの比（脛骨大腿骨示数）をみると，大友遺跡人骨で84.1と，縄文時代人骨を上回るほどで，下腿部が相対的に長い．推定身長は，男性で約159cm，女性で約148cmであり，北部九州・山口地方群と比べ，低身長である．

また，内藤は，薩摩半島成川遺跡，種子島広田遺跡，鳥の峯遺跡，椎ノ木貝塚，奄美大島宇宿貝塚および徳之島面縄貝塚の人骨資料を基に南九州離島の弥生時代人骨群を設定した．形態特徴として，脳頭蓋が低く，著しい短頭を示し，上顔高等が小さく低顔である．後頭部が扁平で，人工変形の可能性もあるという．鼻根部は立体的である．しかし，柱状形成は弱く，脛骨の扁平性もない．成人男性の平均身長が約154cmと，低身長でもある．土肥の言葉を借りれば，「とにかく全体のサイズが小さいのである」．沖縄の弥生時代人骨については，縄文時代人骨のところで，述べたとおりである．沖縄まで，広田遺跡出土人骨に似た，サイズの小さな集団がいたとされる．大腿骨骨体の柱状性や脛骨の扁平性は弱いという特徴がみられる．また，縄文時代から弥生時代の沖縄の人骨群について，眼窩上孔の頻度は低く，横後頭縫合痕跡，舌下神経管二分，横頬骨縫合痕跡およびや顎舌骨筋神経溝骨橋の頻度が高いという報告がある．

九州より東に目を転じると，中国・四国地方，近畿地方からは，弥生時代人骨が面ではなく点として出土し，群としてまとめることはできない．池田によれば，愛媛県釈迦面山遺跡出土の弥生時代中期の男性人骨は低顔，低身長であるものの，鼻根部が平坦で，大腿骨骨体の柱状性や脛骨の扁平性は発達しないので，西北九州群とは違うとしている．奈良県唐古・鍵遺跡からは高顔，高身長の弥生時代人骨が出土し話題になった．また，愛知県朝日遺跡からは，低顔で高身長の弥生時代中期の人骨が出土している．この人骨の鼻根部の平坦さと四肢骨の形状はやはり，縄文時代人骨とは違っているという．

96   I. 骨の進化・人類学

　関東では，千葉県房総半島の佐野洞窟，安房神社洞窟および神奈川県三浦半島の毘沙門洞窟から出土した弥生時代人骨が有名である．鈴木によれば，佐野洞窟の人骨は，脳頭蓋，顔面頭蓋，歯牙，四肢骨のどれからみても，形態は縄文時代人そのものという．一方，毘沙門洞窟の人骨は，鼻根部が平坦である．同じ三浦半島の大浦山洞窟出土の弥生時代人骨もこの毘沙門洞窟人骨に類似すると述べている．実見したところ，まさしく，高顔で，鼻根部が平坦であるなどの特徴がみられた．安房神社洞窟の人骨は，眉間の隆起が弱く，鼻根部が平坦であるが，腓骨は巨大であるなどの特徴も見出されている．内陸の群馬県岩津保洞窟から出土した人骨は，眉間の発達がよいこと，眼窩上縁が直線状であること，低顔であることなど，頭蓋には縄文時代人的特徴が強く現れている．四肢骨では，上腕骨骨体が扁平ではない，大腿骨骨体中央の柱状性があること，脛骨の扁平性は認められないことなどの特徴が示されている．東北地方では，福島県牡丹平遺跡と山形県日向I洞穴から人骨が出土している．牡丹平遺跡出土の弥生時代前期女性人骨は，大腿骨骨体中央の柱状性および脛骨の扁平性がみられ，縄文的であるとされている．

　北海道では，弥生時代から古墳時代並行期を続縄文時代と呼ぶ．そのうち，北海道南部では弥生時代並行期の文化を恵山文化としているが，この時代の人骨はある程度数，発見されてきている．遺跡としては，虻田郡豊浦町の小幌洞窟，礼文華貝塚，室蘭市の絵鞆遺跡，伊達市には南有珠6遺跡，南有珠7遺跡，有珠モシリ遺跡などがある．たとえば，有珠モシリ遺跡の4号人骨は，眉間の部分の隆起が著しく，鼻骨の弯曲が大きく，いわば鼻が高い，そして彫りが深い，そして眼窩が低くやや斜めになっている．このような人骨ばかりではなく，山口は，この集団は縄文的な形質を一方で保持しながら，著しく多様化し，全体として近世の道南アイヌの形質に近づきつつあったのではないかと述べている．1988年にまとめた結果では，男性の大腿骨の最大長は，平均432.5 mm で，推定身長は159.5 cm である．大腿骨と脛骨の長さの比（脛骨大腿骨示数）は82.7で，遠位部が比較的長くなっている[12]．大腿骨骨体の柱状性は強いものの，脛骨の扁平性は変異があるようだ．北海道の北部，東部では，稚内市の宗谷オンコロマナイ貝塚および江別市坊主山遺跡から出土した人骨群について，1963年に山口が報告している．その形態は，顔面が著しく低く広く，眉間の部分から鼻にかけての形態が立体的である，四肢骨では前腕の部分が相対的に長い，大腿と下腿の比を調べると下腿が相対的に長めであるという特徴がある．縄文時代から引き続き，この地域ではアイヌ的特徴がみられる．

　以上，沖縄から北海道まで，概観した．北部九州・山口地方を中心に眉間の発達が弱く，鼻根部が平坦で，上顔高が高い頭蓋をもち，四肢骨は長く，前腕や下腿が相対的に短く，また，断面形で柱状性や扁平性がない人骨群が現れている．その周辺地域では，頭蓋の形態は，縄文時代人的であるが，四肢骨の形態は，とくに断面形で，北部九州・山口地方に類似する人骨群が存在する．従来，高顔，高身長対低顔，低身長という対立形式でみることもあったが，同じ弥生時代の人骨の中で，何が「現代化」

しているのかを捉える視点が大事かと思う．
d． 古墳時代から歴史時代の人骨
　古墳時代といっても，日本列島には，古墳そのものがない地域もあるので，ここでは，山口に従い，時代の幅を広げておよそ8世紀までとし，古代人骨として取り扱うことにする．本州や北部九州の古墳や横穴墓からみつかった人骨が主な資料となっている．標本として，当時の集団を代表しているかどうかが常に問題となっているものの，この時代の人骨資料はほぼこれに限られるので，その形質を調べているのが現状である．
　関東でみつかる古代人骨の特徴を，山口の多数の報告からみてみたい．頭蓋では，顔の幅が広く，高さは低い．眼窩や鼻の入り口も同様に幅が広く高さが低い．また，眼窩間の鼻根部の幅が広く，しかもきわめて平坦である．顔面そのものもたいへんに平坦で，北東アジアの人々に匹敵する．脳頭蓋では，前後の長さがやや長い．山口は，顔面頭蓋の幅の広さは，咀嚼器官の発達に関係のある一種の時代差で，脳頭蓋が長いこと，鼻根部の平坦さは，中世，近世を通じてみられる歴史時代日本人の共通の特徴であると述べている．さらに，計測値ではなく，形に現れる違いについても言及している．図3.43は，古代人骨と縄文時代人骨の側面観を描いているものである．眉間と鼻骨の隆起，鼻根部のくぼみ，上顎歯槽突起の傾斜，歯の

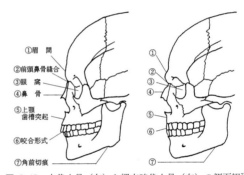

図 3.43　古代人骨（左）と縄文時代人骨（右）の側面観[7]
眉間と鼻骨の隆起，鼻根部のくぼみ，上顎歯槽突起の傾斜，歯の嚙み合わせなどに，著しい違いをみている．

①眉　間
②前頭鼻骨縫合
③眼　窩
④鼻　骨
⑤上顎歯槽突起
⑥咬合形式
⑦角前切痕

嚙み合わせなどに，著しい違いをみている．頭蓋形態小変異では，眼窩上孔や頬骨横縫合残存の頻度が高く，舌下神経管，内側口蓋管や顎舌骨筋神経溝骨橋の頻度は低い．また，前頭縫合の頻度も低い．これは，北部九州の弥生時代人骨に類似している．山口は比較の中で，現代朝鮮人に近いと述べている．四肢骨では，大腿骨の骨体中央の柱状形成はほとんどなく，かえって横径が大きい個体もある．脛骨骨体も扁平ではなく，長さも相対的に短い．これも弥生時代から歴史時代へつながる傾向である．
　関東の古代人骨は，顔が低いという特徴があった．北部九州の弥生時代人骨にみられた高顔傾向は，古代になっても，北部九州から畿内の人骨群に限られるようである．
　南九州は，地下式横穴という独特の墓がある．ここの人骨は，短頭が比較的多く，顔は低い．そのため，低眼窩，低鼻であり，眉間のふくらみもある程度発達している

という．しかし，顔面は平坦であり，その点は古代人骨共通の特徴をもつ．四肢骨では，大腿骨骨体にやや柱状性を認めるが，脛骨は扁平ではない．沖縄は，縄文から古代までを先史時代群としてまとめているので，縄文時代や弥生時代で既に述べている．

東北南部では，関東と同じ形態の古代人骨がみられる．しかし，宮城県石巻市五松山洞窟と山形県酒田市沖の飛島の洞窟で発見された人骨群の中に，1例ずつではあるが，顔面が低く広く，眼窩が長方形で，しかも眉間の隆起が強く鼻が高い，顔面の立体的な人骨がみつかっている．これは，弥生時代を飛び越えて，なお，縄文時代人骨に類似する形質が残存しているのかもしれない．

北海道では，続縄文時代に続いて，擦文時代を迎える．この時期の人骨の発見例はきわめて少ない．伊達市有珠善光寺遺跡，伊達市南有珠7遺跡，余市町大川遺跡から人骨が発掘されている．百々は有珠善光寺の男性頭蓋を判別分析し，アイヌ的と報告している．千歳市ウサクマイ遺跡からは，擦文時代初期の人骨が9体出土している．計測は不可能だったが，形態小変異の点ではアイヌ頭蓋の特徴と共通する傾向が認められている．一方，5世紀ごろから11世紀にかけて，北海道の北部ならびにオホーツク海沿岸に，サハリンから来たとされるオホーツク文化が広がる．この人類集団の頭蓋は，顔面の高径も横幅も大きく，全体に顔が大きい．男性の上顔高は，77 mmに達する．日本国内で時代を超えて，顔面のもっとも高い人々である．上顎骨が大きく，頬骨は横に張り出している．また，顔面がきわめて平坦なのも大事な特徴である．鼻の骨も平坦で，横からみると頬骨と鼻が重なるくらいである．オホーツク文化の人骨で頻度が高い項目として，眼窩上孔，舌下神経管二分，頬骨横縫合後裂残存，顎舌骨筋神経溝骨橋がある．四肢は，肘から先，膝から下の部分が相対的に短い．推定身長は，男性の平均が約160 cmである．これらは，シベリア・極東の寒冷地に暮らす人々の形態と共通する．サハリンの南部にも，同じ形態の集団がいたのである．

e．近現代人骨

本土に住む現代日本人の骨格形態は，大学医学部に保管される骨格標本に基づいて，述べられる．よって，現代といっても，明治，大正生まれの人の骨格をみていることになる（図3.44）．

本土日本人骨格については，各地の医学部で収集した資料に基づき，1920年代から計測値を中心に報告が相次いだ[13]．関東地方の日本人男性頭蓋では，最大長が179 mm，最大幅が140 mmであり，長幅示数は78.5と中頭型である．頭の高さを示すバジオンブレグマ高は，138.1 mmで高く，長さや幅に対する示数でも高いことを示している．顔面では，横幅を示す頬骨弓幅が132.9

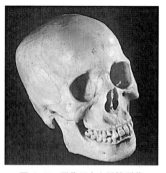

図 3.44 現代日本人男性頭蓋

mm, 顔の高さを示す上顔高は 70.7 mm であった. 幅に対する高さの割合を示す上顔示数は 53.3 であり, 高くも低くもない. 眼窩は幅が 42.7 mm, 高さが 34.3 mm で, 示数は 80.4 となり, 中程度の眼窩ということになる. 鼻幅が 25.0 mm とやや細めであり, 鼻高は 52.0 mm となり示数では中程度であるが, 長細い傾向にある. また, 現代日本人は意外にも前頭骨の平坦示数でも頬上顎骨平坦度示数でもかなり高い値をとっている. つまり, 顔面はかなり立体的であるということである. 頭蓋形態小変異では, 眼窩上孔の頻度が高く, 舌下神経管二分の頻度が低いという東アジア人類集団共通の特徴をもつ. 横頬骨縫合痕跡の頻度も低く, 内側口蓋管や顎舌骨筋神経溝骨橋などの骨過形成形質の頻度はかなり低い. 四肢骨では, 上腕骨骨体, 大腿骨骨体上部, 脛骨骨体の扁平性が弱く, 大腿骨骨体中央の柱状性も弱い. 解剖学実習に使わせていただいているご遺体の形態から, 現在の日本人も同じであることがわかる. また, 橈骨上腕骨示数および脛骨大腿骨示数では, 前腕, 下腿部が相対的に短い.

　琉球の人々はどうであろうか. 頭蓋の計測値では, 頭蓋最大長, 最大幅, 高さとも本土日本人とあまり違いがない. 顔面で頬骨弓幅が 134.3 mm で広く, 上顔高は 68.4 mm で低くなり, 低顔傾向にあることがわかる. 顔面平坦度は現代日本人に比べはるかに平坦であり, 北部九州の弥生時代人骨や古墳時代人骨に匹敵する. 具体的には, 前頭部, 鼻骨部および頬上顎部のすべてが平坦である. 頭蓋形態小変異では, 眼窩上孔の頻度が高く, 舌下神経管二分の頻度が低い. 横頬骨縫合痕跡の頻度も低く, 内側口蓋管や顎舌骨筋神経溝骨橋などの骨過形成形質の頻度は低いが, 沖縄本島ではやや高い傾向にある. また, アステリオン骨, 後頭乳突縫合骨や頭頂切痕骨などの頻度が高いのが特徴である.

　アイヌの人々の骨格形態については, 先に述べた小金井の研究をはじめ, 海外でも数多くの報告がなされている. 簡単に述べると, アイヌの人々の頭蓋は, 頭が長く, 眉間, 眉弓が強く発達する. 顔面頭蓋では, 横幅が大きく, 上顔高はやや低い, 突顎の傾向がやや強い, 鼻根部が深く後退し, 鼻背が隆起していわゆる鼻が高い, といった特徴がある. 顔面平坦度を計測すると, 顔面は立体的で, とくに鼻骨平坦示数は大きい値を示す. 頭蓋形態小変異では, 眼窩上孔の頻度が低く, 舌下神経管二分および横頬骨縫合痕跡の頻度が高い. 内側口蓋管や顎舌骨筋神経溝骨橋の頻度も高い. これは縄文時代人と類似する傾向にあるが, 前頭縫合が少ないなど, 違う点もみられる. 四肢骨をみると, 遠位の部分が相対的に長い, 骨幹の断面形が扁平であるという特徴が目につく. ただし, 大腿骨骨体中央の柱状性は弱い.

f. 時代による変遷と地域差

1) 頭の形　これから述べる計測値, 比較はすべて男性個体資料を基にしている.

　頭蓋長幅示数の時代変化をみてみよう. 鎌倉時代の人骨研究などを基にして, 鈴木が関東地方日本人の頭型の変化を示した. 図 3.45 は山口の本からの引用である. なんといっても, 中世日本人の長頭化と, それから急激に短頭になってくる時代変化が

I. 骨の進化・人類学

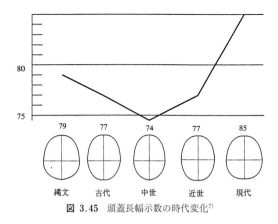

図 3.45 頭蓋長幅示数の時代変化[7]

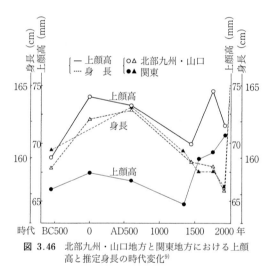

図 3.46 北部九州・山口地方と関東地方における上顔高と推定身長の時代変化[9]

注目される．現在では過短頭型となっている．この長頭性は，北海道南部で発見された中世の和人にも，また，九州の中世人骨にもみられ，およそ全国に共通する特徴であることがわかった．

沖縄本島のグスク時代人骨でも，長頭に近い中頭型になることがわかってきている．古代から中世の長頭化とその後の短頭化の原因として，咀嚼器官の退化が顔面骨格の形と大きさに変化を与え，2次的に脳頭蓋に形態変化を起こしたためであるという，山口の説明がわかりやすい．

2) 顔の形 顔の形では，まず，上顔高の変化をみてみよう．中橋が関東地方と北部九州・山口地方の2群を比べたのが図3.46である．関東地方は鈴木の資料を基にしている．関東地方では，縄文時代から弥生時代にかけてやや高くなるものの，その後，古代から中世にかけて減少傾向にある．しかし，近世になると一転して増大し，現代では70 mmを超えるに至る．一方，北部九州・山口では縄文時代から弥生時代にかけておよそ5 mmも増加する．その後，近世に至るまで少しずつ低下し，近世で再び増加し，現代に至る．そして，この図でわかるように，高さ自体は，すべての時代で関東地方を上回っている．つまり，北部九州・山口地方では，縄文時代でも上顔高が3 mm程度高いことになる．北海道では，例数が少ないので男女合わせて上顔示数として表してある図3.47をみてみよう．縄文時代は前期から45〜47と安定しているが，続縄文時代になると平均で50.0になり大きくなり，さらにばらつきも大きくなる．その後は変化なく擦文時代から近世アイヌに至っている．前述したように，オホーツク文化の人骨は上顔高が77 mmにも達するので，

3. 骨から探る人類の歴史

これらの変化の中では，例外的な位置を占める．

顔面平坦度については，関東地方で，縄文時代から古代へ，平坦さが増し，現代に至るとまた，立体的になるという変化がある．鼻骨は，縄文時代がもっとも高く，現代は古代ほどではないが，平坦である．頬上顎骨示数は，現代がいちばん高く，突顎ぎみであることを示している．一方，中橋[14]が示した北部九州における顔面平坦度の時代変化は，関東と異なる点がある（図3.48）．北部九州の縄文時代人骨の前頭骨および頬上顎骨平坦示数はきわめて小さく，鼻骨も関東に比べると低い．つまり，北部九州では，縄文時代から弥生時代にかけて，顔面平坦度では，あまり変化がみられなかったことになる．古代以降は関東とほぼ同じ値，変化を示す．琉球の現代人はきわめて平坦な

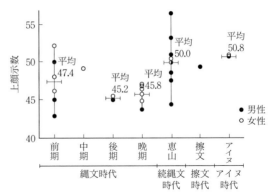

図 3.47 噴火湾沿岸における縄文時代前期からアイヌ期までの上顔示数の時代的変化[16]

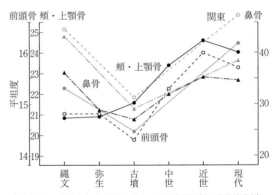

図 3.48 北部九州と関東における顔面平坦度の時代変化[14]
アミケイは関東，実線は北部九州．

顔面をもち，北海道のアイヌは関東よりも立体的な顔立ちをしている．まとめると，縄文時代にあっても，顔面平坦度は日本列島で均一というわけではなく，近現代では，時代変化の幅を超えるほど，琉球から北海道までの地域変異が大きい．

ただ，鼻骨の形態は，縄文時代と古代で大きく異なっている．鈴木が本の中で，縄文時代人と古代人骨の鼻根弯曲示数を比べている（図3.49）．鼻根弯曲示数の平均値の比較と同様に，個体変異をみても，その分布が大きくずれているのがわかる．十分に判別に使えるデータであるが，重なり合った部分もあるので，完全ではない．もちろん，北部九州ではさらに重なり合いが多いと思われる．

3) 推定身長　男性の身長推定については，中橋の示した図3.46に戻ると，関東と北部九州地区でほとんど同じ変化をみせていることがわかる．つまり，縄文時代には低く，弥生時代から古代にかけて高くなり，その後徐々に低下し，近世に至る．

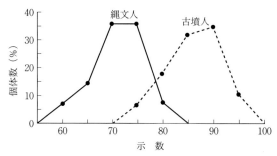

図 3.49　縄文時代人と古墳時代人の鼻根弯曲示数の変異[1]

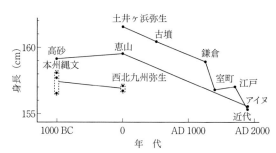

図 3.50　北海道と本州，九州における推定身長の時代変化[12]

それと別に，筆者らがまとめた図を示す．本州の縄文時代人骨の推定身長は，157 cm 前後を示し，弥生時代の西北九州群も同じである．しかし，北部九州・山口群の山口県土井ヶ浜遺跡出土弥生時代人骨は，161.5 cm と身長が高い．その後は近代まで徐々に低下することは既に述べた．北海道においては，例数が少ないが，縄文時代から続縄文時代恵山期にかけての平均身長は 159 cm と高めに推移している（図 3.50）．北海道の中央部から北東部の続縄文時代人骨の身長も 160 cm を超えるのがほとんどである．その後，資料はないが，近世アイヌの平均は 155 cm と低くなった．近代以降，身長の増加は著しいが，生体計測によると，アイヌでも同様の傾向がみられ，1894 年には 156.6 cm，1937 年では 159.0 cm，1969 年には 160.1 cm となっている．沖縄の先史時代の推定平均身長は，155 cm 程度であり低い．その後，グスク時代には身長の増加がみられる．

4）プロポーション　四肢骨の長さの比として，最大長を基にした脛骨大腿骨示数の時代変化を表したのが，図 3.51 である．本州以南では，縄文時代人骨は約 83 と脛骨が相対的に長く，弥生時代の西北九州群でも同等である．また，北部九州・山口群は 82 以下となり，西北九州群との間にかなりの隔たりがある．それ以降，古代を経

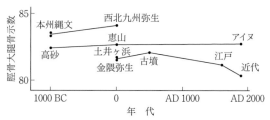

図 3.51　北海道と本州，九州における脛骨大腿骨示数の時代変化[12]

て，徐々に示数は低下し，つまり，脛骨が短くなり，近代に至る．北海道では，縄文時代から続縄文時代を経て近世アイヌに至るまで，その示数は一定しているようにみえる．琉球の先史時代人骨の脛骨大腿骨示数は，男性できわめて高く85を超えている．与論島の現代人では，82前後になって本土と変わらなくなっている．

g．結びに代えて

日本各地でみられた縄文時代人骨のいわば「旧石器時代人」的特徴は，弥生時代に入り各地で失われてくる．とくに脛骨の扁平性は，沖縄から東北・北海道の一部に至るまで広範囲に失われる．また，弥生から古代にかけて，顔面の平坦さも日本の広い範囲でみられるようになる．弥生時代に北部九州・山口群に頭蓋形態小変異の頻度の変化がみられたが，古代には関東地域まで広がる．一方，上顔高や身長の増大は，北部九州から畿内にかけての限定的な変化であったようだ．その後，咀嚼器官の退化に伴うと思われる長頭化と短頭化がみられ，現代に入っていくことになる．北海道では，オホーツク文化の進入にもかかわらず，縄文時代から近現代に至るまでの形態のかなりの安定さがみられる．また，琉球では，先史時代人骨にみられる縄文時代人的特徴が，近代になるとほとんど失われる．これらの形態変化はアジア地域に普遍的にみられる大きな意味での時代変化，ならびに大陸から日本列島への遺伝的影響をも考えることで説明されるであろう． ［石田　肇］

文　献

1) 鈴木　尚：日本人の骨．岩波書店，1963.
2) 鈴木　尚：骨から見た日本人のルーツ．岩波書店，1983.
3) 山口　敏：縄文人骨．加藤晋平，小林達雄，藤本　強（編）：縄文文化の研究，pp. 16-88，雄山閣，1982.
4) 池田次郎：日本人のきた道．朝日新聞社，1998.
5) 小片　保：縄文時代人骨．人類学講座編纂委員会（編）：日本人I（人類学講座5），pp. 27-55，雄山閣，1981.
6) 百々幸雄（編）：日本人のなりたち（モンゴロイドの地球3）．東京大学出版会，1995.
7) 山口　敏：日本人の生いたち．みすず書房，1999.
8) 土肥直美：南西諸島人骨格の形質人類学的研究．琉球大学医学部附属地域医療センター（編）：沖縄の歴史と医療史，pp. 89-103，九州大学出版会，1998.
9) 中橋孝博：渡来人の問題——形質人類学の立場から——．西谷　正（編）：古代朝鮮と日本，pp. 117-174，名著出版，1990.
10) 内藤芳篤：人類学雑誌，**79**：236-248，1971.
11) Saiki, K. *et al*.: *Anthropol. Sci*., **108**：27-44, 2000.
12) 石田　肇ほか：国立科博専報，**21**：221-227，1988.
13) 山口　敏：日本人の骨．人類学講座編纂委員会（編）：日本人II（人類学講座6），pp. 143-174，雄山閣，1978.
14) 中橋孝博ほか：人類学雑誌，**106**：31-53，1998.
15) 国立科学博物館，読売新聞社：日本人の起源展．1988.
16) 百々幸雄：モンゴロイド，**5**：16-20，1990.

4

骨 の 個 体 識 別

4.1 性 の 判 定

性の判定は人骨を調べる際の出発点である．性別が決まらないのに骨の形を論じることはできないからである．一般的には，男性と女性の骨格の特徴にはかなりの差があるため，骨の形に現れる男女の違いを十分に理解していれば，成人骨における性判定はそれほどむずかしいものではない．

性差は，思春期における成長の変化によって生じ，とくに生殖機能と関連する骨盤で顕著に現れる．女性の骨盤は，胎児の成長と出産に適した構造になるため，男性に比べると骨盤口が相対的に広くなる．一方，男性の骨盤では思春期前の成長パターンがおおむね維持されると考えられている[1]．したがって，若年の個体においても，骨盤が女性の特徴をもっていれば，かなりの精度をもって女性と判定することができるが，男性の特徴を示すからといって，すぐに男性と判定するのは危険である．まだ十分に成人の特徴をもつに至っていない女性かもしれないからである．反対に，頭蓋骨の場合は，男性において変化が大きく，いわゆる男性らしい頑丈な特徴が形成されていく．したがって，若年の頭蓋骨が明らかに男性の特徴を示す場合は，男性と判定することができるが，女性的な特徴を示すからといって，すぐに女性と判定するのは危険である．

以上のように，性別を判定する際にもっとも有効な情報を提供するのは頭と骨盤の骨であるが，このほか，全体的に男性の骨は頑丈でサイズも大きく女性の骨は華奢であるため，四肢骨でもかなりの精度で性判定を行うことができる．しかしながら，性差の現れ方には集団内および集団間において，かなりの変異が存在することに注意しなければならない．人間の性差はゴリラなどの大型類人猿に比べると小さく，どんな形質にも必ず中間的なタイプが存在し，男性と女性の特徴は重なり合っているからである[2]．ある集団では男性と判定された個体が，他の集団では女性と判定される場合もある．

このように，資料の属する集団における性差の基準が不明な場合，性判定はかなりむずかしいものになる．とくに計測値を用いる場合は，時代や地域の離れた集団で開発された基準を当てはめることは避けるべきであろう[3]．

a. 骨盤の骨に現れる性差

ヒトの骨格の中で，もっとも信頼性のある性判定基準を提供するのは骨盤の骨であ

る．性判定に用いられる骨盤のさまざまな特徴を，以下に紹介する．

1) 伝統的な方法 これまで伝統的に用いられてきた骨盤による性判定法は，以下のような特徴に基づいている．すなわち，女性の仙骨と寛骨は男性のそれよりも小さく華奢である．女性の骨盤口は男性に比べて相対的に広い．また，図 4.1 に示すように，女性の大坐骨切痕は男性のそれよりも相対的に広い．左右の恥骨下枝下縁によってつくられる恥骨下角は女性の方が男性よりも大きい．女性には，妊娠や出産と関連する特徴と考えられている，前耳状溝や

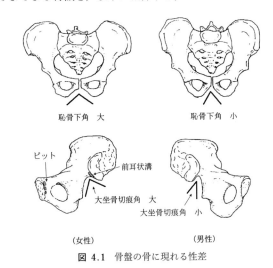

図 4.1 骨盤の骨に現れる性差

恥骨体背面のピットなどが認められる[4]．女性は男性よりも，恥骨枝が相対的に長い．寛骨臼は男性の方が相対的に大きい傾向がある．また，男性の仙骨は長さに比べて幅が相対的に狭く，側面からみたときの弯曲の程度も女性より大きい．これらの方法は，現在でも広く受け入れられており，多くの研究者によって利用されている．しかしながら，これらの特徴から性を推定する場合には，どうしても経験が重要な要素になるため，多かれ少なかれ主観的になる危険性を含んでいる．そこで，できるだけ客観的な判定を行うためのスコアリングシステムの開発も行われている[5]．

2) フェニスの方法 伝統的な方法に対して，フェニス[6]によって発表された方法は，恥骨部分さえ残っていれば，より正確に，素早く性判定を行うことができる点ですぐれており，現在，広く用いられている．

●腹側弧 (ventral arc；図 4.2)：恥骨体の腹側面を恥骨結合面の辺縁から外下方に走り，恥骨下枝内側縁に合流する稜線で，女性にのみ認められる．腹側弧が存在する場合，恥骨体の下内側部が発達して下内側角を形成するため，恥骨体の形はほとんど四角形に近くなる．男性にも類似の稜線が認められることがあるが，女性の腹側弧に比べると発達が弱く，下内側角も明瞭でない．そのため，男性の恥骨体はほとんど三角形に近い形をしている．

●恥骨下陥凹 (subpubic concavity；図 4.3)：恥骨体下部から恥骨下枝内側縁にかけて形成される弯曲で，女性に認められる．これは，腹側弧の項で述べた恥骨体下外側角の発達と関連する特徴である．下外側角が張り出すために，恥骨下枝内側縁は全体として閉鎖孔側にくぼんだ曲線を描く．男性の恥骨下枝は直線的で，女性にみられるようなはっきりした陥凹はほとんどみられない．

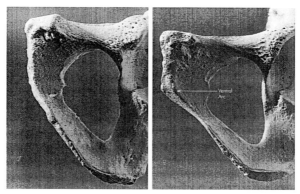

図 4.2 腹側弧（ventral arc；矢印部）（White, 2000）
以下図 4.4 まで，左が女性，右が男性．

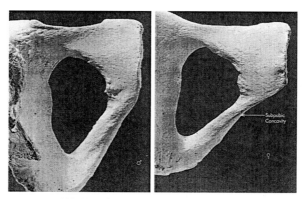

図 4.3 恥骨下陥凹（subpubic concavity；矢印部）（White, 2000）

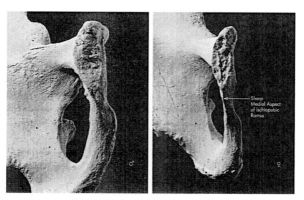

図 4.4 恥骨下枝内側面観（medial aspect of the ischiopubic ramus；矢印部）（White, 2000）

●恥骨下枝内側面観 (medial aspect of the ischiopubic ramus；図 4.4)：恥骨結合面直下の恥骨下枝内側面に認められる特徴で，女性では鋭い稜線を形成することが多いが，男性でははっきりしない．

フェニス法はその後，解剖学的な検討が行われ，腹側弧は薄筋，大内転筋，短内転筋などの筋群の起始部と関連する稜であることが確かめられている．そして，女性では，思春期以後，恥骨体下内側部での骨増殖が活発に行われるために，下内側角が張り出し，腹側弧が形成されることが明らかになっている[7]．

フェニス法の信頼度については，96～100％と報告されており，これまでの方法の中ではもっとも高い精度が得られている．また，3つの指標のうち，フェニスは腹側弧がもっとも有効であると述べている．

3) **計測による方法** 恥骨枝の相対的な長さを，坐骨と恥骨の長さの割合で示し，相対的なプロポーションの違いから性判定を行う方法がよく知られている[8]．埴原らはさらに計測点を改良し，頭蓋骨や四肢骨の計測値を組み合わせた判別関数による性判定法を開発している[9]．しかし，これらの方法は，保存不良の例がほとんどである古人骨に適用するには不向きである．

保存不良の古人骨にも適用できるものとして，中橋らは古人骨でも残りやすい，寛骨の中央部に計測点を設け，判別関数法や境界値法を用いて判別する方法を開発している[10]．中橋らの計測項目のうち，代表的なものを図 4.5 に示す．これらの項目は単独でも 90％近い正判別率が得られると報告されており，既知の集団に対しては，かなり有効な方法と思われる（図 4.6）．

b. 頭蓋骨に現れる性差

一般的に，男性の頭蓋骨は女性よりも大きく頑丈な傾向が強い．しかし，頭蓋骨の形態的特徴に基づく性判定は，みかけほど簡単ではない．集団間の変異が存在するため，ある集団においては信頼できる基準であっても，同じ基準が他の集団には当てはまらない場合があるからである．また，集団内における変異も性判定を困難にする大

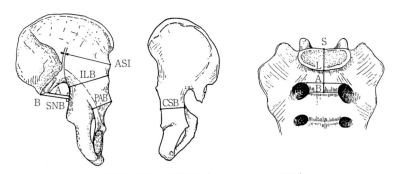

図 4.5 中橋らの計測法（Nakahashi et al., 1986）
PAB は恥骨枝幅，ILB は寛骨幅，ASI は棘耳状切痕示数，SNB は大坐骨切痕幅，CSB は寛骨臼厚．

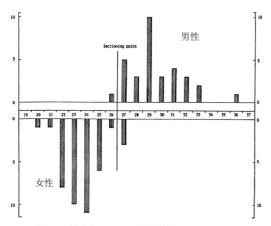

図 4.6 縄文人における恥骨枝幅 (PAB) の分布
(中橋, 1988)

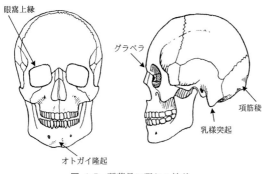

図 4.7 頭蓋骨に現れる性差

きな要因である.

1) 非計測的方法 性差がもっともよく現れると考えられている頭蓋骨の特徴を図4.7に示す. これらの特徴は, いずれも男性にその発達が顕著である. より客観的な判定のためのスコアリングシステムも開発されている[5].

●項筋稜:後頭骨後面の項筋付着部に形成される稜で, 筋肉の発達した男性ではこの稜は棚状, あるいは鈎状に後方に突出することがある. 女性では発達が弱く, 後頭骨の表面はなめらかで, 後方への骨の突出などもみられないことが多い.

●乳様突起:乳様突起も男性で発達している. しかし, そのサイズも形もかなり変異が大きく, また集団間の差も大きいように思われる. 観察の際には, 長さではなく, 体積を評価すべきであるとされている.

●眼窩上縁:眼窩上孔の外側で, 眼窩縁の厚さを比べる. 女性では, 眼窩縁は薄くシャープであるが, 男性では厚く, 眼窩縁は丸い.
●眉弓:頭蓋骨の側面観で, 眼窩上部の輪郭をみると, 女性では眉弓の発達が弱く, なめらかである. 眉弓の発達した男性の場合は, 眼窩上部が突出し, 丸い固まり状のグラベラ隆起を形成する.
●オトガイ隆起:下顎骨中央部のオトガイ隆起も男性で発達が顕著である.

以上のほかに, 下顎枝後縁の形態にも性差がみられるという報告がある[11]. 男性の下顎枝後縁は臼歯の咬合面レベルで明瞭な屈曲を示すが, 女性ではこのような屈曲はほとんどみられないという.

また, 従来からよく用いられてきた指標である側頭線の発達程度, 前頭洞の大きさ, 外後頭隆起の発達程度, 口蓋骨の大きさ, 側頭骨頬骨突起後縁の発達程度, 前頭

4. 骨の個体識別　109

結節の発達程度なども，参考として用いるには十分に有効な指標である[12]．

2）計測的方法　非計測的方法における主観性を減らすために，頭蓋計測値を用いた判別関数法による性判定も試みられてきた[13]．最近では，中橋らが頬骨，側頭骨，後頭骨に計測的方法の適用を試みているが，乳様突起高では単独でもかなりの精度で性判定が可能であり，さらに複数の項目を組み合わせると，80％を超える正判別率が得られると報告している[10]．しかしながら，先にも述べたように，頭蓋骨の特徴は集団間においてかなりのばらつきがあるので，比較に用いるデータは，調査中の集団と遺伝的・時代的に近いものでなければならない．

c．歯の形態に現れる性差

遺跡から出土する人骨の中で，もっとも残りやすい部分は歯である．墓壙内から歯だけが出土する例も多い．そこで，歯の大きさの違いから性別を判定しようとする試みがなされてきた[14]．一般的に，性差がもっとも大きい歯は犬歯であり，大型類人猿ではほとんど100％の信頼度をもって，性別を決めることができるという．しかし，ヒトでは性差が大きいとされる下顎犬歯においてさえ，計測値の差は7.3％程度であり[15]，正判別率は単変量でも多変量でもせいぜい75〜80％といわれている．歯の計測値には集団間においてかなりの変異があることも注意しなければならない．

さらに，もっとも大きな問題は，歯の計測値は絶対値が小さいことである．実際の絶対値の差は平均して，せいぜい0.5mm程度であるため，計測の際の計測者内および計測者間誤差が，性判定に影響する可能性がある[2]．歯の計測値のみを使った性判定は，このような点を考慮して慎重に行うべきである．

d．四肢骨に現れる性差

一般に，男性の四肢骨はサイズが大きく，長く，重く，発達した筋付着部をもつことによって特徴づけられる．とくに関節部分において性差は顕著に現れる．上腕骨の三角筋粗面，大腿骨の粗線や臀筋粗面，脛骨のヒラメ筋線などの筋付着部の発達程度は，簡便な性判定の指標として広く用いられている．しかし，長さや幅のような量的形質では，計測値は連続的に変化するため，必然的に小さくて華奢な男性と大きくて頑丈な女性が存在し，それらは性判定が困難な分布の境界域に位置する．言い換えると，男性と女性の計測値の分布は中央部付近では重なっているのである．このような集団内の個体変異の複雑さに加えて，集団間の変異も性判定を困難にしている．ある集団では，男女とも平均して，より大きく，より重く，より頑丈な個体で構成されており，他の集団では逆の傾向で特徴づけられることがある．このようなサイズと頑丈さの集団差のために，ある集団の男性が他の集団では女性に間違えられることもある．

そこで，四肢骨においても，性判定の主観性を排除するために，単変量あるいは多変量の判別関数を用いる方法の開発が試みられてきた．

埴原[16]は，日本人の上腕骨（最大長，上顆幅，最小周），橈骨（最大長，中央周，頭周，下端幅），尺骨（最大長，骨体横径，頭最大径），大腿骨（自然位長，頭垂直

径，骨体最小横径，上顆幅），脛骨（全長，中央最大径，最小周，上幅）の計測値を組み合わせた判別関数で，誤判別率を10%以下にすることが可能だと報告している．

同様な方法では，大腿骨と上腕骨の計測値を用いた例[17]があり，とくに，大腿骨頭最大径と上顆幅では，単独でもそれぞれ90.6%と89.0%という高い精度で性判定が可能だとしている．

しかしながら，これらはいずれも保存状態の悪い古人骨への応用という点では限界がある．保存不良の人骨への応用を考慮した方法としては，大腿骨体周径[18]，大腿骨体最大矢状径[19]の分布パターンから境界値を導き出し，性判定を行う簡便な方法が紹介されており，いずれも80%を超す高い精度が得られている．前述の中橋らも，発掘される古人骨では計測値が比較的容易に得られる項目（上腕骨最小周，大腿骨中央周，脛骨栄養孔位周，脛骨最小周）を用いて，判別関数法と境界値法の有効性を検討している．彼らによれば，時代や地域の近い集団を基準に使用すれば，単独でもそれぞれに90%を超える高い正判別率が得られ，また，上腕骨最小周は集団差が小さく，情報の少ない資料に対しても有効とされている[10]．

このほか，古人骨では意外に残りやすい，中手骨，中足骨，踵骨などについても，判別関数を用いた性判定の試みが行われている[2]．しかしながら，これらの関数は，その判別式がつくられた集団以外に対してはほとんどテストされていないので，精度については，より広いサンプルでのテストが必要であろう．

e. その他の体部骨に現れる性差

一般的に，男性の骨格は上記以外の部分でも，より大きく，より頑丈な特徴を示す．男性の椎骨は，全体のサイズが女性に比べて大きく，筋付着部もくっきりとしている．その傾向はとくに腰椎体の大きさに顕著である．

肩甲骨は，サイズやプロポーションにおいて，かなり明瞭な性差を示す[20]．しかしながら，古人骨では肩甲骨の保存状態は極端に悪い場合が多く，実用には問題があるかもしれない．

f. 未成人骨の性差

最後に，未成人骨における性判定については，いくつかの試みがなされている．永久歯が萌出している個体であれば，歯の判別関数による方法が適用できるだろう．もっとも性差が顕著だとされる下顎犬歯を用いた判定の試みもなされている[21]．しかしながら，現在までのところ，一般に受け入れられるような子どもの性判定基準は開発されていない．骨に含まれる遺伝子などがさらに効率よく採取できるようになれば，将来的には，子どもの性判定も可能になるかもしれない．　　　　　　　　［土肥直美］

文　献

1) Coleman, W. H.: *Am. J. Phys. Anthrop.*, **31**: 125-151, 1969.
2) White, T.: Human Osteology (2 nd ed.). Academic Press, 2000.
3) 中橋孝博：古人骨の性判定．九州大学解剖学第2講座（編）：日本民族・文化の生成1, pp. 217-

4. 骨の個体識別　　　　*111*

232，六興出版，1988.

4) Houghton, P. : *Am. J. Phys. Anthrop.*, **41** : 381-390, 1974.

Ullrich, H. : *Ossa*, **2** : 23-39, 1975.

Kelley, M. A. : *Am. J. Phys. Anthrop.*, **51** : 541-546, 1979.

Suchey, J. M. *et al.* : *Am. J. Phys. Anthrop.*, **51** : 517-540, 1979.

5) Buikstra, E. J. *et al.* : Standards for data collection from human skeletal remains. Arkansas Archeological Survey, Fayetteville, 1994.

6) Phenice, T. W. : *Am. J. Phys. Anthrop.*, **30** : 297-301, 1969.

7) Anderson, E. B. : *Am. J. Phys. Anthrop.*, **83** : 449-458, 1990.

Budinoff, L. C. *et al.* : *Am. J. Phys. Anthrop.*, **82** : 73-79, 1990.

8) Washburn, S. L. : *Am. J. Phys. Anthrop.*, **6** : 199-207, 1948.

9) 埴原和郎：人類誌，**89** (4)：401-418，1981.

埴原和郎ほか：日法医誌，**18** (2)：107-114，1964.

10) Nakahashi, T. *et al.* : 人類誌，**94** (3)：289-305，1986.

11) Loth, S. R. *et al.* : *Am. J. Phys. Anthrop.*, **99** : 473-485, 1996.

Loth, S. R. *et al.* : *Am. J. Phys. Anthrop.*, **105** : 91-92, 1998.

12) Keen, J. A. : *Am. J. Phys. Anthrop.*, **8** : 65-79, 1950.

Brothwell, D. R. : Digging Up Bones (3 rd ed.). Cornell Univ. Press, 1981.

Bass, W. M. : Human Osteology : A Laboratory and Field Manual (3 rd ed.), Missouri Archaeological Society, 1987.

13) Giles, E. *et al.* : *Am. J. Phys. Anthrop.*, **21** : 53-68, 1963.

Giles, E. : *Am. J. Phys. Anthrop.*, **22** : 129-135, 1964.

Birkby, W. H. : *Am. J. Phys. Anthrop.*, **24** : 21-28, 1966.

14) 埴原和郎ほか：人類学雑誌，**87** (4)：445-456，1979.

Ditch, L. E. *et al.* : *Am. J. Phys. Anthrop.*, **37** : 61-64, 1972.

Bermudes de Castro, J. M. *et al.* : *J. Hum. Evol.*, **24** : 43-56, 1993.

15) Hillson, S. : Dental Anthropology. Cambridge Univ. Press, 1996.

16) 埴原和郎：人類誌，**66** : 187-196，1958.

17) Ditch, L. E. *et al.* : *Am. J. Phys. Anthrop.*, **37** : 61-64, 1972.

18) Black, T. K. : *Am. J. Phys. Anthrop.*, **48** : 227-231, 1978.

19) MacLaughlin, S. M. *et al.* : *Am. J. Phys. Anthrop.*, **67** : 413-417, 1985.

20) 埴原和郎：人類誌，**89** : 401-418，1959.

21) May, S. : The Archaeology of Human Bones. Routledge, 1998.

4.2　年齢の推定

　骨は，一生を通じて，年齢とともに徐々に変化していく．これらの変化は，未成人骨では，さまざまな部分における骨の発生と成長の過程として，成熟に達した後の成人骨では，骨格の退行的な変性の過程として捉えることができる．すなわち，未成人では，骨は発生し，成長し，そして癒合していく．また，歯も形成され，萌出し続けていく．一方，成人においては，骨は癒合し，変性し，歯も磨り減っていく．このような変化の過程が人骨における年齢推定のための物差しとなる．

　古人骨の年齢を推定するためには，このような物差しを，各時代，各集団ごとにつくることが理想的ではあるが，年齢のわかった古人骨資料はほとんど得られないた

め，現代人資料から導かれた基準が古人骨に対しても適用される．その場合，古人骨集団における骨の変化の過程は，現代人のそれと近似であるということが前提になっている．しかし，変化の速度や時期は，気候や栄養状態のような外部要因の影響を受ける可能性があるため，調査中の集団の生活環境などには十分に注意する必要がある．

古人骨の年齢推定に用いられる骨格の主な部位を図 4.8 に示す．これらの詳細については，多くの成書が出版されているので，それらも参照されたい[1]．

a. 年齢区分

推定した年齢を振り分ける区分は，研究者によって微妙に異なることがあるが，クヌスマンの教科書では，表 4.1 のような年齢区分が用いられている．

また，胎児期（誕生以前），乳児期（0～1 歳，以下数字は年齢），幼児期（1～6），小児期（6～12），思春期（12～16/17），青年期（14/15～22/23），壮年期（22/23～40），熟年期（40～60），老年期（60～）などの一般的な年齢区分もよく使われる．古人口学的分析のためには，さらに細かな年齢区分が必要である．

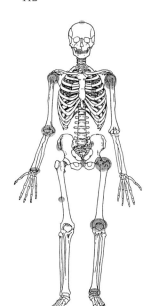

図 4.8 年齢推定に有効な骨格の部位

b. 未成人骨の年齢推定

1) 歯列の形成過程　未成人骨の年齢推定には，歯列の形成過程がすぐれた指標となる．出生後の骨の成長は栄養や病気のような外部要因に影響を受けるが，歯列の形成過程は比較的影響を受けにくいからである．

歯列は歯の発生と萌出という 2 つの段階を経て形成されていく．歯の発生は歯冠の尖端近くから始まり，歯冠と歯根の主要部分は顎骨中で完成される．一方，歯根の下部は歯が萌出した後に完成される．

乳歯の形成は出生前の胎内で始まり，3～4 歳ごろに完成される（表 4.2）．永久歯は，出生前後のころに形成が始まり，第 3 大臼歯を除いて，およそ 15 歳ごろに完成

表 4.1　年齢区分

乳幼児（Infans I）	～約 7 歳（第 1 大臼歯の萌出まで）
小　児（Infans II）	約 7～約 14 歳（第 2 大臼歯の萌出まで）
若(青)年（Juvenil）	約 14～約 22 歳（頭蓋骨蝶後頭軟骨結合の癒合まで）
成(壮)年（Adult）	約 20～約 40 歳
熟　年（Matur）	約 40～約 60 歳
老　年（Senil）	約 60 歳以上

（Martin & Knussman, 1988）

される．第3大臼歯の形成には個体変異があり，先天的に欠如する場合もあるが，だいたい20歳ごろには完成される（図4.9）[2]．

表 4.2 乳歯の萌出時期
日本人の標準値．誕生後の月齢

	乳中切歯	乳側切歯	乳犬歯	第1乳臼歯	第2乳臼歯
上顎	7〜8	8〜11	17〜20	15〜20	23〜26
下顎	7〜9	8〜11	16〜19	15〜20	22〜26

(片山, 1990)

現代人の基準を古人骨に適用することについては，イギリスのスピタルフィールド（18〜19世紀）の人骨について，いくつかの方法がテストされ，興味深い結果が得られている[3]．スピタルフィールドの人骨は，教会の記録から性別や年齢のわかった貴重な資料である．テストされた方法は，いずれも好成績を示し，推定年齢と実年齢の差の平均はわずかに0.1歳だったという．しかしながら，すべての方法において，実年齢よりも低く推定される傾向があった．歯の形成過程にわずかではあるが，栄養不良などの厳しい外部要因の影響による遅延があったかもしれないと考えられている．古人骨集団への適用については，このような点に常に注意しておく必要がある．

2) **骨端の癒合**　発育途中の骨は，骨端における軟骨の増殖と骨化を繰り返しながら成長していく．成長が完了すると骨端軟骨は骨化し，骨体部と癒合する．骨端の癒合は思春期から青年期の間に規則正しく進行するため，思春期から青年期の年齢推定にはよい指標となる（図4.10）．骨端癒合の基準も，現代人資料の研究から導かれている[1,4]．

栄養不足は骨端の癒合を遅らせ，成長期間を延長するといわれていることから[5]，

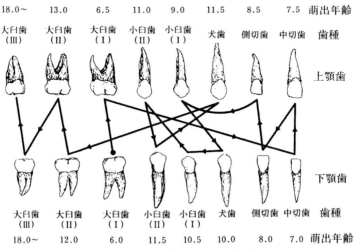

図 4.9　各永久歯の種類と標準的な萌出年齢（片山, 1990）
矢印は萌出の順序．

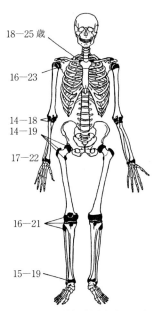

図 4.10 長骨の骨端部（黒塗り）と各骨端部の癒合年齢（数字）（片山，1990）

現代人よりも厳しい環境に曝されていたと思われる古人骨集団においては，骨端癒合が遅延し，推定年齢は低く見積もられる可能性がある．また，一般的に男性より女性の方が骨端の癒合が早く始まる傾向があり，個体差も大きいことなど，注意しなければならない点も多い．しかし，このような危険性を考慮したうえで用いるならば，骨端の癒合は，近似の年齢指標として十分に有用である．

　3）**長骨の長さ**　歯や骨端からの情報が得られない場合は，長骨の長さが1つの指標となる．しかし，この方法は個体差，集団差が大きいため，他の方法に比べると信頼性は低い．地域的・時代的に近い集団の基準を参照すべきである．

　一方，出生前後の時期の人骨では，骨のサイズは年齢のすぐれた指標となる．胎児の骨の成長は，母親の健康状態や栄養状態など，さまざまな要因によって影響を受ける可能性があるものの，生後に受ける外部要因の影響に比べるとその影響は小さいと考えられている．胎児は母体によって手厚く保護されているためである．

　胎児期の長骨の長さと年齢の関係については，秋吉[6]，スクエルら[7]などの研究がある．秋吉は胎齢5～10カ月の胎児300体の長骨の計測値と体長の関係を調べ，両者に密接な関係があることを明らかにしている．また，スクエルらは，27～46週（出生児の平均胎齢は38～41週）の胎児骨資料を用いて，長骨の長さと年齢の関係を調べた結果，骨の長さと年齢は明瞭な相関を示すことを見出した．

　新生児骨のサイズの詳細な分析は，人口調節の手段としての嬰児殺しの可能性など，古人口学的に貴重な情報を提供する[8]．

c．成人骨の年齢推定

　歯や骨の成長が完了した後の成人骨の年齢推定法としては，退行的な変化を指標とするため，個体間，集団間の変異に注意する必要がある．骨の変性の速さは，個体間，集団間の差が大きいと考えられているからである．

　1）**歯の咬耗度**　萌出を完了した歯は，次に，向き合う歯どうしが噛み合うことによって磨り減っていく．このような咬耗の速さとパターンは，歯の形や大きさ，食物など，さまざまな要因によって影響を受ける．すなわち，柔らかい，調理された食べ物を摂取する現代人では歯の咬耗は弱いが，粗末で硬い食物を食べていた先史時代人の歯は強い咬耗を受けたと考えられる．また，年をとった個体は若い個体よりも強い咬耗を示すはずである．

咬耗は大臼歯にもっとも規則的に現れるため，年齢推定の指標としては，大臼歯が重要である．咬耗はエナメル質の表面から始まり，象牙質へと進行していく（図4.11）[9]．集団内における咬耗の速さがかなり均一であるとすると，咬耗の程度は成人の年齢を推定するためのよい指標となる．

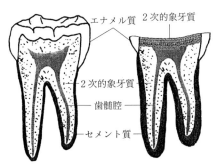

図 4.11 歯の内部構造

大臼歯の咬耗の速度から年齢を推定する方法は，マイルス[10]によって開発された．第1大臼歯はおよそ6歳で萌出し，第2大臼歯はおよそ12歳，第3大臼歯は18〜20歳ごろに萌出する．したがって，第2大臼歯が萌出したときの第1大臼歯の咬耗の量は，およそ6年間使われた歯の咬耗量である．第3大臼歯が萌出したとき，第2大臼歯は約6年間使用されているが，第1大臼歯は12年間の咬耗を受けていることになる．大臼歯の萌出時期の差から，咬耗の速度を測るための1種の時計がつくられる．もし，ある個体の第2大臼歯が12年の咬耗度を示し，第3大臼歯が6年を示した場合，その個体はおよそ24歳と推定できる．この場合，第1大臼歯の咬耗度は，約18年を示すであろう．第2大臼歯が18年の咬耗度を示した場合，推定年齢は約30歳になる．このような物差しをつくることができれば，集団の全成人について，年齢推定が可能になる（図4.12）．

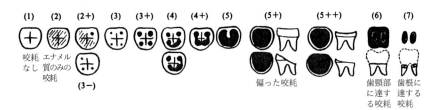

図 4.12 大臼歯の咬耗度による年齢推定の例（Brothwell, 1981）

この方法では，3種類の大臼歯は同じ割合で磨り減るという考えが前提になっている．マイルスはイギリスの集団でテストした結果，咬耗の速度は第1大臼歯でもっとも速く，第3大臼歯がもっとも遅いことをみつけた．マイルスは，第2大臼歯が第1大臼歯の6年分と同じ状態に到達するには約6.5年，第3大臼歯が同じ咬耗の状態に達するのに約7年を要するとしている．また，年齢と咬耗度との相関については，第1大臼歯がもっとも高く，次いで第2大臼歯，第3大臼歯の相関はかなり低いことがわかっている[11]．

日本人集団については，栃原の詳細な研究[12]がある．栃原は，咬耗度を8段階に分類し，年齢との関係を明らかにしているが，咬耗の速度は，40～50代でやや遅くなる傾向があると述べている．

歯の咬耗度が他の方法に比べてすぐれている点は，他の方法がほとんど現代人のデータを基につくられた基準を使うのに対して，それぞれの集団ごとに基準をつくることができる点である．各年齢層を含む十分な数の資料があれば，対象とする古人骨集団を基にした基準をつくることができる．また，咬耗速度が新石器時代から中世まで，ほとんど変わらないともいわれている[13]．したがって，それぞれの集団の時代や生活の背景を考慮する必要はあるものの，現在のところ，歯の咬耗度は成人骨の年齢推定法として，もっとも信頼性が高い方法だと考えられている．

2) **歯の喪失**──咬耗度による年齢推定の問題点── 生前における歯の喪失は，古人骨資料においても普通に認められる．すべての大臼歯が失われていれば，咬耗の情報を記録することができない．しかし，喪失した大臼歯がたとえ一部だけだったとしても，残った歯の咬耗の評価には問題は残る．対向歯の咬耗が，その時点で終わってしまうからである．

歯の喪失はう触症（虫歯），歯周病，あるいは，ひどい咬耗などによって起こる．咬耗がひどいとき，歯は咬合を維持するために，歯槽から萌出し続ける．その結果，歯の支持構造は弱くなり，極端な咬耗段階に達する前に，歯槽から抜け落ちてしまう．虫歯や歯周症なども年をとるほど多くなるので，生前の歯の喪失は年齢とともに増加することが予測できる．生前に歯を喪失した個体を，どの年齢に見積もればよいかはむずかしいが，少なくとも全部の歯が喪失した個体については，老年（60歳以上）としても，あまり問題はないと思われる．

3) **頭蓋縫合** 頭蓋骨の縫合は加齢とともに徐々に癒合し，消えていく．この縫合閉鎖のプロセスと年齢との関係は長年にわたって研究されてきたが，個体変異が大きいこと，他に精度の高い方法が考案されたことなどから，あま

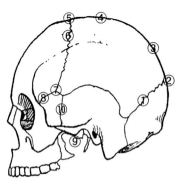

図 4.13 縫合閉鎖の観察点（Meindl, 1985改変）

り使われなくなっている．しかし，最近，マインドルらの研究[14]で，頭蓋縫合を用いた年齢推定法が見直されつつある．彼らは，10カ所の縫合部位について，3段階の点数で評価し，それらの総合的な点数から年齢を推定する方法を考案した（図4.13）．また，ビクストラら[15]は17の縫合部位について，3段階の評価法を紹介している．

4) 恥骨結合面 恥骨結合面の変性を用いた年齢推定法は，一般的にもっとも広く使われている方法の1つである．ヒトの恥骨結合面は年齢とともに徐々に変化していくが，その変化は成熟に達した後まで続くため，成人の年齢を推定する際のすぐれた指標となる．若い人の恥骨結合面は，水平方向に走る稜と溝によってくっきりとした凹凸のある面を形成する．この面は加齢とともに，表面の凹凸が崩れ平坦になっていく．また，結合面のまわりは明瞭な稜によって縁どられていく（図4.14）．

恥骨結合面による年齢の推定法を最初に確立したのはトッド[16]である．彼は年齢のわかった男性遺体306例の恥骨結合面を調査し，その特徴が年齢と明瞭な相関を示すことを明らかにした．また，恥骨結合面に腹側縁，背側縁，上端，下端の4つの基本的部位を設定し，表面のうねり，稜の形成，骨結節，表面のきめの変化に注目して，年齢との関係を調べた．そして，全体を10段階に分けているが，18/19～30歳くらいまではほとんど2～3歳幅で，また，30～40代は5歳幅での推定が可能としている．

トッドの方法は広く受け入れられたが，その後，資料の問題点などが指摘され，いくつかの改良法が提案されている[17]．とくに，年齢幅については，高齢になるほど個体変異が大きいことが指摘され，トッドの用いたものはあまりに狭すぎるとの批判がある．

日本人の恥骨結合面については，埴原の研究[18]があるので参照されたい．

5) 腸骨の耳状面 年齢変化の基準として，腸骨耳状面も有用な情報を提供す

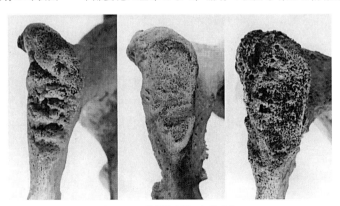

図4.14 恥骨結合面の年齢変化
左から右へ，22歳，37歳，65歳．

る[19]．耳状面は恥骨結合面と似た年齢変化を示すが，古人骨では恥骨結合面よりも残りやすいという利点をもっている．彼らの報告によれば，若年期の腸骨耳状面は明瞭な波状の凹凸を示すが，加齢とともにしだいに平坦になり，ついには，周縁に骨棘を形成し，表面も粗になっていくという．耳状面の変化は50歳を越えても進行するといわれており，高齢期の年齢推定に有効と思われるが，方法の習得はかなりむずかしいようである．

6) **妊娠痕**　妊娠，出産は，恥骨結合部背側縁，腸骨耳状面，前耳状部に変化を起こさせるといわれている．そこで，女性人骨については，妊娠あるいは出産をしたかどうか，何人くらい出産したかが推定できれば，古人口学的研究に多大な貢献が見込まれる．しかしながら，妊娠あるいは出産と骨に残る痕跡との間には，それほど強い相関は認められないという研究報告が多い[20]．

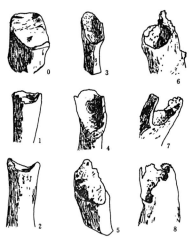

図 4.15　肋骨の胸骨端における加齢変化（片山，1990）
0～2は40歳以下，3～5は25～60歳，6～8は55歳以上．

7) **肋骨の胸骨端**　肋軟骨と連結する肋骨端は，初めは平坦でなめらかであるが，加齢とともに徐々に深いピットを形成し，周縁は不規則で粗になっていく[21]．第4肋骨胸骨端の変性を年齢推定の1つの指標とする方法が開発されている[22]．古人骨で第4肋骨を同定することについては問題があるが，1つの指標としては有効と思われる（図4.15）．

8) **骨の微細構造**　骨を研磨して薄い切片をつくり，骨単位の密度や他の特徴を顕微鏡下で調べる方法である[23]．これは，骨の破壊を伴う方法であるため，古人骨への応用には注意を要する．

非破壊的方法としては，X線写真を用いて骨の構造を調べることも行われている[24]．

9) **歯の微細構造**　歯根を被うセメント質は生涯を通じてその厚さを増していく．歯の切片の顕微鏡観察によって，セメント質が年次増加に対応するかもしれない層を形成していくことが示された[25]．また，歯髄腔における2次象牙質の形成とセメント質の量も年齢の指標として有用といわれている．

d. **まとめ**

骨格は発生の段階，発育の段階，成熟の段階，そして加齢の段階によって，さまざまな形態的な変化を示す．したがって，それぞれの段階の特徴を知ることによって，およその年齢を推定することができる．一般に成熟に達する前の年齢推定は容易である．どんな方法を用いても成熟前の骨年齢はかなり正確にかつ細かい年齢区分で推定

4. 骨の個体識別　　　119

することができる．一方，加齢の段階，すなわち，およそ30歳以降になると年齢推定の精度は落ちてくる．骨の加齢変化の程度に個体差が大きくなるためである．加齢段階における年齢推定法でもっとも信頼性が高いとされているのは，歯の咬耗の程度や歯の脱落の程度などから推定する方法である．歯冠の咬合面は食事の内容があまり変わらなければ，機械的にほぼ同じ速度で擦り減っていくからである．そして，食事の内容は時代をさかのぼるほど変異が小さかったと考えられるので，古人骨の年齢を推定する方法としては今のところもっとも信頼性が高いと考えられている．

　以上のほかに，最近ではできるだけ多くの指標を用いて，総合的に評価するシステムの開発なども試みられている．　　　　　　　　　　　　　　　　　［土肥直美］

文　献

1) Brothwell, D. R. : Digging up Bones. Cornell Univ. Press, 1981.
　 Buikstra, E. J. et al. : Standards for data collection from human skeletal remains. Arkansas Archeological Survey, Fayetteville, 1994.
　 Hillson, S. : Dental Anthropology. Cambridge Univ. Press, 1996.
　 Knussman, R. : Anthropologie. pp. 421-442, Gustav Fischer, 1988.
　 Mays, S. : The Archaeology of Human Bones. Routledge, 1998.
　 White, T. : Human Osteology (2 nd ed.). Academic Press, 2000.
2) Ubelaker, D. H. : Human Skeletal Remains (2 nd ed.). Taraxacum Press, 1989.
　 片山一道：古人骨は語る．同朋舎，1990.
3) Liversage, H. M. : *Int. J. Osteoarch.*, **4** : 37-45, 1994.
4) 1 の Brothwell, 1981.
　 Gray's Anatomy (38 th ed.). Churchill Livingston, 1999.
5) Dreizen, S. et al. : *Am. J. Roentgenology*, **78** : 461-470, 1957.
6) Akiyoshi, T. : *Acta Med. Nagasaki*, **20** : 15-28, 1976.
7) Scheuer, J. L. et al. : *Ann. of Hum. Bio.*, **7** : 257-265, 1980.
8) 1 の Mays, 1998.
9) 片山一道ほか：人間史をたどる．朝倉書店，1996.
10) Miles, A. E. W. : *J. Dent. Res.*, **42** : 255-263, 1963.
11) Tomenchuk, J. et al. : *Am. J. Phys. Anthrop.*, **51** : 67-78, 1979.
　 Richards, L. C. et al. : *Am. J. Phys. Anthrop.*, **84** : 159-164, 1991.
12) 栃原　博：熊本医学会雑誌，**31** : 607-656，1957.
13) 1 の Brothwell, 1981.
14) Meindl, R. S. et al. : *Am. J. Phys. Anthrop.*, **68** : 57-66, 1985.
15) 1 の Buikstra, E. J. et al., 1994.
16) Todd, T. W. : *Am. J. Phys. Anthrop.*, **3** : 285-334, 1920.
17) Gilbert, B. M. et al. : *Am. J. Phys. Anthrop.*, **38** : 31-38, 1973.
　 Katz, D. et al. : *Am. J. Phys. Anthrop.*, **69** : 427-435, 1986.
　 Meindl, R. S. et al. : *Am. J. Phys. Anthrop.*, **68** : 29-45, 1985.
18) 埴原和郎：人類学雑誌，**62** : 245-260，1952.
19) Lovejoy, C. O. et al. : *Am. J. Phys. Anthrop.*, **68** : 47-56, 1985.
20) Cox, M. et al. : *Am. J. Phys. Anthrop.*, **89** : 431-440, 1992.
　 Kelley, M. A. : *Am. J. Phys. Anthrop.*, **51** : 541-546, 1979.

Suchey, I. M. *et al.*: *Am. J. Phys. Anthrop.*, **51** : 517-540, 1979.
Tague, R. G.: *Am. J. Phys. Anthrop.*, **76** : 251-267, 1988.
21) 2の片山, 1990.
22) Iscan, M. Y. *et al.*: *Am. J. Phys. Anthrop.*, **65** : 147-156, 1984.
23) Frost, H. M.: *Yearbook of Phys. Anthrop.*, **30** : 221-238, 1987.
Mensforth, R. P. *et al.*: *Am. J. Phys. Anthrop.*, **68** : 87-106, 1985.
Stout, S. D. *et al.*: *Am. J. Phys. Anthrop.*, **87** : 111-116, 1992.
24) Walker, R. A. *et al.*: *Am. J. Phys. Anthrop.*, **68** : 67-78, 1985.
25) Hillson, S. W.: Teeth. Cambridge Univ. Press, 1986.

5

骨にみる病変

5.1 総　　論[1~10]

　過去の人々の病気を明らかにするためには基本的に2つの方法がある．1つは過去に記録された病気に関する古文書や絵画などを調べていく，いわゆる医学史的なアプローチである．残されたこれらの記録から，いつ，どこで，だれが，どのような病気に罹ったかが，かなり明瞭に知りうるし，多くの病気をトレースすることができるのである．

　しかし，医学史にはいくつかの大きな弱点や限界がある．その1つは記録された病名や症状が今日のわれわれの医学的な知識に必ずしも対応しないという点である．現代では病理学の発達によって臓器由来あるいは病原体由来によって病気を区分し，細分化していくことになっているが，医学の未発達な過去においては，症状が主体でありイコール病名であった．

　たとえば，古文書にはよく下痢，嘔吐などの症状を示す「霍乱（かくらん）」という言葉が頻出するが，これはそれ自体が病名であり，その原因が何であるかまではまったく不明なのである．

　もう1つ医学史からの調査で決定的な限界は，文字のない世界あるいは絵画に描かれなかった病気に対しては研究することすら不可能という点にある．化石になってしまった初期人類はもちろんのこと，縄文時代や弥生時代，あるいは近世でもアイヌの人々など，文字のない世界に生きた人々に生じたであろうさまざまな病気を読むことが，まったく不可能なのである．さらに，文字がある時代（歴史時代）であっても，何の記録も残しえなかった多くの名もない庶民の身に起こった不幸な出来事を知ることはできないという欠点がある．

　医学史とは異なる，もう1つの過去の病気を探索する方法で古病理学と呼ばれる研究がある．古病理学は，過去の人々の遺した骨という，いわば彼らの身体そのもの，すなわち彼らに生じた病気の直接資料を研究対象とする．したがってこのような研究は病気そのものが存在する骨をじかに調査していくので，これほど確実に病変を証明し，今日の医学的水準でこれを診断し，その個人の病気の経過や結果を知ることのできる方法は他にない．

　たとえば，ある縄文時代人骨によく治った骨折の痕跡が明瞭に残っていれば，その個体はいつごろ，どのような状態で骨折し，その後どのような変形が生じ，いつごろ

死亡したかということが，かなりの信頼性で判定することができるのである．また，ある江戸時代人骨にがん転移の病変がみられれば，それはどこのがんなのか，どこの骨に転移したのか，いつ死んだのかなどが明らかになるし，本書でも実例で示しているが，その人の病変と経過を記録した古文書が残っていれば，ほぼ完全にその人のがんの経過と症状，そして死亡状況までもかなり明らかにすることが可能である．

　もちろん，古病理学にもまた欠点や制約あるいは限界が存在する．その第1は，たとえば赤痢や肺炎，心臓病といった骨そのものに病巣を残さない病気にはまったく解決方法はない．

　また骨を侵す病気であっても，その病変が骨にまで進展していない場合には残念ながら骨を調べても病気を読み取ることは困難である．さらにまた，せっかく骨に病気が発見されても，その個体の保存状態によっては，病者の性や年齢が判定できない場合も少なくない．

　しかし，重要なことは，発掘などで出土した古代人の骨には，多かれ少なかれ健康や病気に関する何らかの徴候や痕跡が出現しているということである．したがって，古人骨をたんねんにみていくと，その個体の生前の健康状態や病気の有無をかなり明らかにすることが可能なのである．

　むしろ，まったく病変を示さない人骨の方がめずらしいともいえる．もちろん病変の程度や種類はきわめて多様であり，だれがみても明らかに異常だと判定しうる，いわば顕著で大きな病変から，よほど古人骨病変に精通した研究者（古病理学者）でなければ観察，診断することのむずかしい病変まで存在する．さらに，古人骨に出現した病変は同じような形態学的変化を示していても，その原因となる疾患カテゴリーがまったく異なる場合もあり，充分な注意が必要である．

　表5.1に掲げるのは古人骨を古病理学的観点から観察する場合に，チェックすべき疾病カテゴリーと個々の疾病のリストである．これらのリストに掲げられた疾病は，これまで古病理学の文献上見出された疾病の一部ではあるが，比較的出現頻度が高く，また形態学的異常がかなりはっきりとした疾患である．

　表5.1に記載された数多くの疾病の中で，とくによく遭遇するカテゴリーはⅠの外傷をはじめ，Ⅴの2あるいは3の退行性病変や，Ⅷの歯牙・歯周疾患などが挙げられる．しかし，ある時代のある地域のある集団によっては，Ⅱの感染症やⅢの腫瘍など，ある特定の疾病頻度が高く認められることがあり，伝染病の流行や遺伝的素因の問題とからんで興味ある情報を提供する．

　さらに，これらの疾病リストの中で，（その病変がいかに小さかろうと）生体内で病的な症状がかなり著明に出現する（時に致命的な）疾病もあれば，逆に加齢に伴う多くの退行性変化や比較的慢性に進展する疾病では，（その病変がいかに顕在化していようと）明らかな臨床症状をもたらさない（おだやかな）疾病もある．後者はとくに近年よく古病理研究で話題となるストレスマーカーという疾病カテゴリーでまとめられている．それらは成長期の栄養不良や重篤な病気のために成長阻害の証拠として

5. 骨にみる病変 123

表 5.1 古病理学的分析で注意しておくべき疾病のリスト

Ⅰ. 外傷
1. 骨折(変形や偽間節を含む)
2. 脱臼
3. 戦闘および利器による外傷，骨損傷
4. (四肢の)切断
5. 頭骨への人為的・外科的損傷(穿頭術)
6. 外傷後性化骨性筋炎

Ⅱ. 炎症性疾患
1. 非特異的炎症性疾患
  ①骨膜炎
  ②骨髄炎(汚孔，腐骨形成を含む)
2. 特異的炎症性疾患
  ①結核性骨関節炎
  ②梅毒性骨炎
  ③ハンセン病による骨変化
  ④放線菌症
  ⑤ブラストマイコーシス
  ⑥ブルセローシス

Ⅲ. 腫瘍
1. 良性(骨)腫瘍
  ①良性骨腫
  ②骨軟骨腫
  ③類骨骨腫
  ④多発性軟骨性外骨腫
2. 中間性(骨)腫瘍
  ①孤立性骨嚢腫
  ②骨巨細胞腫
  ③線維性骨異形成症
  ④骨組織球症 X
  ⑤傍骨性骨肉腫
3. 悪性(骨)腫瘍
  ①骨肉腫
  ②軟骨肉腫

③骨線維肉腫
④ユーイング肉腫
⑤多発性骨髄腫
⑥がんの骨移転

Ⅳ. 代謝性・内分泌疾患
1. くる病，骨軟化症
2. 壊血病
3. 副甲状機能亢進症
4. ページェット病
5. 脳下垂体機能亢進または低下症(巨人症または下垂体性侏儒)
6. 鉄欠乏性貧血(クリブラ・オルビタリア)
7. 骨粗しょう症

Ⅴ. 関節疾患および脊椎疾患
1. リウマチとその類縁疾患
  ①関節リウマチ
  ②若年性関節リウマチ
  ③強直性脊椎炎
2. 退行性慢性関節疾患
  ①変形性骨関節症，変形性膝関節症，変形性股関節症，変形性肩関節症，変形性肘関節症
  ②痛風
  ③神経病性関節症
3. 脊椎疾患
  ①腰仙移行椎
  ②脊椎分離症
  ③変形性脊椎症
  ④シュモール結節
  ⑤脊柱管狭窄症
  ⑥靱帯骨化症
  ⑦シャウエルマン病

Ⅵ. 先天性骨系統疾患・奇形症候群
1. 骨軟骨異形成症
  ①軟骨無形成症
  ②鎖骨・頭蓋異形成症
  ③変形性骨異形成症
2. 骨形成異常等
  ①骨形成不全症
  ②大理石骨病
3. 頭蓋骨変形
  ①頭蓋骨縫合早期閉鎖
  ②頭蓋底陥入症
  ③後頭骨環椎癒合症
  ④口蓋裂
4. 脊椎変形
  ①歯突起形成不全
  ②クリペル-フェーユ症候群
  ③脊椎披裂
  ④半椎
  ⑤側弯症(とくに特発性)
5. 股関節疾患
  ①先天性股関節脱臼
  ②ペルテス病
  ③大腿骨頭壊死

Ⅶ. 麻痺性疾患
1. 脳性麻痺
2. ポリオ
3. 変性疾患

Ⅷ. 歯牙・歯周疾患
1. 先天的歯牙異常
2. う歯(虫歯)
3. 歯周疾患，腫瘍形成

Ⅸ. その他
1. 分娩障害
2. 大動脈瘤

人骨に遺残する変化（たとえば歯牙でのエナメル質減形成や長骨骨端に形成されるハリス線，さらには眼窩上板でのクリブラ・オルビタリアなど）を意味しており，とくに集団間での健康状態の比較に有効な指標となる場合がある．

　これら古人骨に出現する古病理学的所見についての同定や診断の大部分は肉眼的観

察によっている．古人骨での病変自体，きわめて貴重であり，文化財的な価値も高い．したがって，骨病変についての検査は当然，非破壊的検査が中心となる．現在，もっとも一般的な検査は肉眼的観察による病変の出現部位とその形態を正確に同定することから始まる．多くの場合，X線撮影による検索もなされる．とくに病変が頭蓋板間層に限局するような症例（たとえば多発性骨髄腫）などでは，X線検査は有効な情報をもたらすことが少なくない．一方，病変部位での破壊的検査，たとえば脱灰による切片作成と顕微鏡による観察や人骨からのDNA抽出（PCR法）による起炎菌などの同定は，先述のように，病変人骨自体が貴重な資料であることから，現在これらの検査を行うことは大きな困難のあるのが実情である．

5.2 外　　傷

外傷は古人骨においてもっともよく遭遇する病変である．外傷の中でも骨折や利器による損傷は多くの場合，肉眼的な観察によってその異常は人類学専門以外の者でも比較的よく判別できるため，報告例も多い．

古人骨における外傷性変化は，主に表5.2のように分類されている[11]．この中には，どの研究者にも共通に取り上げられている項目もあれば，たまたまその研究者が取り扱った古人骨集団での特別の意味をもたせるための，特殊な視点に基づく項目も含まれている．日本の古人骨の外傷について，これまで報告された外傷性変化は表5.2に示された項目のほとんどを含んでいる．

a．骨　折

骨折は外力によって骨の正常な構造上の連続性が断たれた場合をいう．骨折は古人骨の外傷性の変化の中でも比較的頻度が高く，また多くの例で著名な変形を残すことから古病理学的にも発見されやすい．しかし，これほど古人骨によく遭遇し，人骨を取り扱った者であれば比較的容易に判定の可能な骨折であるにもかかわらず，縄文時代人や弥生時代人といった古代の人々での本当の骨折の実態は，まったくといっていいほど解明されていないのである．それは古人骨での骨折の同定には以下のような多くの制約と限界が存在するからである[12]．

表 5.2　外傷性変化の分類

Steinbock (1976)	Ortner & Putschar (1981)	Knowles (1983)	Merbs (1989)
骨折	骨折	骨折	骨折
転落外傷	脱臼	脱臼	歯牙の損傷
利器損傷	変形	外骨腫	利器損傷
脱臼	頭皮剝離	シュモール結節	頭皮剝離
骨幹横線	切断	離断性骨軟骨炎	穿頭術・切断
	穿頭術	外科的処置	死体損傷
	妊娠・出産の外傷	利器損傷	
	外傷性骨萎縮		

①骨の破損，消失，破片化による情報のロス．このことは単に，1個体内のある骨格部分の破損や消失だけではなく，多数個体が一括で埋葬されていた場合，その病変骨の所属個体が不明であったり，また火葬を受けた場合なども骨折痕を見出すことは非常に困難となる．

②受傷直後の死亡により，骨折治癒の痕跡がないために骨折であるか，死後の埋葬下での変化であるか，判定が不能．

③骨折の完全な治癒．これはとくに幼少年期などでの若木（わかぎ）骨折の場合，治癒後の骨自体の自然矯正（リモデリング）が完全になされると，たとえX線による検索でも発見不能．

④疲労骨折もほとんど発見不能．

⑤さらに現実の問題として古人骨を保管する博物館や大学，研究センターなどでは，主として経費やマンパワーなどの不足により，発掘された古人骨のクリーニングや台帳登録がなされずに，放置されたままの資料が相当数あり，これらにも隠された骨折や他の病変がかなりあると推定されている．

骨折の種類は，その頻度，骨折線の走向，骨折端相互の位置関係，骨折部を被う皮膚損傷の程度などによって実にさまざまな分類がなされる（図5.1）[13]．しかし骨折による肉眼的な変化としては基本的に，①骨折端のズレ，②骨折端での仮骨形成，そして③多くの場合，変形を残したまま骨折端は相互に再接合する（変形治癒骨折）．その後年数を経過すると，骨自体のリモデリングを中心としたいわば自家矯正能力によって変形の程度は徐々に弱くなり，ついには骨折が過去に存在したかどうかを判定できないほどに完全な修復がなされるような例も出現する．

これとは逆に仮骨形成の後に（固定不良などの理由によって）再接合が起こらず，骨折端がズレて開離したままとなり，これがために異常な関節形成と可動性を残

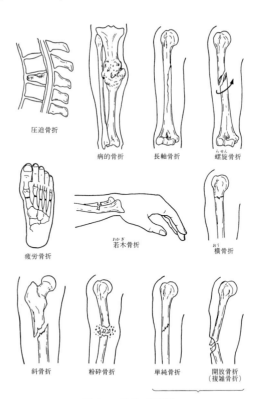

図 5.1 骨折の種類[13]

した状態をつくってしまう場合もある．これを偽関節という．

骨折は先に述べたように外力による構造上の連続性の遮断と定義されるが，その連続性が完全に断たれず不完全な骨折である場合もある．このような不完全骨折の代表的なものとして若木骨折と呼ばれるタイプの骨折があり，これは主として若い個体でのしなやかな長骨にみられるものである．

頭蓋は長骨とは，その形態と構造が異なることから特有の骨折を呈することが知られている．亀裂骨折は骨折線が線状に走る比較的軽度な骨折で，よく癒合した症例が多い．陥没骨折は文字どおり頭蓋に辺縁の明瞭な凹状の陥没を形成するような骨折であり，脳実質などにも大きな影響を及ぼしたと推定されるものであるが，古人骨では比較的よく治癒した例をみることが少なくない（図5.2）．

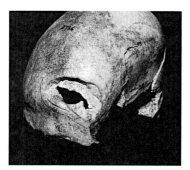

図 5.2 頭蓋骨の骨折
左前頭骨に巨大な陥没骨折と骨欠損を認める（治癒の途上にある）．

上肢の骨折で比較的よくみられるのが，前腕部の骨折である．橈骨遠位端は強く手をついた際，手首の部分が背側へ強く伸展するために骨折しやすい部分である（コーレス骨

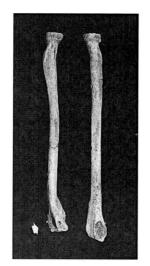

図 5.3 橈骨遠位端骨折
典型的コーレス骨折（矢印）である．正常な橈骨に比べ骨折の遠位端は，背側へ転位したまま（フォーク背状）で変形癒合治癒している．

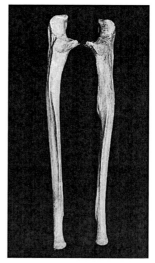

図 5.4 尺骨骨幹部骨折
尺骨骨体中央部に丸味を帯びてよく変形治癒した骨折（ペリー骨折）の症例（右側）．

折；図5.3）．また尺骨の骨幹部は打撃を受けたとき防禦の体制として前腕でその打撃をくい止めようとするためによく骨折する（ペリー骨折；図5.4）[14]．

下肢帯（骨盤）と下肢骨での骨折もみられる．図5.5は寛骨で腸骨翼をほぼ2分するような変形治癒骨折の症例である．骨折の中でもっとも重大なものの1つが，身体中で最長の骨であり，体重を支え，歩行に主力をなす大腿骨の骨折である．大腿骨骨折は，治癒したとしても，著しく変形し，患肢の短縮化や萎縮が生じ，その結果，跛行状態となったことは疑いもなく，古代の人々の日常生活や狩猟採集活動に大きな機能障害を終生残したものと推定される．図5.6は大腿骨の骨幹部骨折（大転子の下方）で骨折線が内上方から外下方へらせん状に入り，ねじれた状態のまま（すなわち，粗線を含む骨幹部後面が外側に約30°ねじ

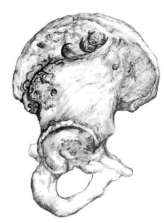

図 5.5 骨盤骨折
右腸骨翼に後方から腸骨稜中央部にかけて広汎な骨折痕（変形治癒）を認める．骨折線周辺にはさまざまなレベルでのリモデリングが窺える．

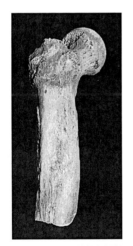

図 5.6 大腿骨骨幹部骨折
右大腿骨骨幹部で大転子の下方において，内側上方から外側下方へとらせん状に骨折が生じたと推定されるが，よく治癒している．しかし遠位骨片は内転し，粗線が外側に向いたままの変形癒合となっている．

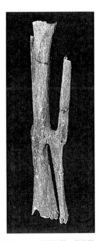

図 5.7 下腿骨（脛骨，腓骨）骨折
脛骨と腓骨が骨体中央にて同時に骨折．遠位骨片は後方へ屈曲転位したまま変形癒合．下腿骨間膜は骨化（外傷後性化骨性筋炎）を示し骨橋形成に至っている．

れたまま）ほぼ完全に癒合し，治癒した症例である．図5.7は下腿骨の脛骨と腓骨が両方とも骨幹部で骨折し後方へ変位したまま変形癒合した症例である．本例では下腿骨間膜（脛骨と腓骨の間に張る強力な結合組織性の膜）も一部骨化して骨橋を形成している．

b. 脱　臼

脱臼も骨折同様に外力によって生ずる．脱臼は正常な関節運動の範囲を越えて，関節面が相互に完全に接触を失った状態をいう．亜脱臼というのは関節面の一部がたがいに接触を保っている場合である．このような脱臼，あるいは亜脱臼もその後の経過によっては骨に影響を与えることがしばしばである．しかし古人骨をはじめとする骨格資料での脱臼例は骨折に比べると少ない．これはそもそも重症な脱臼の頻度が少ないと考えられるうえ，骨折ほど大きな形態学的変化を示さないことによるかもしれない．

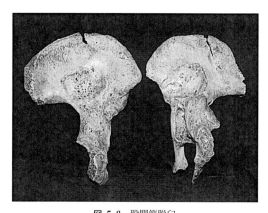

図 5.8　股関節脱臼
両側の股関節脱臼例である．本来の寛骨臼は萎縮し，腸骨翼外側面に粗雑な表面をもつ（2次的）関節面が形成されている．

古人骨資料で脱臼のよく知られている部位は股関節部分である（図5.8）．この股関節脱臼は先天性に発生する場合（先天性股関節脱臼）と外傷性に発生する場合（外傷性股関節脱臼）とがあるが，病変からの鑑別は必ずしも容易ではない．日本の縄文時代などの古人骨資料では寛骨の外側面に2次的な臼蓋を形成するほどの股関節脱臼は知られておらず，とくに先天性股関節脱臼の頻度（日本では約0.1％）の低かったこともその原因の1つと考えられる．

c. 外科的処置

日本では，南アメリカ，ペルーなどの先史時代人と異なり穿頭術についての明確な例はこれまでに報告されていない．筆者の調査した資料でも穿頭術を窺わせる例は見出されていない．南アメリカなどの穿頭術について第11章を参照されたい．

切断についても古人骨では例が少ない．切断を示す症例はまだ日本に報告はない．さらに，先史オセアニアで1例見出されているが，それが戦闘によるものか不慮の事故によって切断されたのか，あるいは治療を目的とした外科的な切断によるものか，区別はつかない．しかし，いずれにせよ，1個体がほぼ完全に埋葬されているにもかかわらず，骨折（切断）部位から遠位・末梢部分がそっくり欠如することや，残っている近位骨折端辺像部分の比較的なめらかな治癒傾向などは，それが切断によるもの

と推定することが可能である．

図5.9は中国青海省から出土した春秋戦国時代すなわち青銅器時代人骨にみられた典型的な切断例である[15]．この，青海省上孫家遺跡出土のM894は男性壮年と推定される個体で両側下肢長骨のみが遺残する．左側は正常であり，病変はまったく認められない．右側は脛骨，腓骨ともに遠位関節面より5～6cmほど上部で切断されている．切断面は前上方から後下方に向き，比較的平滑で多孔質の形態を呈しているが，骨髄腔の露出はない．切断部位より両骨の骨幹部で骨間膜付着部分は炎症性変化による不整な骨増殖像が出現している．切断面ではいずれも新生骨増殖により骨髄腔の露出がみられないものの，脛骨と腓骨には仮骨からの新生骨による骨癒合，すなわち骨橋形成が出現している．

本例は明らかな人為的切断例である．切断面形態から，おそらく金属性利器（斧）などにより一気に切断されたものと考えることができる．骨間膜付着部での炎症反応性骨増殖は，受傷後の2次性細菌感染による骨膜炎と考えられる．

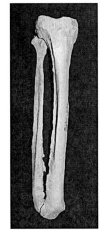

図 5.9 切断例（中国，青銅器時代）

d. 利器による損傷

骨の外傷の中で利器による損傷は次の2つの意味で重要である．すなわち，① 骨に損傷を及ぼす直接的原因のわかることが多い．すなわち使用された武器の種類，武器の破壊力，攻撃方法や回数などをかなりよく推定できるのである．さらに，② 闘争を生むに至った社会的背景が推定できる．つまり，ある集団での利器による損傷個体の頻度を知ることや，他の集団での頻度と比較することによってその集団のおかれていた状況を把握することが可能であることの2点である．日本では縄文時代から弥生・古墳を経て江戸時代に到る各古人骨集団から，枚挙にいとまのないほど，利器による骨損傷例が出現している．とくに九州北部を中心とする弥生時代の利器損傷例はそれが集団間での組織的戦闘の起源ともからんで興味深い情報を提供している．すなわち，石と木の武器が主流だった縄文時代から，弥生時代に入ると金属器による刀剣などが殺人専用の武器として出現する．このような武器の変容はまた特有の骨損傷をもたらす．なかでも刀剣による骨損傷は切り口が明瞭であり，多くは即死，あるいは致命的であるために治癒変化がほとんどみられず，さらに首切断（斬首）もふくめ頭・顔面部での受傷が目立つなど，いわば生々しい骨への受傷と即死の記録となり，関心を引きやすい．

日本に金属器が導入されるのは弥生時代であるから，刀剣による骨損傷もまた弥生時代に発生している．とくに北部九州を中心とする弥生時代人骨には数多くの刀剣傷が確認されている．とくにこの弥生の戦争を一躍有名にしたのが佐賀県吉野ヶ里遺跡出土の，首を切断され胴体だけが埋葬された戦士であろう（図5.10）．首の切断後の

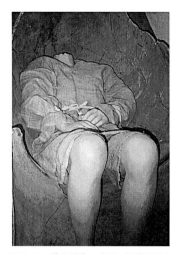

図 5.10 弥生時代，吉野ヶ里遺跡出土の首のない遺体埋葬例（復元）

埋葬例はさらにまた福岡県の隈・西小田遺跡からも出土している．いずれの例も環椎や軸椎といった上位の頸椎が頭蓋とともに取り去られ，鋭利な利器による切断痕が残っていることから，明らかに生前あるいは死直後に首を落とされているのである．逆に頭蓋だけを埋葬した例も北部九州弥生時代遺跡から数例報告されている[16]．

一方，戦闘に用いられたのであろう，鋭利な金属器（武器）が骨に突き刺さったままの状態で発見された例も知られている．福岡県筑紫野市永岡遺跡出土の比較的若い成年男性の骨盤で左側仙腸関節近傍に後方から刺突したままの銅剣の剣先部分（約 5.3 cm）が認められている．剣先は腸骨を突き抜け骨盤内腔へ 1 cm 近く突出している．治癒反応はまったくなく，おそらく出血等により即死に近いものであったと推定されている[17]．

古墳時代の人骨からも切断痕のある人骨が知られている．新潟県佐渡島にあるケラマキ古墳 3 号墳から出土した壮年男性には頭蓋，左上腕骨（2 カ所），左脛骨（2 カ所）に刀傷が認められ，なかでも頭蓋には 3 カ所の刀傷があり，その第 1 のものは長さ 40 mm を超える傷創で矢状縫合に近くその縫合に平行して左頭頂骨の全長にわたり左斜め上から切り込まれたものであった．最初にこれらの刀創の鑑定に当たった小片は，「（武器としては）切れ味がよく，ある程度重量のある，刃渡りの長い利器が考えられ，古墳時代後期のことであるから，おそらく直刀であろう」と述べている[18]．

e．離断性骨軟骨炎

主として成長期の子供に起きる疾患で，関節面の軟骨が軟骨下骨質の一部を伴って脱落，剥がれ落ちるものである．この脱落した小骨軟骨片は関節内を動き回ることか

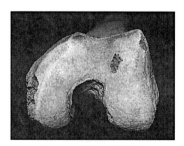

図 5.11 離断性骨軟骨炎
大腿骨遠位関節面（膝関節部分）で虫喰い状に関節面が剥がれ落ちている．

ら「関節遊離体」（あるいは俗に「関節ねずみ」）と呼ばれる．外傷に含めるか否かは議論のあるところであるが，古人骨ではよく外傷のカテゴリーに含めることが多い．

好発部位は大腿骨内顆部分であるが，肘関節などにも発生し，古人骨資料でも関節面で直径 1～2 cm の骨質の欠損があり，内部へ掘り込んだような状態となっているので，診断は比較的容易で報告も多い（図 5.11）．日本の古人骨にもごく一般的に見出されるものであるが，本症が単独で現れる場合もあれば変形性関節症を伴

っている場合もあり，またその大きさや欠損部分の深さもまちまちである．変形性関節症は加齢に伴う機械的ストレスの蓄積と永年にわたり持続する微小外傷などによって，関節を構成する関節軟骨や軟骨下骨層の変性と引き続く破壊が生じるもので，骨関節症あるいは退行性関節病変とも呼ばれるものである．

f．外傷後性化骨性筋炎

これは骨折や脱臼，あるいはひどい打撲などのある損傷部周辺に，挫滅した筋組織内での血腫の形成を基盤とした，異所性の骨化が生ずるもので，最後にはかなり大きな異常骨塊となることが知られている．化石化した古人骨でもっとも有名なのはデュボワが1982年にジャワのトリニールにおいてソロ川の河岸堆積物から発見したピテカントロプス・エレクトゥス（ジャワ原人）の大腿骨にみられる火炎のような不規則な異常骨塊が，この外傷後性化骨性筋炎と診断されている（図 5.12）[19]．縄文時代人骨資料をはじめとする古人骨資料でも時々，本症と考えられる異常骨塊を四肢長骨に認めることがある．

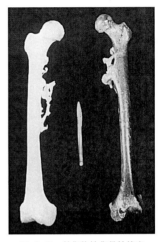

図 5.12 外傷後性化骨性筋炎
右は，ピテカントロプスの大腿骨小転子下方の内転筋群付着部に認められる火炎状の異常骨塊．左は類似した変化を示す現代人の晒洋骨病理標本．

5.3 炎　　症

a．総　編

炎症という現象を正確に（病理学的に）定義することは，今日の病理学においてすらむずかしいことではあるが，炎症というのはいわば生体の防御反応であり，（細菌などの）炎症を引き起こす物質（起炎物質）によって生ずるさまざまな生体の（病的な）変化ということができる．このような生体の炎症反応はギリシア時代の古くから知られており，炎症の4主徴として，発赤，疼痛，腫脹そして機能障害が有名である．骨も生体の一部であり，同じように炎症反応を生ずる．骨は解剖学的に骨膜，皮質骨そして骨髄を含む海綿骨の3つの部分に分けられるが，炎症が生じた場合，それぞれ，骨膜炎，骨炎そして骨髄炎と呼ばれる．しかし，実際上はそれらは相互に密接に存在するために相互に混在することが多い（たとえば骨膜，骨炎など）．

古人骨においても比較的多く骨の炎症と判断される例に遭遇する．通常，古人骨では骨膜は消失していることが多く，骨炎または骨髄炎となっているのであるが，骨（皮質）表面での骨炎は，当然生体においては骨膜炎を起こしていることから，古人骨においては（骨膜はなくても）骨皮質表面の骨炎所見は骨炎よりもむしろ骨膜炎と呼ばれ，しかも独立した1つの病気の概念として取り扱われることが多い[20]．

骨膜炎は骨の表面（正確には骨皮質の外側面）にあたかも「樹皮状の」あるいは「垢状の」不規則な骨の増殖がみられ，骨を見慣れた者であれば比較的容易に判別が

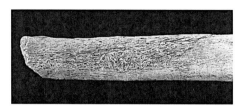

図 5.13 骨膜炎（縄文時代）
「樹皮状」の骨膜表面の粗造な反応性骨増殖を認める．

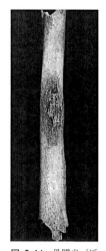

図 5.14 骨膜炎（近世）
骨表面からの隆起した炎症反応性骨増殖と髄腔と交通する多孔を認める．

つくものである（図5.13）．しかし，このような古人骨に出現する骨膜炎の起因物質を特定すること，たとえば黄色ブドウ球菌などと正確にその原因となる細菌の種類を特定することは非常に困難である．その理由は，特殊な病原菌（たとえば結核や梅毒など）を除くと，ほとんどすべての病原菌によってもたらされる骨表面の病変（骨膜炎）は骨資料ではその形態がほとんど同じ（非特異的）だからである．したがって古病理学では先に述べたように（原因を特定せずに）骨膜炎や骨髄炎それ自体を独立した疾患として取り扱い，そのままで診断することが多い．

骨膜炎は全身どこの骨にも出現するが，下肢の長骨，たとえば脛骨や腓骨によく出現することが知られている[21]．細かく観察すると，比較的軽度な場合には長骨（皮質の）表面には線状のわずかな隆起が幾筋も長軸にほぼ平行に走向し，小さな小孔が多数存在する．時に，炎症を生じたと推定される部分ではその周囲と明らかに色調が異なっている場合もある．またそのような変化がより顕著になると線状の増殖性隆起は相互に癒合し，岩石状に盛り上がる一方，孔の径も大きくなり，一部は骨皮質を突き抜けて骨髄と交通しているものもみられる（図5.14）[22]．

化膿菌による骨髄の炎症を（化膿性）骨髄炎と呼ぶ．元来骨髄は体の最深部にあって外界と隔絶されているため，感染を生ずるルートはそれほど多くはなく，次の3つが考えられる．

①上気道や歯槽などに第1次の感染炎症巣があり，そこから血行性に（細菌が）骨髄に運ばれる血行性感染，

②骨の近くの軟部組織などの炎症巣から直接に波及するもの，

③開放性骨折などの外傷によって細菌が直接骨髄へと侵入するもの，

のいずれかである．現代人においては①の血行性感染がもっとも多い．骨髄の炎症が生ずると細菌と白血球の闘いなどで膿瘍（ウミ）が骨髄という閉鎖された小腔の中でどんどんつくられ，骨の内圧は急速に上昇する．このような異常な環境下のために，骨は不規則な脱灰を受け，破壊され，萎縮し，血流が遮断されて阻血状態となり，ついには骨は生理的活性を失う．これを腐骨と呼ぶ．一方，骨髄腔内に貯留膨張した膿瘍はついにハバース管やフォルクマン管を通り，あるいは直接に腐骨を破壊して瘻孔を形成し，骨膜下へと流出する（骨膜下膿瘍）．骨膜下膿瘍はさらに膨隆して，ついに骨膜を破り，周囲の軟部組織を侵し，最終末像としては皮膚まで破り，膿瘍（ウ

ミ）は体外へと排出するようになる．

このようにして，徐々に骨髄炎は慢性期へと移行するが，先に述べたように，病変骨には破壊・吸収，広範な廃用性萎縮，腐骨形成，瘻孔形成などがあり（図5.15），とくに腐骨は萎縮して骨髄内に残留し，それを硬化した病変骨が取り囲むため，骨死柩と呼ぶ状態となる．

非特異的な骨膜炎や骨髄炎に対し，ある特異的（特徴的）炎症性変化を示す骨膜炎，骨髄炎も知られている．その代表的なものが，結核と梅毒による骨の炎症性変化である．結核は主に脊椎を侵し，椎体を破壊して癒合するという塊状椎を形成することに特徴があり，梅毒では主に頭蓋や脛骨を侵し，ゴム腫と呼ばれる独特の変化により頭蓋の破壊が顕著である．

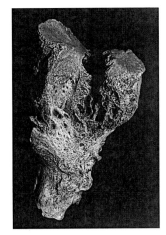

図 5.15　脛骨近位端の外傷後性（？）慢性化膿性骨髄炎（室町時代）

b．結　核

結核による脊椎カリエスは，罹患部位，病変の形態などにかなり特徴的な特異的炎症性疾患である．これまで日本でもっとも古い症例は，いずれも古墳時代（6〜7世紀）のもので，3例が報告されていた．2000年8月に弥生時代後期後半（2世紀後半）に属する人骨から脊椎カリエスと診断される人骨が2例発見され，日本最古の古病理学的症例と確認された[23]．脊椎カリエス症例が出土したのは，鳥取県気高郡青谷町にある青谷上寺地遺跡である．このムラは弥生時代前期後半〜古墳時代前期初頭に存続していたと考えられ，銭貨，卜骨，鉄製品，土器，木製品など大量の遺物を伴出している．脊椎カリエス症例の人骨は伴出土器の形式から弥生時代後期後半と考えられている．

古墳時代の症例に関して，結核による脊椎カリエスと診断された第1例目は，千葉県小見川町にある城山3号古墳から出土した例で，古墳時代後期に属する壮年男性にみられた腰椎・仙骨部分の脊椎カリエスで，股関節付近に及ぶ流注膿瘍痕が大腿骨にも認められた症例である[24]．第3〜7胸椎と推定される一塊となった亀背形成を示している（図5.16）．個々の脊椎は識別不可能なほどに変形治癒しているが，椎間孔および棘突起に病変は及んでいない．第5胸椎を中心に脊柱はほぼ90°に前屈し，強い亀背が形成されている．

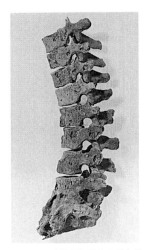

図 5.16　小見川町城山3号古墳出土の腰仙部脊椎カリエス（側面）（小片丘彦博士のご厚意による）

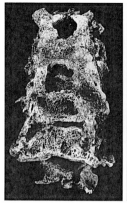
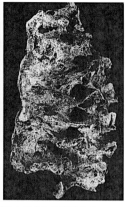

図 5.17 鵜の木第1号古墳から出土した脊椎カリエス
左は正面像,右は側面像.

第2例目に報告されたのは東京都大田区鵜の木第1号古墳から出土した50歳代と推定される熟年女性の第7胸椎以下第2腰椎に至る脊椎カリエスで,典型的な塊椎形成と亀背を伴った症例である(図5.17)[25].

残された脊椎は,第6胸椎から第2腰椎までの9個の椎体部分である.第6胸椎だけは単独であるが,第7胸椎から第2腰椎までは一塊になって,塊椎を形成している.とくに第8,9,10胸椎あたりは,そのおのおのが識別不能で完全に癒合している.第7胸椎の長軸と第2腰椎の長軸とはほぼ90°をなし,非常に強い後方に突出する亀背を形成していた.このように強い変形を示す典型的脊椎カリエスではあるが,病変はよく治癒している.おそらく,この女性の場合,若いころに肺結核や脊椎カリエスを罹患していたが,運よく治り,当時としてはかなり高齢になるまで生き長らえたのであろう.

第3例目は,宮崎県西諸県郡高原町旭台地下式横穴から出土した熟年男性にみられた第12胸椎から第4腰椎での膿瘍形成を中心とした炎症性変化とともに塊椎を形成しつつ治癒期にある結核性脊椎炎と診断された例である[26].旭台地下式横穴群は1975年に考古学的発掘が行われ,総数36体の古墳時代人骨を出土しており,九州,とくに南九州山間部地域でのまとまった資料として人類学的にも重要とされている.造営年代は古墳時代後期前半と比定されている.

以上述べたように古病理学的にみた場合,日本での結核,とくに脊椎カリエスは2世紀後半にまでさかのぼるが,その爆発的流行は6世紀後半から7世紀後半の古墳時代後期の可能性がある.一方,少なくとも縄文時代の人骨資料には,現在のところ確実な結核の例はみつかっていない.このことはきわめて重要な意味をもっていると考えられる[27].すなわち縄文時代人骨は,その大部分が骨の保存に都合のよいカルシウムを大量に含む貝塚から出土するという理由により,東日本を中心に広く全国から出土し,観察可能な脊椎がよく残る保存状態のよい例が多い.実際,古病理学的研究でも縄文時代人について興味が集中し,病変の記述されたものは少なくない.

このように質量ともに豊富な縄文時代人骨からは,特徴ある明確な骨病変を形成する骨結核を示す個体が皆無である.このことは,本症が強い伝染力をもつ感染症であることを考慮に入れるならば,縄文時代には結核という大きな規模の流行は存在しなかった,と考えるのが妥当であろう.もちろん先述の結核菌類似の非定型抗酸菌の存

5. 骨にみる病変

在は縄文時代においても否定はできず，本菌による結核に似た臨床症状をもつ感染症が，散発的・局所的・孤立的に存在した可能性がないとはいえない．

弥生時代には稲作農耕が開始され，米食が始まり，金属器が使用された時代である．この時代に朝鮮半島からの文物の移入があったことは疑うべくもなく，日本列島において最初西日本から始まり，やがて関東・東北に至るまで朝鮮半島由来の渡来系集団と在来系集団との間に混交，対立，同化などの交渉のあったことは容易に推定しうる．

この点は考古学的な土器の分布や編年的構成からも推定されており，「(在来縄文系の)突帯文土器を製作・使用する集団と(弥生系の)遠賀川式土器を製作・使用する集団が並存し，両者の間に人的・物的交流があったと思われる．(中略)(時間が経るにつれて)突帯文土器はしだいに遠賀川式土器に一本化していくが，それはとりもなおさず在来系集団と移民系集団とが合流したことを意味した」と考えられている[28]．

弥生時代に入り，その生活基盤が狩猟採集から稲作農耕へと転換したが，この大きな変革は社会経済的あるいは広汎な生態学的変化と同様，個人個人のレベルでの栄養状態の変化も大きかったと考えられる．1つは，質の変化でいえば，動物性タンパク摂取量の低下したことが挙げられる．これは病気に対する免疫，あるいは抵抗性に関してはマイナスの要因であった．もう1つは量の変化の観点からいえば，比較的安定した米の供給による炭水化物(デンプン)の摂取量の増加である．これは健康に関してはプラスの要因である．

農耕開始がヒトに与える変化を解析した試みは，北アメリカのアメリカ・インディアンの古人骨を対象として研究された例が多く，幾多の業績も上がっている．一般的にいえば，相対的には乳幼児死亡の増加による平均死亡年齢の低下，ストレスの増加による疾病の増加や成長障害(長骨でのハリス骨幹横線，歯のエナメル質減形成など)が増加すると考えられている．

農耕が開始されたとはいえ，それによって安定したエネルギー源として米穀類の供給が可能となるまでには，おそらく数十年以上に及ぶ長い時間は必要であったと思われる．したがって農耕の開始間もない弥生時代にあっては先に述べた2つの因子について，動物性タンパクの摂取量低下に加えて炭水化物によるカロリー供給は不安定で充分ではなかったと考えられ，個人レベルでも集団全体としてもかなりの低栄養の状態はまぬがれなかったはずで，結核をはじめとする疾病を受け入れやすい時期にあったと推定される．

また，社会的要因として，弥生時代は平穏な時代ではなく，人々が集団的に武装し，大がかりな戦争のあった時代だったと考えられている．このことは弥生時代集落に環濠が存在することや，社会構成に構造的な非等質性を示す墓制の変遷が認められることなどからも支持される．このような戦争の繰り返される社会不安やストレスは，結核の流行を増強させる．とくに環濠などで防禦された，狭い生活空間においては，結核感染の有効接触率を高める作用ももつことになり，結核流行の温床ともなっ

た可能性が示唆される.

c. トレポネーマ症 (梅毒)

トレポネーマ症はトレポネーマ (treponemes) あるいはスピロヘータ (spirochetes) と呼ばれる病原体によって引き起こされる感染症である. トレポネーマ症には少なくとも4型あるいは4症候群が含まれている. それらは, ピンタ (pinta, 熱帯白斑性皮膚症), ヨウズ (yaws, イチゴ腫), 風土病性梅毒 (endemic syphilis, 非性病性梅毒, non-venereal syphilis ともいう), そして梅毒 (venereal syphilis, 性病性梅毒) の4型である. これら4型のトレポネーマ症を引き起こす病原体はいずれもトレポネーマ・パリドゥム (*Treponema pallidum*) ただ1種と考えられ, 現在のところ, この4型をもたらす病原体間での形態学的・血清学的な差が認められていない. しかし, この4つの病型間には明らかに地理的な分布の差が存在し, しかもそれらは相互の進化上の棲み分けによって分布差が成立したと考えられている[29].

①ピンタ:このタイプは主としてメキシコからエクアドルにかけての熱帯雨林に分布している. 病変は皮膚に限局される. すなわち, 高温多湿に暮らす黒褐色の皮色をもつ人々の手掌などに白斑ができ, 皮膚潰瘍が生ずるものである. 感染は皮膚と皮膚の接触感染であり, 幼小児期に感染が成立する.

②ヨウズ:別名イチゴ腫は亜熱帯地方に暮らす人々に分布する. ピンタ同様接触感染症によるが, 病変は皮膚のみならず骨格系をも侵す. 第2次世界大戦以前に日本が統治していたミクロネシアなどの南洋諸島住民の間に, このイチゴ腫が流行していたことが確認されている.

③風土病性梅毒:本型は非性病性梅毒とも称され, またその名の示すとおり, 世界各地に風土病的に流行するため, ベジュル (bejel), シッベン (sibbens) などその流行地ごとに病名がつけられているが, いずれも同一の疾患である. 本型の流行はいずれも, 温暖で乾燥した気候風土に限られ, かつてはアフリカのサハラ砂漠以北から地中海東岸地方や中近東を巻き込み, 中国内陸部にまで広がる広大な分布圏を有していた. 病原体は通常口腔内や性器など温かく湿った部分に寄生し, 接触感染により発病する. 病変はピンタやヨウズなどよりもはるかに重篤で皮膚や骨格系の病変のみならず心血管系を侵し, 大動脈瘤などを発生する. このベジュルをはじめとする風土病性梅毒の保菌者と感染者数は驚くべきほどに多く, 性病性梅毒の患者数よりも多いと報告されている.

④性病性梅毒:いわゆる梅毒である. 本型は他のトレポネーマ症と異なり, 気候や風土の制約もなく, 少なくとも現在では世界中あらゆるところに流行し, 感染経路として性行為が重要な役割を果たすことは, よく知られている. 感染時期も他の3型とは異なり主体は成人期である. 本症はトレポネーマ症の中でももっとも重篤な病変を呈する. すなわち初期の皮膚病変から始まり, 骨格系を侵し心血管系病変をもたらす他, 消化器や中枢神経までもが侵され, 時に致命的である.

1) トレポネーマ症の骨病変[2~4]　　以上のような4型に分けられるトレポネーマ

症の中で骨格系にまで病変が及ぶのはヨウズ, 風土病性梅毒, そして性病性梅毒の3つのタイプである. これら3型の骨病変の鑑別は不可能であり, いずれも慢性骨髄炎の形態をとるが, 骨病変そのものの頻度や病変の部位には若干の差異を認める.

すなわち, ①風土病性梅毒では性病性梅毒に比べ骨病変の頻度は少なく, 後者はおよそ全患者の10～20%に骨病変が認められるのに対し, 前者ではおよそ1～5%程度である. また風土病性梅毒では頭蓋にその病変が及ぶことは非常に少ない. ②ヨウズは性病性梅毒とほぼ同程度かやや少ない割合で骨病変を認める. しかし, それらの病変の大部分は下肢長骨, とくに脛骨に集中する (図5.18). 頭蓋病変は比較的少ないものの鼻部 (梨状口周辺) での骨破壊はよく出現する.

トレポネーマ症の中でもっとも激しくまた高頻度に, そして広汎に骨格系を侵す性病性梅毒における骨病変を紹介しておく. 梅毒は

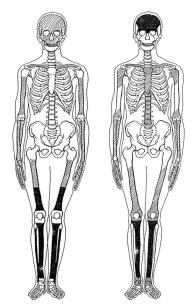

図 5.18 ヨウズ (左) および性病性梅毒 (右) の骨病変の分布 (Steinbock, 1976)

感染後の臨床症状や経時的変化から, よく知られているように第1～3期に分類される. 骨病変は第3期に出現し, 本症に特有のゴム腫 (ゴム様肉芽腫) による破壊性病変が特徴的であり, とくに頭蓋 (前頭骨, 頭頂骨, 後頭骨, 口蓋骨など) や大腿骨および脛骨に発生する.

これら骨格に発生する梅毒性病変 (骨梅毒) は軟組織を除去し, 晒浄骨標本としたときに, いくつかの特徴的な所見がみられるが, とくに頭蓋での骨梅毒では次のような特徴を呈する (図5.19, 5.20).

①病変の広がりは頭蓋全体に及び, びまん性, 多発性に出現している.

②個々の病変は骨表面の著しい凸凹不整や骨溶解像, 星芒 (せいぼう) 状の瘢痕や硬化した所見など実に多種多様である.

③病変はある程度の新生骨増殖の所見があり, いわば治癒過程を示す部分が確実に存在している.

これらの3つの所見は頭蓋における典型的な骨梅毒の際に, 必ずといってよいほど出現してくる肉眼所見である.

図5.21は下肢長骨 (大腿骨) にみられた性病性梅毒による典型的な紡錘型肥質を呈する慢性骨髄炎である. 大腿骨遠位部分は骨幹部を中心に膨隆し, 骨表面にも著しく不整な骨増殖を呈している. 一部は異常な骨増殖塊が重層的に配列し, 一部はゴム

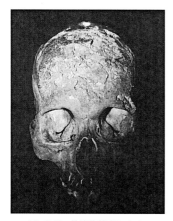

図 5.19 性病性梅毒による頭蓋の破壊性変化

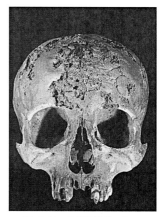

図 5.20 性病性梅毒による頭蓋の破壊性変化

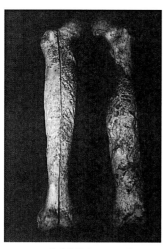

図 5.21 性病性梅毒による両側大腿骨にみられる慢性骨髄炎著しい肥厚を伴なっている．

腫による破壊のために骨髄腔とも交通している．

2) トレポネーマ症の起源と分布の問題 トレポネーマ症の4型はどのような関連があるのだろうか．この問題は（性病性）梅毒の起源ともからんだ重要な論争ともなっている．この論争は今日われわれが梅毒と称する性感染症としてのトレポネーマ症の最初の流行が1494～1497年にヨーロッパで爆発的・突発的に発生し，その後パンデミーとなった事実をどう解釈するかという点に集中する．

よく知られた1つの仮説に梅毒起源に関する「コロンブス仮説」がある．すなわち，クリストファー・コロンブス一行が1492年アメリカ大陸を発見し，彼らが当時新大陸に流行していた梅毒に現地人から感染し，それをヨーロッパへ持ち帰ったというものである．

コロンブス一行はスペイン，パロスの港から出発し，サンサルバドル島を発見，その後ハイチ島（イスパニオラ島）やキューバを経て帰還するのであるが，この帰還途中に船員の中に発疹を伴う激しい急性症状を示す「イスパニオラ島病」が発見された．

これがすなわち，今日われわれのいう性病性梅毒の第1号患者であるとされているのである．コロンブスは1493年5月イザベラ女王臨席のもとバルセロナに帰港，熱烈な歓迎を受けたが，その直後よりこの梅毒がはやり出し，コロンブスの新大陸発見

5. 骨にみる病変

にまつわる光と陰のように梅毒持ち帰り説が交叉しているのである.

さらにこの仮説を非科学的に裏づけたのが新大陸原産の「癒瘡木（ゆそうぼく）」すなわち, グアヤクの木である. グアヤクは治療法のなかった梅毒に対し, これをぶどう酒などで煮詰めてその煎じ汁（グアヤク・エキス）を飲むことで, 梅毒を治す特効薬として珍重された香木である. おそらく発熱・発汗剤として作用したのであろう. コロンブスによってもたらされた新大陸の病気は, 同じく新大陸のグアヤクによってもっともよく治るという, わかったようなわからないような屁理屈が広く信じ込まれ, 梅毒の「新大陸起源説」が非科学的にそして根深く信じられてきたというのがその経緯である.

一方, トレポネーマ症の分布と流行に関してヒト（宿主）, 環境, 病原体という3つの流行要因と病原体進化に基づく仮説がある. それは「一元仮説（unitarian theory）」と「非一元仮説（non-unitarian theory）」という対立する2つの仮説が代表的である.

このうち一元仮説の代表的な提唱者はハドソン（Hudson）である. 彼はこの4つのトレポネーマ症は単に異なった生態学的環境下で, 異なった臨床症状を示す単一の疾患であり, その原型はヨウズであったと主張する. 彼によれば, それは10万年ほど前に中央アフリカに現れ, 以降人類の移動に伴って臨床的形態を変えながら世界各地へ広がったと推定されている.

一方, 非一元仮説の代表的提唱者はハケット（C. J. Hackett）である.

彼はこの4つのトレポネーマ症は突然変異による分岐によって生じたと提唱する. すなわち元来, 土中の腐食性原虫であったトレポネーマの祖型は, ほぼ15000～10000年ほど前にピンタとしてヒトに対する病原性を獲得し, 一説にはアフリカの霊長類との人獣共通感染症であった可能性も指摘されているのだが, これがヒト・トレポネーマ症の始祖となったと考えるのである.

その後約10000～7000年ほど前にヨウズやベジェルがヒトの人口増加と生存範囲の急激な拡大によってそれぞれ進化し, それぞれのニッチェ（生態系内適応）を獲得したとされている.

そして, ハケットによれば第3回目の変異は紀元前3000年ほど前に東地中海から中近東の地域で, ついにベジェルから性病性梅毒へと変容したと推定されているのである. しかし, この時点で生じた性病性梅毒は地中海領域に徐々に広がっていったものの, その症状はかなり穏やかなものであったらしい. ハケットによれば第4のそして最後の突然変異種がついに15世紀後半にヨーロッパで生じた. この新たに生まれた新型性病性梅毒はきわめて重篤な症状をもたらし, 致命率も高いものとなった. これが今日の梅毒の起源であると推定されているのである[29].

なぜ, このような突然変異が生じ, 新種が生き延びていくのであろうか. それは病原体の側の変容・進化は, 宿主である人間の住環境や生活様式の変化に符号する形で病原体の種の保存が図られてきたことによる.

人間の側の変容が病原体を変容させるのである．人間の側に要因が存在する．ハケットのいう第3のそして第4の突然変異は，人類の寒冷な気候風土への適応と衣服の着用，人の集中する都市の形成，不潔な状況下で皮膚を露出することの少なくなるいわば衛生状況の改善，これらの人間の側での変容が生じたころにトレポネーマはその種の保存をかけて，より強力なそしてより特殊化した性病性梅毒へと変異したと考えられるのである．

では実際に，この日本列島を含めたアジア・オセアニアの広大な地域で，トレポネーマ症の起源やその後の流行——それはとくに性病性梅毒出現以前のトレポネーマ症ということになるが——はどのようだったのであろうか．これは膨大な古人骨資料の中からトレポネーマ症による症例をひとつひとつ洗い出し，広大な地域と長い時間と歴史の中にまるでジグソーパズルのように埋めていく，たいへん根気のいる研究である．これまで，このアジア・オセアニア地域ではヨーロッパ人との接触以前，すなわち性病性梅毒の広がる以前のトレポネーマ症と確認されたものはそれほど多くはない．

広大な太平洋に浮かぶポリネシア，メラネシアそしてミクロネシアの島嶼からなるオセアニアにおけるトレポネーマ症については，当然本症がこのヒトを宿主とする感染症であることから，これらの地域におけるほぼ10000年くらい前からのヒトの移動や定住がトレポネーマ症の分布や流行と密接に関連する．しかし，現在もなおこれら広大な太平洋の島嶼に，いつどのようにして人々が移住し，定住し，植民化されてきたかという詳細はまだよくわかってはいない．

この地域でのトレポネーマ症の古病理学的な報告を最初に行ったのはスチュワートとスポア（T. D. Stewart & A. Spoehr）である[30]．彼らはマリアナ諸島テニアン島から出土した今からおよそ1250年前，すなわちヨーロッパ人との接触以前の時代の人骨についての報告である．それは13〜14歳ぐらいの小児人骨で，残存する部位は頭蓋と大腿骨，脛骨であったが，そのいずれの骨格部位にも明らかにトレポネーマ症によると考えられる慢性化膿性の骨病変が残されていた．この例は，その人骨の時期やマリアナ諸島という地理的な特性から，トレポネーマ症の中でもヨウズと診断されている例である．

さらにピートルセウスキー（M. Pietrusewsky）はポリネシアに属するトンガから，やはりヨーロッパ人との接触以前の時代の埋葬墓より出土した99体の人骨のうちほぼ10体にやはりヨウズと診断される所見が見出されていると報告している[31]．それらのうち頭蓋には多発性の典型的病変を示したものが2例であり，他は脛骨，腓骨などの下肢骨と上腕骨や尺骨にも病変が認められている．また，ピートルセウスキーはニューギニアのエリアマ遺跡からも，より激しい骨病変を示すヨウズの症例を報告し，メラネシアからポリネシアにかけてのトレポネーマ症の存在と流行を明らかにした．

最近ロスチャイルドとヒースコート（B. M. Rothschild & G. Heathcoto）はグア

5. 骨にみる病変 141

ム島ガンビーチ出土で紀元後1500年ごろ（したがって一部はヨーロッパ人との接触以前，一部は以降と考えられている）の古代チャモロ人の骨格資料213体について非常に高頻度のヨウズ症例を報告している[32]．すなわち明らかにトレポネーマ症と診断される特徴ある骨膜炎〜骨髄炎を示す症例は40体（18.8%）に認められていたという．性差はなく男女ともにほぼ同じ罹患率であり，罹患年齢についても10歳以下で6%，11〜40歳で20%と小児から成人まで罹患し，大きな差を認めなかった．これら40例の主として下肢長骨における骨膜炎〜骨髄炎の症例では，

①骨質の表面全周にわたり新生骨が沈着し著しい肥厚を示すものが25%，

②不規則な骨表面の変化をもち，全体としてサーベル状脛骨変形（sabershin deformity）を示すものが27.5%，

③ゴム腫による骨破壊を示すものが15%，

④明瞭な瘻孔形成を示すものが10%，

という特徴がみられたと報告している．

　一方，性病性梅毒に特徴的である前頭骨での星芒状瘢痕などの病変を示す症例は著しく少なく，両者の鑑別診断を考えたうえで際立った特徴を示していた．

　以上概説してきたように，オセアニアの地域ではかなり以前よりヨウズの広汎な流行が存在していたことは確実である．この地域でのトレポネーマ症の分布について論考したピリー（P. Pirie）によればオセアニア全域でのトレポネーマ症はヨウズがもっとも一般的であったという[33]．ただし，ヨウズをもたらすトレポネーマ症が生存し感染源となるには，以下のような環境条件による制約が存在する．すなわち，それは年間の平均気温は18℃以上であり，加えて年間降雨量が1600 mm以上であり，かつまた月間降雨量が65 mm以下とならない地域である．これはいわばオセアニア地域の中でも高温多湿の地域にヨウズは流行することを意味しており，実際これまでの疫学的な調査からみても，オセアニアの大部分は流行地と確認されている．しかし，今述べた環境要因と異なっているツアモツ諸島やマルケサス諸島そして，ハワイやニュージーランドは本症の分布の圏外となっている．

　3）アジアにおけるトレポネーマ症　広大な中国大陸を中心とするアジアの先史時代におけるトレポネーマ症は，これまでまったく古病理学的症例は知られていなかった．もちろん中国や日本では16世紀以降（中国では明代，日本では室町時代）においてヨーロッパからの性病性梅毒の伝播に伴う爆発的流行に関する古文書や古病理学的証拠は枚挙にいとまのないほどよく知られた事実となっている．しかし，少なくとも日本列島では，いわゆる縄文時代，弥生時代，あるいは古墳時代といった先史，原史の時代の人骨資料からは性病性梅毒はもちろんのこと，他のトレポネーマ症と診断される病理学的所見をもつ症例は1例も発見されていない．おそらく，日本列島には元来トレポネーマ症は存在していなかったと考えられている．

　つい最近，アジアにおけるトレポネーマ症のもっとも古い症例と考えられる人骨が，中国内陸部の青海省から発見された[34]．これは青銅器時代（紀元前1000〜紀元

前500年ごろ）でいわゆる中国の春秋戦国時代に属する古人骨資料からの発見である．

中国青海省は青海チベット高原の東北端に位置し，その北部は古代シルクロード（絹の道）に接し，とくに古都西安（長安）に向かう河西回廊には直接に接した地域となっている．同県は隣接する新疆ウイグル自治区とともに当時は人や文物など東西文明の行き交う要衝の地だったのである．この青海省の省都西寧の近郊大通郡にある3つの青銅器時代の遺跡（李家山，上孫家，アハトラ山）から約300体もの青銅器時代からの前漢時代の古人骨資料が発掘されている．

それらは現在，中国社会科学院考古学研究所西安分室に保管されているのであるが，1998～1999年の日中合同調査団による詳細な調査研究が行われ，彼らの形態学的特徴——とくに縄文人や弥生人との近縁性——が調査された他，さまざまな病変についても調査されていたのである．それら病変を示すものの中には，まさに戦国時代の名にふさわしいような，高度に発達した鋭利な青銅器（武器）による戦闘外傷が数多くみつかっている．そして，わずか2例であるが，明らかにトレポネーマ症と診断される特徴ある病変をもつ下肢長骨が見出されたのである．

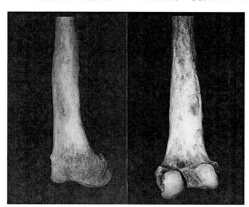

図 5.22 青海省の中国戦国時代遺跡（上孫家）から発見されたトレポネーマ症と診断される慢性骨髄炎

そのうち1例は上孫家S-981と登録された成人個体の両側大腿骨および左脛骨に存在する慢性骨髄炎が認められた（図5.22）．とくに右側大腿骨では骨幹部中央から遠位にかけて硬化した骨肥厚を呈し紡錘状変形となっている．骨質表面は不整で変色多孔が認められ，一部に新生血管溝が蛇行して存在している．後面には慢性的に形成されたと考えられる不整な骨増殖塊も確認されている．このような慢性骨髄炎による変化が両側大腿骨や脛骨に出現していることは重要である．

もう1つの症例はアハトラ山出土の右側脛骨のみの単離資料であり，性，年齢，個体番号は不明である（図5.23）．図に示されるように残存する骨幹部は激しい骨肥厚を呈し，骨質表面は凸凹不整，蛇行する血管溝などが存在し，破断面からの観察で，骨皮質の肥厚とともに，骨髄腔は緻密な海綿骨でびっしりと埋め尽くされているのが確認された．急性化膿性骨髄炎でよく認められる腐骨形成や著明な瘻孔，死枢は存在していない．

この2つの症例は明らかに慢性の経過を示す骨膜・骨髄炎である．原因として非特

異的慢性化膿性骨髄炎，ガレーの骨髄炎，骨ページェット病などが考慮されなければならないが，病変の対象性や形態は，トレポネーマ症をもっとも強く疑わせるものである．トレポネーマ症の中で骨病変をもたらす3型について，当然鑑別されなければならないが，青海省のあたりは高温多湿ではなくヨウズの流行条件には合致しない．また性病性梅毒の存在はまだ出現しておらず，おそらく今回の症例は風土病性梅毒による可能性が大きいと考えられた．

この中国青銅器時代にシルクロード近傍からトレポネーマ症を示す人骨が出土したことの意味は大きい．先項でも紹介したようにハケットの非一元仮説によれば紀元前3000年ごろには非性病性梅毒（あるいは風土病性梅毒）は地中海東岸から中近東そして中国内陸部まで広汎に分布していたことが推定されていたが，今回の発見はそれを裏づけるものと

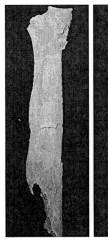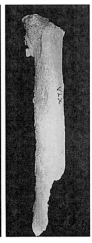

図 5.23 アハトラ山出土単離右側脛骨
左は外側面観．
右は内側面観であるが，骨幹部は全体にわたり顕著に肥厚膨隆する．骨表面は著しく不整であり，破断面からみた骨髄は増殖した緻密骨でほぼ完全に充満している．

考えられるからである．おそらく紀元前1000年ごろには東西文化交流の基盤となっていたシルクロードを通し，幾多の文物，文化そして人々の往来とともに，風土病性梅毒もまた青海省や新彊ウイグル自治区などの低温乾燥した中国内陸部に侵入したのではないかと推定されたのである．

いずれにしても今回新たにみつかった古代中国内陸部からの風土病性梅毒と考えられる2症例はアジアにおけるトレポネーマ症の起源と初期流行に迫る貴重な症例ということができよう．

4） 日本での梅毒の起源　日本列島（北海道，本州，四国，九州およびそれら周辺の島嶼）におけるトレポネーマ症は，16世紀初頭に伝播された性病性梅毒がその起源である．それ以前のトレポネーマ症の存在は医学的文献（医史学）や古病理学的研究からも確認されていない．もともと日本列島には気候という環境条件での制約によってピンタ，ヨウズあるいは非性病性梅毒（風土病性梅毒）は存在していなかったと考えるのが妥当であろう．

トレポネーマ症の中で，性病性梅毒（以下単に梅毒と略す）が16世紀初頭にほとんど突発的に日本に伝播侵入してきたことは医学的な古文書によって窺い知ることができる[35]．すなわち，室町時代末期の1512（永正9）年に京都の医師竹田秀慶の記した『月海録』にある一文「永正九年壬申，人民多有瘡，似浸淫瘡，是膿疱，翻花瘡之類，稀所見也．治之似浸淫瘡之薬，謂之唐瘡，琉球瘡」（略意：永正九年，壬申，人

民に多く瘡（モガサ）あり，浸淫瘡（シンインソウ）に似たり，これ膿疱，翻花瘡（ホンカソウ）の類（タグイ）にして…これを唐瘡（タウモ），琉球瘡（リウキュウソウ）という）という記述である．

さらに翌永正 10 年には関東地方にまでその流行が広がったことも古文書から知られている．これは甲斐国都留郡木立村（現：山梨県河口湖町）にある日蓮宗の古道場妙法寺の僧が甲斐，駿河，越国および坂東諸国の事蹟を代々書き綴った古記録『妙法寺記』によっている．この記には，「永正十癸酉，此年麻疹（ハシカ）世間に流行し，大半に過たり．…此年天下にタウモと云ふ大成瘡出て，平癒すること良久し．その形をいへば，癩人如し，食は達者なる人の様にすすむ也…」

『月海録』や『妙法寺記』にある「タウモ」のタウは唐，モは瘡（モガサ）の意であって，唐瘡，すなわち唐の国から伝播した梅毒の第 2 期症状の梅毒性発疹であることは間違いないと考えられている．このように，1512〜1513 年の間に関西から関東へと梅毒による発疹の記述がみられることから，梅毒流行に関する世界的な視点での医学史をまとめた土肥慶蔵は，日本での梅毒の起源について，次のように述べている[36]．

「永正九年は西暦 1512 年で（中国では）明の正徳七年に相当している．梅毒は中国広東地方に発生して十年内外を経過した後に，始めて我が国の畿内に出現し，翌十年（1513）には更に関東地方に流行しており，明らかにそれは，西片より侵入することを示すと同時に，交通の不便な当時にあって，京都から関東まで蔓延するのに（わずか）一年内外だとすると，西国方面には恐らく，永正八年頃には既に存在したと思われる」

遺跡から出土する古人骨の病変を対象とする古病理学的研究からも，日本におけるトレポネーマ症は 16 世紀以降の梅毒しか存在していないことは確実である．室町時代に属する人骨からは既にかなりの梅毒性骨病変を示す例が発見されている．

最初に記載されたのは東京都鍛冶橋の旧江戸城外濠底から発掘された室町時代人頭蓋に残されていた梅毒性病変である．頭蓋は全部で 23 個発見され，それらの形態学的特徴から室町時代の庶民のものと推定されているが，それらのうち 3 個（13%）に第 3 期の骨梅毒に特有の破壊性病変が認められたのである．とくに「鍛冶橋頭蓋 No. 13」とラベルされた頭蓋は，前頭骨に広汎な骨破壊（欠損）が生じ，一部は硬化して瘢痕化し，骨梅毒特有の星芒状瘢痕として認められる鼻腔周囲の梨状口辺縁でも炎症性の骨吸収が進行して変形をきたしており，生前には「鞍鼻」と鼻先の欠け落ち状態にあったものと推定されている[37]．

図 5.24 もやはり室町時代人頭蓋であり，東京都千代田区丸の内出土のもので「国鉄 No. 24」とラベルされたものである．これは人骨に伴う副葬品として室町時代の文明年間に刻印された板碑などがいっしょに出土したことから，室町時代人と判断されている．本例（成人男性）においても，第 3 期骨梅毒に特徴的なゴム腫による骨破壊（骨吸収）像が頭蓋全体にびまん性に散在し，一部は治癒して硬化し，やはり星芒

状瘢痕を呈している．

　梅毒は先に述べたように，1512年ごろには京都に流行し，翌1513年には関東で流行している．さらに越えて1563〜1564（永禄6〜7）年ごろには相当な流行となっていたようで，やはり唐瘡（トウモ，あるいはトウカサ）の名での流行の記述が知られている．このように梅毒は日本に伝播以来，きわめて短時間に，それこそアッという間に全国的な流行の拡大があったことは間違いないであろう．それを示す証拠も報告されている．それは，北海道上之国町にある上之国勝山館跡地

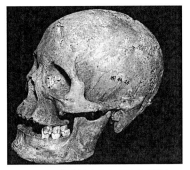

図 5.24　梅毒性病変を示す東京都出土の室町時代人骨

から出土した人骨に認められた梅毒性骨病変である．この上之国勝山館は北海道（蝦夷地）の中世における代表的な館城跡であり，出土した人骨はその伴出遺物などから16世紀後半に属する人々のものであることが確認されている．その出土人骨のうち，頭蓋片を含む数点の骨片に明らかに骨梅毒であると考えられる特徴的な破壊性骨病変を示すものが認められた[38]．いずれも形態学的特徴から熟年個体に属するものと判定され，おそらく同一個体のものであろう．性別は後頭骨や筋粗面などの形態から男性と判定される．梅毒性病変を示すものは頭蓋片，右大腿骨，左脛骨，左腓骨の計4カ所である．

　頭蓋片においては（図5.25），後頭骨の外後頭隆起の上方に，星芒状陥凹を呈する骨溶解像とその周辺の骨硬化像が認められ，また左頭頂骨についても著しい骨硬化像を伴う「ひきつれ」たような瘢痕を示している．頭蓋内板にはまったく変化を認めない．このような頭蓋の病理学的所見はその形態学的特徴からみて明らかに骨梅毒症性のものと診断される．さらに先に述べた四肢骨についても，古人骨に通常認められる非特異的化膿性骨髄炎とは異なる慢性の肥厚性骨髄炎の像を呈する所見が認められ

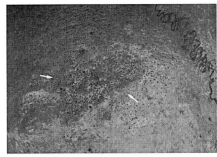 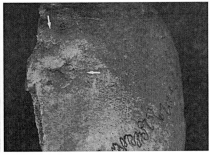

図 5.25　北海道上之国町の中世（室町）時代遺跡より発見された頭蓋骨にみられる梅毒性変化

る．とくに脛骨は，骨幹近位部は著しく膨隆している．表面は一部ピッティングを伴う粗な面を形成するが，大部分は平滑である．X線所見では肉眼病変に一致した部位に陰影の増強があり骨硬化の所見を呈している．大腿骨では粗線の下方から膝窩面にかけて，小さな星芒状の陥凹を伴う骨膨隆が存在しやはり硬化所見を呈している．腓骨についても，病変はきわめてわずかで限局性ではあるが，骨膜炎様の樹皮状の形成像が認められている．これら下肢骨に出現した，骨表面の比較的平滑な骨硬化を伴う膨隆（肥厚）の所見は，明らかに非特異的骨膜・骨髄炎像とは異なり，骨梅毒の可能性を強く示唆するものである．

このように，16世紀初頭の室町時代に日本に伝播した，新たな，そして強力な性病であった梅毒は，短日時の間に九州から蝦夷に至るまで広汎に流行し，その後の激しい浸淫化への第一歩を印したのである．

一般にわれわれは，日本人が西欧の文化，いわゆる南蛮文化に触れたのは，1543年に種子島に漂着したポルトガル人が伝えた鉄砲であるとか，あるいは1549年，鹿児島に上陸したイエズス会宣教師フランシスコ・ザビエルによりもたらされたキリスト教が最初だと思い込んでいる．

しかし，このような西欧文化の上陸する30年も前に，梅毒という極悪な性病がとっくに西欧から伝えられ，その後，この惨禍をもたらした張本人である西欧人から呆れられるほどに，梅毒は日本に深く根づいてしまうことになったのである．

5.4 腫　　瘍

骨の腫瘍は大きく良性の腫瘍と悪性の腫瘍およびその中間的な腫瘍の3つに分けられる．古人骨にはいずれのタイプのものも見出される．

a．良性骨腫瘍

良性骨腫瘍としては良性骨腫と骨軟骨腫（外骨腫）の2つが代表的な腫瘍であり，古人骨においてもよく遭遇するものである．良性骨腫（オステオーマ，osteoma）は頭蓋によく出現し（図5.26），直径数mm～数cmのものまでいろいろな大きさがあるが，いずれも境界が明瞭で，小さなまんじゅうのような形態である．1個（単発性）だけでなく多数個（多発性）できるものも少なくない．

古人骨では，よく遭遇する骨腫瘍であり，その報告も多い．生命予後あるいは機能上にはまったく障害を及ぼさないものであり，臨床上はほとんど無視されているといってもよいほどである．良性骨腫の中で，とくに古人骨で病因論的にあるいは出現頻度の多さゆえしばしば論じられてきたのが，外耳道骨腫と呼ばれる外耳道

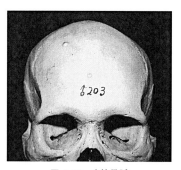

図 5.26　良性骨腫
頭蓋前頭骨2カ所に境界明瞭な（ボタン様）骨腫を認める．

に生ずる良性骨腫である．その程度は痕跡的なものから，強大に発達してほぼ外耳道をふさいでしまうほどのものまでさまざまである．

骨軟骨腫（外骨腫）は良性骨腫と異なり，頭蓋には発生せず，四肢の長骨とくに膝，肩，股関節の周辺が3大好発部位である．骨軟骨腫は骨の長軸方向の成長と深く関係し，（骨の成長の項で述べたように）骨端軟骨あるいは成長板の正常な長軸成長以外に（原因は不明であるが）骨が突出するように形成されるものである（図5.27）．形態学にはまんじゅう様に山形になるものから茎を有しマッシュルーム様の形になるものまで変異する．大きさも数mmの小さなものから，数cm，時に10cmを越えるものもある．単発性の場合と多発性の場合があるが，後者は遺伝的要因が関与し，形態も茎を有する例よりも広基性の比較的大きな骨隆起として認められる例が多い．

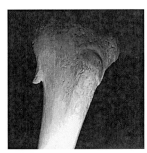

図5.27 骨軟骨腫
有茎性の突出した骨腫．生体では先端は軟骨で包まれる．

b．中間性骨腫瘍

このカテゴリーには孤立性骨嚢腫や巨細胞腫などが含まれるが，いずれも古人骨ではまれな腫瘍であり，診断も容易ではないことが多い．そのような腫瘍の1つに骨組織球症Xと呼ばれる腫瘍があり，その古病理学的症例も報告されている[39]．

それはイラク，ハムリン盆地にあるテル・ソンゴールA地域から発掘したメソポタミア文明期の人骨240体の中で，IR 401と名づけられた20歳代の成年男性に認められたものである．その頭蓋，下顎骨，肩甲骨，上腕骨，肋骨，椎骨，胸骨，仙骨，寛骨そして大腿骨といったほぼ全身の主要な骨格に骨が完全に溶かされたような顕著な溶骨性病変が認められた．

頭蓋では左頭頂に巨大な骨欠損（溶解像）がみられ，その直径は外板64 mm×49 mmで，内板で80 mm×62 mmという大きさに達していた（図5.28）．その形態からみて，もともと別個に発達した小さな4～6個の骨欠損が徐々に大きくなり相互に癒合して，大きな骨欠損となったものであろう．またやはり骨欠損は左の側頭下窩にもみられ，頭蓋骨の内部にある蝶形骨大翼にまで骨破壊は及んでいる．その他，右頭頂骨などにも境界鮮明な円形の骨溶解像がいくつも出現している．頭蓋のX線像から，骨欠損の辺縁はきわめて鮮明で，しかも辺縁には硬化像が認められ，骨溶解が辺縁の骨が反応す

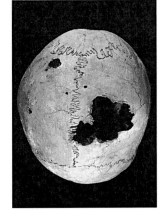

図5.28 中間性骨腫瘍（骨組織球症X）と診断されたイラク出土の頭蓋

る時間的余裕を与えつつ，比較的緩徐に進行したことが窺われた．

肩甲骨や上腕骨，あるいは大腿骨などでは，この骨の溶解性変化の起源は骨そのものではなく，骨髄にあると推定され，髄腔に（骨破壊をもたらした）腫瘍が占拠していた部位と考えられる空隙が存在し，しかもそれは（髄腔から成長して）長骨の皮質を圧迫してこれを菲薄化し，外方へ押し上げるような形態を示していた．X線写真によっても骨髄腔の（腫瘍）占拠病変の痕跡が明瞭に描出されている．

このような骨髄腔に起源をもつ，すなわち骨髄原発で，全身の骨格への溶骨性変化と辺縁の反応性骨増殖をもたらす病気は，比較的緩徐に成長する腫瘍性病変であったことは確実である．このような状態をもたらす可能性のあるいくつかの疾患を鑑別した結果，骨組織球症Xである可能性が大であるとの結論が得られた．

骨組織球症Xは細網細胞や組織球などもともと骨髄に存在する細網内皮系細胞と呼ばれる一群の細胞群の腫瘍性増殖を主体とし，その結果2次的に骨破壊をもたらす腫瘍性の疾患である．この病気の中には増殖して肉芽組織をつくる細胞の種類によって好酸球肉芽腫瘍やハンドシューラ‐クリスチャン病などが含まれ，いずれも小児から思春期に発生し，IR 401にみられたような頭蓋の大きな破壊による特徴的な「地図状頭蓋」などの，骨病変をもたらすものである．

c. 悪性骨腫瘍

骨は硬組織とはいえ，いろいろな細胞，たとえば骨芽細胞や破骨細胞，軟骨細胞そして線維細胞などから成り立っている．したがって骨に現れる腫瘍にもこれらの細胞に由来するいろいろな性質の腫瘍が生じることになる．骨芽細胞や破骨細胞からは骨原性の腫瘍が，軟骨からは軟骨性腫瘍，あるいは線維組織からは線維性腫瘍といった，いわば組織学的な構成要素によって腫瘍を特徴づけることができる．一方，臨床的に重要な点は，それらが良性であるか悪性であるかという問題である．良性腫瘍というのはその発育がきわめて緩徐で，周囲の正常な組織と明瞭に境界され，他の臓器や組織に転移することのない，いわばその個体の生命をおびやかすことのない腫瘍である．それに対し，悪性腫瘍とは，その発育が急速であり，止まることなく発育し，周囲の組織へ侵入し，遠隔にある他の臓器や組織にも容易に転移を起こすなどで，比較的短期間にその個体の生命を奪ってしまうようないわば致命的な腫瘍である．なお，一般にはこのような悪性腫瘍を「がん」と呼んでいるが，正確にはがんは胃の粘膜とか肺の細胞のような上皮性組織の悪性腫瘍をいい，骨などに由来する非上皮性組織の悪性腫瘍にはがんという用語ではなく，肉腫という用語を用いる．

骨の悪性腫瘍を代表するものが骨肉腫であり，骨に原発する悪性腫瘍の中でもっとも頻度が高く，全体の約20%ほどで，また悪性度の高い致命的な腫瘍である．一般の人々での骨肉腫の出現は，人口10万人に対し，およそ0.5~1.0人と推定される．この骨の悪性腫瘍の特徴は，若い人々，すなわち10歳代の青少年期の子どもを侵すことである．発生部位としては長幹骨の骨幹端部に発生するものが多く，ことに大腿骨の遠位の骨幹端部（膝の部分）がおよそ半数を占めている．その他，上腕骨の近位

端(肩の部分)や脛骨近位端(膝の部分)にも出現する。より年齢の高い人々では,骨盤を構成する腸骨や仙骨あるいは頭蓋といった比較的扁平な骨に発生することもよく知られている。

骨肉腫は,骨の細胞の中では骨芽細胞が主体の悪性腫瘍であり,正常なハバース管構造をもつ骨組織や骨梁を破壊しながら,急速に増大して,骨髄腔に広がる一方,骨皮質をも急速に破壊し,ついには骨皮質を破って骨の外,すなわち周囲の筋組織などの軟部へも侵入していく。骨肉腫の経過は速い。当初は局所への不快感などであるが,あっという間に腫瘍は増大し,患部の腫脹,疼痛などが出現する。

腫瘍細胞は肺への転移がほぼ必発であり,患肢を切断するなどの治療がなされるが生命予後は悪く,肺転移などによって死亡するのが一般的経過である。

骨肉腫はその病変の形態がかなり特徴的である。骨破壊(骨溶解),未熟な骨形成,そしてその両者の混在,と病変は多彩であるが,もっとも多いのは組織学的に未成熟の新生骨が急速に発育,増大するため,あたかも棘状の,あるいは骨針の骨塊が形成される。このため X 線上では sun-burst,すなわち陽光状,あるいは spicula,つまり骨針状所見と呼ばれる四方八方への異常な骨増殖像の特徴的形態を示す。

古人骨での骨肉腫の例は,世界的にみてもきわめてまれである[40]。スイスの鉄器時代から出土した個体識別不明の左上腕骨の近位骨端部(肩の部分)に塊状の新生骨増殖がみられ,しかも骨針状の形態を示す所見のある例が知られている。その他には先史ハワイアンの若年女性大腿骨に典型的骨肉腫が報告されている。

先史ハワイアンの症例では,左の大腿骨,膝関節上の部分(大腿骨遠位骨幹端部)にサンゴ状の粗雑な構造でゴツゴツした不規則な骨塊が形成されている。それは骨皮質から1cmほども外側に発育しているほか,内側の骨髄腔をもこの粗造な骨がビッチリと埋め尽くしている。膝関節はほぼ完全に破壊され,直径1〜5cmほどまでの大小さまざまな新生骨塊が大量に形成されている(図5.29)。

新生した増殖骨は骨皮質外面から垂直に立ち上がる骨針を形成するような構造も出現しており,X線写真での陽光状所見とも合わせて,この例は骨肉腫と診断された。

日本における骨に現れた悪性腫瘍の症例も数例知られている。

縄文時代人の平均寿命はたいへん短く男女とも 14.6 歳と算出されている。これは乳幼児死亡率の著しい高さによ

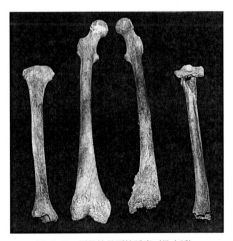

図 5.29 原発性骨悪性腫瘍(骨肉腫)
左大腿骨遠位端にサンゴ状の粗雑な骨増殖塊を認めるほか,左脛骨は廃用性の萎縮を示している。

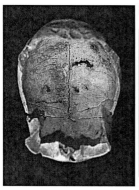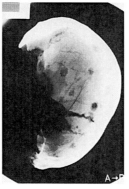

図 5.30 2次性（転移性）骨悪性腫瘍
頭蓋冠，とくに板間層に広汎に広がる治癒所見のない溶骨性変化．右は X 線写真．

るものと考えられ，また乳幼児期を生存したとしても，若年〜成年にかけての外傷や感染症などによる死亡率も高く，がんの好発年齢までの生存率は低かったと推定されている．しかし，このようにがんの発生が少ないと考えられている縄文時代からも1例の転移性骨腫瘍の症例が知られている[41]．それは福島県相馬郡にある三貫地貝塚出土の男性頭蓋にみられた骨溶解像を示す例である（図5.30）．

　復元された頭蓋冠は，全体としてやや小柄ではあるが，眉の張り出しの部分（眉弓）や後頭骨の筋付着部（項平面）での形態は男性的な傾向を示している．矢状縫合などの主要な頭蓋縫合はいずれも開放する部分が多く，それほど高齢者とは考えられず，おそらく40歳以下と推定された．

　特徴ある病変として，数 mm〜1 cm 程度のほぼ円形の小さな孔（病的骨欠損）が頭蓋の外板，内板を問わずに多数認められ，しかも内板と外板の間の海綿質，すなわち板間層により大きく広がり，これを強く侵襲していた．これら多数の骨欠損には感染症などで認められるような，骨の炎症による反応や治癒傾向は，肉眼的にはまったく認められず，辺縁の明瞭な骨溶解像であった．このような板間層を中心として頭蓋全体に広範に分布する多数の円形の貫通孔は，X 線写真上でも明瞭な「打ち抜き像」を示していた．このような頭蓋での「打ち抜き像」は骨の悪性腫瘍による変化を強く疑わせるもので，とくにがんや骨髄腫の骨転移がその可能性として強く考えられた．

　古墳時代からは造骨性がん転移と認められる症例が発見されている[42]．九州の大分市大字木の上字古道にある木の上古道古墳と呼ばれる古墳時代遺跡の石棺から発見された熟年男性の人骨に認められた例である．人骨の保存状態は良好で，ほぼ全身が残っている．頭蓋には朱による赤い着色がみられているが，その左眼窩上壁や上眼窩裂あるいは右眼窩後面など，両眼窩内部には数 mm〜25 mm ほどのところどころに棘状の形態を示す半球状に盛り上がった粗造な骨増殖性の腫瘤が出現している．同様の異常骨増殖塊は頭蓋外底や側面（蝶形骨大翼）などにも広がっている．また両側の肩甲骨にもまったく同じようにサンゴ状（放射状で針状）の結節性骨増殖が認められている（図5.31）．

　このようなサンゴ状の粗造な骨増殖塊は椎骨，寛骨さらには上腕骨など全身の骨に広く及んでおり，その特徴として，① 多発性の病変である，② 各病変はいずれも骨

増殖性変化である，③各病変は部位によって程度差があり，腸骨，椎骨，肩甲骨では強い変化を示すのに対し，頭蓋骨，右上腕骨の変化はやや軽度であるなどの特徴を示している，などが挙げられる．

この所見は明らかに悪性腫瘍による骨増殖性変化と考えられるものである．このような骨形成型の悪性腫

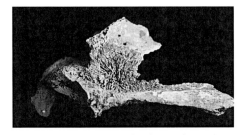

図 5.31 肩甲骨にみられた前立腺がん骨転移と診断された結節性骨増殖

瘍には骨原発性骨肉腫をはじめ，がんの転移としてもっとも頻度の高い前立腺がん，乳がん，膀胱がん，睾丸がんなどが考えられる．この例では骨形成型の病変が多発性であり，40歳以降の男性ということから前立腺がんの可能性がもっとも高いと考えられる症例である．

江戸時代における骨悪性腫瘍例としては，東京都文京区湯島無縁坂出土の男性熟年の例が報告されている[43]．本例の頭蓋には，まったく治癒傾向を示さない辺縁の鋭いびまん性に広がる直径 3〜8 mm の無数の小孔が認められ，その X 線像でも頭蓋板間層に一様に散布する治癒化のない無数の小円形透明像，いわゆる「打ち抜き像」が確認されており，多発性骨髄腫の症例と診断されている（図 5.32）．

さらに江戸時代からはもう 1 例の悪性腫瘍が知られている．これは仙台伊達藩の第 3 代藩主伊達綱宗公の遺骨に認められた下顎歯肉がんの例である．この綱宗公の左下顎骨臼歯相当部には蜂巣状の骨破壊性病変が認められ，X 線検査によりそれは第 1 小臼歯から第 2 大臼歯部にかけて下顎骨体内部の海綿質にまで骨吸収像が及んでいる．また組織学的所見から，がんの骨への浸潤方式でよくみられる虫喰い状の変化を示しており，下顎歯肉がんにより広範な下顎骨浸潤をきたしたものと診断された[44]．

一方，公の記録からは，死の 6 カ月ほど前から歯齦の痛みを訴え，食欲不振もはなはだしく，やせ細りついに 1711 年 6 月に 71 歳で没したことが知られており，いわば

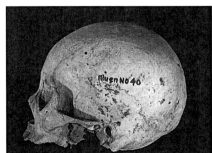 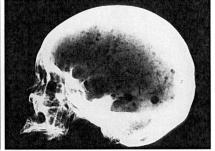

図 5.32 多発性骨髄腫または乳がん骨転移と診断された頭蓋の「抜き打ち像」を示す溶骨性変化

当時の記録による病変が現代の病理により裏づけられた貴重な例といえよう.

5.5 ストレスマーカー

　人はどのような時代や環境であれ，毎日を生きていくうえで必ずストレスを受けている. たとえば，縄文時代の人々のストレスとして，彼らは常に飢餓の恐怖があったし，日々の糧を得るための狩猟採集をはじめとする，ハードな肉体労働もまた今日の比でなかったわけで，精神的ストレスよりはむしろ，身体的ストレスの方がより優勢であったろう.

　骨にはその個人が生前に受けたさまざまな身体的ストレスが刻印され，傷跡として残っている. これらの変化は，必ずしも致命的ではなく，正常と異常の間でどちらかというと，あまり目立たないマイナーな骨変化であることが多い[45].

　しかし，そのような比較的目立たぬ，そしてごくありふれた骨病変は，個人レベルのみではなく，集団でのそれらの出現パターンや重症度を分析することに大きな意味がある. すなわち，ストレス性病変を調べることにより，その集団全体での健康度や生態学的適応性がより明瞭に浮かび上がってくることが期待されるのである. このような古人骨集団の健康問題に応用しうるような，高頻度に骨に出現する，いわば，ありふれた病変を古疫学的ストレス指標，あるいは単にストレスマーカーと呼んでおり，近年古病理学ではとくに重視され研究されるようになってきた[46].

　古疫学的ストレス指標として用いられる病変はさまざまで，数多く知られている（表 5.3）. ある意味では骨に出現するすべての病気もストレス指標となりうるが一般的には，

　①生理的範疇から逸脱した病的変化であること，

　②比較的高頻度に出現すること，

　③致死的変化ではないこと，

表 5.3　古疫学的ストレス指標

1.　累積的ストレス
①死亡率（出生時の平均余命および生命表）
②成長率（未成年群での成長曲線，推定身長，性的二型）
2.　挿話的ストレス
①ハリス線
②エナメル質減形成
③ウィルソン帯
3.　固有病変ストレス
①クリブラ・オルビタリア
②外傷（微小外傷を含む）
③炎症性病変（骨感染症病変の性と年齢区分における分布，頻度）
④退行性病変（変形性骨関節症の部位や頻度のパターン）
⑤歯牙での病変

（Armelagos, 1990 改変）

④長年にわたる慢性的病変であること，
⑤生態学的あるいは環境要因を背景として発生すること，
などの条件をもつ骨の病変を用いることが多い[47]．具体的にどのような病変を取り扱い，それらがストレスマーカーとしてどのような意味があるのかを，ここではとくに固有の病変に基づくマーカーについて述べておく．

a. クリブラ・オルビタリア

クリブラ・オルビタリア（眼窩篩；図5.33）は眼窩の上板（上壁）に現れる多孔性の変化である．通常は両側に出現し，その程度は小さなピッティングと呼ばれる細孔が散在するポローテック型と呼ばれるものから，それらが一部集合して数mmほどの孔を形成するクリブローテック型，そして明らかに上板が肥厚し孔と骨実質があたかも梁構造のようになるトラベクラ型までさまざまに変異する．

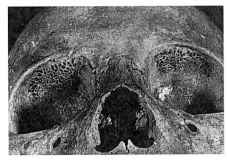

図 5.33 クリブラ・オルビタリア
両側眼窩上板にみられる多孔性変化．

1888年にヴェルカー（W. Welker）が記載して以来，実に多くの研究者らによってその原因や集団間での頻度差などが研究されてきた．日本でも小金井良精が1894年にアイヌの頭蓋での出現頻度について報告したのをはじめ，多くの研究がある．1970年代に入り，クリブラ・オルビタリアの原因として鉄欠乏性貧血との関連が指摘されるようになった．今日では小児期における低栄養に基づく貧血などによって，眼窩上板を主たる部位とする板間層の骨髄の代償性過形成により生じてくることが明らかとなっている．中でも鉄欠乏性貧血が主原因と考えられるが，鉄欠乏性貧血の原因としては，

①食事の中で穀物偏重などによる鉄分の不足，
②感染性下痢症などによる鉄分の吸収障害，
③小児期の成長過程での鉄分需要の増大，
④月経過多や鉤虫症（こうちゅうしょう）などの寄生虫疾患，あるいは潰瘍などによる消化管出血などでの異常喪失，

など，鉄の需要と供給のアンバランスが挙げられる．とくに，縄文時代から江戸時代に至るまで，日本人には寄生虫感染は日常茶飯な出来事であり，飢餓や貧困による小児期の栄養不良もまたずらしくなかった．そんな時代にあって，クリブラ・オルビタリアを形成するほどの貧血や栄養不良もまた少なくなかったのである[48]．

明治から大正時代の現代日本人の骨格の調査でも13〜15%にこのクリブラ・オルビタリアは出現している．この特徴的な病変は古代人の健康を探っていく場合，洋の

東西を問わず代表的なストレスマーカーとしてよく用いられる病変である[49]．

b．変形性脊椎症

変形性脊椎症は椎体辺縁に異常な骨増殖（骨棘（こつきょく））が形成されることを特徴とする．このような脊椎での骨増殖と変形は，加齢や長年の加重負担によって生ずると考えられる，1種の消耗性（退行性）疾患である．直接の成因としては局所的なもので，まず椎体と椎体の間にある椎間板が老化して萎縮し，緩衝能が減少するとともに，椎間は狭小化して椎体に大きな負担がかかるようになる．それと同時に椎体相互の間を支持している靱帯（前縦靱帯など）にも異常な牽引力がかかり，最終的に椎体の辺縁に石灰化が促進され，反応性の堤状のあるいは棘状の骨増殖が出現するものである（図5.34）．

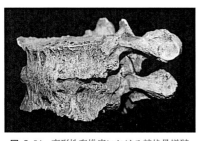

図 5.34 変形性脊椎症における棘状骨増殖

一方，古人骨においてはもっとも普遍的な脊椎病変であり，成人個体には多かれ少なかれ出現し，とくに下部胸椎から腰椎にかけてはよくみられる変化である．本症の重症度は椎体辺縁の骨棘形成の程度によって決定される．通常ナサン（H. Nathan）やロジャー（S. L. Rogers）の分類が用いられている[50]．

日本の古人骨での変形性脊椎症の出現頻度には生存条件，あるいは環境要因の差を背景として，時代間には大きな変化が生じている．図5.35は縄文時代人骨腰椎（210個）と江戸時代人骨腰椎（84個），さらに現代日本人骨腰椎（404個）の3群につい

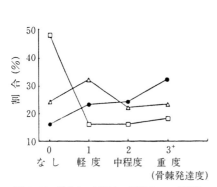

図 5.35 縄文人，江戸人，現代人での変形性脊椎症の重症度別出現頻度
□は現代日本人，△は江戸人，●は縄文人．

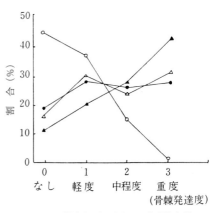

図 5.36 縄文人と江戸人での変形性脊椎症の年齢群別の出現頻度
▲は縄文人40歳以上，△は江戸人40歳以上，●は縄文人39歳以下，○は江戸人39歳以下．

てロジャーの方法による骨棘の発達度別の頻度を示している[51]．

縄文時代人骨では明らかに程度の重い骨棘の割合の高いことが示されている．一方，現代日本人は骨棘形成のない椎体の割合が高く，江戸時代人はちょうどその中間となっている．おそらく，このような変形性脊椎症の時代間での発生頻度の違いは，本症の成因から類推しても，生活習慣やその労働量の違いに求めることが可能であろう．すなわち，縄文時代にあっては，狩猟採集による生計維持には相当の肉体労働量が必要であったことが窺えるのである．

図5.36は同様の腰椎の資料で40歳以上の群と39歳以下の群とで，縄文時代人と江戸時代人を比べている．興味深いことは，縄文時代の39歳以下（平均約35歳）の群での骨棘重症度パターンが江戸時代人の40歳以上（平均45歳）の群とまったく同じ傾向を示していることである．ついでながら縄文の40歳以上の群と江戸の39歳以下の群はまったく逆のパターンを示している．

縄文時代から江戸時代に至る間に平均寿命は約15歳から約40歳まで25年ほど伸展したとみられているが，このような骨棘形成パターンからみる限り，肉体労働量は少なくとも約10年間分，すなわち縄文時代の35歳が江戸時代の45歳に相当する程度の軽減が生じたのであろう．これが現代日本人となると，どの年齢層にあっても江戸時代の39歳以下の群のパターンに類似している．今日の日本人の労働力軽減化はこのような骨棘発達度のパターンからも裏づけることができるのである．

この変形脊椎症もまた，今述べたようにその高い出現頻度や生態環境からの影響を強く受けることから古代人のストレスマーカーとしてもっともよく用いられている．

c．脊椎分離症

脊椎分離症は脊椎の椎弓の部分で椎体を含む前方部分と棘突起を含む後方部分に分離，正確には骨性の連絡が欠損している疾患である（図5.37）．生体では脊椎分離が起こると，脊椎前方部分が上からの重みにより（前方へ）すべり出すことにより，脊椎すべり症になりやすい．成因としては先天的要因が重要な役割を果たしていると考えられるが，後天的にも反復する加重や局所的な機械的ストレスによって分離は生ずると考えられている．通常5個ある腰椎の中で，最下位にある第5腰椎が好発部位である．分離の生ずる部分が片側性のものと両側性の場合があるが，多くは両側性である．臨床的には脊椎分離症や脊椎すべり症があっても一生無症状であることもあれば，若年から壮年にかけての強い腰痛の原因であることもある．

古人骨での脊椎分離症の出現頻度に関する研究は多い．スチュワート（T. D. Stwart）によれば白人6.4％に対し，イヌイート（いわゆるエスキモー）は

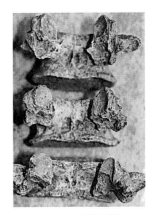

図 5.37 脊椎分離症

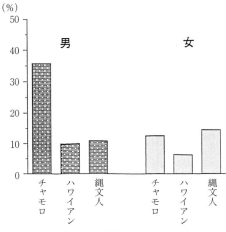

図 5.38 縄文人，先史ハワイアン，先史チャモロ人での脊椎分離症の出現頻度

27.4%で極端に高いことを示し，集団によって出現頻度に大きな差のあることが報告されている．日本では多くの報告からおよそ5～6%の出現頻度である．

図5.38は日本の縄文人集団294体，ハワイのオアフ島の先史ハワイアン集団181体，グアム島の先史チャモロ人集団98体から得られた脊椎分離症の頻度であるが，チャモロ人男性で本症の出現頻度が突出して高い．これは彼らがラッテ文化と呼ぶ，石の建造物や巨石を用いた立像などを立てる際に，重い石材を終生にわたり運搬したり，持ち上げたりすることによって，異常な力学的負荷が下部腰椎に集中し，その結果このような脊椎分離症の高頻度を招いたものと推定されている．本症もまた環境の大きな影響を受けることからよいストレスマーカーとして利用しうる病変である．

d. 変形性関節症

変形性関節症は関節に限られた，いわば局所的な疾患で，先に述べた変形性脊椎症と同じように生物学的な加齢現象に加え，長年にわたる関節への力学的な負荷，あるいは機械的ストレスもまた大きな要因となって発生するものである．病態としては関節軟骨の変性破壊が主体であるが，関節の滑膜や軟骨あるいは軟骨下骨など関節全体の磨耗をはじめとする消耗性の退行的変化を生じるため「退行性骨関節症」とも呼ばれる．

関節軟骨や軟骨下骨の磨耗と破壊に引き続き反応性に関節辺縁を中心として次のような骨の変化が引き起こされる（図5.39）．

①変性に陥った関節軟骨化の骨の露出，摩耗，硬化，そして最終的には象牙様変化．

②関節辺縁にみられる堤防状の過剰な骨形成（骨堤），あるいは骨棘の形成．

③軟骨下での骨質内に空洞状の嚢

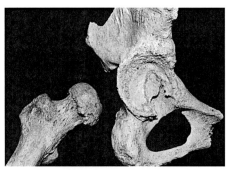

図 5.39 変形性股関節症
大腿骨骨頭辺縁の骨棘（縁堤）の形成と，寛骨臼辺縁の多孔性変形および骨縁堤の形成．

腫の形成.

　これらの変化は古人骨においてもよくみられる病態であり，判別も比較的容易である．出現する頻度は加齢とともに幾何級数的に増加し，現代日本人でも60歳以上の者で膝や股関節あるいは肩や肘関節などの四肢の大関節などにまったく変化のみられない方がむしろ例外的である．

　臨床症状を呈するのは膝関節がもっとも多く，女性に多い．

　股関節での頻度はあまり高くないが，歩行障害などの機能障害が強いため，股関節症の受診患者は相対的に多くなる．肘関節は局所的・機械的ストレスによるものが多く，肘関節を酷使するような肉体労働者に多い．

　古人骨においても膝関節や肘関節などの大関節には，しばしば関節面の摩耗や象牙様変化，あるいは骨棘や骨堤の形成がみられ，研究報告も多数にのぼっている[52]．

　また四肢長骨での大関節以外では，たとえば脊椎間での小関節や，手足の指骨間の関節にもこのような変形性関節症の変化が出現する．とくに古人骨で高頻度に出現する頸椎での椎間関節の変化（図5.40）はストレスマーカーとして用いられることがある[53]．このような古人骨の全体にみられる変形性関節症は現代人に比べ，その出現年齢や頻度あるいは程度などからみて，早くそして強く出現することが知られており，一般的に古代人での骨の老化は早かったと推定される．

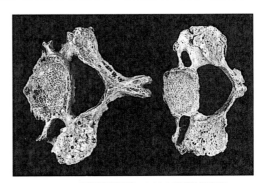

図 5.40　頸椎椎間関節における変形性関節症
関節面は多孔で粗造となり，関節辺縁は拡大している．

［鈴木隆雄］

文　献

1) Ackerknecht, E. H.: Paleopathology. Tex, S. (ed.): Anthropology Today, pp. 39-45, Univ. Chicago Press, 1962.
2) Brothwell, D. and Sandison, A. T. (eds.): Diseases in Antiquity. C. C. Thomas, Springfield, 1967.
3) Steinbock, R. T.: Paleopathological Diagnosis and Interpretation. C. C. Thomas, Springfield, 1976.
4) Ortner, D. J. and Putschar, W. G. J.: Identification of Paleopathological Conditions in Human Skeletal Remains. Smithsonian Institution Press, 1981.
5) Chamberlain, A.: Human remains: Interpreting the Past. British Mus. Press, 1994.
6) 鈴木隆雄：骨から病気を読む．古代に挑戦する自然科学（「大学の科学」公開シンポジウム），pp. 68-80, クバプロ, 1996.
7) 鈴木隆雄：骨から読みとる古代人の病気．田中　琢，佐原　真（編）：新しい研究法は考古学に

なにをもたらしたか，pp. 233-242，クバプロ，1996.

8) 鈴木隆雄：骨から見た日本人――古病理学が語る歴史――．講談社選書メチエ，1998.

9) 鈴木隆雄：人骨に関する基礎知識．馬場悠男（編）：考古学と人類学，pp. 69-120，同成社，1998.

10) 鈴木隆雄：骨が語る――スケルトン探偵の報告書――．大修館書店，2000.

11) 鈴木隆雄：先史時代の病気．石川栄吉（監修）：オセアニア（1）島嶼に生きる，東京大学出版会，pp. 51-63，1993.

12) Roberts, C. : Trauma and treatment in the British Isles in the Historic Period : A design for multidiciplinary research. Ortner D. J. and Aufderheide, A.C. (eds.) : Human Paleopathology, Smithsonian Institution Press, pp. 225-240, 1991.

13) 高橋長雄：古事典からだの手帖パート 2．講談社，1997.

14) Merbs, C. F. : Trauma. Iscan, M. Y. and Kennedy, K. A. (eds.) : Reconstruction of Life from the Skeleton, pp. 161-189, Alan R Liss, 1989.

15) 鈴木隆雄：青海省青銅器時代人骨からみられた古病理学的所見について（印刷中）．

16) 松下孝幸：日本人と弥生人――その謎の関係を形質人類学が明かす――．詳伝社，1994.

17) 中橋孝博：永岡遺跡出土の弥生時代人骨．永岡遺蹟 II（筑紫野市文化財団調査報告書 26），1990.

18) 小片丘彦：日本古人骨の疾患と損傷．日本人 I（人類学講座 5），pp. 189-228，雄山閣，1981.

19) Brothwell, D. : The Evidence for Neoplasms. Brothwell D. and Sandison, A. T. (eds.) : Diseases In Antiquity, pp. 320-345, C. C. Thomas, Springfield, 1967.

20) Suzuki, T. : Paleopathological study on infectious diseases in Japan. Ortner, D. J. and Aufderheide A. C. (eds.) : Human Paleopathplogy, pp. 128-139, Smithsonian Institution Press, 1991.

21) Goldsten, M. S. : *Am. J. Phys. Anthrop.*, **15** : 299-307, 1957.

22) Stothers, D. M. and Metress, J. F. : *OSSA*, **2** : 3-9, 1975.

23) 井上貴央ほか：弥生時代の脊椎カリエスの症例について（速報）．第 54 回日本人類学会総会抄録，2000.

24) 小片丘彦：新潟医誌，**86** : 466-477，1972.

25) 鈴木隆雄：人類誌，**86** : 321-336，1978.

26) 田代和則：長崎医誌，**57** : 77-102，1982.

27) 鈴木隆雄：我が国の結核症の起源と初期流行についての古病理学的研究．埴原和郎（編）：日本人と日本文化の形成，朝倉書店，1993.

28) 春成秀爾：弥生時代のはじまり（考古学選書 11）．東京大学出版会，1990.

29) Hackett, C. J. : *Bull. WHO*, **29** : 7-41, 1963.

30) Stewart, T. D. and Spoehr, A. : *Bull Hist. Med*., **26** ; 538-553, 1962.

31) Pietrusewsky, M. : *Rec. Anckland Inst. Mus*., **6** ; 287-402, 1969.

32) Rothschild, B. M. and Heathcoto, G. : *Cln. Intet. Dis*., **17** ; 198-203, 1993.

33) Pirie, P. : *Hum. Biol. Oceania*, **1** : 187-206, 1971.

34) Suzuki, T., Matsushita. T. and Han, K. : *J. Paleopathol*., **11** : 273-280, 2001.

35) 富士川游：日本医学史綱要（覆刻）．平凡社，1974.

36) 土肥慶蔵：世界黴毒史．形成社，1921.

37) 鈴木　尚：日本人の骨．岩波新書，1963.

38) Suzuki, T. : *J. Anthrop. Soc. Nippon*, **92** : 23-32, 1984.

39) Wada, Y., Ikeda, J. and Suzuki, T. : *J. Anthrop. Soc. Nippon*, **95** : 107-119, 1987.

40) Suzuki, T. : *Am. J. Phys. Anthrop*., **74** : 309-318, 1987.

41) Suzuki, T. : *Z. Morph. Anthrop*., **78** : 73-88, 1989.

5. 骨にみる病変

42) 田代和則：長崎医誌, **57**：77-102, 1982.

43) Suzuki, T.: *J. Anthrop. Soc. Nippon*, **89**: 107-114, 1981.

44) 田中廣一, 梅津康生ほか：人類誌, **92**：114, 1984.

45) 鈴木隆雄：障害者を見守った原始人たち. 朝日ワンテーマ・マガジン 原日本人, pp. 212-222, 朝日新聞社, 1993.

46) Suzuki, T.: *Anthrop. Sci.*, **106**, 127-137, 1998.

47) Goodman, A. H., Martin, D. L. and Armelagos, G. J.: Indications of stress from bones and teeth. Cohen, M. N. and Armelagos, G. J. (eds.): Paleopathology at the Origins of Agriculture. pp. 13-49, Academic Press, 1984.

48) Hirata, K.: *St. Mariana Med. J.*, **16**: 6-24. 1988.

49) Nathan, H. and Haas, N.: *Israel J. Med. Sci.*, **2**: 171-191. 1996.

50) Rogers, S. L.: *Am. J. Phys. Anthrop.*, **10**: 171-176, 1966.

51) Suzuki, T.: *J. Anthrop. Soc. Nippon*, **86**: 321-336 (in Japanese with English summary), 1978.

52) Yamaguchi, B.: *Bull. Natn. Sci. Mus.*, Tokyo. Ser. D, **10**: 9-17. 1984.

53) Higuchi, Y.: *Sapporo Med. J.*, **52**: 181-204 (in Japanese with English summary), 1983.

6

古人骨からの遺伝情報

6.1 解析の歴史

骨や歯などの硬組織は条件さえ整っていれば長期間にわたって形を保つことができるので，その形態を精査することによって人類集団の系統や血縁関係などを類推する直接的な情報源として利用されてきた．ただし，骨の形態は遺伝的な要因と環境要因が複雑に絡み合って決定されるので，系統や血縁関係を調べる場合には骨形態に現れる遺伝的な要素を注意深く読み取る必要がある．それでもなお骨形態の遺伝様式については不明の部分も多く，その結論は限定されたものにならざるをえないのが現状である．これに対し，遺物に残されたDNAを直接解析することができれば，系統や血縁といった問題に対し比較にならないほど精度の高い情報を得ることができると予想される．

博物館に保存されていた100年ほど前に絶滅したシマウマに似た動物quaggaの毛皮からDNAが抽出され，ミトコンドリアDNAの一部の配列が決定されるまで，古代遺物に解析可能な形でDNAが残されているということはほとんど信じられていなかった[1,2]．それに引き続いて行われた，Svante PääboによるエジプトのミイラからのDNA抽出の成功[3]は，ヒト由来の試料であることと年代の古さから研究者に大きなインパクトを与えた．現在では，彼が報告したヒト由来のDNAは，現代人からのコンタミネーションであると考えられているが，これを契機として研究者の間に古代遺物に対しても分子生物学的な手法が有効であるという認識が広まった．しかし，実際に解析を行うためには大量のDNAを抽出する必要があり，それがネックとなってその後数年間はほとんど研究は進展しなかった．

1988年に画期的なDNA増幅技術であるPCR法（polymerase chain reaction method）[4]の反応過程が自動化され，簡便に利用できるようになった[5]．PCR法を用いれば，試料に大量のDNAが残存している必要はなく，ごく少量のDNAがあればこれを通常の分子生物学的な解析に必要な量まで増幅することが可能である．このPCR法を応用することによって，ほとんどDNAが残っていないと思われる古代生物試料も分子生物学の解析の対象となることが期待された．実際この方法は開発された直後に7000年前のアメリカ先住民の脳組織から抽出されたDNAの解析[6]に応用されている．PCR法がブレイクスルーとなって，これまで形態に頼っていた古人類学の研究も，従来踏み込めなかった遺伝子の直接解析という領域に進出したのであ

る．しかしこれらはDNAをある程度含んでいると予想される軟部組織を対象とした研究であり，基本的にはこのような残り方が期待できない大多数の古代遺物には応用がむずかしいものであった．

一方，軟部組織に対するPCR法の応用と前後して，比較的残りやすい遺物である硬組織を利用した研究も行われた[7,8]．そしてその一定の成功によって，PCR法を用いれば古人骨から抽出したDNAでも解析の対象となりうるというコンセンサスが形成された．人骨を解析に用いることができれば大量のデータを集積できることになり，この分野の研究が飛躍的に発展することが期待された．しかしながら，これらの研究を詳細にみていくと，実際に増幅に成功する確率は軟部組織を使用した場合に比較して高くはなく，また人骨を使用することによる固有の問題点も指摘されており，ただちに大量データの収集がなされるというものではなかった[9,10]．ただし，その後も人骨を使用する方法についてはいくつもの改良が報告されており[11~15]，1990年代半ばには，ほぼその解析技法が確立したと考えられる．最近では数万年前の人骨からのDNAの抽出・増幅に成功しており，人類の進化の研究に大きなインパクトを与えている[16~18]．

この研究方法の確立によって硬組織の新たな研究面への応用が可能になり，遺伝情報の保存装置としての硬組織が注目されるようになった．そこで本章では硬組織からのDNA抽出，PCR法を用いてのターゲットシークエンスの増幅の実際，および得られたデータの研究方法について概説する．

6.2 DNAの抽出方法

図6.1に奈良県の田原本町にある弥生時代の遺跡である唐古・鍵遺跡から出土した人骨の走査型電子顕微鏡写真を示した．この写真をみても明らかなように，いわゆる古人骨では骨の化石化が進行しておらず，ハバース系など骨の微細構造をそのまま保っている．骨細胞を収納している骨小腔もそのまま保存されており，古人骨に由来するDNAはおそらくこの部分に乾燥状態で保存されていると予想される．骨からのDNA回収の成功率は骨の保存年代とは関係なく，その微細構造の保存状態との間にパラレルな関係があるという報告もなされている[19]．ただしDNAは水分の存在によって破壊されてしまうので，水中に長く保存されていたようなサンプルの場合

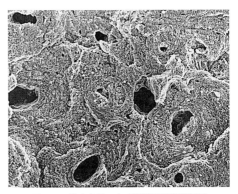

図6.1 弥生人骨の走査型電子顕微鏡写真
写真は奈良県田原本町の唐古・鍵遺跡から出土した弥生人骨2号の脛骨緻密質．骨の微細構造がほぼ完全な形で残されている．

抽出効率は著しく劣化する．一方，乾燥状態でおかれていたサンプルは比較的DNA
の回収が容易である．また，ネアンデルタール人骨からのDNA抽出の結果をみる
と，寒冷な地方のサンプルであればDNAを増幅することに成功している．10000年
を越えるような非常に古い人骨の場合には，温度条件もDNA残存の決定的な要素と
なりうるようである．DNAの保存条件は，骨形態のそれとは若干異なっていること
には注意する必要がある．

　古人骨からDNAを抽出する場合，初期の研究では通常の組織からのDNA抽出方
法とほぼ同じ方法が用いられた．ただしコラーゲンに付着した多量に存在するリン酸
カルシウム結晶を除去するために，粉砕した骨を高濃度のEDTA溶液中でインキュ
ベートする脱灰のステップが必要である．その後にプロテイナーゼKによる消化，
フェノールとクロロホルムによるタンパクの除去を行い，PCR用のテンプレートを
精製する．当初から問題になったのは，こうして精製されたDNAに含まれるPCR
反応阻害物質の存在であった．骨試料から得られたPCR反応用のテンプレートを希
釈することによって，それまで増幅できなかったPCR反応が起こることもしばしば
あったので，抽出溶液に反応阻害物質が含まれていることは確実であった[20]．また，
通常のフェノール・クロロホルム精製のステップを繰り返してもPCR反応の増幅効
率はさほど上昇せず，おそらく経年的な損傷を受けたDNA自体が反応を阻害してい
るものと考えられた．そのために限界ろ過膜などを使用して低分子量の阻害物質を除
去するステップを組み込むことは必須の操作だった．さらにPCRの反応試薬に多量
のウシ血清アルブミン（bovine serum albumin, BSA）を入れて阻害部位質を吸着
させるというテクニックも用いられた．さらに1990年代の初めでは，PCR反応に用
いるDNA合成酵素（Taq polymerase）の品質自体がメーカーによって，またはな
はだしい場合は同一メーカーの製品でもロットによって異なることも多く，それが原
因で再現性が損なわれることもあり多量のデータを集積することはむずかしかった．

　このような精製方法に対し，1990年代の半ばになると，高塩濃度下において，シ
リカ（二酸化ケイ素）がDNAを吸着する性質を利用したDNA精製方法が用いられ
るようになった[13]．これは高濃度のグアジニンチオシアン酸溶液中でDNAをシリ
カに吸着させ，DNA以外の夾雑物を洗い流し，最後に塩濃度を下げて溶液中に
DNAを溶出させる手法である．この方法は他のDNA抽出方法に比べると，回収さ
れるDNA量はあまり多くないが，通常のPCR反応用のテンプレートとしては充分
な量のDNAが回収でき，また反応阻害物を劇的に減少させることが可能だったの
で，現在では古代試料からDNAを回収する際の標準的な手法となっている．最近で
はこの原理を利用した製品も市販されている．表6.1に現在筆者らの研究室で採用し
ているDNA抽出方法を示した．

6.3　PCR法
　抽出したDNAはPCR法を用いて増幅する．前述したようにPCR法はこの分野

6. 古人骨からの遺伝情報　　　　　　　　　*163*

表 6.1 硬組織からの DNA 精製方法

Ⅰ. サンプルの前処理
　1. 骨からのサンプルの採取
　　①骨髄を含む部位のサンプルが利用できる場合
　　　随腔の内面の組織を掻き出して，0.3〜0.5 g 程度のサンプルを集める．
　　　（形態学的な研究に支障のない肋骨などが使いやすい）
　　②緻密質を使用する場合
　　　表面をサンドペーパー等で削ってから，1 g 程度を歯科用のエンジンカッターで切り出す．
　　　断面を蒸留水で洗い，56℃ で 1〜2 時間程度乾燥させる．
　　　（乾燥させないで，次のステップに進むと，カビが増殖することがある）
　2. 歯からのサンプル採取
　　・歯全体を 10% 次亜塩素酸溶液につけて洗浄する．歯に残る DNA は歯髄の残遺物か内膜の
　　　象牙芽細胞に由来すると考えられる．歯根の尖端まで溶液中につけると歯髄腔に次亜塩素酸
　　　が侵入してしまうので注意する．
　　・表面を多量の蒸留水で洗浄した後，56℃ で 1〜2 時間程度乾燥させる．
　　①歯根のみを使用する場合
　　　歯科用のエンジンカッターで歯冠部と歯根部を分離する．
　　②全体を使用する場合
　　　形態学的な研究に支障をきたすので，少なくとも歯冠部は，歯科用の印象剤を用いてレプ
　　　リカを作成しておくことが望ましい．
Ⅱ. サンプルの粉砕
　　・油圧圧搾機（クライオプレス等）を用いて試料粉砕する．圧搾装置は，サンプルホルダー
　　　が着脱式になっていて，ホルダーだけを洗浄，滅菌できるタイプのものを使用する．
　　・試料を粉砕する前に，液体窒素につけて凍結させる場合もあるが，液体窒素自体がコンタ
　　　ミネーションを招く危険性も否定できない．古代試料の場合，凍結した場合としなかった場
　　　合で，結果にそれほど違いはない（粉砕した試料は −20℃ で保存する）．
Ⅲ. 脱灰とタンパク分解
　　粉砕試料 0.3〜0.5 g に対し，EDTA(0.5 M)溶液 5 m*l*，200 μ*l* の 10%　SDS，200 μ*l* の 20
　　mg/m*l* プロテイナーゼ K を加えて，ときどき撹拌しながら 37℃ で 12 時間インキュベート
　　する．
Ⅳ. DNA の精製
　　①遠心して，上清を回収する．
　　②1 m*l* の緩衝液 A（GuSCN 12 g，1 M Tris HCl 1 m*l*，0.5 M EDTA 0.88 m*l*，Triton X-
　　　100 260 μ*l*，DW 10.32 m*l* の混合溶液）を加え，56℃ で 4 時間振とうする．
　　③3 m*l* の緩衝液 A と 1 m*l* のシリカ溶液を加え，37℃ で 2 時間振とうする．
　　④遠心して上清を除去する．
　　⑤1 m*l* の緩衝液 B（GuSCN 12 g，1 M Tris HCl 1 m*l*，DW 9 m*l* の混合溶液）でシリカペ
　　　レットを溶かし，遠心して上清を除去する．この操作を 2 回繰り返す．
　　⑥70% のエタノールで 2 回，アセトンで 1 回シリカペレットを洗浄する．
Ⅴ. DNA の溶出
　　①65 μ*l* の TE 緩衝液を加え，56℃ で 20 分静置する．
　　②遠心して，上清を回収する．この操作を 2 回繰り返して，最終的には約 100 μ*l* の PCR 反
　　　応用テンプレートを得る．
　　（シリカ溶液のつくり方）
　　　①3 g の SiO_2 を 50 m*l* の遠心管に入れ，25 m*l* の DW に溶かす．
　　　②24 時間以上静置して，上清 21 m*l* をアスピレートする．
　　　③残りの溶液に DW を入れ，総量 25 m*l* に戻して撹拌，静置する（5 時間以上）．
　　　④この溶液から上清 22 m*l* を吸引して，最終的に 3 m*l* のシリカ溶液を得る．
　　　⑤30 μ*l* の HCL（32%）を加えて撹拌，1 m*l* ずつ小分けにして，121℃ で 20 分間，高圧滅
　　　　菌してから保存する．

これらの溶液をつくる際には，コンタミネーションに注意することはいうまでもないが，試薬も
なるべくグレードの高いものを使うことが望ましい．
最近では，古代試料から DNA を抽出するキットも販売されているので，それを用いるのも便利
である．

の研究においてもっとも重要な技法である．指数級数的にDNAを増幅するこの技術を用いれば，理論的には単一のDNA配列から，塩基配列決定に充分な量のDNAを得ることが可能である．図6.2にPCR法の簡単な原理を示す．マリスにより発明されたPCR法は，原理自体はだれにでも思いつきそうな簡単なものだが，それまでDNA合成は生体内でのみ可能であるという固定観念に捕われていた多くの生物学者にとっては衝撃的な発見だった．ただし，この方法の発見当時に用いられていたDNA合成酵素の至適温度は37℃であり，二本鎖DNAを解離するために温度を94℃まで上昇させると失活してしまうものだった．そのため反応全体を自動化することができず，実用化には問題があった．しかし，1988年になって，耐熱性のDNA合成酵素が利用できるようになり，PCR法は爆発

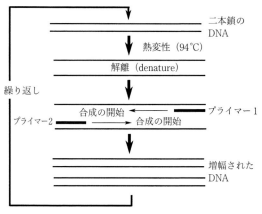

図 6.2 PCR法の原理

PCR法の1回のサイクルを示す．DNAは高温（94℃程度）で二本鎖がほどけて1本ずつに解離し，徐々に温度を下げると，相補的なDNA鎖と結合する性質をもっている．一本鎖になった状態で，プライマーと呼ばれる増幅を目的とするDNA領域の両末端の20塩基ほどと同じ塩基配列をもつ一本鎖のDNA分子を大量に入れておくと，解離したDNAは，このプライマーと結合する．このステップをアニーリングと呼ぶ．通常50～60℃前後の温度で，この反応は進行する（反応の至適温度はプライマーの配列によって異なっている）．そこにDNA合成酵素と4種類の塩基（ヌクレオチド）が存在すると，プライマー部分を起点に相補的な鎖を増幅していって，1組のDNA鎖は2組に増幅する．イクステンションと呼ばれるこの反応過程は通常72℃で行われる．つまり増幅を目的とするDNA，プライマー，DNA合成酵素，4種類の塩基をあらかじめ混在させた状態で，温度を94℃→50～60℃→72℃→94℃→……というようにサイクリックに変化させていくと，ターゲットのDNA鎖を指数級数的に増幅させることができる．通常25回程度のサイクルを実施することで，ターゲットのDNAを10万倍程度にまで増幅することが可能であるといわれている．

的に普及した．

　PCR法自体も開発当初からさまざまな改良が加えられている．PCR反応ではプライマーがテンプレートDNAを認識して接合するアニーリングの温度が重要で，プライマーによって異なっているこの至適温度を知ることは重要である．それがわずか数℃ずれていても増幅反応自体がまったく起こらないこともしばしば経験するが，最近ではPCR反応装置（サーマルサイクラー）に温度のグラデュエントをつけられるものも登場し，多数のサンプルを同時に反応させることで，1回の実験で至適温度を知ることもできるようになった．プライマーの設計はPCR反応の成功の鍵を握っている．一般的な注意点として，非特異的な増幅を抑えるためにプライマーは最低で

も20塩基程度は必要である．また，プライマーの配列も増幅を行ううえで重要な要素でGC含有量が50%を越えないこと，プライマーどうしが相補的な配列をとっていないことなどはチェックする必要がある．以前はプライマーは合成装置によって研究者自身が作成していたが，現在では外注することが多くなった．コストパフォーマンスを考えてもこの方が合理的だが，それが後述するコンタミネーションを招く場合もあるので注意が必要である．なお，通常のPCR反応ではとくに精製純度の高いプライマーを用いる必要はない．

　古代試料由来のDNAを増幅する場合，上述したように反応阻害物質の存在や，あまりに低濃度のテンプレートDNA量のために，通常の反応条件では増幅が起こらないことがしばしばある．とくに1回目のPCRサイクルで非特異的な増幅を起こしやすく，目的の産物を得られない場合も多いので，hotstart PCRと呼ばれるPCR反応を実行することが勧められる．最近では，特殊な抗体でDNA合成酵素を不活化させておき，高温にすることによってこの抗体をはずして合成酵素の活性を取り戻し，特別な操作なしにhotstartができるキットも販売されている．また，テンプレートDNA自体が経年的な変性を受けていることに起因するミスマッチも考えられるので，増幅に用いる酵素はフィデリティの高いものを使用することが望ましい．Taq polymeraseを変更することでそれまでまったく増幅が起こらなかったテンプレートが良好に増幅を示すこともしばしば経験する．古代試料のDNA増幅実験は，1回の失敗で諦めることなく条件を変更してチャレンジを繰り返すことも必要である．

6.4　コンタミネーションについて

　古人骨由来のDNAを分析する場合，とくに気をつけなければならないのは，コンタミネーションと呼ばれる外在性のDNAの混入である．通常の試料からのDNA抽出では，試料自体から回収されるDNAが非常に多いので，多少の外在性のDNA混入はさほど問題にはならない．しかし，古人骨から回収されるDNAは極端に低濃度であり，ごくわずかな試料混入が結果に致命的な影響をもたらす．

　コンタミネーションは，硬組織からのDNA抽出過程，PCR反応用の試薬の調製段階，PCR反応の過程，つまり実験室内での操作過程で以前に増幅実験を行ったDNAをテンプレートとして起こる（キャリーオーバー）ことがもっとも多いことが経験的に知られている．古人骨の場合，それ自体に保存されているDNAの量はごくわずかなので，試料間のキャリーオーバーは考える必要はないと思われるが，人骨の発掘段階から作業を行った人に由来するコンタミネーションには充分に注意する必要がある．古代試料からのDNA抽出も，反応過程の手順を多くするとそれだけコンタミネーションの機会を増やしてしまうので，なるべく簡便な方法が推奨される．理想的には試料抽出からPCR反応までの過程を自動化して，人の手をかけずに行うようになることが望まれる．コンタミネーションの除去方法と手法上の注意点を表6.2にまとめたが，現状ではこの段階にさらなる技術革新の余地がある．

166   I．骨の進化・人類学

表 6.2 コンタミネーションを防止するためのポイント

一般的な注意点として，DNA 抽出作業中や器具の洗浄などの際には，必ずディスポーザブルの
手袋を着用し，頻繁に交換することが必要である．

1．器具の洗浄方法
・繰り返し使用する骨の破砕装置，ペンチ，鋸などは，使用するたびに中性洗剤でよく洗浄し
水洗する．
・洗浄後の器具は 10％ の次亜塩素酸溶液に 1 時間以上浸して，残留した DNA を分解する．そ
の後に大量の流水で水洗する．
・金属製の器具であれば UV 照射を行うか，乾熱滅菌しておく．
・骨を扱うのに使用するピンセットは，使用するたびに尖端をエタノールにつけた後，アルコ
ールランプで燃焼させて付着した DNA を分解する．

2．DNA の抽出，PCR 反応溶液の作成上の注意点
・できる限り γ 滅菌したディスポーザブルの器具を用いることが必要である．また，ピペット
のチップはエアロゾルによるコンタミネーションを防止するために，フィルターつきのもの
を使用する．
・PCR 反応に使用するチューブは，200 本程度ずつ小分けにして包装しておくとコンタミネー
ションを起こしても被害を少なくすることができる．
・PCR 反応に用いる試薬もコンタミネーションを起こす元となるので，なるべく手数をかけず
に試料の調製ができることが望ましい．経験的に，試薬の中ではもっともコンタミネーショ
ンを起こしやすいのが Taq polymerase である．最近ではプライマーとテンプレート DNA
以外のすべての試薬がプレミックスされて調整されているキットも販売されているので，こ
のようなものを利用することも必要である．プライマーは数回で使い切る程度の量に小分け
にして保存し，コンタミネーションの影響を最小限にとどめるようにする．
・PCR 用のすべての試薬は PCR の増幅産物を扱わない場所で調製すべきで，その保存も別個
の冷凍庫を用いるようにする．
・骨からの DNA 抽出，試薬の調製はそれぞれ別のクリーンベンチ内で行うが，気流の発生が
コンタミネーションを誘発するおそれがあるので，空気清浄用のファンは回さない方がよい．
それぞれのクリーンベンチ内で使用するチューブやピペット類も個別に用意する．
・作業領域を常に清潔に保つために，適宜霧吹きで 10％ 次亜塩素酸溶液を噴霧し，ペーパータ
オルで拭いておく．作業を行わないときは UV ランプを点灯しておく．

3．実験室の設計
PCR 増幅の前と後の操作をする場所は分離すべきなので，少なくとも空間的に隔離した 2 カ
所の実験室が必要である．PCR 反応自体は，試薬の調製を行った部屋とは別の場所で行うよ
うにすべきである．また DNA 抽出から PCR 反応試薬の調製を行う場所は，特定の研究者の
みが出入りし，隔離しておく必要がある．

　しかし，これだけの注意を払っても，PCR 産物をクローニングして調べてみると，
外在性の DNA の混入を認める場合がある（図6.3）．現在の手法と技術水準では，
完全に外在性の DNA を排除できないと考えるべきであろう．コンタミネーションの
割合が試料本体の DNA よりも少なければ，PCR のサイクルの初期に少ない方の
DNA は競合によって取り除かれ，結果に重大な影響を及ぼすことがないとされてい
る．しかし，人骨に残る DNA が著しく少なければ，両者の割合は，結果を左右する
程度まで縮まってしまう．それゆえ，古人骨由来の DNA の増幅は，理論的にはター
ゲットの配列が 1 分子でも残っていれば可能ではあるが，実際問題としては数千分子

6. 古人骨からの遺伝情報　　　　　　　　　　　167

```
reference seq.  TACAGCAATCAACCCTCAACTATCACACATCAACTGCAACTCCAAAGCCACCCCTCACCCACTA
Direct seq.     ................................................................
Clone 1         C...........T...................................................
Clone 2         C...........T...................................................
Clone 3         C...........T...................................................
Clone 4         C...........T...................................................
Clone 5         ............T...................................A...T...........

referenceseq.   GGATACCAACAAACCTACCCACCCTTAACAGTACATAGTACATAAAGCCATTTACCGTACATAGC
Direct seq.     ..............T...........................C.....................
Clone 1         ..............T...........................C.....................
Clone 2         .....A......G.....T........................C.....................
Clone 3         ...A..............T.......................C.....................
Clone 4         ..............T...........................C.....................
Clone 5         ...............................................................

referenceseq.   ACATTACAGTCAAATCCCTTCTCGTCCCCATGGATGACCCCCCTCAGATAGGGGTCCCTTGAC
Direct seq.     ...............................................................
Clone 1         ...............................................................
Clone 2         .....A.........................................................
Clone 3         ...............................................................
Clone 4         ...............................................................
Clone 5         ...............................................................
```

図 6.3 古人骨から抽出したミトコンドリア DNA D-loop 領域の塩基配列
千葉県茂原市にある下太田貝塚から出土した縄文後期人骨より抽出した DNA を基
に，PCR 法を用いてミトコンドリア DNA の D-loop 領域，233 塩基を増幅した．増
幅産物をダイレクトシークエンスし，同時にクローニングして配列決定を行った．
上段は Anderson らによる標準配列，Direct seq. は PCR 産物を直接配列決定したも
の，Clone はクローニングして配列決定を行ったもの．Clone 5 は明らかに外部
DNA によるコンタミネーションである．クローニングサンプルでは何カ所かで配
列のミスマッチを起こしていることがわかる．これらの配列を比較した結果，この
例では標準配列と比較して 4 カ所での変異を認めた．

程度残っていないと解析はむずかしいと考えられる．

6.5 DNA の解析部位について

　古人骨から抽出された DNA であっても，その人がもっていた DNA すべてを含ん
でいるはずであり，PCR 法を用いれば任意の塩基配列の増幅と解析が可能であると
考えられる．ヒトの細胞の核に含まれるゲノム DNA は約 31 億塩基対あり，ヒトゲ
ノム計画の成果によって 2001 年には全塩基配列のドラフト（概要）シークエンスが
発表されており[21]，2003 年 4 月には解読が完了した．したがって今や原理的には，
長大なヒトの遺伝子の任意の配列を解析部位として選ぶことが可能になっている．し
かし，核の DNA に関してはその大部分の機能がいまだに不明であり，血統や集団間
の変異といった人類学的に意味のある解析部分がどこにあるのかを完全には特定でき
ていない．また，後述するように古人骨では核の DNA はミトコンドリア DNA と比
べると増幅が非常に困難なので，成功例もあまり多くない．一方，これまでの研究の
多くはミトコンドリア DNA を解析の対象としており，今日では世界中の人類集団に
関して充分な量のデータが蓄積されている．したがって今後ともこの分野の研究では
ミトコンドリア DNA がその解析対象として選ばれることが予想される．そこで最初

に,ミトコンドリア DNA の構造に言及し,なぜミトコンドリア DNA が解析の対象として選ばれるのか,その利点と制約が何なのかを明らかにしておく.

6.6 ミトコンドリア DNA の構造

ミトコンドリア DNA は約 16500 塩基対の環状の DNA であり,細胞質の中にあるミトコンドリアというエネルギーの産生に関係する小器官中に存在する.ヒトのミトコンドリア DNA の模式図を図 6.4 に示した.核の DNA では遺伝情報として働くエクソンがゲノム全体の 1.5% 程度しかないのに対し,ミトコンドリア DNA はほとんど無駄な部分をもたない.また,核の DNA とはいくつかの異なった独特の遺伝暗号をもち,遺伝子どうしが隣接して存在していることなどの特徴をもっている.このミトコンドリア DNA がコードしているのは 13 種類のタンパク,2 種類のリボソーム RNA,22 種類のトランスファー RNA である.ただし,ミトコンドリアで機能するタンパクは数百種類あるといわれているので,大部分がミトコンドリア DNA ではなく,核の DNA の中にコードされていることになる.また,図中に示した D-loop と呼ばれる部分 (con-

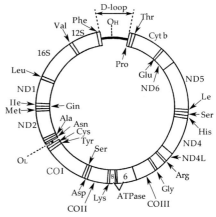

図 6.4 ミトコンドリア DNA の遺伝子配置
ミトコンドリア DNA は環状で,外側を重鎖,内側を軽鎖と呼ぶ.重鎖と軽鎖の複製開始点(図中の O_H と O_L)はノンコードの部分(1 本線で示す)に存在している.重鎖の遺伝子配列は左回りに書かれており,略号を環状 DNA の外側に記入した.一方,軽鎖の配列は右回りで,軽鎖がコードしている構造の略号は内側に記入してある.それぞれの遺伝子の略号は以下のとおりである.2 つのリボソーム RNA 遺伝子(12Sと 16S),13 種類のタンパク(ND1〜ND6,Cyt b,CO I〜COIII,ATPase 6, 8),アミノ酸の略称で示した 22 種類の tRNA.いちばん上に書かれているのが,最大のノンコード領域である D-loop 領域を示している.

trol region と呼ばれることもある)は,ミトコンドリア DNA の中では例外的に何の遺伝子もコードしていない部分である.この部分はミトコンドリア DNA の複製開始点に当たっているが,遺伝子をコードしていないために,塩基配列の置換が起こってもミトコンドリア自体に何の影響も与えないと考えられている.そのためこの部位には同一の生物種内であっても変異が多数蓄積されており,生物の種内変異を研究する際の格好のターゲットとなっている.

ミトコンドリア DNA の全塩基配列は 1981 年に決定されており[22],その情報を基にすれば PCR 法を用いて任意の部分を増幅することが可能である.ミトコンドリア DNA を解析することには,核の遺伝子の解析と比較して主として以下の 4 つのメリットがある.

6. 古人骨からの遺伝情報　　169

①ミトコンドリア DNA は，核に含まれる DNA に比べて，5〜10 倍の速度で突然変異が蓄積されているといわれており[23,24]，同一の種内であっても変異を調べるのに適当である.

②ミトコンドリアは細胞質の中にあるので，受精に際して父方の精子から入り込むことはなく，その遺伝子は母から子どもへと単系的に伝わっていく[25]．万一，精子の側からミトコンドリアが入った場合でも卵子の中にそれを積極的に排除する機構が存在する．したがって母系の相続のみを考察すればよいので系統を単純化して考えることができる.

③この 2 つの理由から現代人のミトコンドリア DNA について，豊富な資料が蓄積されており，核の遺伝子に比べて比較の対象が充分に存在している[26,27]．1 体の古人骨から決定された塩基配列情報は，それだけでは人類学的に何の意味ももたないので，比較の対象が存在するということがこの種の研究では絶対に必要である.

④以上の理由に加えて，古人骨由来の DNA を解析する場合の特殊事情として，DNA が経年的な損傷を受けていることを考慮しなければならない．一般に核の DNA は 1 つの細胞に 2 コピーしか存在しないが，ミトコンドリアは細胞の種類によっては 1 細胞中に数百から数千個も存在しており，さらに 1 個のミトコンドリア中に複数個の DNA をもっている．したがって DNA が損傷を受けずに残っている確率がそれだけ高く，増幅も容易になると考えられる．また，古代試料由来の DNA は数百塩基対の断片に分解されているといわれており，PCR 反応のターゲット部位として，あまり長い配列を利用することはできない．短い範囲に多数の変異を蓄積しているミトコンドリア DNA は，その意味でもこの種の研究に最適である.

一方，問題点として父系の遺伝的な解析ができないということが挙げられる．ミトコンドリアの DNA を解析している限りこの問題は解決されない．そのためには父系に遺伝する核の遺伝子の部分（たとえば Y 染色体上の領域）で解析方法を研究する必要があるが，上述した理由で経年的な変成を受けた古人骨由来の核の DNA を解析することはむずかしく，現段階での技術水準でも，よほど保存条件のよい試料を使わなければ，この問題はクリアーできないと考えられる.

さらに，ミトコンドリア DNA は形態形成には関与しない遺伝子なので，この DNA のタイプの相違と形態に現れる違いがパラレルな現象とはならないことも充分考えられる．形態を支配している遺伝子は，おそらく核の DNA の配列の中にあると考えられる．核の遺伝子は生殖を通して，両親のそれぞれから子どもに半分ずつ受け継がれていくという性質をもっている．それゆえ，人類の系統をミトコンドリア DNA のデータと形態データから考察した場合，次のような状況も考えられる．男性の「移住者」がやってきて，先住者の女性との間に子どもをつくったとすれば，その子どもでは先住者由来の DNA は半分になる．何世代にもわたって男性の移住者がやってきて「混血者」の子孫の女性との婚姻を続けていけば，やがて先住者の遺伝的な形質はほとんどなくなってしまうことが予想される．ところが，母系の系列が絶えな

170　　　　　　　　　　Ｉ．骨の進化・人類学

ければ（常に娘が生まれて，子孫を残していけば），子孫のミトコンドリア DNA は
先住者のものと同じになる．この場合，形質は「移住者」のものでも，ミトコンドリ
ア DNA のタイプだけは先住者のものを示すことになる．したがって，ミトコンドリ
ア DNA の系統のみを調べて，そもそも形態学に基盤をおいている多様な集団の系統
を知ろうとすることには，初めから限界があることを知っておく必要がある．

6.7　古人骨由来のミトコンドリア DNA の研究方法

　古人骨から抽出された DNA であっても，経年的な変性を受けた DNA であるとい
うことに起因する限界（解析部位が短いこと，PCR 反応の過程でのミスマッチなど
を起こして正確な配列を知ることがむずかしいこと）を考慮する必要はあるが，
PCR 法を用いて増幅した後は，現代人試料に対する解析の方法とほぼ同様の解析が
可能である．ここでは分子人類学の分野でこれまで行われてきた代表的な解析方法を
概説する．

a.　PCR-RFLP

　制限酵素断片長多型（restriction fragment length polymorphisms, RFLP）と
は，DNA を制限酵素で切断したときに，特定の DNA マーカーに相当する部位の長
さが個体によって異なることで示される多型である．制限酵素は DNA 鎖の特定の塩
基配列（主として4～6個の短いもの）を認識して切断するので，酵素が認識する部
位に突然変異が起こったり，あるいは新たな認識部位が生じたりすると，切断される
DNA 鎖の長さが異なってくる．あらかじめ制限酵素による切断パターンに個体差が
あることがわかっている領域を PCR 法で増幅し，増幅産物を酵素で切断して電気泳
動パターンを調べるのが PCR-RFLP 法である．制限酵素による切断パターンをミト
コンドリア DNA の制限酵素モルフ（enzyme morph）と呼ぶ．この方法は基本的に
は点的な突然変異の有無を調べているだけなので，PCR の増幅産物を配列決定して
比較した方が，はるかに多くの情報を得ることが可能である．しかし，塩基配列の決
定がそれほど簡単ではなかった 1980 年代には，現代人を対象にこの方法を用いた研
究が数多くなされた．多数の検体に同じ操作を繰り返すことで結果が得られるので，
比較的少ない労力で多くのデータを得ることができるのも，この方法の有利な点であ
った．古人骨の分野では北アメリカ大陸でコロンブス到達以前の時代の人骨を対象と
した研究がいくつかある[28,29]．現生のアメリカ先住民は，ミトコンドリア DNA の制
限酵素切断パターンと後述する region V の9塩基欠損とによって大きく4つのグル
ープに分けられることが知られている（最近は，北アメリカの先住民に第5のグルー
プが発見されている）．それぞれのグループが各集団に占める割合は異なっているの
で，それを比較して集団の近縁性を知ることが可能である．ただし，集団内の血縁関
係などを調べるには，この方法は精度が低く，塩基配列の決定が簡単になった現在で
は，用いられることはほとんどなくなった．

b. 塩基配列の欠損に基づく多型の検出

DNAの分子中にはさまざまな長さの遺伝子欠失（gene deletion）が存在する．ミトコンドリアDNAには，D-loop以外にも遺伝子を指定しない部分がいくつかあるが，そのうちの1つであるCOII遺伝子とリジンtRNAに挟まれた領域（図6.4のCO IIとLysの間，region Vと呼ばれる）には「CCCCCTCTA」という配列が2回繰り返されている部分がある．人によってはこの9塩基の繰り返しがなく，欠損している場合があるので，この領域を含むプライマーを設計してPCR法を用いて増幅し，増幅産物を電気泳動すると9塩基分の泳動距離の違いから両者を区別することが可能である．この変異は2回の繰り返し型が本来の姿で，進化の過程で9塩基がそっくり欠損する突然変異が起こり，それが集団に固定されたものだと考えられている．図6.5にアジア・太平洋諸州集団における欠損の頻度を示した．現在では，アジアだけでなくア

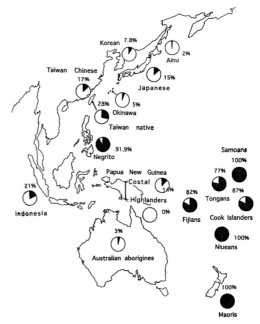

図 6.5 ミトコンドリアDNAの9塩基欠損の頻度
太平洋を中心とした地域における9塩基欠損の頻度分布（黒塗りの部分が欠損の割合を示す）．南太平洋のサモアやニウエ，ニュージーランドのマオリなどでは100％の住民が欠損している．アジアでの欠損は最高でも30％程度である．この分布からポリネシアの人々は，アジアのどこかにいた9塩基欠損を高頻度でもつ集団が南太平洋に拡散して形成されたと考えられる．一方，縄文人の直接の子孫であると考えられているアイヌや沖縄の人々では，この欠損の頻度は本土の日本人に比べて著しく低い．9塩基欠損はどちらかというと南方的な要素と考えられるので，この結果はアイヌや沖縄の人々に南方的な要素が乏しいことを示している．形質人類学的な研究からは縄文人は南方的な要素を色濃くもつ集団であると考えられているので，ミトコンドリアの遺伝子が示す結果とは際だった対立をみせている．

フリカの集団などでも9塩基欠損がみつかっているので，この変異は人類の進化史上で何度か独立に起こったものと考えられているが，アジアの諸集団にみられる変異の大部分は，かつて東南アジアのどこかで1回だけ起こった変異がそれぞれの集団に固定された結果だと考えられている．上述したように，この変異はアメリカ先住民にもみられ，彼らのアジア起源を支持する根拠の1つになっている．

c. D-loop領域の塩基配列の決定

先に述べたD-loopは，ミトコンドリアDNAの中でもとくに変異を蓄積した部分

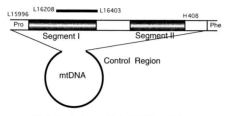

図 6.6 ミトコンドリア DNA の D-loop 領域の構造

図の下の環はミトコンドリア DNA を示している。上端の開いている部分が D-loop 領域であり，そこを拡大した図を上部に示した（図 6.4 とは逆向きに書かれている）。プロリン（pro）とフェニルアラニン（phe）のトランスファー RNA 遺伝子が両端にある．D-loop には 2 つの超可変領域が存在する（Segment I と Segment II）．このうち Segment I に多くの変異が蓄積している．古人骨で増幅を行う部分を太線で示した．数字は Anderson らによる標準配列の番号．L と H はそれぞれ軽鎖と重鎖を示す．

であり，この部分の塩基配列を決定することで多くの情報を得ることが可能である．D-loop は全長が約 1100 塩基あり，ミトコンドリア DNA のノンコード部分全体の 90% を占めている．ただし D-loop 領域の中にも機能をもつ配列部分も存在するので，突然変異を起こす部位はランダムに存在するわけではなく，とくにプロリン tRNA 遺伝の近傍に集積していることが知られている[26]．したがって，あまり長い配列を増幅することができない古人骨由来の DNA では，プライマーをこの部分に設定すればよいことになる．ただし，この部位にある C ストレッチ領域（標準配列で 16184〜16193 の間）は同一個人でも長さにばらつきがあるという報告もあるので[30]，増幅部位に選ぶのは避けた方がよい．われわれが通常，増幅部位に選んでいる領域を図 6.6 に示す．

ミトコンドリア DNA の場合，すべて母系に遺伝するので，PCR 産物を直接配列決定することが可能である．一方核の遺伝子の場合，両親から異なる遺伝子を受け継ぐと PCR 産物を直接配列決定できず，クローニングしなければならない．しかし，経年的に変成を受けた DNA は PCR 反応の過程でミスマッチを起こす可能性も高く，ミトコンドリア DNA でもダイレクトシークエンスしても配列の決定に曖昧さを残すことが少なくない．そのような場合，PCR 産物をクローニングして配列を決定することになる．多数のクローンをとって配列を比較すると，想像以上に配列にミスマッチが起きていることがわかる（図 6.3）．このことからも，古代試料由来の DNA 配列を決定することが容易ではないことが理解される．また，クローニングした場合，かなりの数のクローンをシークエンスする必要があることもわかる．

今後の古代試料に由来するミトコンドリア DNA の研究は，その変異検出能力の高さから，大部分が D-loop の配列を基にしたものになると考えられる．より古く，より長くという研究者間の競争が行われるだろう．増幅可能部位が短いという欠点は，たがいにオーバーラップした領域をつなぎ合わせる形で配列決定部位を延ばすという方法が採用されている．より長い範囲の塩基配列を決定することによって，系統や血縁に関してさらに正確な情報を手に入れることが可能である．このような方法は既にネアンデルタール人やアルプスで発見されたアイスマンなどのサンプルに応用されて成果を上げている[16,31]．

6. 古人骨からの遺伝情報　173

d. 一塩基変異多型の解析

近年ヒトゲノムの解読が進んだことによって，ヒトのDNAには1つの塩基が他の塩基に置き変わっている，莫大な数の一塩基変異多型（single nucleotide polymorphism, SNP）と呼ばれる多型が存在していることが明らかとなった．この多型は核のDNAだけでなく，ミトコンドリアDNAの遺伝子をコードしている領域にも存在し，ミトコンドリアでは現在までに150カ所ほどみつかっている．この領域に制限酵素によって認識される塩基多型だけでなく，さらに多くの多型が存在していたことが明らかとなったことで，現在これらの変異を調べる研究が精力的に推進されている．

D-loop領域は遺伝子をコードしている領域よりも塩基の置換速度が数倍速いので，より詳細な変異の研究に向いているが，逆に収斂作用の結果，異なる系統に属する固体どうしが同一の塩基配列を示すことがある．実際にD-loop領域の塩基配列を基に系統樹を描いてみると，制限酵素による解析で得られたグループ分類と異なる結果が得られる場合もある．とくに，古人骨のように解析部位が短い場合にその傾向が顕著で，正確な系統樹を描くためにはRFLP解析によって得られた情報と併せて解析を行う必要があることが認識されている．上述したように，この問題は解析するD-loop領域の長さを延ばすことによってある程度は解決できるが，RFLP解析のように，より変異速度の遅い遺伝子コード領域の変異と組み合せて解析した方が，正確な進化系統樹を再現できる可能性が高い．ミトコンドリアDNAに多数のSNPがみつかったことで，今後はRFLPによる解析に代わって，D-loop領域の塩基配列の相違とSNP解析を組み合せた分析が進むと考えられる．

SNPは，単純にSNP部位を含む領域をPCR法で増幅し，塩基配列を決定すれば知ることができるが，そのほかにも，アレル特異的オリゴヌクレオチド（allele specific oligonucleotide, ASO）ハイブリダイセーション法やPCR-SSCP（single strand conformation polymorphism）などの検出方法が知られている．SNP多型の研究は，医学・医療分野での重要性が認識されており，その検出方法の開発も猛烈な勢いで進んでいる．したがって近い将来，より簡単にSNPを検出する技術が確立されることが予想される．しかし，経年的な変成を受けている古代DNAの場合，現代人のサンプルを想定して開発されている技術をそのまま転用することはむずかしく，基本的にはSNP部位を含む領域のPCR産物の塩基配列を決定してタイピングする方法をとらざるをえないだろう．

6.8 核のDNAに関する研究

さまざまな技術的な制約から，現在まで古代試料に由来する核DNAを対象とした研究はさほど多くなく，人類学的に意味のある結論が出ているとはいいがたい．しかし，古代試料のDNA分析自体が20年ほど前には想像すらできない研究方法であったことを考えると，今後の研究方法の発達によっては，近い将来核の遺伝子すらも自由に解析できるようになる可能性もある．ここでは，これまでの研究を踏まえて核の

遺伝子の解析方法としてはどのようなものが考えられるかを述べてみる.

a. 高変異反復配列による多型

遺伝子によっては, 短い一定の配列が複数個, 直列に反復している構造をもつものがある. 反復数は人によって異なっているので, その領域を含む PCR 増幅産物を電気泳動することによって長さの違いを検出できる. 反復配列の塩基数の多いものをサテライト DNA と呼ぶのに対し, 短いもの (2～6 塩基) をミニサテライト DNA (もしくは short tandem repeat, STR) と称し, 全体を高変異反復配列 (variable numbers of tandem repeat, VNTR) と総称する. ヒト DNA 中では現在もっとも高頻度の多型が報告されている変異であり, 多くの遺伝子上にこの反復配列がみつかっているので, 組み合わせて用いることで高度な個体識別が可能になる. とくに近年法医学の領域で個体識別を行う際の中心的なターゲットとなっているので, 現代人に関して豊富な基礎データが蓄積されている.

古人骨由来の DNA は, 数百塩基程度に断片化されていることを考えると, VNTR 多型の検出ができるのはミニサテライト領域ということになる. これまでにミニサテライトをターゲットとした研究もいくつか行われているが[32,33], 経年的に変性を受けたこの領域を PCR 法を用いて増幅すると, たとえ増幅ができてもエクストラバンドの増幅が起こり, 結果に曖昧さが残ってしまうことと, 古代人の集団としてのデータを得ることがむずかしいということがネックになって現時点では期待されるような結論を得るのはむずかしいようである.

b. 性別判定

Y 染色体特異的な DNA 配列を検出することで, これまで形態学的な観察にのみ頼っていた人骨の性別判定が可能になる. この方法が確立されれば, 数 g の骨片があれば鑑定可能なので, 部分骨からでも男女判定ができるし, 形態学的な調査から性決定がむずかしい年少者の判定も可能になる. Y 染色体に特異的な配列を増幅し, 性別を鑑定する方法は男性の個体識別が重要な法医学領域で数多く提唱されている. しかしながら多くの場合増幅領域が長すぎて, そのままで経年的な変成を受けた古代試料由来の DNA に応用することのできるものはない. また, Y 染色体上のリピート配列を増幅し, ポジティブであれば男性, ネガティブならば女性という判定方法も提唱されているが[34], その結果は古代試料から回収された DNA の量と質に依存するので, そもそも DNA が残っているかどうか保証されていない古代試料に応用することは危険であろう. 最近では, XY の双方の染色体上にあり, かつ双方の配列に相違のあるアメロゲニン遺伝子の一部 (112 塩基) を増幅し, 比較するという方法が提唱されている[35]. 原理的にはこの方法で性判定が可能であると考えられるが, かなり保存状態のよい人骨でないと実行は不可能のようなので, 現時点では形態学的な調査の不可能な破片状の人骨に応用できるかどうかは疑問である.

c. ヒト白血球抗原の DNA タイピング

ヒト白血球抗原 (human leucocyte antigen, HLA) 分子は白血球などの細胞表面

上に発現されている抗原である．臓器移植の際に問題になる組織適合性は，この抗原の一致を問題にしている．さらに，HLA が多くの病気に対してのかかりやすさ（疾患感受性）を決める遺伝的な要因の１つでもあることから，近年詳しい研究がなされている．この抗原を規定している遺伝子（HLA 遺伝子群）は高度な多型性をもっているので，HLA 遺伝子群は法医学領域では親子鑑定や個体識別に，人類学の分野では現代人集団の近縁性の解析に有効な指標として用いられている．

現在 HLA の DNA タイピングは，PCR 法を用いて目的の領域を増幅後，ナイロン膜に固定し，オリゴヌクレオチドプローブとハイブリダイズさせる PCR-SSO（sequence specific oligonucleotide probing）と，増幅産物を適当な制限酵素で処理して電気泳動パターンを比較する PCR-RFLP 法が用いられている．そのまま古人骨の DNA に応用できるものは少ないが，PCR で増幅される配列を短いものに絞れば，応用可能である[36]．

以上説明した他にも，核遺伝子の多型についての理解が深まるにつれて，さまざまな領域の増幅が試みられている．12000 年前の人骨から抽出した DNA から β-グロビンの遺伝子を検出したという報告もなされており[37]，この年代の核の遺伝子でも場合によっては解析可能であることが示されている．今後の PCR 技術の改良によって，核の遺伝子が恒常的に解析できるようになることが期待される．

d．バクテリアウイルスの DNA 検出

骨に変性を残す疾病であれば，古人骨の形態学的な検索によってその存在を知ることができるが，そのような病変は限られているし，たとえそのような病変であっても，軽度の場合は骨に変性をもたらさない場合もあるので，必ずしも検出できるものではない．これに対し病変をもたらすバクテリアやウイルスの DNA が検出できれば，より正確な病変の同定が期待できる．これまで古人骨から同定が試みられたものとしては，結核菌[38]やライ菌[39]，成人 T 細胞性白血病ウイルス[40]，シャーガス病の原因となるトリパノソーマ[41]などがある．ただし発掘試料の場合，土壌細菌の DNA が混入していることが予想されるので，PCR 法によって病原菌の DNA を増幅する場合，その増幅部位が検出を目的とする病原菌に特有の部位であるかどうかを厳密にチェックしておかないと判断を誤る可能性がある．この分野の研究は現在のところ散発的で，系統だったものは見当たらないが，古病理学的な研究方法としては未開拓の分野であり，今後新たな展開が期待される．

6.9　おわりに

ここ 10 年間のすさまじいばかりの分子生物学の発展は，生物学の研究方法を一変させたが，それは人類学の分野も例外ではなく，新たに開発されたさまざまな方法を基にして，古代試料に関するデータも数多く蓄積されてきている．現代人を対象にして蓄積された遺伝学的な知見を用いて古人骨 DNA データの解釈も行われている．古代試料に残る DNA 分析は，これまでの形態学に基づいた研究からは導くことのでき

なかった知見を生み出す可能性がある．実際，遺跡内部の血縁関係や集団の近縁性に関して注目すべき研究がなされているし，ネアンデルタール人と現代人の関係は古代DNA の解析によって決着をみたといってもよい．ただし，何でも DNA 分析で解決できるかのように考えることは危険である．現時点では，解析できる配列も短いものに限られるし，比較対象となるデータが限られているので，DNA 解析から従来の形質人類学的・考古学的な研究を不要にするような情報を得ることはできない．むしろ，これらの領域からもたらされた情報と DNA 情報を統合して研究していく態度が重要であろう．また逆に，DNA 解析の結果を正しく理解するためには，形質人類学や考古学的な情報をも統合して考察する必要があるということを忘れてはならない．今や硬組織の形に現れた情報だけを基に考察を進める時代は終わり，そこから直接遺伝情報を抽出し，両者を併せて考えていく時代になったのだといえる．**［篠田謙一］**

文　献

1) Higuchi, R. *et al.*: *Nature*, **312**: 282-284, 1984.
2) Higuchi, R. *et al.*: *J. Mol. Evol.*, **25**: 283-287, 1987.
3) Pääbo, S.: *Nature*, **314**: 644-645, 1985.
4) Saiki, R. K. *et al.*: *Science*, **230**: 1350-1354, 1985.
5) Saiki, R. K. *et al.*: *Science*, **239**: 487-491, 1988.
6) Pääbo, S.: *Nucl. Acid. Res.*, **16**: 9775-9787, 1988.
7) Horai, S. *et al.*: *Proc. Jpn. Acad.*, **65**: 229-233, 1989.
8) Hagelberg, E. *et al.*: *Proc. R. Soc. Lond. Biol.*, **244**: 45-50, 1991.
9) Pääbo, S.: *Proc. Natl. Acad. Sci. USA*, **86**: 1939-1943, 1989.
10) Pääbo, S. *et al.*: *J. Biol. Chem.*, **265**: 4718-4721, 1990.
11) Hummel, S. *et al.*: *Naturwissenschaften*, **79**: 359-360, 1992.
12) Meijer, H. *et al.*: *Biochem. Biophys. Res. Commun.*, **183**: 367-374, 1992.
13) Höss, M. *et al.*: *Nucl. Acid. Res.*, **21**: 3913-3914, 1993.
14) Goodyear, P. D. *et al.*: *Bio. Tech.*, **16**: 232-235, 1994.
15) Handt, O. *et al.*: *Experientica*, **50**: 524-529, 1994.
16) Krings, M. *et al.*: *Cell*, **90**: 19-30, 1997.
17) Ovchinnikov, I. V. *et al.*: *Nature*, **404**: 490-493, 2000.
18) Adcock, G. J. *et al.*: *PNAS*, **98**: 537-542, 2001.
19) Hagelberg, E. *et al.*: *Phil. Trans. R. Soc. Lond.*, B **333**: 399-407, 1991.
20) 篠田謙一ほか：人類学雑誌，**98**：471-482，1990.
21) International Human Genome Sequencing Consortium: *Nature*, **409**: 860-921, 2001. 2003 年の全解読結果は，論文未発表（2003 年 4 月現在）．
22) Anderson, S. *et al.*: *Nature*, **290**: 457-465, 1981.
23) Brown, W. M. *et al.*: *Proc. Natl. Acad. Sci. USA*, **76**: 1967-1971, 1979.
24) Ferris, S. *et al.*: *Proc. Natl. Acad. Sci. USA*, **78**: 6319-6323, 1981.
25) Aquadro, C. F. *et al.*: *Genetics*, **103**: 287-312, 1983.
26) Horai, S. *et al.*: *Am. J. Hum. Genet.*, **46**: 828-842, 1990.
27) Horai, S. *et al.*: *Philos. Trans. R. Soc. Lond. Biol.*, **333**: 409-416, 1991.
28) Stone, A. C. *et al.*: *Am. J. Phys. Anthrop.*, **92**: 463-471, 1993.
29) Parr, R. L. *et al.*: *Am. J. Phys. Anthrop.*, **99**: 507-518, 1996.

6. 古人骨からの遺伝情報

30) Bendall, K. E. *et al.*: *Am. J. Hum. Genet.*, **57** : 248-256, 1995.
31) Handt, O. *et al.*: *Science*, **264** : 1775-1778, 1994.
32) Kurosaki, K. *et al.*: *Am. J. Hum. Genet.*, **53** : 638-643, 1993.
33) Zierdt, H. *et al.*: *Hum. Biol.*, **68** : 185-199, 1996.
34) Hummel, S. *et al.*: *Naturwissenschaften*, **78** : 266-267, 1991.
35) Stone, A. C. *et al.*: *Am. J. Phys. Anthrop.*, **99** : 231-238, 1996.
36) Lawlor, D. A. *et al.*: *Nature*, **349** : 785-788, 1991.
37) Beraud-Colomb, E. *et al.*: *Am. J. Hum. Genet.*, **57** : 1267-1274, 1995.
38) Spigelman, M. *et al.*: *Int. J. Osteoarchaeol.*, **3** : 137-143, 1993.
39) Rafi, A. *et al.*: *Lancet*, **343** : 1360-1361, 1994.
40) Li, H. G. *et al.*: *Nature Medicine*, **5** : 1428-1432, 1999.
41) Guhl, F. *et al.*: *Am. J. Phys. Anthrop.*, **108** : 401-407, 1999.

178   I. 骨の進化・人類学

●第3章36ページへの補注

2003年2月にはタンザニアのオルドバイ渓谷から184〜179万年前と推定されるホモ属の化石がアメリカの科学誌 *Science* に発表された．OH 65 という標本番号を付されたこの初期ホモ・ハビリス化石は上顎の一部が残存するが，上顎歯がすべて残存しており，報告によると，KNM-ER 1470 と類似するという．この化石の発見は初期ホモ属の地理的分布についても，上記のホモ・ハビリスとルドルフェンシスという種レベルでの分類法が本当に正しいのかどうかという問題についても，再検討する必要があることを物語っている．

●第3章39ページへの補注

2003年2月末のアメリカの科学誌 *Science* に，国立科学博物館の馬場悠男らによって，このサンブンマチャンから発見された中期更新世と考えられる新しい原人化石が報告された．この化石はサンブンマチャン4と記されているが，形態学的にはより古い時代のジャワ原人（サンギラン，トリニール）と新しい時代の原人（イガンドン―新人？；後述参照）の中間的特徴をもつとされる．またこの化石の発見により，少なくとも東南アジアでは時代が下がるにつれて，現代人とは違った方向への形態学的特殊化が起こっていった可能性が示され，後に述べる新人の起源，とくに東南アジア，オーストラリアにおける新人の進化について，原人からの連続性を否定しうる可能性をも有する重要な化石である．

II

骨にかかわる風俗習慣と文化

7

骨の変形と加工

7.1 抜歯，歯牙加工，お歯黒
a．抜歯

　骨に関連する風俗，習慣の中で，生体の骨に対する直接的な加工，修飾は（第5章「骨にみる病変」で述べる外科的処置を除き）古今東西，その例は知られていない．

　歯牙は骨と並ぶ生体硬組織の代表的臓器であるが，（骨とは異なり）歯牙に対しては昔から生体加工が行われていた．その中でもっとも代表的なものは抜歯である（図7.1）．抜歯とは意図的に健康な歯牙を抜去する風習であり，日本では縄文時代および弥生時代に盛行した．一般的には口を開けたときにみえる部分，すなわち中切歯，側切歯，犬歯，および第1，2小臼歯の歯牙を抜歯するが，どの歯牙が対象となるかは，必ずしも一定しておらず，地域や時代によって異なるようである．抜去される歯種の組み合わせには多数の様式がみられ，分類すると21～33様式もあるとされる[1]．

　もっとも多く抜歯されているのは，男女とも上顎犬歯であり，次いで男性では，下顎犬歯，上顎第1小臼歯，側切歯であり，女性では下顎中切歯，側切歯，犬歯などとなっている．全例を通してみると，下顎4前歯と上顎犬歯の抜去例が圧倒的に多く，小臼歯抜歯例は少ない．

　日本で最古の抜歯例として知られているのは，沖縄本島具志頭村港川にある採石場から1968年発見された「港川人」であり，放射性炭素（C^{14}）測定値から約18200年前の上部洪積世人類にみられたもので，この例では下顎両中切歯の抜去があり，他の歯牙にう歯のないことから人為的抜歯と推定されている[2]．

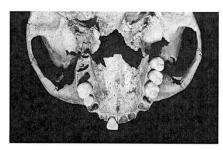

図 7.1　抜歯（縄文時代人）
両側上顎骨犬歯の抜歯例である．歯槽骨は閉鎖，吸収を示す．

　縄文時代，とくに中期以降，抜歯は盛行する．このような抜歯を総合的に類型化し縄文社会の復元を試みた研究もなされている．その結果，縄文時代晩期の主として西日本の抜歯には，下顎切歯を4本とも抜去する「切歯型」（4Ⅰ型）と下顎犬歯を2本とも抜去する「犬歯型」（2C型）の2つのタイプに分類されることが明らかにされ，

さらに，他の考古学的情報——墓地内の埋葬位置や副葬品としての装身具——から切歯型の抜歯習慣を有する集団が，犬歯型の抜歯集団よりも社会的に優位であることを明らかにした[3]．

b．歯牙変形

抜歯同様，縄文時代人骨の歯牙にみられるもう1つの特徴は，歯牙変形である．

これは主として上顎切歯に数本の切れ込み（切痕状刻）を施すもので，叉状研歯（フォーク状研歯）と称される．大阪府国府遺跡，愛知県吉胡貝塚，同県伊川津貝塚などから切歯に対し2～3本の刻み目を入れた叉状研歯の例が知られている（図7.2）．

叉状研歯のある縄文時代頭蓋骨は全国で合計28例記載されているが，大阪府藤井寺市国府遺跡出土のものはそれらの中でももっとも保存がよく典型的なものの1つである．小金井良精らが1919年に大阪府の国府遺跡より発掘し，同年，「人類学雑誌」に国府の第9号人骨として報告した[4]．日本における叉状研歯の第1号報告例である．

叉状研歯は縄文晩期に限られ，抜歯風習の最隆盛期に初めて出現し，地理的には東海地方西部から近畿地方に分布したと考えられている．叉状研歯を出土した遺跡は，愛知県に集中し，唯一，大阪府の国府遺跡だけが同県外であるが，その間の地域における縄文晩期の人骨発掘数がきわめて少ないためと考えられる．一方，東日本あるいは岡山県以西では実際にこうした風俗がなかったと思われている[5]．これらの歯牙加工は儀式に伴う加工というより，むしろ特殊な階級や祭儀をつかさどるとい

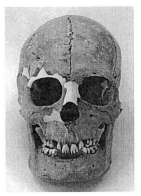

図 7.2 叉状研歯のある縄文時代頭蓋骨（東京大学総合博物館蔵）[5]

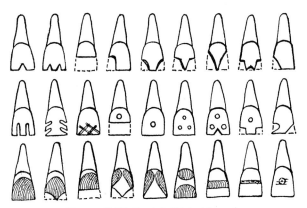

図 7.3 歯牙加工のさまざまなパターン[9]

った特別な職業を示す表徴と考えられている.

このような歯牙加工は日本の先史時代に限ったことではなく,広く世界中に分布している(図7.3).ミクロネシアの先住民族である古代チャモロ人の集団にも歯牙加工の例が知られている[6].グアム島ガンビーチ出土古代チャモロ人骨頭蓋にみられた歯牙加工の例では上顎中切歯および側切歯に斜線を組み合わせた格子状の紋様が刻み込まれている.歯牙の表面は風俗としてのビンロウジュ噛み(ビンロウジュの実であるビンロウジュに石灰を混ぜキンマの葉に包んで噛むもの)のために濃紺色に染まっている.

c. お歯黒

日本には抜歯という風習のほかに,もう1つお歯黒という奇習が長年にわたり存在していた.一説によれば,お歯黒は抜歯の転換形式であり,抜歯という原始的かつ苦痛を伴う身体加工が有史時代に入って急速にすたれ,これに代わって歯を黒染めし,あたかも歯がないようにみせる1種の通過儀礼として残ったものであるという[7].

歯牙を黒染めするという奇習の起源は古く,邪馬台国や卑弥呼などについて日本に関してまとまった記述として,もっとも古い文献となっている『魏志』「倭人伝」の中に「又有裸国黒歯国復在其東南船行一年可至」(大意:裸の人々の国やお歯黒の人々の国が(倭の国々の中に)ある)という記述があり,既に卑弥呼の時代においてお歯黒の風習が存在したことを裏づけている.

お歯黒は女子のみならず,鎌倉時代までは男子においても流行していたが,江戸時代になると,既婚婦人の印として女性だけが歯を染めることとなった.このような日本特有の奇習であるお歯黒は1853(嘉永6)年に黒船で来航したペリー提督ら西洋人を「不思議な国,黒い歯の日本」として驚かせた.明治維新後,新政府はお歯黒を文明度の低い習慣とみなし,1873(明治6)年にはお歯黒禁止令を施行し,お歯黒文化は終熄することになった.

7.2 変形と装飾

生存しているときに骨を間接的に変形させる風習の中でもっともよく知られているのが頭蓋変形と纏足である.

頭蓋を人為的に変形させる目的は2種類に大別される.1つはその社会や集団内における日常生活習慣の中で付随的に結果的に発生するもので,その例としては,乳幼児を揺籃板(背負い板)に縛ることや,幼小児期から荷物などを頭で支える運搬習慣などによって,頭蓋変形をきたす場合が知られている.2番目の例は文化的習慣,すなわち宗教的理由や審美的な価値観などから頭蓋を変形させる場合で,これは小児期から頭を紐や包帯で強く巻いたり,板で挟んだりして,一定方向に継続的に圧力を加えることによって変形頭蓋を意図的に作り上げていくものである.このような意図的頭蓋変形は今日においても南北アメリカ,ポリネシアあるいはボルネオなどの,小さな部族にではあるが広汎な範囲で分布している.

7. 骨の変形と加工

　頭蓋変形の歴史は驚くほど古く，今から約45000年ほど前と推定されているイラク，シャニダール洞窟出土のネアンデルタール人頭蓋にも人工変形と推定される証拠が見出されている．頭蓋の人工変形がもっとも普遍的に認められた古代集団としてよく知られているのが，中央アメリカおよびアンデス山脈域南アメリカで，それぞれマヤ文明あるいはインカ文明の時代においてである．

　マヤ文明はユカタン半島基部を中心とする地域に栄えた古代文明の1つであるが，それは前クラッシック期（紀元前2000〜紀元後300年），クラッシック期（300〜900年），後クラッシック期（900〜1520年）の3期に分類されるが，頭蓋変形がもっとも流行したのがクラッシック期である．とくにアルター・デ・サクリフィシオス遺跡からは数多くの変形頭蓋が出土したことで有名である（図7.4）[8]．それらは幼小児期から布などで固縛することによって変形をきたすようにされたと推定されている．さらに当時は死者の頭蓋に彫刻文様を施すこともなされており（図7.5），人工的頭蓋変形と死後の頭蓋装飾が流行していたことは明らかである[9]．

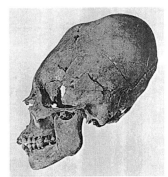

　さらにインカ文明は現在のペルーからチリにかけてのアンデス山脈西方に広がる南北およそ5000kmに及ぶ地域に栄え，10世紀以降チムー王国やカリマル王国などが勃興し，14世紀からは巨大なインカ帝国が築かれた．このようなアンデス山脈域に栄えた文明圏においても頭蓋の人工変形はよく流行するとともに，インカの人々では，一族の長や重要人物に対してミイラ化された亡骸崇拝が盛んであり，さらに穿頭術も盛んに行われていたことが知られている（第11章参照）．

図 7.4　マヤ文明における頭蓋変形[8]

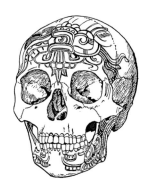 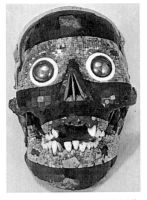

図 7.5　頭蓋彫刻（グアテマラ出土）と頭蓋装飾（メキシコ出土）[9]

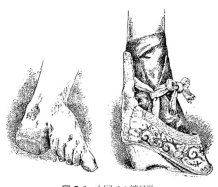

図 7.6 中国での纒足[10]

纒足による足部の骨格の変形風習は，中国においてみることができる．これは，3〜4歳になった女児の（足の）親指を除く2〜5指を足底に向けて折り曲げて緊縛し，さらに普段から特別に加工された踵部を高くしてある小さな靴を履かせる．さらに女児が7〜8歳になると足底を強く曲げて中足・遠位足根関節部分で人為的に脱臼を起こして緊縛するものである．そのため成人になっても踵から指先までは10 cm程度となり，歩行もままならない状態となっていた（図7.6）[10]．

[鈴木隆雄]

文献

1) 成田令博：抜歯の文化史．口腔保健協会，1983．
2) 鈴木　尚：骨から見た日本人のルーツ．岩波書店，1983．
3) 春成秀爾：抜歯の意義——縄文時代の集団関係とその解体過程をめぐって——．考古学研究，**20**，1973，1974．
4) 小金井良精：河内国南河内郡道明寺村国府字乾ノ石器時代遺跡ヨリ発掘セル人骨．人類学雑誌，**32**，361-370，1919．
5) 諏訪　元：叉状研歯のある縄文時代頭蓋骨．大場秀章，西野嘉章（編）：動く大地とその生物．東京大学出版会，1995．
6) 鈴木隆雄：先史時代の病気．大塚柳太郎（編）：オセアニア1 島嶼に生きる．東京大学出版会，1993．
7) 原　三正：お歯黒の研究．人間の科学社，1981．
8) Saul, F. P.: The Human Skeletal Remains of Altar de Sacrificios. Peabody Mus. Arch. Ethnal. Harvard Univ., Vol. 63, 1972.
9) Brothwell, D. R.: Digging up Bones. British Mus. (Nat. Hist.), 1972.
10) Morris, D.: Body Watching. Equinox, 1985.（藤田　統（訳）：ボディウォッチング．小学館，1986）．

8

道具としての骨

　骨角器とは，骨，歯あるいは獣角などを用いて作成した生活用品や武器などの製品のすべてを総称したものである．このような骨角器使用の起源は古く，おそらく人類の起源とほぼ伴行するものと考えられる．人類進化の過程でもっとも古い骨角器はアウストラロピテクス (*Australopithecus*) にまでさかのぼることができる．R・ダートが1924年に南アフリカ，ヨハネスブルグ近郊のタウングスで発見した，人類進化史上おそらくもっとも有名な化石の1つタウングズ・ベビー (Taung's Baby) をきっかけとして，南アフリカのタウング，ステルクフォンティン，マカパンスガットの3つの初期人類遺跡から出土したアウストラロピテクスに関する研究は飛躍的に発展した．その中で，ダートはアウストラロピテクスの文化については「骨歯角文化 (osteo-donto-keratic culture)」として定義し，彼らがカモシカの上腕骨や大腿骨を棍棒用武器として利用しヒヒなどを狩っていたことに推論した[1]．

　同種であれ，異種であれ動物を棍棒で殴り殺せる動物は人類だけである．その意味においてダートがいうように「アウストラロピテクスは殺し屋であり，肉食家であった．道具は，骨の棍棒，それも主にカモシカの大腿骨と上腕骨を使ったのである」(図8.1).

　その後世界各地での人類の進化とともにさまざまな骨角器が生み出され，発達することになるが，ここではそれらについて漁撈・採集具，飾物，武器などに分けて記述していく．

8.1 漁撈具としての骨

　日本列島における骨角器の歴史も古く旧石器時代にまでさかのぼる．さらに食物採集に関してはジェネラリストであった縄文時代人は，その自然の恵みを受け取るための生産用具として実に多種多様な骨角器を作成している．生産用具の素材としての骨は，木よりも硬く，石よりしなやかであり，複雑な加工も比較的容易である．このような骨を素材として，木や石などと

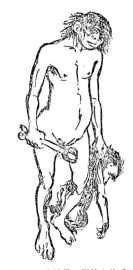

図 8.1 上腕骨の棍棒を片手にヒヒを引きずるアウストラロピテクス[1]

組み合わせ，さまざまなバリエーションをもつ狩猟具，漁撈具が発達したのである．すなわち，縄文時代の早期のころには，釣り針や骨針，筓（さく）などが単純な形態でしかも少数発見されるだけであるが，前期から中期以降にかけて漁撈の活発化に伴って，骨角器の出土例も多くなる．

それは，大小各種に分化した筓，釣り針，骨針，銛，骨角匙類がみられ，質的にも逆刺をもつものや，組み合わせ式もみられるようになり，獲物による使い分けがなされるようになった．とくに豊かな海産資源に恵まれた北海道や東北の一部では，とくに銛の改良が著しい（図8.2）．銛は大型の魚類や海獣を捕る道具であり，沿岸漁業民には欠くことのできない用具であるが，既にこの時代において回転式の離頭銛も出現している．以後，後晩期には北海道や東北地方あるいは関東地方などで地域的に形態や器種に発展がみられる．そのもっとも典型的なあり方をやはり離頭銛にみることができるが，そのいずれもが現在の鉄製の離頭銛と同じ機能と形態を示すに至っている．

骨角器は縄文人みずからが製作，使用し，経験により改良が加えられて，その機能的な極限が追求され，その形に洗練された機能美をはっきりと認めることができる（図8.2）．弥生時代以降，骨角器は金属器に形を残しつつ，東北，北海道を除いてその役割を終えていった[2]．

日本列島におけるもっとも古い骨製の釣り針は神奈川県夏島貝塚から出土している．この夏島遺跡は縄文早期（約10000〜6000年前）の貝塚遺跡であり，既に縄文人が豊富な海産資源を利用し，磯浜漁だけでなく，丸木舟をあやつって外洋に進出し，大形魚を含むさまざまな魚類の大量利用を始めた最初の証拠を示す重要な遺跡である．本遺跡出土の骨製釣り針は今から約9000年ほど前のものと推定されている．縄文時代の釣り針は，全体を弯曲させた形が一般的であり，針先には「かえし」があり，糸がかりもしっかりと刻むなど，現代に用いられるものとほぼ同一の構造をもつ原形といえよう．

このような骨製漁撈具の発達はなにも日本列島だけではない．広大な海洋を生活の

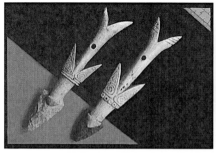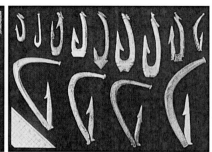

図 8.2 骨角器（北海道伊達市北黄金貝塚出土）
縄文前〜中期．左側は銛，右側は釣り針．

テリトリーとしたポリネシアやミクロネシア，メラネシアなどのオセアニアの島々においても先史時代にはさまざまな骨製漁具が発達している．それらの中には人骨を利用した釣り針も知られている．たとえば，ポリネシア・トライアングルの頂点に位置するハワイ諸島では，カツオを釣るための複合式釣り針にはブタやイヌの肋骨を利用したものの他，ヒトの骨盤や大腿骨なども利用され，なかでもハワイ島ではこのような釣り針の約 80% が人骨を利用したものであるという[3]．

8.2 狩猟具あるいは武器としての骨

本来，狩猟具は動物などの狩猟に用いる用具であり，武器は人間どうしの諍いや争いの際に相手を殺傷するための道具であるから，本質的に異なるものであるが，実際には相互にきわめて転用しうることが可能であり，縄文時代や弥生時代の人骨に刺さっている石鏃や鉄鏃の例を挙げるまでもなく，骨鏃，あるいは骨剣などは武器としての機能や意味をもっている．

骨を素材とした骨鏃あるいは猪牙を素材とした牙鏃は，日本の縄文あるいは弥生時代を通して石鏃と対峙するほどに製作されたと推定されている[4]．骨鏃については石鏃同様，有茎のもの，無茎のもの，あるいは根ばさみ形のもので石鏃の支持器の役割を有するものが知られている．骨鏃による生々しい殺傷痕の代表的例というべきは，デンマークの新石器時代初頭（現在より約 6000 年前）に属する遺跡から発見された 35〜40 歳ぐらいの男性頭蓋にみることができる（図 8.3）[5]．この男性頭蓋には長さ 106 mm，幅 7 mm の細長い骨鏃が鼻腔から口蓋を突き抜け，口腔内にまで達しているのである．この男性個体には，頭蓋だけでなく，胸骨にも同じように骨鏃が刺入されている．いずれの刺

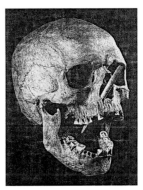

図 8.3 骨鏃の刺さった頭蓋骨（デンマーク新石器時代）[5]

入部位にも治癒反応はまったく認められず，受傷時に即死したものと判定されている．この症例は，たまたま偶発的に間違って顔と胸に骨鏃が突き刺さったというものでなく，明らかに「殺意」に基づいた殺人例であろう．

骨製の刀剣も知られている．日本では骨製刀剣はいずれも縄文時代から出土したものである．青森県上北群天間村にある縄文中期と比定される二ッ森貝塚からは青竜刀形の骨製刀が出土している．これは鯨骨製であり，全長 24.5 cm に及ぶ．青竜刀形石器を模したものであり，その分布とも符号する．さらに骨刀については福井県

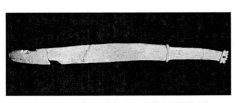

図 8.4 骨刀（北海道伊達市北黄金貝塚出土）

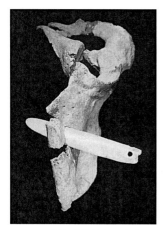

図 8.5 骨槍（愛媛県上黒岩岩陰遺跡出土）[6]

鳥浜貝塚出土の縄文前期のものが最古のものとして知られ，北海道島牧村栄磯岩陰遺跡や青森県八幡堂遺跡などからも出土する．なかでも北海道伊達市に所在する縄文時代前期から後晩期に至る巨大な北黄金貝塚から出土した骨刀はきわめてリアルである（図8.4）．この骨刀はクジラの肋骨によって作成され，鋒先（切っ先き），棟区（むねまち），茎を確実に区別している．茎の先端には宝冠様に飾り彫りが施され，佩剣用紐通し穴まで穿ってある．

骨製武器として骨槍の存在もよく知られているが，実際の骨損傷の例として，愛媛県上黒岩岩陰遺跡から出土した縄文時代早期の壮年男性の骨盤を突き破った骨槍が知られている．これは骨盤の一部である右腸骨翼に鹿の脛骨から作成された骨槍と考えられる有孔ヘラ状骨製品が突き刺さっているものである（図8.5）．この骨槍は腸骨窩から大骨盤内腔へ3cmほど突出し，明らかに骨盤内臓を切断，障害している．腸骨刺入部周辺にはまったく生体反応や治癒機転はなく，受傷時の即死例と判定されている[6]．

8.3 生活用具や装身具としての骨

現代においては，生活用具，生活用品あるいは装身具の中で骨材を用いたものはほとんど見当たらない．しかし先史時代などは，生活用品や装身具には骨がよく用いられていた．

生活用品としての骨材を用いたものは針，錐などの先端を鋭く尖らせたものが多い．骨針は有孔のものと無孔のものに大別され，それぞれ細身長針のものから太身短針のものまでさまざまな型式が知られている．材料となったものは多くは鳥類長骨であるが，陸獣，海獣あるいは鹿角などさまざまな骨材を用いている．図8.6は北海道北黄金貝塚から出土した骨製のスプーンであり，クマの彫刻が施されたきわめて芸術性の高い作品である．

骨製錐は，骨，角，猪牙を半裁してその先端を尖頭化して用いたものでそれぞれ骨錐，角錐，牙錐と称されるものである．縄文時代の全期間を通じ各地域から出土する．

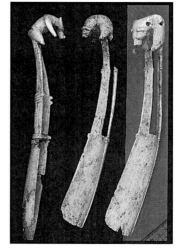

図 8.6 骨製スプーン（北海道伊達市北黄金貝塚出土）

8. 道具としての骨

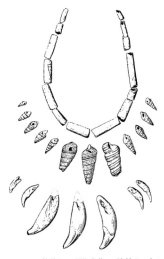

図 8.7 後期旧石器時代の首飾り（チェコスロバキア，ドルニ＝ヴェストニッチェ遺跡出土）

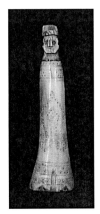

図 8.8 骨製薬入れ（インドネシア，チモール島）

骨製装身具は多種多様なものが知られている．すなわち，ペンダント（垂飾品），ネックレス（首飾り），イヤリング（耳飾り），ヘアピン（笄），櫛，腰飾りなどがその代表的なものであり，それらは世界各地から，また旧石器時代あるいは新人以降いつの時代からも，多種多様な骨製の身体装飾品が知られている（図8.7）[7]．

日本においても縄文時代を中心として，多くの骨製装身具が作成されているが，それらの中で明らかにヒトあるいはサルの骨を用いて作成されたものも知られている．人骨利用例としては，島根県八束郡美保町の埼ヶ鼻洞窟遺跡から出土したもので，ヒトの頭蓋骨（頭頂骨）に2カ所の穿孔を穿ち，紐を通すことによって垂飾として用いた例である．このようなヒト頭蓋骨を利用した垂飾は他に例がなく，単なる垂飾というよりは，呪術に関連する儀器としての機能を具備しているのであろう．また縄文中期の岩手県門前貝塚からはサルの下顎骨に穿孔してある垂飾も出土している．

現在でも動物骨などを利用して生活用品として用いている民族も少なくない．図8.8はインドネシアのチモール島の住民らによって使用されている骨製薬入れである．材料はバビルサ（シカイノシシ）の中足骨を利用し，細かな円形の集合文様を施し，さらに蓋の部分には人面模様が彫刻された精巧な作り物である．またチモール島の西隣に位置するスンバ島では大型偶蹄類の肩甲骨を扉として用いた，伝承物語（ラマーニャ物語）とカレンダーを組み合わせた用品もつくられている．この肩甲骨製の扉は把手の部分に同地方でみられるコモドトカゲの文様の飾りが彫刻されている（図8.9）．

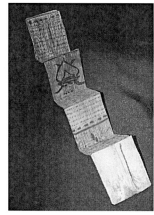
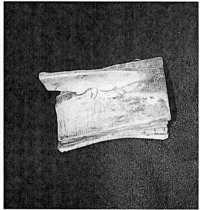

図 8.9　ラマーニャ物語を収め，コモドトカゲの飾りをもつ肩甲骨製の扉
（インドネシア，スンバ島）

8.4　骨製柩，骨製家屋

日用生活品ではないが，大変めずらしいものとして骨製の柩や骨製の家屋も知られている．

骨製柩はイタリアのアブルッツォ州の州都，キエティ（Chieti）にある国立考古博物館に所蔵されているもので，紀元前1世紀から紀元後1世紀にかけてのイタリア，ローマ時代の墓地であったコレロンガ（Collelonga）出土のものである[8]．この骨製柩は4脚からなる寝台様式をもつ柩で脚や寝台，および枕部分の表面は獣骨と思われる骨で被われ，脚部や枕部には人面や獣面の彫刻が施されている見事なものである（図 8.10）．

骨製家屋として有名なものはウクライナ共和国で首都キエフ東南 145 km にあるドニエプル川畔メジリチ（Mezhirich）住居跡である．この住居跡群は今から約 20000 年前の後期旧石器時代グラヴェット文化期に属するもので，1966 年旧ソ連邦の時代に発掘が開始され現在までに5つの住居跡が見出されている．いずれの住居も平面は円形であり，直径約 6 m，高さ 3 m ほどの円錐型となっていて入り口が1つある．いずれの住居も入り口部分は巨大なマンモスの牙を組み合わせてつくっており，住居の骨組みはマツ材とマンモスの牙によってつくられ骨組みの外側壁にはマンモスの頭骨，下顎骨をびっしりと並べ，その隙

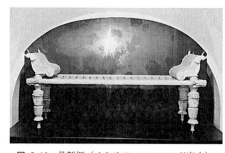

図 8.10　骨製柩（イタリア，コレロンガ出土）

間を四肢長骨や脊椎などで埋め，さらに屋上の上には軽くて平らな肩甲骨や骨盤（寛骨）を中心として敷き詰めるようにし，家屋全体が骨ででき上がっている（図8.11）．この家屋に用いられたマンモスの骨量は全体で約16 t もあり，少なくとも約100頭分の骨が用いられている．これは当時ドニエプル川畔がマンモスの通路に当たりきわめてすぐれた猟場であって，追い込みや狩り出しによる落とし穴猟などによって大量のマンモスを猟殺したと考えられている．このマンモス骨格による骨製家屋からは，幾何学的彩色文様を施した頭骨の他，骨製小人像，錐，針など骨角器も大量に出土している．

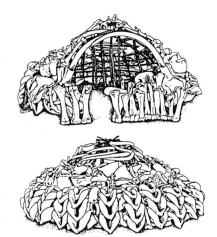

図 8.11 マンモスの骨でつくった住居

8.5 薬物と骨

薬物としての骨の利用で古代から現在に至るまで広く利用されているものは，中国で用いられている「漢方」をおいて他にない．この伝統ある漢方を用いた医療ではその医薬品（漢方薬）には主として草根木皮を原料とした植物性生薬を処方した方剤と呼ばれるものであるが，動物の骨や角あるいは特有の腺分泌物などを原料とした動物性生薬も数多く処方中に配剤されている．とくに漢方では「竜骨」（「龍骨」）と呼ばれる，中国大陸各地に産出される大型哺乳動物の化石化した骨剤が好んで用いられている．竜骨の基本的用途は鎮静・収斂剤としてであり，牡蠣（ボレイ；イタボガキ科のカキ殻）や土鼈甲（ドベッコウ；シナスッポンの背甲）などとともに配剤の1種として用いられるものである．

竜骨を用いた代表的な漢方薬として柴胡加竜骨牡蠣湯や桂枝加竜骨牡蠣湯などがある．「柴胡加竜骨牡蠣湯（サイコカリュウコツボレイトウ）」はセリ科の植物であるホソバミシマサイコの根を乾燥させた柴胡をベースとして牡蠣，半夏，生姜，人参，桂枝，茯苓そして竜骨などを混合した処方剤であり，神経衰弱症，ヒステリー，神経質，不眠症などに用いられる．また「桂枝加竜骨牡蠣湯（ケイシカリュウコツボレイトウ）」はカスノキ科の桂樹の樹皮を乾燥させたものをベースとして芍薬，甘草，生姜，牡蠣とともに竜骨を配したものであり，いらだち，精神不安などに対する処方として用いられる．

また丸薬としては「竜骨丸」があり，本剤には竜骨と遠志（去心）を1：1にして粉末あるいは密練にしたものがある．

これら漢方における骨成分の原料としては，竜骨（これは竜骨と白竜骨などに分け

られる）の他，虎骨（とくにトラの脛骨および頭骨），狗脊（イヌの背骨），骨砕補羊脛骨，羊骨灰，牡鼠骨，竜歯，鹿茸，鹿角，牡蠣，亀甲，などが主なものであり，それらは粉末にしたり，軽く焼いたり，酒に漬けたりというさまざまな製法によって大部分の漢方薬に用いられている（表8.1）[9].

　中国では古来より竜骨や竜歯といった化石化した陸生大型哺乳類の骨や歯が漢方薬として重用されていたが，このことが人類進化史上重要な発見の手がりともなったことがある．それは北京原人（シナントロプス）の発見に関するものである．

表8.1 竜骨等の骨成分を含む主な漢方

薬物名	骨成分	主成分
柴胡加竜骨牡蠣湯	竜骨	柴胡，半夏
桂枝加竜骨牡蠣湯	竜骨	桂皮，芍薬
腎励湯（1）	白竜骨	石斛，附子
腎励湯（2）	狗脊骨	牛膝，人参
聡明益智散	竜骨	虎骨
孔子枕中神効散	竜骨	亀甲，遠志
茯神散	竜骨	茯神，地黄，菖蒲
大豆丸	白竜骨	大豆
扶老丸	竜歯	人参
益明長智丸	竜骨	土別甲（亀版）
竜骨丸	竜骨	遠志（去心）
補骨脂丸	補竜脂	雄雀糞
鹿茸丸	竜骨	鹿茸，牛膝
大力丸	虎骨	熊筋，当帰
麻子丸	骨砕補	川当帰，金毛狗脊

（文献9より抜粋）

1900年ごろに北京に滞在していたドイツ人医師ハーベラー（Haberer）は，この竜骨が化石化した脊椎動物であることに興味を抱き，竜骨を買い集めてコレクションしていたが，ドイツに持ち帰って後，有名な古脊椎動物学者のシュロッサー（Sehlosser）に寄贈した．

　そのときの竜骨コレクションの中に化石化したヒトらしい歯が含まれていたことが契機となって，その後アンダーソン（J. G. Anderson），ヅダンスキー（O. Zdansky），そしてブラック（D. Black）などの一連の地質学者や古生物学者が中国に渡り，竜骨をたくさんに出土する地層の発掘を開始したのである．その中の1つが北京郊外の有名な竜骨の産地，周口店であるが，ここは1つの山全体が巨大な古生物遺跡となっており，発掘の規模も大がかりなものとなった．

　とくに周口店の発掘はアメリカ，ロックフェラー財団からの財政的支援がなされ，1927年から始まった大規模かつ組織的発掘によってまずヒトの臼歯が発掘され，北京原人（*Sinanthropus pekinensis* Black and Zdansky；現在の正式学名は *Homo erectus*）と命名され，その後多くの頭蓋を含む大量の原人化石が発掘されたことはよく知られている．　　　　　　　　　　　　　　　　[鈴木隆雄]

文　献

1) Dart, R. A.: Adventures with the Missing Link. Harper & Row, 1959（山口　敏（訳）：ミッシング・リンクの謎. みすず書房，1960）.
2) 阿部義平：骨角器（縄文時代の日本）. 雄山閣，1981.
3) 篠遠喜彦，荒俣　宏：楽園考古学――ポリネシアを掘る――. 平凡社，1994.

8. 道具としての骨

4) 大竹憲治：骨角器（考古学ライブラリー53）．ニューサイエンス社，1990.

5) Bennike, P.: Paleopathology of Danish Skeletons. Comparative Study of Demography, Disease and Injury. Akademisk Forlag. 1985.

6) 森本岩太郎，小片丘彦ら：受傷寛骨を含む縄文早期の二次埋葬例．人類学雑誌，**78**；235-244, 1970.

7) 江坂輝彌，渡辺　誠：装身具と骨角製漁具の知識（考古学シリーズ13）．東京美術，1988.

8) Cianchi, M.: Leonardo Anatomia Giunti Grup. Edit. 1997.

9) 項　　平，史　欣徳（編）：養生実用方（臨床方剤双書）．江蘇科学技術出版，1993.

9

骨 と 美 術

　おそらく絵画に表された骨——頭蓋や長骨——についてのもっとも古い証拠をきわめるのは困難であるが，ヒトが洞窟壁画などに絵を描き始めたころから，動物や植物などと同様，骨もまたそのモチーフとなったことは想像にむずかしくない．

　古代ローマ時代のモザイク画にも横たわりポーズをとる骸骨が描かれているものがローマ市浴場跡博物館に残されている．

9.1 ルネッサンス期

　絵画において骨，とくに頭蓋（シャレコウベ）が何かの象徴（シンボル）あるいは寓意（アレゴリー）として明確に抽出されるようになったのは，15世紀のイタリア・ルネッサンス以降であることは間違いない．このようなルネッサンスの影響下に骨をも含めた人体の抽出がリアルに描かれるようになった1つの大きな理由に解剖学の著しい進歩が挙げられる．中世の終わりごろからルネッサンスの中心地であったイタリアではサレルノに医学校が栄え，ボローニャでは『人体解剖学書（*Anatomia*）』がモンディーノ・デイ・ルッツィ（Mondino dei Luzzi）によって著され，15世紀に入り人体解剖はいっそう盛んとなった．その到達点ともいうべき1人がレオナルド・ダ・ヴィンチ（Leonardo da Vinci, 1454-1519）であり，もう1人が近代解剖学の生みの親といわれるアンドレアス・ヴェサリウス（Andreas Vesalius, 1514-1564）である．

　レオナルド・ダ・ヴィンチは正確な観察に基づく精細な解剖図を遺しているが，骨格についても頭蓋とその断面図，頸椎との連結状態，四肢長骨とそれらの関節状態などを運動力学的な視点からも考察し，正確に描いている．

　ヴェサリウスはパドヴァ大学の解剖学および

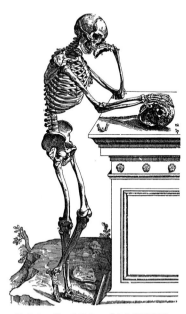

図 9.1　ヴェサリウス『人体解剖学書』

外科学の教授として，詳細な解剖所見に基づいた解剖学書『人体解剖学書（De humani corporis fabrica）』（1555 年）を著し，科学的・実証的・近代解剖学の基礎を打ち立てている．骨格関連の図譜も多数収録され，全身骨格によるさまざまなポーズが時に寓意をもって描かれている（図 9.1）[1]．

ダ・ヴィンチもヴェサリウスも骨格はあくまでも解剖図として描いたものであり，絵画として表象したものではない．しかし，彼らに代表されるきわめて科学的で詳細な観察に基づく骨格，なかでも頭蓋はルネッサンス期以降の多くの絵画に（多くの場合寓意をもって）描かれるようになる．とくに 16 世紀初頭イタリア・ルネッサンス期を代表する巨匠たち，すなわちブラマンテや「受胎告知」で知られるアンジェリコらはいずれもキリスト磔刑図に頭蓋を描き，死の象徴としての意味を強調している．

また 16 世紀初頭「花の都」「芸術の都」といわれたフィレンツェにはミケランジェロ（Michelangelo）やラファエロ（Raffaello）などの美術の巨匠を生み出し，長い間芸術家たちに多大な影響を及ぼしている．その中の 1 人が「聖セバスティアヌスの殉教」などで知られるソドマであるが，彼の代表作の 1 つに「3 人の運命の女神たち」がある．これはギリシア神話のモイラ（moira）と呼ばれる運命の 3 姉妹の女神を題材とし，三女のクロト（Kloto）は命の糸（寿命）を紡ぎ，二女のラケシス（Lakhesis）は各人の寿命の分だけ糸を測り，そして長女のアトロポス（Atropos）がそれを鋏で断ち切り，死のときを決定する役目を古典主義的な画風の中に生き生きと描いている．その中で長女アトロポスがまさに寿命の糸に鋏を入れ断ち切ろうとするその背後に骸骨がそれをじっとみつめているさまが背景として描かれている．

また当時（16 世紀）のドイツを代表する画家デューラー（Dürer）は中世の終焉を迎えたこの時期に，世界の終末を幻想の形で物語る「ヨハネ黙示録」の木版画連作をはじめとして，数多くの油彩や銅版画を残し，クラナッハとともにドイツ・ルネッサンスの双璧をなしていることで知られているが，彼の「銅版 3 大傑作」として広く世に知られている 3 枚の銅版画の大作——「騎士，死，悪魔」「メレンコリア・I」そして「書斎の聖ヒエロニムス」——にもまた頭蓋の描かれた作品が含まれている．すなわち，「騎士，死，悪魔」（図 9.2）では，鎧兜に身を固め，剣と槍とをもつ完全武装の騎士が，馬の手綱を引き締めながら力強く歩んでいるが，その先にある木の切り

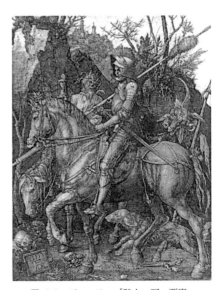

図 9.2　デューラー「騎士，死，悪魔」

株の上に髑髏があたかも死の行進への象徴として描かれている[2]．さらに，「書斎の聖ヒエロニムス」では思想する聖ヒエロニムスに対峙するように，窓辺の棚に置かれた頭蓋が虚空を睨む構図となっているのである．

さらにデューラーは「死の紋章」と題する銅版画においても，まさに死の象徴としての頭蓋を中心に置いた構図をもたせた作品を生み出している．ちなみに，豊満な若い乙女が骸骨に抱きすくまれ接吻をする構図で知られる「死と乙女」を描いたグリーン（Green）もまたデューラーの弟子であり，彼は死や魔女を主題とする絵画によって人生のはかなさや人間の心の中にすむ悪魔的な意識をグロテスクに表現した作品を多く残している．

ハンス・ホルバイン（H. Holbein）は，この世のありとあらゆる人種（皇帝，聖職者，医者，娼婦，酔っ払い），そしてアダムとイヴすらもすべて骸骨姿で図版に描いている．

フランドル絵画の巨匠ブリューゲル（Bruegel）もまた人骨と死をモチーフとした絵画がよく知られている．それは「死の勝利」（1560年ごろ）と名づけられた油彩であるが，それは，あたかも骸骨化した死者の集団が墓穴から抜け出て地上に充満し，人間に襲いかかる様子が描かれたものである．仮借なき死者の報復を寓意とするこの絵ほど死の恐怖の実感を訴えかけるものはない．このような死の恐怖を骸骨に託して人間の（イコール生の）大量殺戮をモチーフとする絵画は14世紀から17世紀にかけてのヨーロッパ社会において人々を死への恐怖と駆り立てた黒死病（ペスト）抜きには語れないであろう．当時ペストは常に人々の後ろに黒い陰のようにまとわりついていた．どこかで必ず大流行していたし，必ずどこかに潜伏し，衛生状態の悪い中世都市に浸淫し盤踞していたのである．

人々は常にこの黒死病の陰に脅え続けなければならなかった．人々は常にいつ骸骨の手が自分の肩に掛けられ，息が絶えるかを恐れていた．まさに死と隣り合わせであり，死はもっとも身近でもっとも避けがたい陰影であった．だからこそ「死を想え（memento mori）」は人生哲学の基本であり，「死の舞踏」（danse macabre）（図9.3）が芸術の主要テーマとなったのである[3]．

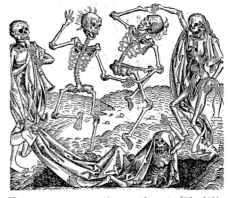

図 9.3　ミヒャエル・ヴォールゲムート「死の舞踏」

9.2　ルネッサンス以降

16世紀末から17世紀にかけて，光の繊細な明暗処理を背景として，人物像そのもののリアリティーを強烈に描くことで新しい人物画のジャンルを創始したのがカラヴ

ァッジオ（Caravaggio）であるが，彼もまた「聖ヒエロニムス」において頭蓋を光と陰の中に浮かび上がらせ，ほの暗い眼窩を強く印象づける作品を描いている．この作品では，聖人の生き生きとした上腕二頭筋や前腕筋群と強い生を示す緋色のマントに対し，だらりと下がった白布と本の上に置かれたにぶい黄白色の頭蓋があたかも生と死のように異様な迫力で対比され

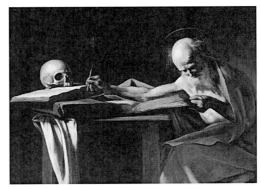

図 9.4 カラヴァッジオ「聖ヒエロニムス」

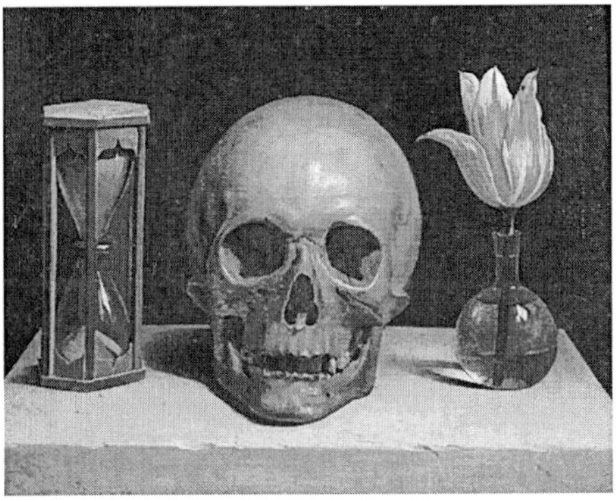

ている（図9.4）[4]．カラヴァッジオは少なくとも3枚の「聖ヒエロニムス」を描いているが，いずれも聖人と頭蓋を対比させ，頭蓋については正面観，後側面観，そして底面観と3方向からの視点で描いているものである．さらに「聖フランチェスコ」では聖者が頭蓋を右手でもち，慈愛にあふれた目であたかも語りかけるような構図で描いている[5]．

16世紀から17世紀にかけて当時の美術の中心であったローマ，ヴェネツィア，フィレンツェといったイタリア諸都市には他のヨーロッパ各地から多くの画家が訪れ，腕を磨き，母国へ帰り，芸術的成果を上げた者も少なくない．そのような中の1人でフランス絵画史上にもっともすぐれた成果を上げたのがフランドル出身でフランスの画家となったシャンパーニュ（Champaigne）である．彼はとくに肖像画の分野でその

図 9.5 フィリップ・ド・シャンパーニュ「静物画あるいは虚栄」

才能をいかんなく発揮し，「勝利の女神より冠を受けるルイ13世」などの名作を残しているが，頭蓋をモチーフにした寓意的静物画も残されている（図9.5）．

このような静物画は本来，「書斎の聖ヒエロニムス」などに描かれる百合や水差などの室内画における静物的モチーフにその起源が求められ，17世紀フランドルあるいはオランダにおいて独立した絵画のジャンルとなったとされている．オランダではとくにヴァニタス（vanitas，虚栄）という人生やこの世のはかなさ，空しさを意味する象徴性の強い静物画が発達し，砂時計，燃え尽きた蠟燭，そして頭蓋（ドクロ）などが描かれている．

ルネッサンス以降，絵画に描かれた骨や頭蓋は，いわば生と死の対比あるいは死の象徴として取り扱われたものである．しかし，死の象徴以外にも「憂鬱」の象徴として用いられる作品もある[6]．

ドメニコ・フェッティ（Fetti）は先のカラヴァッジオとほぼ同時代に活躍したイタリアの画家であるが，彼は「憂欝（マリンコニア）」と題する作品の中で頭蓋を抱くように，そして物憂気なまなざしで小机に跪いて考える女性像を描いている（図9.6）．

先にブラマンテやアンジェリコなどによってキリストの十字架刑の図において頭蓋を配置する構図がよく描かれたことを述べたが，キリストの死と埋葬そして復活に際し，重要な女性として「マグダラのマリア」がいる．彼女は「罪深い女」であり，キリストにより「7つの悪霊を追い出してもらった女」であり，その結果として「悔い改めた女」であるが，そのマグダラのマリアを題材とする絵画や彫刻においてもまたキリストの死を暗示させる頭蓋とマリアを配置した作品がいくつも残されている．その代表的作品の1つは1640年ごろにラ・トゥール（La Tour）によって描かれた「マグダラのマリア」（図9.7）であり，髑髏を抱くマリアが鏡に写った灯明をみつめる構図で描かれている．ラ・トゥールはこの他にも「悔悛する聖ヒエロニムス」にも聖書を立てかけるための道具として髑髏を描いている．さらに，「マグダラのマリア」については多くの絵画作品（「ラ・マグダレーナ・ペニランテ」）があり，また，彫刻ではカノーヴァ（Canova）作の「ラ・マグダレーナ・ペニランテ」（1794～1796年ごろ）の大理石座像がよく知られている．これはやや横座りとなったマグダレーナの左膝のわきに頭蓋を置き，両手を膝の上に置いて竹製の十字架をもち，頭蓋にそれを

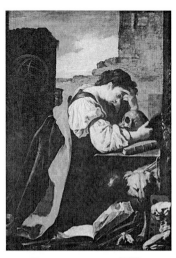

図 9.6 フェッティ「憂鬱」

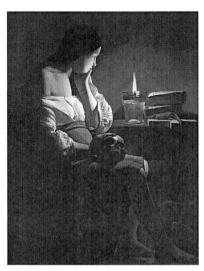

図 9.7 ラ・トゥール「マグダラのマリア」

押し当てるようにしながら想いに耽る若く美しい女性の彫像である．このような頭蓋と竹製の十字架を備えるマリア像は 1825 年にハイエツ（Heietz）も描いており，マグダラのマリアをテーマにした芸術作品には頭蓋は好まれて描かれたマテリアルということができる．

さらに印象派の巨匠として知られるセザンヌ（Cézanne）もまた頭蓋骨をモチーフとした静物を好んで描いている．それらは「3つの頭蓋骨」や「頭蓋骨を前にする少年」などであり，死あるいは虚栄の図像としてよりもむしろ静物あるいは無生物そのものとして描かれているようである．

近代ヨーロッパ，とくに旧支配体制（アンシャンレジーム）の崩壊と革命の時代となる 19 世紀においても骨はさまざまな寓意の中に描かれていく．なかでもヴィルツ（Wiltz）は「自殺」「生者埋葬」など身辺に起こる死の現実をそのまま絵に表現しているが，それらの中で「美しきロジーヌ」は骸骨，それも頭蓋，脊椎，骨盤の体幹骨が靱帯により交連された骨格に対し裸体のロジーヌが微笑みかけるという構図で描かれており，幻想・怪奇的な写実が不気味なほどの迫真性を示している．

9.3 彫　　刻

彫刻の中に現れた骨の代表的なものは 14～15 世紀を中心とするゴチック彫刻を挙げることができる．この時期の西ヨーロッパ各地は百年戦争（1337～1453 年）に巻き込まれ，さらに大飢饉，そしてペスト大流行などで混乱と疲弊の極に達していた．このような中世末においては墓地の石棺の上に全身像の死者肖像を配する墓碑彫刻が大いに流行した．このような墓碑彫刻の様式にはいくつかのタイプが知られているが，特殊な形式に横臥墓像（gisant（ジザン））がある．これは生前の服装のまま棺上で横臥位の姿で合掌のポーズをとる死者像であり，死者像は時に朽ち果てた骸骨となった状態（腐敗屍骸像，transi（トランジ））を示すこともあった．初期イタリア・ルネッサンスの画像マザッチョ（Masaccio）の描いた「三位一体」の壁画では骸骨状のジザンの状態をよく表している．

この中で，特筆されているのは 17 世紀後半に蠟による精緻な人体解剖標本や腐敗屍骸像を作成したイタリアのズンボ（Zumbo）が挙げられる．ズンボは人間の一生すなわち生老病死をリアルに蠟作品により描いている．なかでも「ペスト」「梅毒」「墓場」，そ

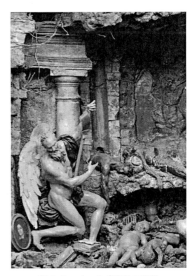

図 9.8 ズンボ「時間の勝利」

して「時間の勝利」（図9.8）などはいずれも悲惨な病に倒れ朽ち果てていく無数の肉体がきわめて写実的に作り上げられている．

このような死への恐怖感を呼び起こす，腐敗し骸骨となった肉体の彫刻はその後，先に述べたような絵画における「死の舞踏」のモチーフとして広く絵画や版画にも用いられるようになる．　　　　　　　　　　　　　　　　　　　　　　　　［鈴木隆雄］

文　献

1)　Saunders, J. B. C. and O'malley, C. D.: The Anatomical Drawings of Andreas Vesalius. Bonanza Books, 1982.

2)　国立西洋美術館：死の舞踏．中世末期から現代まで．国立西洋美術館，2000．

3)　Vevell, M.: L'heure du grand passage chronique de la mort. Gallimard,（池上俊一（監修），冨樫瓔子（訳）：死の歴史（知の再発見双書63）．創元社，1993）．

4)　Fiore, K. H.: Museo Borghese. Ministero per, Beni Culturali e Ambientali. Gebart, 1998.

5)　Bonsanti, G.: Caravaggio（The Great Masters of Art Series）. Scala, 1996.

6)　高階秀爾：ルネッサンス夜話——近代の黎明に生きた人びと——．平凡社，1979．

10

骨 と 宗 教

　洋の東西を問わず，骨は宗教上重要な意味をもつことが少なくない．その代表が仏教においては仏舎利，すなわち釈迦の遺骨（仏骨）の崇拝であり，キリスト教においては多くの聖者の遺体，遺骨（聖遺物と総称される）に対する崇拝である．

10.1　仏 教 と 骨

　仏教は紀元前5世紀ごろ，インド大平原で現在のネパール領にあった小国，釈迦族の王子として生まれたゴータマ・シッダルタが悟りを達成し釈尊（ブッタ，覚者）となり，その教えを人々の前に説いた時点に始まるが，ブッタの滅後に仏弟子たちにより信者らの教団整備が進められ，その中からすぐれた弟子たちがインド各地にブッタの教えを説いて初期仏教は成立するのである．

　釈尊は80歳のとき，旅の途中クシナーラー郊外の沙羅双樹のもとに平安な死（入滅）を迎える（ニルバーナ，涅槃）が，入滅後，付近に住むマッラ族の信者たちによって茶毘に付され，仏舎利（遺骨）は8分されて各地の仏塔（ストゥーパ）に手厚く葬られた．これが釈尊の遺骨信仰，すなわち仏舎利信仰の始まりである[1]．

　なお，8分されたとされる仏舎利については，釈尊の実在そのものも含めてその真偽が19世紀末にヨーロッパで大きな議論となっていたが，イギリスの考古学者ペッペにより仏舎利埋葬の伝承の地から発掘され，骨壺に書かれた古代文字の解読がなされ釈尊の実在と仏舎利の存在が証明されている．発掘された仏舎利用骨壺は現在カルカッタ博物館に保存され，中の本物の仏舎利は大部分は仏教信奉の篤いタイ王朝に贈祀されたが，その一部が日本の名古屋市日泰寺に贈られ祀られている．

　このような仏教における遺骨信仰は各地にみられるが，日本においても，火葬の後，骨を拾って骨壺に入れる際，第2頸椎（axis）があたかも座禅仏のようにみえることから，「のど仏」として最上部に載せたり，あるいは身近に置いて祭祀する場合にこののど仏を分骨したりする風習が現在も一般に広く残っている．

　釈尊の聖骨を象徴した舎利を納める舎利容器（骨壺）をはじめ，舎利に関連する仏具は幾多のものが知られている．それらは舎利容器を内置するための舎利塔，いっしょに納める仏像に対する灌仏盤，甕，厨子や経典を納める経帙，経箱などである．

　仏涅槃のうち，仏舎利を8分して奉安祭祀した際の最古の仏舎利容器（現在インド，カルカッタ博物館に現存している）をはじめとして，舎利信仰が各地に広まるに

つれ舎利容器もまた多数製作された.

日本への仏教伝来は百済の聖明王から仏像や経典が献じられた西暦552年を公伝とするが, 時の権力者蘇我氏の強力な仏教受容政策もあり, 伝来よりわずか100年ほどで急速に人々の間に広まり地方伝播されている. とくに飛鳥・白鳳時代 (7～8世紀) には舎利信仰も盛んとなり, たとえば法隆寺五重塔の心礎下にも舎利奉安のために芯部分 (舎利安置部分) が瑠璃 (ガラス) 器でそれを黄金製の容器に入れ, さらにそれを銀製の容器で包み, もっとも外を銅製卵型の器で包んだ舎利容器が知られている[2]. 同様の舎利容器は滋賀県崇福寺塔心礎からもみつかっており, 白鳳時代の製作であり, やはり, ガラス, 金, 銀, 銅の器の順に納められている (図10.1).

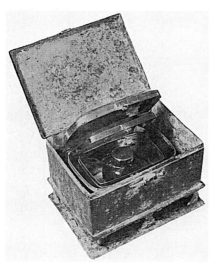

図 10.1 旧崇福寺舎利容器[2]

日本への仏教伝来という大きな影響をもたらした隣国, 韓国においても舎利奉安のためのさまざまな用具が美術工芸の粋を集めて製作されている. 舎利用具としては日本同様, 緑瑠璃などのガラス器が最内容器であり, それに金, 銀, 銅器あるいは鑞石製の壺などに内包されるようになっている[3].

仏教信仰や火葬風習が人々の間に受容され浸透していくにつれ, 個人についても火葬後の骨を納める骨壺が一般となる. それらは各地の文化を反映したもの

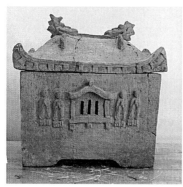 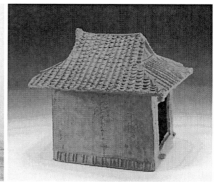

図 10.2 家形蔵骨容器
左は沖縄県 (久米島) 出土の蔵骨器 (沖縄県立埋蔵文化財センター),
右は韓国統一新羅時代 (8世紀) の家形蔵骨器 (国立慶州博物館)[3].

も少なくない．たとえば中国，唐の時代には唐三彩の骨壺が製作されたり，韓国では青磁の骨壺が製作されたほか，特別な形状，すなわち塔状骨壺や家形の蔵骨容器なども製作されている．日本では白釉陶器製が一般的であるが，沖縄などでは家形の彩色釉製の骨壺（骨容器）が現在でもよく使用されている（図10.2）．

10.2 キリスト教と骨

キリスト教においては紀元5～6世紀ごろの初期キリスト教美術の中で既に象牙彫刻文様をもつ聖遺物箱が作成されており，聖遺骨も含めた崇拝儀礼のあったことが推測される．また当時のキリスト教会堂建築には大聖堂（martyrium）が各地に建てられており，このような殉教者記念聖堂では地下墓所（catacombe）を併設していたり，殉教聖者の何らかの聖遺物を祀って記念している．

15世紀イタリア・ルネッサンスの中心地であったフィレンツェにおいて，有力市民による寡頭政治の中，しだいに実権を握っていったのが，メディチ家である．メディチ家の支配を確立したコジモ・ディ・メディチは政治的手腕にすぐれていただけでなく，高い教養を誇る文化人であり，さらにコジモの孫に当たるロレンツォもまた文化，芸術を手厚く保護し，さまざまな学芸の分野で質の高い芸術作品が生み出されている．聖遺物を納める聖遺物箱もまた豪華な工芸品としてその地位は確立されているが，なかでもメディチ家礼拝堂に保管されている数々の聖遺物箱は金銀細工の宝物としていずれも壮麗なものであるばかりでなく，それらには聖者の椎体，大腿骨，脛骨あるいは寛骨などが収められている（図10.3）[4]．

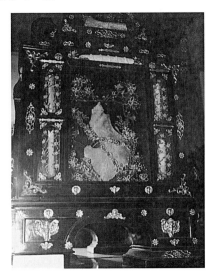

図10.3 メディチ家礼拝堂聖遺物箱
中央に寛骨が飾られている．

このような聖者の遺骨を収めた聖遺物箱はイタリア各地にみられ，たとえばナポリでは大聖堂にある聖ジェンナーロの遺骨を収めた黄金の聖遺物箱や，ボローニャのサン・ステファノ教会では，1380年に金銀細工でつくられた聖ペトロニウスの聖遺物箱，さらに同じボローニャのサン・ドメニコ教会には聖ドミニクスの頭骨を入れた聖遺物箱など，枚挙にいとまがない．

このようなキリスト教における聖者あるいは僧者の遺骨を祀る風習の中で，数千体もの遺骨が埋葬された地下墓地も知られている．もっとも有名なものが，ローマにあるサンタ・マリア・デラ・コンチェツィオーネ教会（聖マリア処女懐胎教会，通称

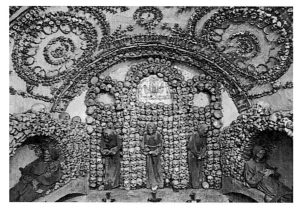

図 10.4　骸骨寺
無数の頭骨，椎骨，肋骨などで壁文様が描かれている．

「骸骨寺」）であろう（図10.4）．この教会は教皇ウルバヌス8世の時代の1626年に建立されたといわれているが，その地下には穹窿形の天井構造をもつ納骨堂があり，そこには4000体以上の人骨のさまざまな骨格——頭蓋，脊椎，肋骨，四肢長骨，骨盤など——が壁一面に並べられ，唐草模様，幾何学模様などのさまざまな文様を描き出しているほか，修道僧の僧服を着せられた数体の骨格や，少女の1体分の骨格などが保管されている．これらの人骨は1528～1870年の約350年間に死亡したカプチン会修道僧4000名の遺骨であるという．

また，ハンガリーの首都ブタペストの中心を流れるドナウ川に臨むブダの王宮はその壮麗な姿で有名である．本王宮の地下も一部カタコンベとして利用されてきた．これは城窟として自然のカルスト台地に13世紀に建てられているが，もともと洞窟が豊富であり，それが人手により拡張されたものであるが，その一部をカタコンベとして利用している．その規模は小さいが構造としては階段状につくられた石棚の上には頭蓋や四肢長骨が整然と並べられたものである．

10.3　葬制，葬法と骨

葬制の存在は人類におけるきわめて特徴的な文化行為であり，人類の精神生活の進化を考えるうえでもきわめて重要な問題を提供する．死体を儀礼的に処理する風習は旧人段階，すなわち約70000年前にさかのぼる．すなわち，ウズベク共和国のテシク・タラ遺跡の小児遺体やイラクのシャンダール遺跡の花で埋められた成人遺体などが，葬制の起源とも考えられている．

葬法は具体的な死体の処理法に関することであり，世界的に広く分布しているものだけでも，土葬，火葬，水葬，風葬，鳥葬，そして樹上葬などが知られている．これらはいずれも死体破壊を目的とし，ミイラ作成などの死体保存とは異なっている．これらの葬法は宗教的儀式や生と死に関する思想性を反映しているが，いずれも最終処

理課程としての骨の問題が関与する．とくに複葬と称される葬法では一時的に土葬，風葬，台上葬などによって軟部組織を腐敗漏失させ，その後2次的に（2次葬）として遺骨を洗浄し（洗骨），最終的に骨を墓や納骨堂に保存するものである．

複葬の中でも，古代において大王などの貴人の葬儀に行われた特殊な習慣として殯（もがり）がある．これは死者の遺体が完全に白骨になるまでの間，それを喪屋という特別にこしらえた安置所に納めるものである．この殯の期間中は食物を供え，歌舞音曲を行い，霊魂への慰撫鎮魂などのさまざまな祭りを行う．日本の弥生時代の『魏志』「倭人伝」にもこの殯と考えられる習慣があったことが記述され，それによれば14日間の喪に服し，会葬者は肉を食わず，大声で泣くとともに，他の人びとは歌舞を行い酒を飲んだとされている．また墓域が狭く土葬遺体数が限られるような場合には，先に埋葬された個人骨は発掘されて集骨され，再埋葬されることもあり，かつて日本では（縄文時代も含めて）広く行われていた．

日本では現在火葬が一般的であるが，このような火葬が広まったのは江戸時代における江戸や京都などの都市部においてである．しかし，農村や地方では土葬もつい最近まで根強く残っており，1942（昭和17）年ですら，日本での火葬率は47%と半分以下であった．

火葬の普及は世界的にみても一般的傾向として高率化がみられるが，現在でも日本だけがほぼ100%であり，次いでイギリスや香港の70%，ニュージーランドの58%などが比較的火葬率の高い国である．

日本では火葬率の高さもさることながら，最大の特徴は火葬後の焼骨に対しての拾骨である．火葬直後に遺族が箸を用いて拾骨を行う儀礼は他に類をみない．そのために日本では，火葬炉における遺体焼却において程良くきれいに遺骨を残すための焼却温度や時間などの技術がきわめて高度に発達している．拾骨に際しては主として体幹の大きな骨や四肢長骨を破砕しながら骨壷に入れ，次いで頭蓋骨（とくに頭頂骨や側頭骨）を破砕骨に被せるように入れ，最後に第2頸椎（軸椎）があたかも仏座像のようにみえることから（「のど仏」），これを納めるのが一般的である（10.1節参照）．

10.4　占術と骨

必ずしも宗教というわけではないが宗教的儀式としての占術あるいは卜占においても骨が用いられる．とくに，古代中国では動物骨に刻字したもの，すなわち亀甲獣骨文あるいは単に甲骨文と称される占術に用いられた骨製品が知られている．

甲骨文は中国清朝の光緒帝25（1899）年に時の高官王懿栄とその食客劉鉄雲が薬用として購入した竜骨上に刻字を発見し，その後1903年に甲骨文拓1058片を収録した『鉄雲蔵亀』を劉鉄雲が世上に公にしたことを嚆矢とする．竜骨はいわば化石化した獣骨であり，古来中国では薬用として好まれていたものである（8.5節参照）．

このような甲骨文が殷墟から出土した獣骨に刻印されたものであることが1928年に河南省安陽市にある同遺跡の発掘によって確認されるとともに，同遺跡からの出土

片数十余万点といわれるように甲骨文の巨大な埋葬地であることも判明している[5]．

甲骨文はおよそ紀元前14世紀～紀元前11世紀の殷代後半に大量に作成されたもので，卜辞とも称され，亀甲（腹甲）や主にウシの肩甲骨等の獣骨を炙り，それに生じたさまざまな亀裂（卜兆）から吉凶，願い事の可否を読み取り，その卜占した事柄を刻んだものである．日本でも弥生時代には盛んに卜占が行われていた（図10.5）．獣骨の中でも肩甲骨が多用されたのはその形状が扁平で面積も広く，亀裂が得やすく，さらに文字列が読み取りやすいという理由によるものであろう．

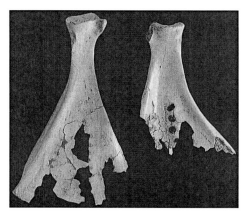

図 10.5 卜骨
弥生時代後期，長崎県壱岐カラカミ遺跡出土．

殷代の卜占がどのように行われ，甲骨文として刻辞されたかという過程については，次のように考えられている．

①カメの腹甲，ウシの肩甲骨等を卜占に供用しやすいように整治する．膠質を落としたり，平滑にしたりする，②甲骨版の裏面に鑽，鑿を彫り込む．

ここまでは準備段階で，この間に甲骨版を清浄化し，霊力を増幅するための儀式も行われる．

③貞人という聖職者によって貞問すべき内容を確定する（卜辞の形式には対貞といって，同一の事柄を，片や肯定文で，一方を否定文で貞問し，それぞれ左右相称に刻文した例が知られている），④鑽の箇所を灼する，⑤灼によって表面に現れた卜兆を王が観察して神意を読み取り，最終的には王が判断を下す，⑥判断の結果，その後の現実を験問する．

という一連の行為がなされたと推定されている． ［鈴木隆雄］

文　献

1) 三枝充悳：仏教入門．岩波新書，1990．
2) 蔵田　蔵：仏具（日本の美術16）．至文堂，1967．
3) 国立慶州博物館：国立慶州博物館（日本語版）．通川文化社，1998．
4) Paorucci, A.: Cappella del Medicee e Chiesa di San Lorenzo. Ministero peri Beni e le Attivita Culturali, Sillabe, 1999.
5) 中国法書ガイドⅠ（1990）甲骨文・金文──殷・周・列国──．二玄社，pp.74，東京．

11

穿頭術と食人

11.1 穿　頭　術

　生きている人体に対し治療目的で外科的な処置をする場合，頭蓋に対する穿孔術（trephining, trepanning）あるいは開頭術はかなり早い時期から行われてきた．頭蓋に対して角形や丸形に骨を剝離するこのような外科的処置を穿頭手術と呼んでいる．

　古代人における穿頭術を最初に報告したのは人類学者のスクィアー（E. G. Squier）であるが，彼が1863～1865年に訪れたペルーのアンデス山中クスコから出土した頭蓋にこの穿頭術が施されていることを報告したものである．ヨーロッパにおいても1873年フランスのローゼル渓谷から出土した新石器時代人頭蓋に死後ではあるが穿頭術に関連すると思われる頭蓋をプルニエールが報告している．

　これらの19世紀後半の穿頭術を施した古人骨頭蓋の相次ぐ発見はまた，大脳半球における言語領野の発見で名高いフランスの外科医師ブローカ（P. Brocka）の興味を引くことになった．ブローカは頭蓋の中には穿孔の周辺に骨新生（再生）や反応性骨吸収（萎縮）像のあることなどから生前に行われた外科的開頭術であることを確信するに至った[1]．

　穿頭術がもっともよく行われ，人類学的資料も多数残っているのは，南アメリカ大陸アンデス地帯である．この一帯は紀元前数世紀までさかのぼるといわれるプレインカ文明や，巨大な帝国を築いたインカ文明など高度に発達した文明が，16世紀，スペイン人ピサロらにより征服されるまで連綿と続いている．穿頭術頭蓋はこのプレインカ～インカ時代にかけて幅広い時代と地域から出土している（図11.1）[2]．

　頭蓋穿孔の行われた地域は，南アメリカ，ヨーロッパ，北アメリカ，アフリカ，そして大洋州の古代の人々にも認められている．日本での古代（とくに縄文時代）における穿頭術風習の

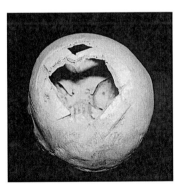

図11.1 穿頭術（トレファネーション）[4]

頭蓋冠を中心として，いくつもの切創痕（カットマーク）を示す症例．先史南アメリカ，ペルーなどではこのような外科的意味をもつ穿頭術が好んで行われ，多数の症例が知られている．

存在については，戦前に京都帝国大学の病理学教授であった清野謙次とその門下生らによって，岡山県大田貝塚，同粒江貝塚，愛知県吉胡貝塚などの縄文時代人の頭蓋破孔についてその可能性は指摘されているが，いずれも不確実であり，現在までのところ日本での穿頭術風習の存在は確認されていない状態である．

頭蓋穿孔の目的については，頭痛やてんかんの治療や悪霊払いであるとか，戦闘による頭蓋の骨折や外傷による血腫除去と減圧を目的とした治療のためであるとか，さまざまな仮説が提示されているが，未だに謎であり解決していない．

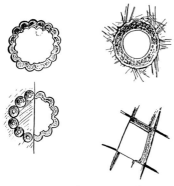

図 11.2 穿孔のパターン[3]

南アメリカ，アンデス地域からの多数の穿頭術頭蓋から，古代穿頭術に関する重要な所見が得られている．それは，穿孔の多様なパターンである（図 11.2）．それらは図に示されるように頭蓋に対してドリルのようなものでいくつもの小孔を円形に穿ち骨片を除去したもので，それは明らかに外板の径が内板よりも大きいパターンを呈しているものや，比較的鋭利な器具でほぼ円形に切術するもの，あるいは深く切り込みを井状に入れるものなどのパターンが知られている[3]．さらに，このような穿頭術例においては，先述のような新生骨や骨吸収などの治癒過程を呈するものが少なくない．これは明らかに生前の穿頭術施行例であるが，治癒像のまったく存在しない場合には，2つの意味が考えられ，1つは穿頭術施行中に死亡した場合であり，もう1つは死後の頭蓋に対してさまざまな穿頭術の術式パターンを練習した場合である．やはりペルーのシンコ・セラスから出土した頭蓋では何カ所にもさまざまな穿頭術が施され，しかもまったく治癒像は認められていないことから，経験を積むための練習として行ったとも考えられている[4]．

11.2 食人による骨損傷

古人骨にみられる損傷の中で，頭蓋底や四肢長骨の骨髄の豊富な部分などを意図的に破壊したと考えられる所見を示す例が知られており，これらは食人風習，カンニバリズム（cannibalism）との関係で解釈されることがある．

食人つまり人肉食の目的は2つ想定される．1つは単純に食料として利用する場合であるが，これはあくまでも極限飢餓状態などの異常事態であり，風習として人肉常食は種の保存原理からみても考えられない．もう1つは象徴的儀礼としての人肉食で，戦争などでの勝利の象徴，死者のすぐれた能力継承の象徴，あるいは同じ病気の者では死者の肉を喰うことによって病を治すといった治癒の象徴など，いずれも特殊な目的のためと考えられる．文化人類学的にも事例報告的に食人俗として報告され，食人習慣の分類あるいは生態学的・栄養学的観点からの研究もあるが，それらの理論

的研究はきわめて信頼度の低い資料のうえに成り立っており，厳密な資料批判が必要とされている．

食人の代表的な例とされているのが有名な北京原人（シナントロプス）である．北京原人は中国，北京郊外の周口店から発掘されたおよそ50万年前もの初期人類化石であるが，それらの脳頭蓋は底部を除いて完全に残っていたものがかなりある（図11.3）．すなわち，頭蓋底だけがどの頭蓋も破損しているのである．一般に化石や古人骨頭蓋では頭蓋底が破損することは少なくない．しかし，北京原人を詳細に観察したワイデンライヒ（F. Weidenreich）は，これらの頭蓋底破壊がどれもほぼ同じような破損状態を示し，ネズミやハイエナなどの動物による咬傷でもないことから，食人によるものと推論した[5]．

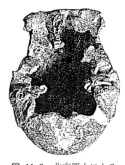

図 11.3 北京原人による食人の例[5]
頭蓋底が破壊されている．

さらに，現在では北京原人にみられた骨破壊が食人風習である可能性については，わざわざ頭蓋底を破壊することの解剖学的不自然さなどから，疑問視する意見が多い．化石人類については原人にとどまらず，イタリアのモンテ・チルチェオで発見されたネアンデルタール人頭骨もまた頭蓋底から側頭骨が不自然に破損し食人の可能性を指摘され，さらにクロアチアのクラピナ洞窟発見のネアンデルタール人骨にも鋭い石器によって刻印されたカットマークすなわち解体痕があり，食人によるものとも考えられている．しかし，いずれのケースも確実に食人によるものとはいえず，議論がある．

現世人類においては，生存条件が厳しく慢性的な飢饉と飢餓状態の中で集団的に食人が行われたことが確認されている．それはアメリカ，コロラド州南部にある約1000～900年前のマンコス遺跡から出土した人骨群に認められたものである[6]．破片化した数千個に及ぶ人骨片にはいずれも打撃痕やカットマークが多く，通常の自然破壊とは明らかに異なっている．さらに特徴的なのは，四肢骨の骨端部や脊椎の椎体部分など骨髄成分の豊富な部位を完全に破壊し，骨髄食を行ったことが推定されている

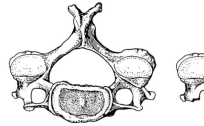
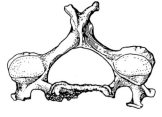

図 11.4 マンコス遺跡での食人の証拠（右）[6]
頸椎がつぶされている．左は完全な頸椎．

ことである（図11.4）．現代でも骨髄はスープの主要材料であり，栄養豊富なうま味の元である．マンコスの人々も当然，骨髄を利用したと考えられている．このような人肉食はしかし，やはり通常の風習とは考えづらく，おそらく，周期的にやってきた飢饉の際の悲劇であろうと考えられている．　　　　　　　　　　　　　［鈴木隆雄］

文　献

1) 片山容一：古代アンデスの脳外科手術．日経メディカル（臨時増刊）医と文化，pp. 79-82，1995．

2) Bernand, C.: Les Incas, peuple du Soleil. Gallimard, 1988.（大貫良夫（監修），阪田由美子（訳）：インカ帝国（知の再発見双書06）．創元社）．

3) Brothwell, D. R.: Digging up Bones. British Mus. (Nat. Hist.), 1972.

4) Ortner, D. J. and Putschar, W. G. J.: Identification of Paleopathological Conditions in Human Skeletal Remains (Smithsonian Contribution of Anthropology). Smithsonian Institution Press, 1981.

5) Weidenreich, F.: Six lectures on Sinanthropus Pekinensis and related problems. *Bull. Geolog. Soc. China*, **19**: 1-111, 1939.

6) White, T. D.: Prehistoric Cannibalism at Mancos 5 MTUMR-2364. Princeton Univ. Press, 1992.

III

骨の組成と機能

12

骨の構造，形態，特性，変異

　骨組織は高度に石灰化した組織であるために静的な組織のように思われがちであるが，骨組織の内部では骨芽細胞による骨形成と破骨細胞による骨吸収が常に行われ，ダイナミックな代謝が営まれている．そして，骨形成と骨吸収のバランスが崩れると骨量の変動を伴う種々の疾患が発症する．このような特徴をもつ骨の代謝や疾患を解析するには，骨組織の構造を理解しておくことが重要である．本章では，骨の構造を形態学的な立場から概説するとともに，骨芽細胞の前駆細胞と考えられる骨原性細胞や間葉系幹細胞についても最近の報告を交えて紹介する．

12.1　骨の基本構造

　骨は骨質，骨膜，骨髄から構成される．骨質は皮質骨（cortical bone）と海綿骨（cancellous bone, spongy bone）に大別できる．皮質骨は骨髄を被うように骨の外側に存在し，その内部には骨梁（小柱状）と呼ばれる骨が海綿状に配列した海綿骨が存在している．骨膜は皮質骨周囲の薄い線維性結合組織で，骨と周囲組織の結合を仲立ちするだけではなく，骨の発生や再生過程で重要な役割を担っている．骨髄は，造血を行う場であり，皮質骨に囲まれ，海綿骨の間を占めている．最近，骨髄中には多分化能を有する間葉系幹細胞が存在することが明らかにされ，骨髄は造血以外にも間葉系幹細胞の供給場所として注目されている．

12.2　骨　　質

a．皮質骨

　皮質骨は緻密骨（compact bone）とも呼ばれ，主に長管骨の骨幹部（diaphysis）を構成し，非常に強固な骨質からなる．

　1）　皮質骨を走る2つの管系とオステオン　　ヒトや大型動物の皮質骨には動静脈を通すための2つの管系（ハバース管（Harversian canal）とフォルクマン管（Volkmann's canal））が発達している（図12.1）．

　ハバース管は骨の長軸に沿った長い無数の管で，内部に毛細血管や細い動静脈が入っている．皮質骨ではハバース管を芯として，骨質がタマネギのように同心円状になっている層板と呼ばれる円柱構造がみられる．この1つの円柱構造をハバース系といい，オステオン（osteon，骨単位）とも呼ばれる（図12.1）．オステオンは血管の走

行に応じて一定の方向にゆるくねじれながら枝分かれしたり，吻合し，時には盲端で終わる．また，オステオンの横断を組織学的に観察すると必ずしも同心円状の円形ではなく，むしろ卵形につぶれたり，いびつなものが多い．オステオンは数層から20層ぐらいまでの層板から構成されており，各層のコラーゲン線維の配列はさまざまで，水平に近いものから垂直に近いものまでがあるために，隣接する層板でコラーゲン線維の走行が交叉するようになっている．長軸方向に走行するコラーゲン線維はオステオンの引

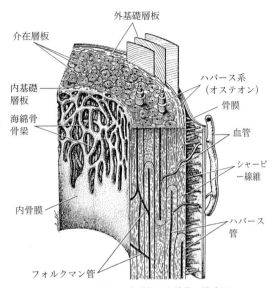

図 12.1 長管骨の皮質骨と海綿骨の模式図
(Bloom & Fawcett, 1975)

っ張り強さと圧縮強さに抵抗し，それに垂直に走行する線維は弾性に関連するといわれている．そのためオステオンを構成する各板のコラーゲン線維の走行は骨強度にも密接に関連してくると思われる．

一方，フォルクマン管はハバース管と垂直の方向に発達している．この管系はハバース管のように層板で囲まれていないのが特徴で，両管を鑑別するポイントとなる．フォルクマン管は骨表面（骨膜面）からの血管系を導入したり，ハバース管どうしを連結したり，さらにハバース管を骨内面（骨髄側）へ連絡させている（図12.1）．

2) 皮質骨を構成する層板　皮質骨の骨質には前述したオステオンを構成する同心円状の層板の他にも層板が存在する．オステオンは円柱状の構造であるので，オステオンとオステオンの間にはハバース管を含まない不完全な層板があり，それらは介在層板と呼ばれる（図12.1）．後述するように皮質骨ではオステオンを中心とした骨改造が起こるので，介在層板は骨改造により円柱構造が破壊された古いオステオンの残りである．オステオンと介在層板の間には明瞭な境界線が存在し，それらはセメントライン（cement line）と呼ばれる．

皮質骨の最外層（骨膜側）と最内層（髄腔側）には，長軸に平行に走行する外基礎層板，内基礎層板と呼ばれる層がある（図12.1）．これらの層板にはハバース管はなく（つまりオステオンもない），フォルクマン管がこの層板を貫通している．以上のように皮質骨表層の外基礎層板，内基礎層板にはオステオンはないが，その間の中間層とも呼ばれる部にオステオンがある．ヒトの長管骨では外基礎層板，内基礎層板は

数層から10層と狭い領域で，皮質骨幅の大部分は中間層で構成されている．一方，頭蓋骨，鎖骨，骨盤などの扁平骨の皮質骨は，多くが外基礎層板と内基礎層板で構成され，中間層の領域は非常に狭い．

3）皮質骨のリモデリング　成人の皮質骨においても骨質は絶えず吸収と形成を繰り返し，リモデリングが行われている．この過程は，常に新しい骨質を供給して力学的負荷に耐えうるためと骨と血中カルシウムのバランスを保持するために重要である．

皮質骨における骨質の改造はオステオンを中心に行われている．まず，ハバース管内に破骨細胞が出現し，既存のハバース系の構造を破壊することにより吸収窩が形成され，それが進展して新しい空洞が形成される．この空洞は破骨細胞を先頭にして長軸方向に進展することが多い．破骨細胞により骨吸収が長軸方向に進展すると，破骨細胞より後方で骨芽細胞が骨形成を開始する．この骨形成過程では，まず類骨（石灰化していない骨基質）が形成され，その後，骨基質が石灰化し，破骨細胞で吸収された空洞を骨組織で埋めていき，新しいオステオンが形成される．このように骨吸収と骨形成によって新しいオステオンが形成されるが，オステオンにおける骨改造は空洞が形成されてから，空洞の壁を塗るように骨形成が起こる．なお，成人におけるオステオンの寿命は100〜300日くらいといわれている．

マウスやラットなどの皮質骨にはオステオンはなく，イヌなどでは皮質骨の中間層にオステオンがみられ，成長期のヒトではオステオンは少ないが，成長とともにオステオンは増加し，成長が完了したヒトの皮質骨には多数のオステオンが形成される．そして，オステオンを中心として，骨吸収が行われた部に引き続き骨形成が起こる現象をリモデリングと呼び，骨吸収と骨形成が異なる部で起こるモデリングと区別する．つまり，皮質骨のリモデリングはヒトを含む大型動物でみられる現象で，マウス，ラットの皮質骨ではリモデリングは起こらず，モデリングが起こっていることになる．また，前述したようにヒトにおいても長管骨ではオステオンが存在する中間層の幅が広く多くのオステオンが存在し，リモデリングが行われているが，頭蓋骨などのような扁平骨では中間層の幅が非常に狭いのでリモデリングは少ない．

b．海綿骨

1）海綿骨の構造的な特徴　海綿骨は皮質骨で囲まれた骨髄腔にみられ，骨梁が海綿状に配列している．このような3次元的な骨梁の配列は，骨が受ける力学的負荷の方向性に一致した一定の規則性をもっており，力学的負荷に対する抵抗性を大きくしていると考えられている．

海綿骨は皮質骨と異なりハバース管などの骨質内の血管系がないために，骨質およびそれを形成・構成する細胞は骨髄の血管から栄養や酸素供給を受ける．細い骨梁の表面積は全体でみると非常に大きくなり，骨梁表面で破骨細胞による骨吸収と骨芽細胞による骨形成が容易に行える環境を整えているといえる．

海綿骨にはオステオンは存在しないが，骨梁表面に三日月状の小区域があり，これ

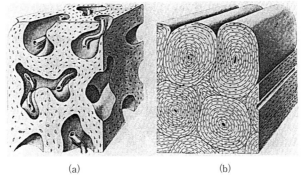

図 12.2 線維性骨と層板骨の違いを示す模式図
a は線維性骨, b は層板骨.

らは 3 次元的には半円柱状の構造をしている. この部はパケットと呼ばれ, 海綿骨のオステオンと同様にリモデリングしている部とみなされている. 海綿骨のパケットはヒト以外にマウス, ラットなどの小動物でも存在するが, その数はヒトや大型動物に比べると少ない.

2) 1次海綿骨と2次海綿骨　　長管骨や椎骨の成長過程では縦方向の成長が起こる. この過程は, 骨端軟骨 (epiphyseal cartilage, 成長板, 骨端線) における軟骨内骨化によって行われる. 骨端軟骨の石灰化肥大軟骨細胞が死滅すると破骨細胞 (破軟骨細胞) により吸収され, 縦方向に残った石灰化軟骨柱骨周囲に骨芽細胞が類骨を添加し, その後, 類骨が石灰化して骨が形成される. この部には多数の骨芽細胞が存在し, 骨形成が活発であるが, 石灰化軟骨柱に添加された骨は層板構造をもたない線維性骨 (woven bone) である (図 12.2). このように線維性骨で構成される海綿骨は 1 次海綿骨 (primary spongiosa) と呼ばれる. 成長期ラットでは骨端線から 1 mm 以内に 1 次海綿骨が存在すると考えられている.

1 次海綿骨から連続的に骨幹部方向へ骨梁が縦に配列しており, これらは 2 次海綿骨と呼ばれる. 2 次海綿骨は 1 次海綿骨のリモデリングにより緻密な層板構造をもつ層板骨に置き換えられたものである (図 12.2). カルシウム欠乏, 力学的負荷の減少 (不動化や宇宙飛行など), 骨粗しょう症などにおける骨量減少過程では 2 次海綿骨の減少が形態学的に初めにみられるので, 2 次海綿骨は力学的負荷やエストロゲンなどによって維持されている構造と考えられる.

12.3　骨　　　膜

a. 骨膜の構造

骨膜は骨の外層を被う結合組織で, 肉眼的には非常に薄い組織であるが, 顕微鏡的には 2 層に分けられる. 外層は密なコラーゲン線維で構成される線維層で, 細胞成分は少ないが, 血管を含んでおり, 周囲の筋肉と付着している. 線維層の下層 (骨側)

には血管に富む粗な結合組織があり，骨を形成する能力のある骨原性細胞（osteo-progenitor cell）が含まれているために骨形成層とも呼ばれる．骨膜外層から内層へと侵入する血管はフォルクマン管を通って皮質骨内に侵入し，ハバース管を通る血管と吻合する．また，骨膜には少量の弾性線維も混在し，骨膜から骨の中へは多くのシャーピー線維と呼ばれるコラーゲン線維が侵入しており，それらが骨膜と骨を強く結合している．

b. 骨膜の骨形成能

骨膜部に骨芽細胞への分化能を有する骨原性細胞が存在していることは多くの実験で証明されている．動物実験で［^{3}H］-チミジンを短期間投与すると［^{3}H］-チミジンで標識された細胞は骨膜の骨形成層に認められるが，骨表層部の骨芽細胞や骨細胞にはみられない．しかし，［^{3}H］-チミジン投与後，時間の経過とともに標識は骨芽細胞や骨細胞にも認められる．このような現象は，骨膜部に骨原性細胞が存在し，それらが増殖し，さらに成熟して骨芽細胞，骨細胞へと分化することを示している．また，骨膜を in vivo で腎皮膜に移植すると移植部で骨形成が起こることも証明されている．さらに，骨膜を培養すると in vitro で骨が形成されることも報告されている．これらの結果は，骨膜に骨原性細胞が存在することを示している．

骨膜部の細胞は骨芽細胞，骨細胞だけではなく軟骨細胞にも分化する能力をもっている．成長した長管骨の骨幹部には軟骨は存在しないが，後述するように骨幹部骨折の仮骨形成の過程では軟骨が形成される．この現象は，骨膜部の細胞が軟骨細胞への分化能を有していることを示している．さらに，骨膜を腎皮膜に移植すると軟骨も形成され，in vitro で骨膜を培養しても軟骨が形成される．

c. 骨再生における骨膜の役割

骨膜は正常の骨組織では周囲組織との結合と骨膜部における骨芽細胞の供給という役割を担っているが，骨折などの骨再生過程でも重要な役割を担っている．

骨折治癒の過程は，種々の実験動物を用いて形態学的に解析されている．多くの例では，骨折直後（1〜2日）に骨折部付近（骨折断端よりやや離れた部）の骨膜深部（骨に接する部）で骨原性細胞の増殖が起こり，この部の骨膜が肥厚する．このときに骨髄側の細胞も増殖するが，増殖は骨膜部の方が顕著である．その後，骨膜部で増殖した骨原性細胞は骨芽細胞へと分化して皮質骨外層に骨梁を形成し，仮骨の形成が起こる．仮骨は骨と軟骨から構成されるが，血管の供給のよい部の骨原性細胞は骨芽細胞へと分化し，骨を形成するが，血管供給の乏しい部の骨原性細胞は軟骨細胞へと分化し，軟骨を形成すると考えられている．このように骨膜の骨原性細胞が血管の供給の度合により骨芽細胞，軟骨細胞へ分化するのは血管の分布による酸素供給の違いによると考えられているが，動物種，骨折の大きさ，骨折部の固定状態などでも骨形成と軟骨形成の動態は変動するので，骨再生部に出現する骨膜の骨原性細胞の分化能に関してさらに詳細な解析が望まれる．

12.4 骨　　　髄

骨髄は骨髄腔を満たす軟らかい組織で，赤色髄（赤骨髄）と黄色髄（黄骨髄）に分けられる．赤色髄では造血が盛んに行われ，黄色髄は脂肪細胞から構成され，造血は減退している．骨髄は間質，血管系，造血系細胞から構成される．

a．造血器官としての骨髄

骨髄は造血の場として重要な器官である．ヒトにおいて血液細胞が最初に分化するのは胎生 3 週目ごろの卵黄嚢であるといわれている．そして，胎生中期になると肝臓が主な造血器となり，ほぼ同時期に脾臓でも造血が起こるが，肝臓での造血に比べると量は少ない．そして胎生 4 カ月ごろ，軟骨内に血管が侵入し，骨が形成されると同時に骨髄造血が始まる．そして，胎生 7 カ月には，骨髄造血は肝臓に代わって造血の主役となり，出生児には骨髄が主な造血器官となる．出生直後の骨髄は造血の盛んな赤色髄であるが，長管骨の末梢（遠位端）から脂肪髄に代わってくる．脂肪髄はゼラチン様の像を呈する．20 歳ごろには長管骨の脂肪髄はかなり増加し，椎骨，胸骨，骨盤などが主要な造血部位として残る．60 歳を過ぎると椎骨でも脂肪髄がかなり増加する．

成人した正常のヒトでは，造血は骨髄で起こるが，種々の疾患で脾臓や肝臓でも造血が起こり，この現象は髄外造血と呼ばれる．ラット，マウスでは正常な状態でも脾臓で髄外造血が行われている．骨組織と造血は非常に密接な関連性を有しているが，脾臓，肝臓で造血が起こっても同部には骨は形成されない．そのため，骨組織は哺乳類においては造血を行うのに適した場を与えるが，造血に必須の組織ではない．最近，T リンパ球で IL（インターロイキン）-5 を過剰発現するトランスジェニックマウスでは，既存の骨組織における骨形成が亢進するとともに，脾臓に明らかな骨組織が形成されることが報告された[1]．骨芽細胞や破骨細胞は IL-5 受容体を発現していないので，この現象は IL-5 の直接作用ではなく，IL-5 の標的細胞である B リンパ球や好酸球などを介した間接的な作用と考えられている．この結果は，髄外造血を起こす組織では，種々の条件が揃えば，骨形成が起こることを示している．

b．骨髄中の間葉系幹細胞

脊椎動物では骨髄は骨の中に存在するので，骨髄は骨形成と骨吸収に密接な関連をもっている．骨髄中には造血幹細胞だけではなく骨芽細胞も含めた種々の細胞系に分化できる間葉系幹細胞が存在していることが明らかにされつつある．

1) 骨髄内の骨原性細胞

骨髄内に骨原性細胞が存在することは，いくつかの実験で示されている．タバソリら[2]は，骨髄組織を腎臓の皮膜下に移植すると移植部に骨髄を含む骨・軟骨組織が形成されることを見出した．しかし，これらの実験系では移植組織中の血管などが容易に侵入するために，他の細胞系が骨形成に関与した可能性が考えられる．この点を明らかにするためには，骨髄細胞を diffusion chamber に入れ，移植する実験系が有効である．フリーデンシュタインら[3]は移植された骨髄細胞はミリポアフィルターにより周囲組織から隔離されているにもかかわらず，

diffusion chamber 内で骨・軟骨組織を形成することを報告している.

　骨髄中の骨原性細胞の性状は *in vitro* の培養系を用いても解析されている. フリーデンシュタイン[4]やオーエンら[5]は, 骨髄細胞の低密度培養にみられる線維芽細胞様細胞からなるコロニー (colony forming unit-fibroblastic, CFU-F) に骨原性細胞が含まれていることを明らかにした. CFU-F 中には強いアルカリホスファターゼ活性をもつコロニーが存在し, CFU-F のコロニー1つずつを腎臓皮膜下に移植すると, 約1/3のコロニーが骨組織を形成した. さらに, フリーデンシュタインら[6]は, 32個の単一コロニーに由来する CFU-F を分離し, それぞれを diffusion chamber 内に入れ, 腹腔に移植すると 14 個の diffusion chamber 内で骨・軟骨組織が形成されていることを示した. これらの実験により, CFU-F 中には骨芽細胞, 軟骨細胞への分化能を有するコロニーが含まれていることが立証された. ラットを用いて加齢に伴う骨髄中の CFU-F の変動を解析すると, 骨髄中の全 CFU-F 数と ALP 陽性 CFU-F 数は加齢に伴って減少する. このような CFU-F の減少は老人性骨粗しょう症の成因に関連していると思われる.

　オーエンら[5]は, diffusion chamber を用いた実験で, 骨髄細胞は骨芽細胞以外に軟骨細胞, 脂肪細胞, 線維芽細胞へも分化することを示した. 彼女らは骨髄細胞より脂肪細胞に分化する単一細胞由来のクローンを分離し, それを diffusion chmaber 内に入れて移植すると, diffusion chamber 内で骨・軟骨が形成されることを明らかにした. この結果は, 骨髄中で脂肪細胞に分化する細胞系は, ある条件下では骨芽細胞と軟骨細胞に分化できることを示している.

　以上のように, 骨髄中には種々の細胞系への分化能を有した細胞が存在することを示唆する報告が相次いで行われ, カプラン[8]は 1994 年に骨髄中の多分化能を保持する細胞群を間葉系幹細胞 (mesenchymal stem cells) と呼ぶことを提案した.

2) ヒト骨髄中の間葉系幹細胞　　最近では, ヒト骨髄中の間葉系幹細胞の解析も行われている. 多分化能を保持した状態でヒト骨髄中の間葉系幹細胞を培養するには, 培養に用いる FBS のロットが重要とされている. この点を考慮して, ピッテンガーら[9]は成人の骨髄中にも間葉系幹細胞の性状を有する細胞が存在していることを *in vitro* の実験系で明らかにした. 彼らの報告によると脂肪細胞, 骨芽細胞, 軟骨細胞への分化能を有する間葉系間細胞は SH 2, SH 3, CD 29, CD 44, CD 71, CD 90, CD 106 などに陽性であるが, CD 14, CD 34, CD 45 などに陰性で, その頻度は全骨髄細胞の 0.001〜0.01% であった. これらの細胞を以下の条件で培養すると脂肪細胞, 骨芽細胞, 軟骨細胞へ分化した. 脂肪細胞への分化は IBMX, デキサメサゾン, インスリン, インドメサシインの添加で誘導され, 軟骨細胞への分化は細胞をペレットにして無血清培地で TGF-β を添加するすることにより誘導され, 骨芽細胞への分化は 10% FBS 存在下でデキサメサゾン, β-グリセロリン酸, アスコルビン酸を添加することにより誘導された. これらの結果は, ヒト骨髄中に脂肪細胞, 軟骨細胞, 骨芽細胞へ分化できる間葉系幹細胞が存在していることを示唆しているが, 彼らの用い

た細胞画分中に各細胞系に既にコミットされた前駆細胞（progenitors）が混在しており，その前駆細胞が分化した結果とも解釈できる．この点を検討するために，ピッテンガーらはパーコールで分画した細胞集団から単一細胞由来のコロニーを採取し，各コロニーの分化能を解析した．その結果，単一細胞由来のコロニーでも脂肪細胞，軟骨細胞，骨芽細胞へ分化するものがあることを証明した．これらの結果より，成人の骨髄中には自己複製能をもち，多分化能も保持した間葉系幹細胞と呼べる細胞が存在することが明らかとなった．

3) 間葉系幹細胞の研究は急速に進展している　　種々の間葉系細胞への分化能を有する間葉系幹細胞はヒトの疾患の治療にも応用されている．骨形成不全症はⅠ型コラーゲンをコードする遺伝子 COL1A1 または COL1A2 遺伝子の変異による疾患で，現在では有効な治療法がない．ホロビッツら[10]は重症型のⅢ型骨形成不全症に罹患した3人の小児におのおのの兄弟姉妹から採取した骨髄間質細胞を移植した．その結果，これらの患者の骨病変は臨床的に著明に改善された．また，各患者から行った骨生検で骨が組織学的にも改善されていることが確認できた．各患者の骨組織では提供者由来の細胞は 1.5～2.0% しか存在していなかったが，骨病変が著明に改善されたことは，受容者の骨組織における異常なコラーゲンが提供者由来の正常骨芽細胞により産生された正常なコラーゲンに徐々に置換されたと考えられる．

　骨髄中の間葉系幹細胞は骨組織だけではなく，骨以外の組織の再生にも関与していることが報告されている．フェラリーら[11]は骨髄中の間質細胞が骨格筋の再生に関与することを明らかにした．彼らはまず C 57/M lacZ トランスジェニックマウス（筋特異的ミオシン軽鎖 F 3 プロモーターを用いた lacZ trangene を使用）の骨髄間質細胞（間葉系幹細胞を含むと考えられる）を scid/bg マウスの前脛骨筋の筋再生部に移植した．その結果，移植部の再生筋に β-ガラクトシダーゼ（β-Gal）陽性の細胞が確認できた．さらに，彼らは照射した scid/bg マウスに C 57/M lacZ トランスジェニックマウスから採取した骨髄間質細胞を静注し，5週後に前脛筋に再生を起こし，筋再生過程を観察した．その結果，筋再生部の未分化な筋線維および成熟した筋線維中に β-Gal 陽性細胞が確認できた．この結果は，骨髄間質細胞中には骨格筋に分化できる間葉系幹細胞が存在し，それは血管を介して骨格筋の再生に関与できることを示している．最近，グッソニら[12]は，デュシェンヌ型筋ジストロフィーのモデルマウスである mdx マウスの正常な骨髄細胞を移植するとジストロピンの発現が部分的に回復することを報告した．これらの結果は，骨髄中の間葉系幹細胞が種々の疾患の治療に応用できる可能性を示している．

　脊椎動物が水中から上陸したときに，骨格は重力に対する抵抗性とカルシウムの貯蔵庫としての機能を獲得したと考えられている．現在までの骨組織の形態学に関する多くの研究により骨の構造は詳細に解析され，われわれの骨組織がいかにうまく重力に対応した構造を獲得してきたかが理解できる．一方，カルシウムの貯蔵庫としての

骨組織の機能は未だに十分に解析されていない．種々の骨疾患の成因，病態の解析やすぐれた治療法の開発には，この点の解析が重要な手がかりを与えてくれると思われる．今後，種々の解析法を利用して，骨組織の形態と機能の関連性がさらに詳細に解明されることが期待される．　　　　　　　　　　　　　　　　　　　　　[山口　朗]

文　献

1) Macias, M. P. *et al*.: *J. Clin. Invest*., **107**: 949, 2001.
2) Tavasoli, M. *et al*.: *Science*, **161**: 54, 1968.
3) Friedenstein, A. J. *et al*.: *J. Embryol. Exp. Morphol*., **16**: 381, 1966.
4) Friedenstein, A. J. *et al*.: *Bone Miner. Res*., **7**: 243, 1990.
5) Owen, M. *et al*.: Cell and molecular biology of vertebrate hard tissue. Chiba Foundation Symposium 136, 1988.
6) Friedenstein, A. J. *et al*.: *Cell Tissue Kinet*., **20**: 263, 1987.
7) Bennett, J. H. *et al*.: *J. Cell Sci*., **99**: 131, 1991.
8) Caplan, A. I.: *J. Orthoped. Res*., **9**: 641, 1991.
9) Pittenger, M. F. *et al*.: *Science*, **284**: 143, 1999.
10) Horwitz, E. M. *et al*.: *Natl. Med*., **5**: 309, 1999.
11) Ferrari, G. *et al*.: *Science*, **279**: 1528, 1998.
12) Gussoni, E. *et al*.: *Nature*, **40**: 390, 1999.

13

脊椎動物の骨格

13.1 縄文時代人の骨学

　動物は，名が体を表すようによく動く．目的は，① 個体の維持（捕食行動）と，② 種の維持（繁殖行動）である．食性は多種であるが，動物性タンパク質に栄養源を求める動物は，獲物を敏捷に追跡し捕食する．一方，植物食動物は対象物に動きがほとんどないので，採食動作は穏やかであるが，絶えず肉食獣から自身を守るため，安全確保の動作が欠かせない．敵の餌食となって果てる個体にしても，運動能力が落ちた個体にとっても死を迎える．動物が死ぬと皮膚や筋肉，内臓器官といった軟部組織は自然融解によって土に還る．これに対して骨や歯といった硬組織はそのまま残り，また環境条件によっては化石となって永遠にその姿をとどめ，後世に太古の生物を知る唯一の手がかりを残してくれる．

　たとえば，縄文人にとって骨は身近な存在であった．その食生活で魚や鳥，獣の肉を食べながら骨にいき当たると，骨をしゃぶって食事を終えたであろう．その遺跡からは多種類の貝殻や魚類，獣類の骨が発掘されている．彼らは貝類を食べるときは硬い殻の中から肉質を引き出し，鳥や獣の獲物を口にするときは，肉質の芯に硬い骨が埋まっていることを理解していた．そして，硬い殻の中に肉質が詰まった甲殻類や貝類と，肉質の中に骨がひそんでいる鳥類や獣類の，骨格上の区別を理解していたのではなかろうか．すなわち，外骨格と内骨格の区別である．さらに，海に由来する獲物でありながら，ナマコやタコを手にすると，ぐにゃっとして形にしまりがないが，海辺の魚類や川魚では体内に骨が埋まっていて，体形がしっかりと整っていて，食べ終えるといろいろな形の骨が残ることなどに気づき，区別していたのではなかろうか．今日の無脊椎動物と脊椎動物の区別である．

　脊椎動物の原点は，背骨を柱にして体がつくられている無顎類である．冬の山形県最上川流域では繁殖に遡上してくるヤツメウナギが捕獲され，その蒲焼きが名物となっている．ヤツメウナギの目は 1 対のみで，あとの 7 対は鰓孔であるが，頭部を側面から観ると 8 個の目が並んでいるかのようにみえる．円形の口は細かい歯をもっていて魚などに吸い付いて栄養をとる．顎の骨がなく無顎類（円口類）に属する．ヤツメウナギの体軸を形成している柱は骨組織ではなく，軟骨状の柔らかな組織＝脊索で構成されている．無顎類からやがて軟骨魚類が進化してくる．この過程で脊索は軟骨組織へと変化していく．やがて軟骨魚類から → 硬骨魚類 → 両生類 → 爬虫類 → 鳥類

→哺乳類へと進化劇が展開する．この適応進化の過程を哺乳類の発生学的考察からたどっていくと，脊索は脊柱の椎骨と椎骨とを連結している椎間円板の中心部にある「髄核」にその痕跡をとどめている．かくて，無顎類，軟骨魚類から哺乳類まで，すべての脊椎動物は脊柱を体軸にして，それぞれの種固有の適応進化を反映させた複雑な骨格が形成される．

13.2　骨の種類と働き

　骨格は動物の身体を支える基本構造である．脊椎動物の骨は形によって長骨（大腿骨など），短骨（椎骨など），扁平骨（頭頂骨など），含気骨（蝶形骨）および混合骨（肩甲骨など）などに分けられ，これら多数の骨は軟骨と靱帯によって連結されて骨格系が形成されている．ヒトの骨格を例に挙げれば，成人では大小さまざまな形をした 200 個あまりの骨からつくられている．最大の骨は大腿骨で長さが 40 cm 前後もあるが，最小の骨は中耳の鼓室に存在する 3 種の耳小骨で，その長さは 5 mm ほどである（耳小骨は聴覚器官の一部なので，体の骨格には含まれないことがある）．骨格は頭蓋骨，脊柱，肋骨，胸骨，骨盤からなる体幹（胴体）の骨と，左右対称に伸び出した前肢骨および後肢骨に区分される．個々の骨と骨は軟骨や靱帯で規則的に連結されて組み立てられている．連結には，骨どうしがしっかりと嚙み合った不動結合（頭蓋の縫合など）と，肩関節，股関節や膝関節などのように動きのある可動結合とに分類される．さらに，何種類かの骨が組み合わさって頭蓋腔（脳），脊柱管（脊髄），胸腔（胸部内臓），腹腔（腹部内臓），骨盤腔（骨盤内臓）などの体腔を形成して，諸器官を保護している．

　骨格自体には動きはないが，多数の筋肉（横紋筋）が取り囲んでいて，それらの筋との協調作用により，運動器官として重要な機能をもつ．また，骨髄は血球をつくる造血器官として，生命維持に不可欠な機能を有している．

　これから脊椎動物の骨格をみていこうとするが，無顎類から哺乳類まで脊椎動物全般を概説していくには対象が広すぎる．ここでは進化の道順に，魚類，両生類，爬虫類，鳥類，哺乳類の骨格についての主な特徴の紹介（総論）と，頭蓋，脊柱，前肢および後肢において，適応進化の過程で形成された，形態の多様性に視点をおいた話題（各論）の提供を試みる．なお，脊椎動物の分類学の基礎は骨格系にあって，アリストテレス以来，西欧では昔から盛んに研究されてきており，17～19 世紀においては多くのすぐれた比較骨学書が刊行された．これらの参考書，取り分けその骨格付図からは，先哲の博物学への情熱を読み取ることができる．本章ではその中から 6 点のすぐれた図を参考引用し紹介する．

13.3　魚類の骨組み

　現在の軟骨魚類はサメ・エイ類（板鰓類）とギンザメ類（全頭類）に大別される．軟骨魚類は外骨格を欠くが，軟骨性の内骨格をもち，側面に 2 対の鰭（胸鰭と腹鰭）

を備えている．体長が 10 m に達する大型種から，数十 cm ほどの小型種まで多種であるが，いずれの種とも皮膚に歯と相同なウロコ（楯鱗）をもつ．

硬骨魚類では軟骨も備えているが，内骨格の主要部は骨化が高度に進んでいる．頭蓋骨は外骨格と内骨格が複雑に組み合わさって構成される．頭蓋は脳を囲んでいる骨，鼻（嗅覚器），眼（視覚器），内耳（平衡聴覚器）を保護する骨などに区別される．魚類の体形は紡錘形で，脊柱は胴と尾部に区分されるだけである．脊柱をつくる数珠状に並んだ脊椎骨は前面も後面もへこみ，たがいにゆるく結合している．遊泳時の方向舵として有対の胸鰭，腹鰭と，無対の背鰭，尾鰭，尻鰭があるが，いずれの鰭も放射状に並ぶ軟骨，または硬骨によって支持されている．尾鰭は垂直についていて左右に動く．肩甲骨や鎖骨など肩の骨に相当する骨もあって，胸鰭がこれと連結しているが，骨盤に相当する骨はまだ形成されていない．図 13.1 はヒラメの全身骨格である．小形のカレイの煮物が出たときなど，ていねいに身をほぐしていくと，この骨格図の 3 次元構造ができあがってくる．

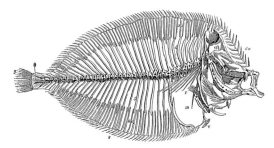

図 13.1 ヒラメ（魚類）の骨格（Owen, 1866）
脊柱からは長い椎骨突起が，背側と腹側に対称的に発達して，平たい体形の骨格を形成している．

硬骨魚は 2 つの群に分かれて進化した．1 群は鰾をもった普通の魚で，他の 1 群は鼻が口に通じていて肺をもつ肺魚類である．古生代の終わりになると肺魚類が上陸作戦を展開し，鰭から前肢が，腹鰭から後肢が形成されるという特殊化が進み，やがて両生類が出現した．この段階になると内骨格は骨化が進み，陸上生活に適応した骨格の形成が起こった．

13.4　両生類の骨格——四足歩行の原型——

図 13.2 もオーエンの著書から引用したカエルの全身骨格である．四つ脚をもつ脊椎動物骨格の基本構造が示されている．ここでは主な骨の和用語を付してある．カエルの頭蓋骨は扁平でほぼ半円形をしている．外鼻孔が 2 個あって骨で囲まれ，内鼻孔は口の先端の近くにある．眼球を入れる眼窩が大きく，その後方に松果眼という無対の眼が開いている．この器官は爬虫類より下位の脊椎動物の頭部正中線上，またはその近くにあって，光の受容と関係していると推定されている．爬虫類の聴覚機能は，空気の振動を通して音を聴くので，魚類の舌顎骨が鼓膜と内耳をつなぐ棒状の骨（アブミ骨）になった．鼓膜は頭蓋の後ろにある切れ目に張っている．下顎は両側とも 2 種類の骨からなり，方形骨を介して頭蓋と連結している．歯は小さく単純で，上顎骨のほかに口蓋骨，鋤骨，旁蝶形骨も存在する．

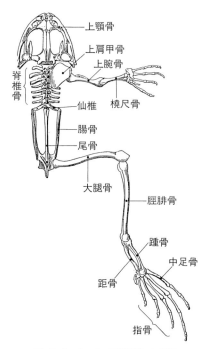

図 13.2 カエル（両生類）の骨格
(Owen, 1866)

前肢骨に比べて後肢骨の発達がきわめてよい．

陸上で体を支えるために，脊椎骨には前方に丸い突起があり，後面はへこんでいて相互にしっかりと組み合わさっている．最前位の椎骨は頭蓋骨と2カ所で連結していてよく動く．椎骨からは横突起が発達していて張り出している．胸骨が現れるが，肋骨が痕跡的なので，胸郭の形成はなく，横隔膜も未だ形成されないので，呼吸運動は空気を飲み込んで肺に送っている．

体肢は体軸より直角に出ていて（体肢の側方型），体を持ち上げることはできない．体肢骨を胴体に連結している骨を肢帯といい，前肢のものを肩帯，後肢のものを腰帯という．肩帯は胸骨と連結して一連の骨の環を形成している．腰帯（寛骨）には腸骨，坐骨，恥骨が生じる．大きく張り出した横突起が腸骨と連結している椎骨を仙骨（カエルでは第8番目の椎骨）というが，仙骨は1個しかない．そのため脊柱は仙椎より頭側の部位，仙椎，それに続く尾椎の3部位に区別される．両生類でもイモリやサンショウウオなど，有尾類の椎骨数はかなり多い．

カエルの脊柱のほぼ半分は腰帯で占められていて，その先に長い後脚が伸び出ている．大腿部と下腿部（脛腓骨）および踵から先の指の部分とが，ほぼ同じ長さであって，これらの構造はすぐれた跳躍能力を生み出している．指の骨の数は5本が揃っている．

13.5 爬虫類の骨格——はい回る前進運動——

陸に上陸を試みた両生類のうちあるものが爬虫類に進化した．水生環境から脱却し，陸生環境へ適応進化を示し，体肢で大地を歩き始めた動物は，爬虫類のワニ，カメ，トカゲ類である．その基本骨格をミシシッピーワニで示したのが図13.3で，この原図もオーエンの著書からの引用である．頭蓋では長い口吻部と，脳の発達が進み両生類では平面的であった頭頂部に隆起がみられる．長い脊柱は，椎骨の横突起の変化に伴って，頸椎，胸椎，腰椎，仙椎および尾椎の区分が明確になってきている．胸椎は肋骨および胸骨と組み合わさって胸郭を形成し，仙骨と寛骨は骨盤を構成している．前肢は肩甲骨（肩帯），上腕骨，前腕骨（橈骨と尺骨），手根骨，中手骨，指の骨

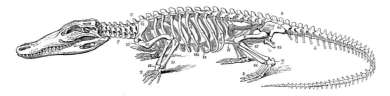

図 13.3 ミシシッピーワニ（爬虫類）の全身骨格（Owen, 1866）
地表に立った四肢動物の骨格基本構造が示されている．

で構成される．後肢では寛骨（腰帯），大腿骨，下腿骨（脛骨と腓骨），足根骨，中足骨，指の骨が連結する．前肢と後肢を比較するとほぼ同じ大きさである．ここでの大きな特徴は，前肢がヒトでいえば肘関節で後方（尾側）へ屈曲し，後肢が膝関節で前方（頭側）へ屈曲するような構造への特殊化である．この骨格の構成によって，前肢と後肢が体の中心に接近してきて，大きな体重を効果的に支えることができるようになった．この骨組みは四肢をもつ動物の基本形となる．

ワニ類は前肢と後肢を伸ばせば運動量も格段と増すようにみえるが，爬虫類の体肢は体幹を地面から持ち上げて支えるのが限度で，歩行は主にはいずり回る運動による．ワニでは体長の1/3を占める長い尾椎を肉づけしてみれば，前進運動のエネルギーは腰部から尾部を左右へ振る運動によって産出されている．

一方，ワニと対照的なのが，爬虫類の中で体肢をもたないヘビ類の骨格である．ヘビの頭蓋は小さく，下顎骨がよく発達している．さらに上顎の頬骨弓も消失し，側頭窓がいっそう拡大し，通常の顎関節だけでなく，本来は頭骨であった方形骨までが可動性になって開口が2段式になった．このために口を大きく開けることができる．

ヘビの骨格の主役は長く連続した脊柱で，小さな頭骨はその先端についている．長い脊柱を構成している多数の椎骨には，1対の肋骨が組み合わさっている．ヤマカガシでは161対もの肋骨がある．ヘビには体肢がないので，全身の脊椎骨を取り巻いている筋肉の運動で，体表の鱗を動かして敏速な「蛇行」を行う．

コブラの骨格（図13.4）でヘビの骨格の特徴

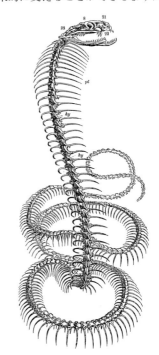

図 13.4 コブラ（爬虫類）の全身骨格（Owen, 1866）
左右の下顎骨は遊離していて可動域が大きい．長い脊柱では，頭側から全長の4/5の各椎骨から，対称的に長い横突起が伸び出して，体壁を整えている．

をみてみると，頭蓋では可動範囲の広い下顎骨が示されている．大口を全開して獲物を丸飲みにし，時間をかけて嚥下しながら，長い肋骨のトンネル内で砕きながら腸管へ送る．全体のプロポーションでは，このとてつもなく長い脊柱が目立つ．脊柱を構成している80%の椎骨には肋骨（220対以上）が連結されている．脊柱の頭端，頭蓋と連結している第1椎骨から肋骨（＝横突起）を有している．このため頸椎，胸椎の区別はつけられず，尻尾の先の部位でやっと横突起がなくなり，ここからが尾椎に移行する．この図はオーエンの著書に掲載されているが，コブラの全身骨格を生態に近い形態に丹念に整えた技と，この入念な付図による記録とを通じて，偉大な博物学者の研究への情熱が伝わってくる．

13.6　鳥類の骨格——飛翔する脊椎動物——

　トリといえば羽毛が最大の特徴である．さらに足にはウロコをもっている．ウロコは爬虫類の特徴である．そこで，鳥類は爬虫類から進化したとされてきたが，爬虫類には鳥類の最大の特徴である羽毛がないので，爬虫類の中のどの動物から進化してきたのかよくわからなかった．近年，羽毛をもつ恐竜化石が多数発見されたことによって，鳥類が恐竜から進化したことが決定的となった．その恐竜はドロメオサウルスの仲間である．鳥類は肉食恐竜から進化した後，恐竜と共存しながら当時の環境に適応し，いろいろな種類に分かれていった．

　鳥類の骨格の最大の特徴は，前肢を特殊化して翼の機能を備え大空に飛び立ったことである．肩帯では肩甲骨と烏喙骨（ウカイコツ）は独立し，左右の鎖骨は下端で連結している．胸骨がよく発達し，竜骨を備えている．この骨は翼を動かす強力な筋肉が付着するためのものである．前肢では前腕部では尺骨が橈骨より大きく，手根骨は2個しかなく，他の手根骨は中手骨（掌骨）に癒着している．第4，5指が消失し，残った3つの指の中手骨は癒合し，第1，3指には1個，第2指には2個の指骨がみられる．いずれも鉤爪（かぎづめ）がない．これら一連の骨が翼の前縁を支えている．頭蓋では脳を容れる部分が発達し，眼窩も大きい．眼窩の後方に側頭窩があって，内鼻孔は口の前の方に開き，下顎は数個の骨から形成されている．歯は始祖鳥にはあったが，現代の鳥にはなく，代わりに口ばし（嘴）が発達している．

　脊柱では環椎（第1頸椎）は頭蓋骨と1個の関節で連結し，頸椎の数は首の長さによって13〜25個あり，よく動く．肋骨は6〜10対で，強靱な竜骨と連結して胸郭を構成しているが，前方と後方の肋骨は胸骨に達しない．また，前方の胸椎は癒合して，翼の強い支柱となっている．胸椎の後部のものと尾椎の前部のものは仙椎につくので，腰帯が脊椎骨と癒合する度合は哺乳類より大きい．

　後肢は歩行用に使われ，寛骨臼（大腿骨が骨盤と連結するくぼみ）には孔が開いている．坐骨と恥骨はともに後下方に向かっていて，左右のものが連結しない．膝から下の下腿骨では脛骨が長く，腓骨は退化し下部が脛骨に癒合している．足根骨も上位のものは脛骨に，下位のものは中足骨につく．第5指（趾）は消失し，3本の指は前

方に向き，1本の指が後方に向いている．

ダチョウやエミューのように飛べない種類（走鳥類）やペンギンのように泳ぐ種類では，前肢の発達は悪く，対照的に強靭な後肢を備えていて，かなりの速度で走行したり，水中を自由に泳ぐ．走る鳥類で最大のダチョウやエミューの脚力をみると，ダチョウの走行スピードは，ウマにも劣らず時速90 kmにも達するといわれている．

図13.5は首と脚が非常に長く，美しい鳥の代表格であるフラミンゴ（ベニズル）の骨格である．動物園でみることのできる鳥類の中でも，美しい色の羽をまとい，水辺で優雅に休んでいる生態は馴染みがあるので，この繊細な骨格図をみると，その特徴が見事に記録されていることに感心させられる．くちばしはやわらかい外皮に覆われ，後方にほとんど直角に曲がる．脊柱の3/4を頸椎が占めている．長い後肢の骨格は短い大腿骨，きわめて長い脛骨と第3中足骨を軸に構成されていて，膝関節の位置が非常に高く胸郭の側面にある．この長い後肢を使って優雅な舞をみせてくれる．これに比して前肢の骨組みは見劣りする．図では長い頸椎と下肢に目がいって，胸郭に沿っ

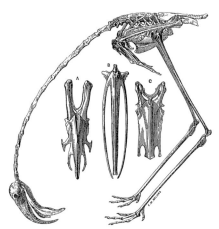

図 13.5 フラミンゴ（鳥類）の全身骨格（Owen, 1866）
頸椎と後肢が非常に長い．この図をみていると，フラミンゴ特有の生体が浮かんでくる．

て横走する細い線状になっている前肢は見落としてしまうほどである．しかし，その上肢骨としての基礎構造は揃っていて，肩甲骨，鎖骨，上腕骨，前腕の橈骨と尺骨，中手骨と指骨から構成されていて，飛翔力も強力で，集団で大空を飛び回る．

13.7 哺乳類の骨格——陸海空へ適応放散した獣——

脊椎動物の中で生息環境を広く求めて，地上，水中，空中へ適応放散した哺乳類の骨格には，それぞれの種特有の多様性がみられる．「手相」ならぬ「骨相」を観ることで，その動物の興味ある生態がみえてくる．骨格について話題を提供する場合，まず頭蓋の構造から解説されることが多い．本書においても頭蓋については，各研究分野の専門家の方々から，ヒトの頭蓋に重点をおいた興味ある解説が多く取り上げられているので，ここでは深入りしない．本節では比較形態学的にみた，頭蓋骨と体肢骨においてみられる多様性の事例を取り上げる．

a．頭蓋骨

哺乳類の頭蓋を形成する骨の数は，爬虫類に比べると少ない．頭蓋は顔面をつくる顔面頭蓋（内臓頭蓋）と，脳を収容する脳頭蓋（神経頭蓋）とに区別される．その大

きさの割合は，各種動物によって異なるが，ヒトの成人ではほぼ1：4であるが，新生児では1：8ほどで，脳頭蓋の占める割合が非常に大きい．これは胎児期に脳の発達が速いことと，下顎骨が未発達で，歯が未萌出であることに起因する．成体のチンパンジーではその比率がほぼ1：1である．成体のイヌでは3：1で，ウマでは顔面頭蓋の占める割合が大きくなり5：1となる．

下顎骨は爬虫類では数個の骨から構成されていたが，哺乳類になると，左右側1個の骨（歯骨に当たる）よりなり，側頭骨と連結して新しい顎関節をつくる．類人猿では下顎先端部が癒合し，全体として逆U字型をした1個の頑丈な骨となる．さらに，爬虫類までは顎関節を形成していた2種の骨，すなわち方形骨と関節骨は，それぞれキヌタ骨とツチ骨になって，アブミ骨とともに鼓膜と内耳をつなぐ一連の骨（耳小骨）に変わり，聴覚器官の一部になっていることが大きな変化である．哺乳類と爬虫類とは，耳小骨の数が3個であるか，1個であるかで区別できる．

歯は上・下顎の縁にそって存在し，歯数は減るが，形の分化がみられ，切歯（門歯），犬歯，小臼歯（臼前歯），大臼歯の区別が生じる（異形歯性）．大臼歯は生え替わらず，他の歯も多くて1回生え替わるにすぎない．また歯は顎骨のへこみ（歯槽）にはまり込んで強靱に固定されている．爬虫類の歯は全部が同一の形態で同形歯という．哺乳類でもイルカの歯は例外的に同形歯である．哺乳類の頭蓋の機能を考察するとき，捕食と咀嚼運動と密接な関連をもつ「歯の形態と機能」を取り上げなくてはならないが本項では省略する．

爬虫類では鼻腔と口腔とは仕切られていなかったが，哺乳類においては2次口蓋が形成されて，硬口蓋と軟口蓋からなる天井板で仕切られ，1階は口腔，2階は鼻腔に仕切られ，餌を咀嚼しながらでも呼吸ができるようになる．後頭骨と第1頸椎との関節，後頭顆の数は爬虫類では1個であるのに対して，哺乳類では1対あって運動範囲が大きくなる．

このように頭蓋の特徴を比較するには，①全体の形態，②頭蓋腔（脳の構造との関連），③眼窩，④耳の骨，⑤鼻腔，⑥口腔（顎骨）について比較検討が欠かせない．図13.6はヒト，イルカ，イヌの頭蓋で，脳頭蓋の大きさ，眼窩，耳孔の位置および鼻腔の広がりを比較したものである．呼吸器官は鼻

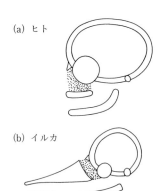

(a) ヒト

(b) イルカ

(c) イヌ

図 13.6 哺乳類の鼻腔の比較（点状の部分）（細川・神谷，1970）

鼻の孔はヒト（a）とイヌ（c）では顔面の先端に開孔しているが，イルカ（b）では後上方へ押し上げられていて，鼻の下（先）が非常に長い．

の孔（外鼻孔）から始まるので，ヒトやイヌのようにほとんどの哺乳類では顔面の先端に開孔している．これに対してクジラ類の外鼻孔は，胎児の時期には陸生哺乳類と同様に，顔の前面に形成されるが，発生が進むにつれて，鼻孔の位置が後上方へ押し上げられていく．成体のイルカでは図にあるように頭頂骨の前縁，頭蓋の高い位置に開孔している．水中から浮上して短い時間内で呼吸運動を行う場合，鼻孔がイヌのように顔面の先端にあるより，鼻孔が頭の後上方に開孔していた方が，水面での呼吸効率がきわめてよいからである．このデフォルメの結果イルカ族は鼻の下（先）が非常に長い動物となった．

イヌは主に嗅覚によって行動する．外界からの情報をより早くキャッチし反応を示すために，外鼻孔は上顎の先端部に開孔している．その長い鼻腔には，迷路状の複雑な鼻甲介が形成されていて，その表面は嗅粘膜で被われ，鋭い嗅覚機能を有している．ヒトでは視覚と聴覚によって外界からの刺激を受け入れ，情報分析を行っているので，嗅感覚は弱く，鼻腔は呼吸路としての役割が大きい．

b. 脊　柱

脊椎動物の骨格の基礎構造中の基礎であり，「普遍性」のシンボルである脊柱ではあるが，その構成単位である脊椎骨の数や形態が，動物によって多様化していて，大きなばらつきがみられる．脊椎骨数がもっとも多いのは，コブラの骨格でみたように爬虫類ヘビの仲間である．全長が 7.2 m あったパイソンの脊柱は 565 個もの椎骨が連結されて構成されていた，という記録がある．対照的に最少の椎骨で構成される脊柱は両生類のカエルで，全体でわずかに 10 個しかない．両生類はカエルのような無尾類と，イモリのような有尾類とがいるので，両生類であっても有尾類の椎骨数はかなり多い．椎骨は部位によって形態に変化がみられ，頸椎（頸部），胸椎（胸部），腰椎（腹部から腰部），仙椎（骨盤部），尾椎（尾部）に区分される．また，各部の椎骨数は動物によって異なる．ヒトの脊柱の基本構成椎骨数は，小児期には頸椎 7 個，胸椎 12 個，腰椎 5 個，仙椎 5 個，尾椎 3～5 個，計 32～34 個であるが，成長して 17～18 歳ごろになると，仙椎と尾椎では各椎骨間を連結している軟骨性の椎間円板が骨化して癒合し，1 個の仙骨と尾骨とになる．霊長類ではオマキザルの脊柱は長くて，7 個，13 個，6 個，3 個，32 個，計 61 個の椎骨から構成されている．このうちの 1/2 は第 3 の手といわれる長い尾の芯となっている尾椎である．

イギリスの比較解剖学者フラワー（1831-1899）が 1883 年に著した『哺乳類の骨学入門』[2] には，哺乳類の脊柱を構成している脊椎骨数について，多種類 348 例について調べられた結果が一覧表になって記載されている．哺乳類の椎骨数は種類によってかなり変異がみられるが，頸椎については 7 個であるという共通性がみられる（マナティー 6 個，ナマケモノの仲間では 6 個，7 個，9 個という数種の例外がある）．哺乳類でもっとも首の長いキリンの頸椎もヒトと同じ 7 個であり，ほかの動物に比べて 1 個 1 個の頸椎が長いだけである．数が少ないのでキリンの首の運動はかなり制約されるが，太い心棒を内蔵している首を武器とした場合は，電信柱を振り回すような威力

を発揮する.

c. 進化の業師——前肢と後肢の骨格——

動物の骨格にみられる「多様性」については，頭蓋骨にみられるさまざまな特徴に劣らず，体肢すなわち前肢と後肢にも，運動機能に適応した多様性が骨格の随所に多くみられる．ウマの脚は中指だけで一本立ちしているとか，哺乳類では脚の指の数によって奇蹄類と偶蹄類に分けられることからも，動物の前肢や後肢についてもいろいろと特殊化がみられる．ここではこれら脚をめぐっての多様性の足跡を追ってみよう．

1) ヒトの手——二足歩行の前肢——　脊椎動物の前肢の骨組みを理解するために，ヒトの手の骨格をみてみることにする．類人猿の前肢の骨格は肩甲骨と鎖骨からなる上肢帯（肩帯）と，肩関節から指までの自由上肢とからなる．自由上肢は私たちが普通「手」と呼んでいる部位に当たる．肩甲骨の解剖学用語 scapula はギリシア語で「掘る」という意味からつけられている．その名のとおり鋤のような浅いくぼみのある三角形をした扁平な骨で，三角形の底辺を背骨の両側にそろえて，胸郭の背面に張り付くようにして存在する．古代中国では占いの結果をウシの肩甲骨やカメの甲羅に刻んで残した（甲骨文字）.

鎖骨は「カンヌキ」の意味をもつ解剖学用語 clavicula がつけられている長細い骨で，そのほぼ全形を体表から触れることができる．内側縁は胸骨と，外側縁は肩甲骨と連結している．鎖骨の発生は特異で，顔面や頭蓋冠と同じように付加骨（皮骨性骨）で，鎖骨はヒトでは胎生第5週で既に骨化が始まるが，完全骨化が終わるのは25〜30歳で，体内でもっとも遅い骨である．哺乳類では鎖骨の退化した種類と，発達している種類とがいる．爬虫類と哺乳類の特徴を併せ持ち，哺乳類の原点に位置するカモノハシ目（単孔類），ネズミ目（齧歯類），コウモリ目（翼手類），サル目（霊長類）など木登りや，ものを把む運動をする動物では鎖骨の発達がよいが，イヌやウマのように走る動物では，鎖骨をもたない種類がかなり多い．

私たちの肩から先の骨格，上腕の骨，前腕の骨，手の骨を概観してみよう．上腕骨は典型的な長管状骨で，上端は半球状にふくらみをもって肩甲骨と連結して，人体中でもっとも広い範囲に運動できる，肩関節を形成している．前腕には橈骨と尺骨の2本の長骨が平行して組み合わさっている．尺骨は長さがほぼ1尺（およそ30 cm）あることから名づけられている．肘鉄を食わせるところが肘関節（肘頭）で，上腕骨下端と橈骨と尺骨の上端の3者が連結して構成される複合関節で，伸ばし切った状態の上腕と前腕との間を，180°から0°に近づける運動（屈曲），同時に手のひらを廻して手の甲を上面にする回転運動も受け持っている．幼児が遊技のときに行う前腕を廻す「ぎんぎんぎらぎら」運動（回内と回外）は，肘関節の作用の特徴を表している．

手首の骨（手根骨）は4個ずつが2列に並んでいて，8個の骨が組み合わさって構成されている．次いで5本の中手骨が手のひらの中に埋まっている．指の骨の数は外からみてわかるとおり第1指（母指）の指骨が2個であるほかは，第2指（示指）か

ら第5指（小指）までは3節ずつの指骨が組み合わさっている．手のひらを構成している骨の数は中手骨5本，指骨は全部で14個である．これら19個の骨は関節を介して連結されている．ヒトは指を自由に（器用に）動かせるという，人類のみが獲得した特殊化によって今日の繁栄を築くことができた．他の哺乳類にはまねできない運動とは何かというと，母指の運動が他の指と違って5種類の複雑な運動機能（屈曲，伸展，外転，内転，対立運動）を有していることである．対立運動とは母指の先を他の指の先端と突き合わせる能力——母指対向性——で，ヒトでは母指の運動範囲が類人猿よりずっと広い．この結果母指を中心にして物を握る基本動作をはじめとした，自由な運動をこなすことができる．左右の手のひらを合わせて水をすくうことができるのも，ヒトなればこそできる手の運動である．

2）1本指の脚で大地を駆けめぐるウマ　身近な動物でもっとも速く走るのはウマである．ウマは1本指で立っている．この1本の指とは，5本の指の真ん中の第3指，中指である．その主役はけたはずれに発達した長い第3中手骨で，ウマはこの指に一生をかけている．

草食性の有蹄類は自然界では身を守る手段からすると，草原をいかに疾走し敵から逃れるかという韋駄天走りのグループと，重戦車なみの巨体で敵をけちらすというどっしり型のグループとが棲み分けしている．前者の代表はウマやレイヨウであり，後者はサイやカバである．疾走型の前・後肢は細長くてスマートで，指先に硬い蹄の靴をはいている．堅い大地を力強く蹴って走るので，その際の衝撃をやわらげる装置である．一方，のっそり型の脚は短足でたいへん太く，重い体重を支えている．

ウマの祖先に当たる化石は北アメリカで約5500万年前の地層から発見された．エオヒップスと名づけられたイヌほどの大きさの動物で，前肢に4本，後肢に3本の指をもっていた．その後，系統的に発見された化石によって追跡がされていて，次いでメソヒップスというヒツジ位のウマとなり，前肢の第4指が退化し，前・後肢とも3本指になった．その後にメリヒップスが登場し，体高も1mほどの大きさになり，脚が長くなり，第3指が発達し，第2指と第4指の退化が始まった．鮮新世になると第3指のみの前・後肢をもった奇蹄ウマのプリオヒップスが出現した．やがて鮮新世の末ごろに現生のウマの先祖エクウスに進化した．

ウマの前肢の骨組みでは，まず「ヒトの手首に当たる」手根骨の位置が非常に高いところにある．手根骨は7個の骨が組み合わさって構成されている．ここから上の骨が橈骨と尺骨で，その上端は上腕骨と連結して肘関節となっている．手根骨の先にある長い骨が第3中手骨で，その先には3個の指の骨が縦に並んでいる．第3番目の指骨は半円形，すなわち馬蹄型をしている．この骨の表面を角化した皮膚が被って蹄を形成している．

3）4本指で巨体を支えるカバの脚　偶蹄類の中でもっとも巨体のカバの前肢の骨組をみてまず驚かされることは，これまでみてきた1本指のウマに比べて，太短くて頑丈な骨組みで，手根骨の位置が地表に近く低いことである．前肢の骨格は肩甲

骨，上腕骨，前腕骨，手根骨，中手骨，指骨から構成される．前腕骨では橈骨よりも尺骨の方がかなり大きくて，前腕の力強い機能を分担していることが窺える．ウマをはじめとして多くの疾走型動物では，前腕の主役は橈骨が受け持ち，脇役を尺骨が務めるが，巨体の持ち主であるカバでは尺骨の方が太くて長い．そのうえひじにある尺骨の肘頭が大きく突出しているのが目立つ．強力な肩帯の筋肉や胸筋，上腕の筋群が肘頭の間に張っていて，前肢の運動に大きな役割を果たしている．このほかカバの脚の特徴として，足底を蹄が包んでいない点が挙げられる．生息地が川岸の湿地帯のために，堅い乾燥地面と違って着地時の負荷力は少なくてすむので，足底は蹄のような角質の保護を必要としない．指の表面に爪を生やしているが，足の裏にはライオンやイヌの足底と同じような，肉質のパット（蹠球（せききゅう））が4個みられる．

4） 翼となった前肢——ヒヨケザルとコウモリ——　哺乳類の中で2大奇人ならぬ奇種を挙げれば，海に還ったクジラ類と空中に飛び出したコウモリ類である．地上から水中と空中へと，両種はかけ離れた適応放散を示したが，共通点としてイルカもコウモリも超音波による音響探測（エコーロケーション）によって行動していることである．地上の哺乳類が一気に空間を目指して飛び上がる運動能力を身に付ける前に，まずはグライダーのように空間を滑空して移動することから始め，しだいに飛行力獲得へとさらなる適応をしたのであろう．この特殊化の道筋の第1段階に当たる滑空移動を行っている代表格にはヒヨケザル（皮翼類），モモンガとムササビ（齧歯類）などがいる．

ヒヨケザルの英語名は「飛ぶキツネザル（flying lemur）」である．フィリピンとマレー半島に生息している，小型のネコぐらいの大きさの樹上生活を営む植物食の動物で，顎が細長く突き出ていて，顔つきがキツネザルに似ていることから名づけられている．ヒヨケザルの存在はリンネの『自然の体系（第10版）』（1758年）において，霊長類キツネザルの仲間に分類されている．現在では独立した目とされている．図13.7は近代比較解剖学の基礎を築いたフランスの博物学者キュヴィエ（1769-1832）の名著『比較解剖学教程』（1805年)[1]に記載されたヒヨケザルの骨格図である．異常に長い前肢と後肢，さらに長い指の骨が目立つ．尾椎は20個もあって尾も長い．左右の前・後肢に尾を加えた長い5本の骨組みを芯にして，頸から前肢に，前肢から

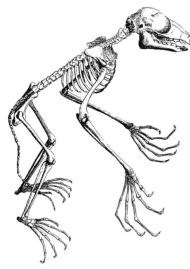

図 13.7　ヒヨケザル（哺乳類）の全身骨格（Cuvier, 1805）
この種特有の滑空膜の骨格である．前肢と後肢が対等によく発達している．

後肢に，後肢から尾にかけて大きくて厚手の皮膜が張っている．さらに指の間にも，水掻きのような小さい皮膜が張っている．この皮膜を使って相当の距離（100 m 前後）を木から木へと滑空して移動できる．各指には長い鈎爪が生えていて，この爪を立てて木登りをする．骨格をみてみると，頭蓋では眼窩が大きい．脊柱は頸椎 7 個，胸椎 13～14 個，腰椎 5～6 個，仙椎 5 個，尾椎 15～17 個で構成されていて尾が長い．前肢では上腕骨よりも，前腕の橈骨，尺骨の方が長い．ただ，尺骨は軟骨状態で，加齢とともに消失していき，やがて末端だけが橈骨と癒合してその痕跡をとどめるにすぎなくなる．指の骨では第 1 指が他の指に比べるとかなり短い．後肢でも大腿骨よりも下腿の脛骨と腓骨の方が長い．脛骨は太く，腓骨は独立しているが細い．後肢の指の骨は前肢の指と同様に長い．このように前腕と下腿の骨組が発達している点は，広い皮膜の形成に好都合な構造である．

5) 空を飛ぶことができる翼をもった唯一の哺乳類　　コウモリの骨格では前肢の特殊化が目立つ．肩帯では肩甲骨が大きく，鎖骨もすこぶる長い．上腕骨の発達もよいが，前腕の橈骨がとくに太くて長く，翼の主軸となっている．尺骨は痕跡的である．手根骨はきわめて小さい．その先に，第 1 指を除いて長く伸びた中手骨がある．第 2～5 中指骨の長さはほぼ同じで，翼を広げたときには膜の面積を大きくするのに重要な役割を果たしている．小さい第 1 指は膜に関係しないが，鈎爪として働く．指の骨では第 3 指がいちばん長く，第 4 指と第 5 指がその次に長い．指骨は各 2 個ずつで構成されている．翼をたたむときは，可動性の高い構造を備えた肘関節と，手首の関節が主役になって行われる．このほか胸骨の発達がよく胸郭が大きくて，翼の運動をつかさどる強力な胸筋群の付着面積を大きくしている．

後肢，骨盤もしっかりしている．大腿骨と脛骨は長さも太さもほぼ同じで，腓骨，足根骨，指の骨は短いが 5 本が揃っている．指骨の先端には鈎爪があって，休息時はこれらの爪でぶら下がる．脊柱は頸椎 7 個，胸椎 12 個，腰椎 5 個，仙椎 4 個，尾椎 9 個で構成される．尾椎は一つひとつが長いので，数の割には長い尾が形成される．

コウモリの骨格とヒヨケザルの骨格を比較してみると，ヒヨケザルでは前肢と後肢の全長がほぼ対等であるが，コウモリでは前肢が後肢よりも 4 倍以上も長くて，前肢が主翼を形成している．さらにヒヨケザルの骨組は骨太であるのに対して，コウモリの骨組は部位によって大きさや太さがまちまちで変化にとんでいて，いかにも軽々としている．滑空する種類と飛翔タイプとの差が歴然としている．コウモリの翼は部位によって，指の間の膜とか，大腿骨と尾の間に張っている腿間膜，中間膜といった区別があるが，鳥の翼とは違い，いずれも透き通るような薄い膜である．

6) 胸鰭にデフォルメした前肢　　コウモリ類と対照的なのが，哺乳類の中で唯一後肢をもたない，クジラ類とカイギュウ類である．水中生活への適応により前肢は杓子形をした胸鰭状に改造し，後肢は完全に消失している．胎生初期のイルカにおいては，前肢の形成と同時期に後肢の原基の発生も進むが，やがて体内に吸収されてしまう．これと入れ替わるようにして尾部の形成が始まってくる．成体では後肢の痕跡

（骨盤骨）がわずかに腰部の筋肉内にみられるだけである．クジラ類とカイギュウ類は後肢の代わりに尾部を鰭状に発達させ，腰部の強大な筋との協調運動によって推進力を産出している（ドルフィンキック泳法）．

　クジラ類の肩帯は発達のよい肩甲骨のみで鎖骨を欠く．前肢は胸鰭または立羽（たっぱ）と呼ばれて，外見からは上腕，前腕，手根骨，中指骨，指骨などの区別がなく，爪も欠く．骨格をみてみると，上腕骨は太いがきわめて短い．橈骨と尺骨はともに扁平な独立した骨で，大きさもほぼ同じで平行に並んでいる．手根骨から先の骨組は種類によってさまざまな構成がみられるが，指は5本あって指骨の数が種類によって異なるが一般に多い．とくにヒレナガゴンドウは第2指の指骨を14個も有する．これは哺乳類における指骨の数としては最多である．肩関節での上腕骨の運動量は大きい．生態映像でよくみられる，ザトウクジラが胸鰭で激しく海面を打つ行動は，フリッパリング（立羽打ち）として知られているが，この動作なども肩関節の自由度が高いからできる運動である．ところが，肩関節から先の部位での前肢の関節運動は不自由で，動きはほとんどない．それぞれの関節腔には線維組織が介在していて，運動が制御されている．

　イルカとジュゴンはともに水中生活への特殊化により，前肢は哺乳類の基本的な骨格を保持しながら胸鰭を形成し，尾部においては，後肢を劇的に改造して1対の棒状の小骨にして体内に格納し，尾鰭の形成を図ったという，水中環境への見事な進化の妙技を示した．これとは対照的にコウモリ類は，前肢骨を支柱に翼の形成に成功し，空中を自由に飛び回るという見事な飛翔能力を獲得し，私たちに脊椎動物の究極な適応放散の証をみせてくれている．

d．骨格の結合──靱帯と軟骨──

　脊椎動物の骨格はいろいろな形態をした骨が，靱帯と軟骨によって複雑に連結されて構成されている．したがって，骨格の考察には，骨と靱帯（結合組織），軟骨との考察が欠かせない．1例を挙げれば，図13.8は陸生哺乳類で最大種のアジアゾウ前肢の足底部の縦断面である．ゾウの脚底は皮膚が角化していて，馬の蹄のように硬くて大きな円盤状を呈している．太い3節の中指が縦に並んでいる．その指を支えている三角形をした分厚いクッションがある．ヒトに当てはめれば踵に当たる部分にみられる，この強靱な弾性線維と脂肪組織が，巨体の脚にかかる重力

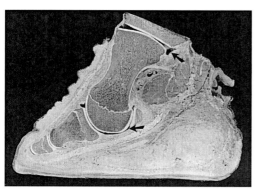

図 13.8　アジアゾウ（長鼻類）前肢の足底正中断面
矢印は関節腔を示す（神谷原図）．

を吸収する機能を担っている．断面にみえるもっとも大きな指の骨には，骨質を横走する白線状の部分がみえる．これは骨端線という軟骨組織（骨端軟骨）で，ここで骨の成長が進められている．したがって，骨端軟骨が存在するこのゾウは成長が終わっていない個体である．骨と骨との間にみられる隙間（矢印）は関節腔で，関節の働きを円滑にする，粘調度の高い関節液で満たされている．　　　　　　　　　　　［神谷敏郎］

文　献

1) Cuvier, G. : Leçons d'anatomie comparée, Tome V. Baudouin, 1805.
2) Flower, W. H. : An Inroduction to the Osteology of the Mammalia. MacMillan , 1885.
3) Grasse, P. P. (ed.) : Traité de zoologie, t. XVI. Masson, 1967.
4) Owen, R. : On the Anatomy of Vertebrates, vol. 1-3. Longmans, Green, and Co., 1866-1868.
5) Pirlot, P. : Morphologie évolutive des chordes. Presses de l'Université de Montréal, 1969.
6) Raven, H. C. *et al.* : The Anatomy of the Gorilla. Columbia Univ. Press, 1950.
7) Reynolds, S. H. : The Vertebrate Skeleton. Cambridge Univ. Press, 1897.
8) Romer, A. S. *et al.* : The Vertebrate Body (5th ed.). W. B. Saunders. (平光励司（訳）：脊椎動物のからだ．法政大学出版局，1983)
9) Slijper, E. J. : Comparative biologic-anatomical investigations on the vertebral column and spinal musculature of mammals. *Kon. Ned. Akad. Wet., Verh.* (Twcede Sectie), Dl. XLII, No. 5 : 1-128, 1946.
10) 西成　甫：比較解剖学．岩波書店，1935.
11) 神谷敏郎：骨の動物誌．東京大学出版会，1995.

14

骨 の 構 造

　骨は基本構造として骨質，関節軟骨，骨膜，骨髄の4つの組織からなる．これに豊富な血管や神経が加わっている（図14.1)[1]．骨髄には多分化能を有する未分化間葉系細胞を起源とする造血幹細胞が存在して，造血組織としての重要な役割をしている．そのほかに未分化軟骨細胞，未分化骨芽細胞，未分化破骨細胞が存在して骨組織を形成する細胞群が局在しているところである．生命の源ともいえる骨髄は硬い骨組織に保護されて，一生涯これらの細胞の供給を行う（図14.2).

14.1 軟骨組織

　歩行するうえで関節の重要性は日々感じるところである．この関節は弾力性を有する薄い軟骨組織（0.5～2.0 mm）で覆われていることで何の違和感もなく歩行することができる．弾力性は豊富なムコ多糖およびコラーゲンからなる軟骨基質によってもたらされる．軟骨組織は骨端の摩擦を防ぐ関節軟骨のほかに，弾力の保持をする気管や耳の軟骨，運動に関与する肋軟骨や恥骨軟骨など多方面にみられる[2]．

a．基本構造

　軟骨細胞（chondrocyte）と細胞間を埋める基質（matrix）からなり，血管，神経を欠く．基質はゲル状構造物と線維成分からなる．線維の種類，量によって硝子状軟骨（hyaline cartilage），弾性軟骨（elastic cartilage），線維軟骨（fibroblastic cartilage）に分けられる．胎生期の骨格の大部分は軟骨組織からなる．その後，骨に置換される．成長に従って，軟骨の占める割合が減少して，その局在が限定される．軟骨細胞は骨端部から骨幹部に向かって，静止軟骨細胞，増殖軟骨細胞，肥大軟骨細胞へと分化する．軟骨基質が産生され石灰化が起こった後石灰化軟骨は血管新生抑制因子の産生を停止して初めて血管侵入

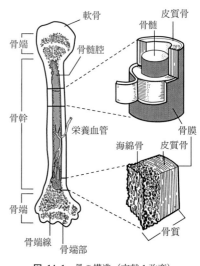

図 14.1 骨の構造（文献1改変）

14. 骨 の 構 造

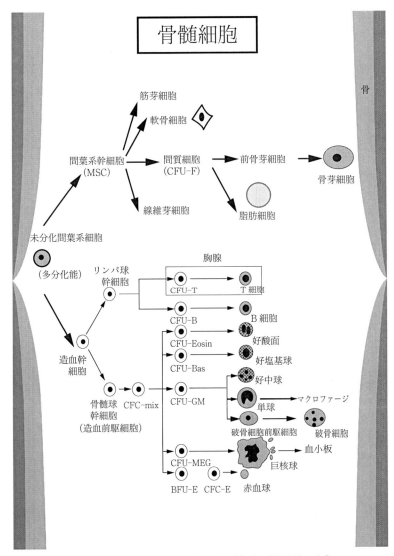

図 14.2　骨髄細胞からの軟骨細胞，骨芽細胞，破骨細胞の分化

が起こる．この侵入によってもたらされた破軟骨細胞によって吸収された後，骨芽細胞によって骨へと置換される．成長板を構成する軟骨細胞は長軸方向に層構造を形成している（図14.3）．軟骨組織は関節軟骨の関節液に面した部分以外は軟骨膜（perichondrium）で覆われている．この軟骨膜は軟骨細胞の供給も行う．

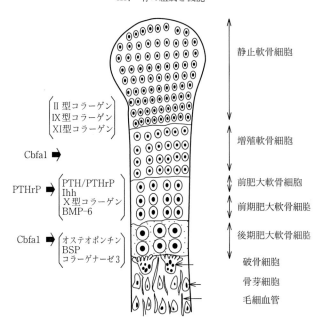

図 14.3 軟骨細胞分化と骨への置換
各分化段階の発現遺伝子（➡刺激）．

1) **硝子軟骨** 発育成長期の長管骨骨端にみられる骨端板（epiphysial plate），関節軟骨，肋軟骨，気管，咽頭軟骨にみられる．一定間隔にプロテオグリカンの側鎖が結合しているⅡ型コラーゲンの細線維をつくっている．Ⅱ型コラーゲンは乾燥重量の40%を占める．また細胞間基質中に多量の硫酸ムコタンパク（chondromucoprotein）を含むためPAS反応陽性，塩基性色素親和性，トルイジンブルーによるメタクロマジー等の特徴を示す．種々のプロテアーゼや成長因子の他に血管新生抑制因子であるコンドロモジュリン-1（ChM-1）が存在する．この軟骨基質には基質小胞（matrix vesicle）が存在し，これを中心にして軟骨内石灰化が起こる．

2) **弾性軟骨** 外耳，外耳道壁，耳管，咽頭蓋，小角軟骨および楔状軟骨の一部にみられる．細胞間基質は分岐した弾性線維の網状構造とわずかな多糖体からなり，基質量は硝子軟骨より少ない．したがって弾性軟骨は透明度や弾力性が硝子軟骨にまさっている．

3) **線維軟骨** 椎間円板，恥骨結合，大腿骨頭靱帯，ある種の関節軟骨，腱骨結合部位にみられる．きわめて強靱で密生線維性結合組織との間に明瞭な境界をもたない．細胞周囲は硝子軟骨と基本構造は変わらないが，この周囲をⅠ型コラーゲン線維が取り巻いている．

b. 軟骨細胞の分化

軟骨細胞は未分化な間葉系細胞から分化する．どのような形の軟骨がつくられるか
は軟骨細胞に分化する以前に決定される．軟骨分化に先立って中胚葉由来の間葉組織
に前軟骨性細胞凝集が起こる．その後の軟骨細胞の分化へのシグナルには bone mor-
phogenic protein (BMP)-2 や BMP-4 の関与が考えられる．このとき PTH/
PTHrP レセプターの発現が著しく亢進する．PTH/PTHrP レセプターは，成熟軟
骨層にもっとも強く発現している．副甲状腺ホルモン関連タンパク (parathyroid
related protein, PTHrP) は間充織凝集から増殖軟骨細胞の分裂期と肥大化から石灰
化期への移行の2段階で発揮され，軟骨細胞の分化増殖には PTH が深くかかわって
いる．軟骨性骨原基がまず形成されると軟骨細胞は細胞外基質を分泌し蓄積しながら
増殖する．その後骨原基の中央部にある軟骨細胞の肥大化が起こる．

c. 骨代謝関連発現遺伝子

静止軟骨細胞，増殖軟骨細胞では II 型，IX 型，XI 型コラーゲンを発現している．
前期肥大化軟骨細胞では PTH/PTHrP レセプター，Ihh (Indian hedgehog)，X 型
コラーゲン，BMP-6，コラゲナーゼ3を発現している．軟骨は FGF-2 をもっとも
多量に産生する組織でオートクライン的に軟骨細胞の増殖を促進する．ヒトの軟骨形
成不全症 (achondroplasia；遺伝的小人症の1つ) の原因遺伝子が FGF レセプター-
3 (FGFR-3) であることが報告された[3,4]．また，骨端軟骨組織から抽出され軟骨細
胞が特異的に産生している糖タンパクである chondromodulin-I (ChM-1) は軟骨細
胞の増殖および基質合成を促進するほかに，血管内皮細胞の増殖管腔形成を著明に抑
制する．ChM-1 の mRNA の発現は血管侵入が起こる石灰化軟骨で消失している．
ちなみに FGF は血管新生誘導因子である．

Sox 9 (Sry-type HMG box) は発生における軟骨形成過程で軟骨組織特異的に発
現する重要な転写因子であるが，軟骨形成が開始される時期に発現し，軟骨形成が完
了すると発現されなくなる．これは II 型コラーゲン (Col 2 α1) の発現と時間的・空
間的にきわめてよく似ている．Col 2 α1 に Sox 9 タンパクに特異的に結合する配列
(AACAAT) がある[5]．この変異がヒトでは II 型コラーゲンの発現を直接制御し骨格
異常 (弯曲肢異形成症) をきたす．骨芽細胞分化に必須の遺伝子である Cbfa 1/
Pebp 2 αA は軟骨分化にも重要な遺伝子である[6]．

d. 軟骨細胞への分化能を有する細胞株

マウス胎仔由来の線維芽細胞株 (C2H10T1/2) はアザシチジンにより分化するが，
分化効率は低い．ラット胎仔由来骨芽細胞様細胞 (RCJ 3.1) は，グルココルチコイ
ドの存在下に多分化する．軟骨に分化するサブクローン (RCJ 3.1 C 5) もあるが，
分化効率は低い[7]．同様にラット胎仔頭蓋冠から得られた CFK 2 細胞は PTH やデキ
サメタゾンによって軟骨細胞に効率よく分化する[8]．肺性腫瘍由来細胞株の ATDC 5
細胞はインスリンによって増殖し軟骨細胞に分化する[9]．マウス胎仔肢芽の細胞を v-
myc でトランスフォームしてクローニングした細胞は BMP-2 によって軟骨細胞に

分化する[10].

14.2 骨 組 織
a. 基本構造

骨は活発に代謝活動を行っており生涯を通じて幾度も造り替えられる．ヒトの骨の場合，発育過程では大腿骨は2年でまったく新しく造り替えられる．成人の場合でも，全骨格の3〜5％が常に造り替えられている．これをリモデリング（remodeling，再構築）という．リモデリングは骨形成を担っている骨芽細胞と骨吸収を担っている破骨細胞によって主に行われているが，分布している豊富な血管や神経細胞によって，これらの細胞は維持され，調節されている．

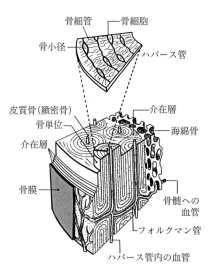

図14.4 骨の微細構造（文献1改変）

骨は骨の細胞とその周囲を埋めているミネラルおよび骨基質からなる．骨の構成細胞は骨細胞，骨芽細胞，破骨細胞である．ミネラルの大部分はヒドロキシアパタイトからなる．また，骨基質の90％はⅠ型コラーゲンからなっている．石灰化骨基質の上に1層の類骨層（未石灰化骨基質）が存在し，活性型骨芽細胞で覆われている．この類骨層は大部分がⅠ型コラーゲンからなり，非コラーゲンのオステオカルシン，マトリックスグラタンパク（matrix Gla protein, MGP），オステオネクチン，オステオポンチン，さらに多糖体で構成されている．これらは骨芽細胞によって産生される．骨は骨質および構造から皮質骨（cortical bone）と海綿骨（cancellous bone, spongy bone）とに大別される（図14.4）．

1) 皮質骨 緻密骨（compact bone）ともいう．皮質骨は骨の外側に存在し，非常に硬く，多数の層板構造からなる．同心円状の層板の中心にはハバース管（Havers' canal）が，また層板を貫く貫通管（フォルクマン管，Volkmann's canal）が分布して，血管および神経の通り道となっている．各層板には多数の骨小腔（lacunae）とそれに連続する骨小管（canaliculi）が放射状に分布している．皮質骨の骨層板は4種類知られている．同心円上の層板（オステオン（osteon）といわれる円筒形の単位），介在層板，外環状（基礎）層板（outer circumferential (basic) lamellae）および内環状層板（inner circumferential (basic) lamellae）からなる．長管骨幹部の骨髄中には1本ないしそれ以上の太い動脈が走り，これらは主として骨幹中央部付近の栄養孔から骨中に入る．骨塩，骨基質，および水分の割合はおよそ

65, 30, 5% になっている.

2) 海綿骨 皮質骨の内側に存在して，網目状の骨梁 (trabecula) を形成している．この網目中には血管が分布していて，この血管の周囲で造血が行われている．骨梁は皮質骨と同様に力学的な外力に抵抗できるように配列されている．骨塩，骨基質，および水分の割合はおよそ 45, 30, 25% になっている.

3) 骨 膜 骨質外側は線維性の被膜，すなわち骨膜で囲まれ，その内側（骨膜内層）は造骨能を有す．骨膜には血管，神経が豊富に分布している．骨の内側は造骨能を有す骨内膜で覆われている．若い骨ではこの膜は厚い.

4) 骨組織の構成細胞 骨の構成細胞は主に骨細胞，骨芽細胞，破骨細胞であり，たがいに関連し依存し合って機能するのが特徴である.

b. 骨細胞（osteocyte）

1) 形 態 骨芽細胞の終末分化細胞で骨芽細胞が産生した骨基質中に埋没しており，骨小腔内の骨細胞は増殖能をもたない．骨細胞は多数の突起を伸ばし，骨細胞どうしや骨表面に位置する骨芽細胞とギャップ結合をして細胞間の連絡を行っている．1 mm³ に約 25000 個存在する．分化の段階によって類骨骨細胞，幼若骨細胞，成熟骨細胞に分けられる.

類骨骨細胞 (osteoid osteocytes) は，骨基質中に埋め込まれたばかりの幼若な骨細胞である．皮質骨では形成期骨細胞 (formative osteocytes) という.

幼若骨細胞 (young osteocytes) は，類骨骨細胞の周囲が石灰化して分化する．骨の比較的表層に存在する．骨小腔 (osteocyte lacuna) 中に存在し，小型で突起も少ない．若い線維骨 (woven bone) はこの細胞のみからなる．顕著な粗面小胞体とゴルジ体を有し活発な基質形成を営んでいる．皮質骨では吸収期骨細胞 (resorptive osteocytes) という.

成熟骨細胞 (mature osteocytes, old osteocytes) は，骨深部に位置する．粗面小胞体およびミトコンドリアが減少しているがゴルジ体は比較的よく発達している．細胞突起が多い．枝分かれしてたがいに連絡し合っている．細胞どうしの突起はギャップジャンクションで結合している．細胞質突起は骨小腔から無数に伸びた骨細管中に伸びて骨基質中に細胞性の網目をつくっている．明瞭な境界板で囲まれた骨小腔中に位置し未石灰化基質と石灰化基質を境している．成熟した層板骨に存在する．皮質骨では変性骨細胞 (degenerative osteocytes) という.

2) 機 能 突起を3次元的に分岐することによって，骨基質にかかる物理的な内部応力を歪みとして捉えるメカニカルセンサーとして作用する．骨細胞のみが骨の歪みを受ける骨組織中に存在している．おそらく骨細胞自身あるいは細胞突起が何らかの歪みに反応し，ネットワークを介して他の細胞，つまり骨細胞や破骨細胞に伝達すると思われる[11]．局所における骨形成は 3000 microstrain 以上の力で骨形成に 1000 microstrain 以下の力で骨吸収が行われると報告されている．どのようにしてメカニカルストレスを察知するのかは不明である．類骨骨細胞は石灰化前線で行われ石

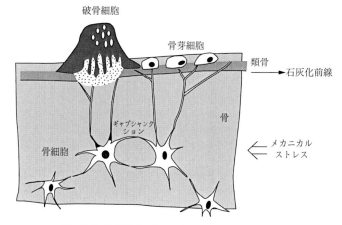

図 14.5 骨細胞ネットワーク
メカニカルストレインに対するセンサーとしても働く.

灰化に重要な役割りをしていると考えられている．基質小胞を萌出しオステオカルシンを産生して関与するらしい．生理的なカルシウムの恒常性を保つために骨溶解の重要な役割をしているといわれているが，そうでないという説もある．発達した細胞間ネットワークで多くの細胞との情報の交換を行っている．骨吸収の際，破骨細胞によって掘り出された骨細胞が破骨細胞と接触して停止シグナルを送っていると思われる（図 14.5）.

3) **骨細胞の分化** 骨芽細胞から分化する．骨基質に埋もれた骨芽細胞が骨細胞になる．既に骨基質中に存在している骨細胞の突起が骨芽細胞と接触して骨細胞への分化を促す．すべての骨芽細胞が骨細胞になるのではなく，約 10～20％ の骨芽細胞が骨細胞になる．細胞内小器官の数が減少し，細胞自体の体積も減少していく．ちなみに類骨骨細胞では 30％，また成熟した骨細胞で 70％ の減少がみられる．骨細胞の最終運命はまだ不明であるが破骨細胞による骨細胞破壊，または骨芽細胞または線維芽細胞へ脱分化するのではないかといわれているが，*in vitro* の培養系において骨細胞が骨芽細胞に脱分化して再び成熟骨芽細胞に分化する可能性が示唆された[12]．これには骨細胞の単離に成功した Nijweide らの功績が大きい[13].

4) **骨代謝関連発現遺伝子** オステオポンチン mRNA が検出されている．calbindin-D_{9k}（カルシウム結合タンパク），Ca^{2+} 受容体の存在が示唆されている．CD 44（フィブロネクチンおよびヒアルロン酸受容体で，多くの血液細胞で発現されている），オステオカルシン，オステオポンチン，骨シアロプロテインの存在が示唆されている．類骨骨細胞には PTH レセプターが存在する．骨細胞の細胞内および核内には活性型ビタミン D_3 レセプターが存在する．

5) **株化された細胞** 骨細胞株 MLO-YA は SV 40 large T-antigen oncogene

をもったトランスジェニックマウスの長管骨から樹立された[14]．オステオカルシンの産生量が高く ALP 活性および I 型コラーゲン産生量が低い．ギャップジャンクションに関与する CD 44 や connexin 43 を発現し樹状突起も形成する．硬い骨組織に埋もれている骨細胞を培養に移すことは困難であったが，近年骨細胞の培養法が開発されてきた．

c．骨芽細胞（osteoblast）

1）形態　線維芽細胞様細胞の多様な形態を示す．大きさは 20〜30 μm である．

多能性間葉系幹細胞から分化した未分化前駆骨芽細胞から分化する．前駆骨芽細胞は線維芽細胞様細胞で PTH 受容体，表皮成長因子（epidermal growth factor, EGF）受容体が存在する．前駆骨芽細胞は未熟骨芽細胞を経て成熟骨芽細胞に分化する．成熟骨芽細胞には活発に骨形成を行っている活性型骨芽細胞と，石灰化した骨面を覆って骨形成を行っていない休止期骨芽細胞（bone lining cell, BLC）がある（図 14.6）．骨芽細胞の骨表面にとどまる期間や基質分泌量は骨成長率にも関係し，一般に老齢動物ではその期間は長い．たとえば生後 2 週間のイエウサギ大腿骨では骨芽細胞は骨表面に約 3 日間とどまる．その後みずから形成した骨基質に埋め込まれて骨細胞となる．活性型骨芽細胞は，細胞内によく発達した粗面小胞体とゴルジ装置を

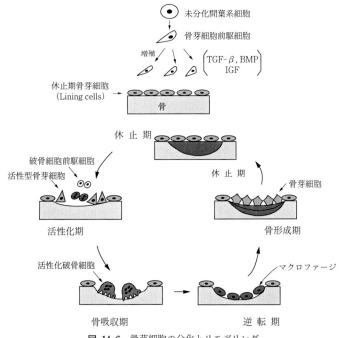

図 14.6　骨芽細胞の分化とリモデリング

有す．一方，休止期骨芽細胞は，扁平化しており細胞内小器官が乏しい．

2) 機　能　骨芽細胞はアミノ酸を取り込んで骨基質のコラーゲンをつくって分泌する．細胞の外から糖を取り込んで多糖を合成してタンパク多糖体として分泌する．また，細胞内のミトコンドリアにカルシウムやリンを取り込んで，必要に応じて分泌する．骨形成の重要な初期過程である石灰化を行う．まず骨芽細胞は石灰化の核になる基質小胞（マトリックスベジクル）を分泌する．この部分にヒドロキシアパタイトが沈着し石灰化が起きる．さらにコラーゲン，タンパク多糖体がネットワークをつくって石灰化が進行する．石灰化の過程で，ヒドロキシアパタイトが沈着する基盤になっているⅠ型コラーゲンは重要な役割をしている．遺伝性の易骨折症を特徴とする骨形成不全症は，Ⅰ型コラーゲンの合成異常である．

骨芽細胞は分化段階によって異なる骨基質を産生する．前駆細胞はアルカリホスファターゼ（ALP）活性を有し，Ⅰ型コラーゲンおよびオステオネクチンを産生する．未熟骨芽細胞ではオステオポンチン，骨シアロ含有タンパク（bone sialoprotein, BSP）を産生し，成熟骨芽細胞ではオステオカルシンの産生を始める．骨芽細胞は強いアルカリホスファターゼ（ALP）活性を示していることから，骨芽細胞のマーカーとして使われている．この酵素は細胞膜に局在して，石灰化に関与していると考えられる．最近組織非特異的ALP遺伝子ノックアウトマウスにおいてnodule形成はできるが骨の石灰化ができないこと[15]，また先天性低ホスファターゼ血症が骨軟化症を呈することが報告された．骨芽細胞は局所増殖因子，TGF-β，IGF-Ⅰ，IGF-Ⅱを産生してオートクライン・パラクライン的に骨芽細胞に作用して，細胞増殖やコラーゲン合成を促進する．

骨芽細胞は骨形成のみならず破骨細胞形成支持能および破骨細胞活性調節因子を産生して骨吸収を調節する重要な役割を担っている．

3) 骨芽細胞の分化　Cbfa 1/Pebp 2α A（polyoma enhancer binding protein 2）は骨芽細胞の分化に必須の遺伝子である．BMP-2は骨芽細胞の成熟促進や分化誘導の活性をもつ．そのシグナル伝達にはSmad 1やSmad 5が関与する．Smadはショウジョウバエの細胞シグナル伝達因子として同定されたMadおよび線虫のsmall mutationの原因遺伝子smaの脊椎動物の相同遺伝子（Sma and Mad homologue）である．EGFは骨芽細胞の成熟やBMP-2による骨芽細胞への分化誘導に対して抑制的に作用する．これはおそらくEGF刺激によってMAPキナーゼカスケードが活性化され，Smad 1がリン酸化されてBMP刺激によるSmad 1の核内移行が抑制されるためと思われる．

4) 骨代謝関連発現遺伝子　Cbfa 1/Pebp 2α Aはオステオカルシンの骨芽細胞特異的な転写調節遺伝子であることがノックアウトマウスの実験から明らかになった[16]．骨芽細胞が発現している破骨細胞形成因子ODF（osteoclast differentiation factor）/RANKL（receptor activator of NF-κB ligand）はデキサメタゾンおよびビタミンD$_3$，IL-11，PGE$_2$，PTHで誘導される．骨芽細胞が産生する因子としてト

ランスフォーミング成長因子（transforming growth factor-β, TGF-β），インスリン様成長因子（insulin-like growth factor, IGF），骨形成因子（bone morphogenetic protein, BMP），PTHrP がある．

5) Cbfa1/Pebp2αA ノックアウトマウス　Cbf/Pebp 2 結合配列がオステオカルシン転写調節領域にある．Cbf/Pebp 2 は Ducy らが同定したオステオカルシンのプロモーター上で骨芽細胞特異的なエンハンサー領域 OSE 2（osteoclast specific enhancer 2）と同一である[17]．Cbfa 2/Pebp 2αB がオステオカルシンのプロモーター領域に結合し，転写を活性化する[18]．Cbfa 1/Pebp 2αA はショウジョウバエの体節形成遺伝子の 1 つである runt にホモロジーをもつ runt ドメイン遺伝子ファミリーの 1 つである．runt ドメインを有し骨の細胞に特異的に発現する新たな遺伝子のクローニングをマウス胚の cDNA ライブラリーを用いて行い，Cbfa 1/osf 2 をクローニングした．Cbfa 1/osf 2 は Cbfa 1/Pebp 2αA のアイソフォームで未分化間葉系細胞にも発現している．オールタネイティブスプライシングによって生じた N-端のアミノ酸配列のみが異なっている．Cbfa 1/osf 2 は常に正の転写因子として働いている点が Cbfa 1/Pebp 2αA とは異なる．Cbfa 1/Pebp 2αA ノックアウトマウスに成熟した骨芽細胞が存在しなかったこと，および Cbfa 1/Pebp 2αA のアンチセンスオリゴヌクレオチドがラットの骨芽細胞の石灰化結節の形成を抑制したことから，Cbfa 1/Pebp 2αA は骨芽細胞の分化に必須な遺伝子であることを示している[16]．Cbfa 1/Pebp 2αA 遺伝子ノックアウトマウスの骨芽細胞ではオステオポンチン，BSP，オステオカルシンの産生をほとんど認めない．この遺伝子の発現はグルココルチコイドおよび 1,25(OH)$_2$D$_3$ によって抑制され，BMP-7 および BMP-4/7 ヘテロ二量体によって促進される．Cbf/Pebp 2 結合配列は TGF-β1 レセプターの転写調節領域にある．

6) 株化された細胞　マウス頭蓋冠からクローニングした細胞 MC 3 T 3-E 1[19] は，骨代謝研究に繁用されている．しかしマウスの細胞は形質変換しやすいので取り扱いに注意する必要がある．SV-40 を感染させてヒト骨芽細胞を不死化した細胞株として hFOBs，HOBITES が，また骨肉腫細胞から樹立した MG-63 および HOS-TE 85 細胞株がある．さらに不死化された骨芽細胞はほかにも報告されている[20]．MG-63，HOS-TE 85 細胞は骨芽細胞としてよく使われるが，筆者らがヒト正常骨膜から樹立した寿命をもつ骨芽細胞（SaM-1）とは異なり[21]，本来の骨芽細胞のいく

表 14.1　ヒト骨芽細胞株の特徴

細胞株	ALP 活性		オステオカルシン		コラーゲン	増殖	石灰化	
	−	+D$_3$	−	+D$_3$			−	+D$_3$
MG-63	+	↑	−	↑	III>I	++	+	
HOS-TE 85	++	−	−	−	I>III	++	+	
SaM-1	+	↑	−	↑	I>III	+	−	↑
MC 3 T 3-E 1（マウス）	+	↑	−	↑ *	I>III	++	+	↑

つかの形質を欠いている（表14.1）．

d．破骨細胞（osteoclast）

1）形　態　多核細胞で大きさは10〜100 μmである．単球・マクロファージ系列（colony forming unit-granulocyte macrophage, CSF-GM）の造血系細胞から分化する．単核の破骨細胞前駆細胞は全身性あるいは局所で働くさまざまの因子の調節を受けて分化する．前破骨細胞は骨表面に引き寄せられて定着し，多数の細胞が融合して多核化して破骨細胞へと分化する．細胞内に多数のミトコンドリアと小胞および空胞を有する多核巨大細胞である．核は2〜数十個．個々の核は不規則な外形と辺縁クロマチンの発達で特徴づけられている．細胞質は好酸性である．骨基質に接触すると極性ができて，接触面に波状縁（ruffled border）と明帯（clear zone）ができる．明帯はアクチン線維がよく発達しており，骨表面を取り囲む．内部に形成された波状縁は酸や加水分解酵素を放出して，活発な骨吸収を行う．骨のミネラルの溶解は，一連のイオン輸送系により行われる．細胞質中の炭酸脱水酵素（carbonic anhydrase）により，水と二酸化炭素から水素イオン（H^+）が産生され，波状縁に局在するプロトンポンプによって骨面に放出される．その結果，波状縁下が酸性になってミネラルの溶解が起こる．有機基質の分解はタンパク分解酵素を放出して行われる（図14.7）．

2）機　能　骨吸収を行う．この骨吸収は体内カルシウムイオン（Ca^{2+}）濃度

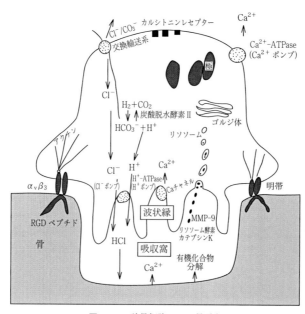

図 14.7　破骨細胞による骨吸収

に関与しており，酸分泌によるミネラルの溶解と吸収，およびカテプシン E，L，K 等のタンパク分解酵素による骨基質の分解によって起こる．カテプシン K は破骨細胞にのみ発現している．破骨細胞は骨吸収を行うことにより骨代謝を円滑に行い，骨の強度を維持していると考えられる．骨吸収はサイトカインやホルモンによって直接破骨細胞を活性化して行われるが，多くは骨芽細胞を介して調節されている．

3) **破骨細胞の分化**　破骨細胞の分化は骨芽細胞系間質細胞（骨芽細胞/ストローマ細胞）との接触が必要である[22]．この骨芽細胞/ストローマ細胞は骨吸収因子の刺激を受けて，破骨細胞形成支持能を獲得して破骨細胞分化を誘導する．サイトカインなどの骨吸収因子による分化の誘導は3つの異なるシグナル伝達系に分けられる．①ビタミン D_3 の核内レセプター，② PTH や PGE_2 の細胞膜レセプターを介したプロテインキナーゼ系，③ IL-6 や IL-11 などの共通レセプター gp 130 系を介す経路である．破骨細胞分化の分子メカニズムが近年明らかになり，骨吸収因子の刺激を受けた骨芽細胞/ストローマ細胞膜上に ODF が発現することが次に示すように重要な役割をしている[23]．まず，破骨細胞前駆細胞は，骨芽細胞/ストローマ細胞が産生する M-CSF の刺激を受ける．この細胞は RANK を発現し，骨芽細胞/ストローマ細胞膜上に発現した ODF の受容体として細胞間クロストークを行って分化していく（図14.8）．一方骨芽細胞/ストローマ細胞は破骨細胞形成抑制因子（osteoclast inhibitory factor, OCIF）を遊離して ODF に結合しこの活性を抑制する．つまり OCIF は ODF のデコイ受容体として作用する．ODF と OCIF の結合親和性は ODF と RANK のそれよりも著しく高い．ODF は腫瘍壊死因子（TNF）ファミリーに属する膜結合タンパクである．一方，OCIF は TNF 受容体ファミリーに属する．OCIF

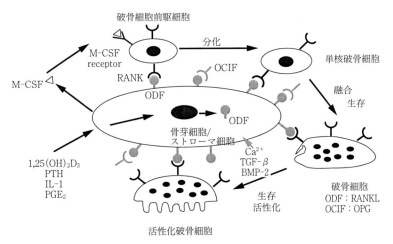

図 14.8　破骨細胞の分化および成熟（文献 25 を改変転載）
骨芽細胞が重要な役割をしている．

は，他施設でほぼ同時に発見された osteoprotegerin (OPG) と同一のものであり[24]，最近は OPG/OCIF と表記する．また ODF は既に T 細胞表面の膜で発見されていた TRANCE および RANKL と同一のものである[26,27]ことから ODF/TRANCE/RANKL と表現する．ODF は OPG のリガンドでもあることから，OPGL ともいう．これらは最近 OPG と RANKL に統一表記することが提唱された．マウスでは海綿骨，リンパ節，胸腺で強い発現が認められ，脾臓，骨髄，肺，皮膚などでも発現する．骨組織以外での発現は RANKL が免疫系においても重要な因子であることを示唆している．ヒト OPG は甲状腺，腎臓，心臓，肝臓等でとくに強く発現し白血球を除くほとんどの組織で発現する．これは初めに IMR-90 細胞（線維芽細胞株）で発見された．骨芽細胞の分化決定因子である Cbfa 1 がヒト OPG 遺伝子の 5′ 上流領域に結合して発現を上げる[28]．RANKL の唯一の受容体である RANK は，マウスでは脾細胞，脳，心臓，肝臓，肺，骨格筋，皮膚などで発現が認められている．転写後調節を受けるため，RANK タンパクとしての存在は破骨細胞，樹状細胞，B 細胞，T 細胞および線維芽細胞などに限られる．家族性拡大性骨溶解症（FEO）や一部の家族性の骨パジェット病の原因遺伝子であることが判明した[29]．変異により RANK 依存性の NFkB の活性化が構成的に起こり，破骨細胞形成が亢進する．TRAF 2，および TRAF 6 が RANK の下流で JNK（cJun N-terminal kinase）および NFkB 活性化のシグナルを伝えて破骨細胞を活性化する．

4) 骨代謝関連発現遺伝子 細胞質に強い酒石酸抵抗性酸性ホスファターゼ（TRAP）活性を有する．カルシトニン受容体（レセプター）が細胞膜に局在して骨吸収を抑制する．カルシトニン甲状腺の傍濾細胞から分泌されるペプチドホルモンでカルシトニン受容体遺伝子の発現は破骨細胞の同定にも使われる．

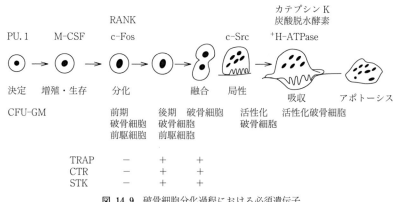

図 14.9 破骨細胞分化過程における必須遺伝子
TRAP：酒石酸抵抗性酸性ホスファターゼ，
CTR ：カルシトニンレセプター，
STK ：幹細胞由来チロシンキナーゼ．

表 14.2 骨の細胞が産生する有機成分および局在受容体

	軟骨細胞	骨芽細胞	破骨細胞	骨細胞
コラーゲン	II型コラーゲン IX型, X型, XI型	I型コラーゲン (分子量300 kDa, 1000 aa, 1本のポリペプチド鎖)		
Gla タンパク		オステオカルシン (bone Gla protein) (分子量5930, 49 aa, 3×Gla) マトリックスGlaタンパク (79 aa, 5×Gla)		オステオカルシン
糖タンパク		オステオネクチン (分子量3000) 骨シアロタンパク (BSP) (分子量57300, RGD配列がある)		骨シアロタンパク (BSP) オステオポンチン
リンタンパク		オステオポンチン (301 aa, 12×phosphoserin 1×phosphothreonin, RGD)	オステオポンチン	
プロテオグリカン	アグレカン PG-H, PG-Lt, PG-M COMP (Cartilage oligomeric matrix protein) 分子量524 kDa, PG-Lb; DSPG (small dermatan sulfate proteoglycan)	PG-I, PG-II?		
成長因子	コンドロモジュリン-1 (ChM-1; CDF) FGF TGF-β HSPG (ヘパラン硫酸プロテオグリカン) S-100 タンパク PTHrP	BMP 2-7 TGF-β IGF-I, II β2 ミクログロブリン (114-139 aa) PGE$_2$		
分泌酵素		コラゲナーゼ	カテプシン E, L, K β-グルクロニダーゼ MMP-9 カルシトニン	
受容体	PTH/PTHrP	PTH, EGF, 1,25(OH)$_2$D$_3$, TNF-α, PGE$_2$, IL-1, エストロゲン		

×: 個数.

250   III. 骨の組成と機能

　c-Src（非受容体型チロシンキナーゼ）は ruffled border の形成に必須である[30,31].
図14.9に示すように破骨細胞の分化の過程および吸収活性を発揮するうえで発現す
る遺伝子が明らかになっている. 骨髄幹細胞から破骨細胞への分化の方向を決定する
遺伝子は PU.1 である. その後の増殖はマクロファージコロニー刺激因子（macro-
phage-stimulating factor, M-CSF）が行う. さらに M-CSF は破骨細胞前駆細胞の
生存と破骨細胞の分化にも関与する. ノックアウトマウスの研究から破骨細胞の分化
には c-Fos の関与が, また骨吸収には c-Src 遺伝子の関与が必須である. さらに破
骨細胞はアポトーシスによってその短い生涯（ヒトの破骨細胞の場合16日といわれ
ている）を終える. TGF-β, エストロゲン, ビスホスホネートはアポトーシスを促
進し, PTH および IL-1 はアポトーシスを抑制する.

　5）　株化された細胞　　マウス造血幹細胞株[32,33]やヒト白血病細胞株[34,35]から破骨
細胞形成が報告されている. しかし造血幹細胞からできた破骨細胞とまったく同じで
はない. トランスジェニックマウスからは骨細胞分化能をもつ細胞株の樹立が報告さ
れている.　　　　　　　　　　　　　　　　　　　　　　　　　　　[腰原康子]

文　献

1) 高橋長雄：小事典からだの手帖パート2. 講談社, 1991.
2) 須田立雄ら：骨の科学. 医歯薬出版, 1985.
3) Shiang, R. *et al*.: *Cell*, **78**: 335, 1994.
4) Rousseau, F. *et al*.: *Nature*, **371**: 252, 1994.
5) Ng, L. J. *et al*.: *Dev. Biol*., **183**: 108, 1997.
6) Kim, I. S. *et al*.: *Mech. Dev*., **80**: 159-170, 1999.
7) Grigoriadis, A. E. *et al*.: *Dev. Biol*., **142**: 313, 1990.
8) Bernier, S. M. and Goltzman, D.: *J. Bone Miner. Res*., **8**: 475-484, 1993.
9) Atsumi, T. *et al*.: *Cell Diff. Dev*., **30**: 109, 1990.
10) Rosen, V. *et al*.: *J. Bone Miner Res*., **9**; 1759, 1994.
11) Aarden, E. M. *et al*.: *J. Cell Biol*., **55**: 287-299, 1994.
12) Kamioka, H. *et al*.: *Biochem. Biophys. Res. Commun*., **204**: 519-524, 1994.
13) van der Plas, A. and Nijweide, P. J.: *J. Bone Miner. Res*., **7**: 389-396, 1992.
14) Kato Y. *et al*.: *J. Bone Miner. Res*., **12**: 2014-2023, 1997.
15) Wennberg, C. *et al*.: *J. Bone Miner. Res*., **15**: 1879-1888, 2000.
16) Komori, T. *et al*.: *Cell*, **89**: 755-764, 1997.
17) Ducy, P. *et al*.: *Cell*, **89**: 747-754, 1997.
18) Merriman, H. L. *et al*.: *Biochemistry*, **34**: 13125-13132, 1995.
19) Sudo, M. *et al*.: *J. Cell Biol*., **96**: 191-198, 1983.
20) Spelsberg, T. C. *et al*.: *Calcif. Tissue Int*., **56**: 18-21, 1995.
21) Koshihara, Y. *et al*.: *In Vitro*, **25**: 37-43, 1989.
22) Suda, T. *et al*.: *Bone*, **17**: 87-91, 1995.
23) Yasuda, H. *et al*.: *Proc. Natl. Acad. Sci. USA*, **95**: 3597-3602, 1998.
24) Simonet, W. S. *et al*.: *Cell*, **89**: 309-319, 1997.
25) 保田尚孝：生化学, **72**: 507-525, 2000.
26) Wong, B. R. *et al*.: *J. Biol. Chem*., **272**: 25190-25194, 1997.

14. 骨 の 構 造

27) Anderson, D. M. *et al.*: *Nature*, **390** : 175-179, 1997.
28) Brandstrom, H. *et al.*: *J. Bone Miner. Res.*, **14** : 334 (abstract), 1999.
29) Hughes, A. E. *et al.*: *Nature Genet.*, **24** : 45-48, 2000.
30) Lowe, C. *et al.*: *Proc. Natl. Acad. Sci. USA*, **90** : 4485-4489, 1993.
31) Boyce, B. *et al.*: *J. Clin. Invest.*, **90** : 1622-1627, 1992.
32) Hattersley, G. and Chambers, T. J.: *J. Cell Physiol.*, **140** : 478-482, 1989.
33) Hagenaar, C. E. *et al.*: *J. Bone Miner. Res.*, **6** : 947-954, 1991.
34) Yoneda, T. *et al.*: *Endocrinology*, **129** : 683-689, 1991.
35) Gattei, V. *et al.*: *J. Cell Biol.*, **116** : 437-447, 1992.

15

骨の破壊と再生

　骨は支持組織として体を支え，重要臓器を保護する機能があり，成長期には急速に増大する．また，骨はカルシウムなどのミネラルの骨への添加，あるいは骨からの喪失に深く関与しつつ，絶えず新陳代謝を繰り返し，骨構造を新しいものに作り代えている．この骨成長や骨の新陳代謝は骨芽細胞と破骨細胞により営まれている．

15.1　骨構築，骨再構築とは

　骨の形態維持には，発育により新たな部位に骨を形成する構築（モデリング）と，古くなった骨を取り除いて，その場所に新しい骨を形成する再構築（リモデリング）とがある．両者とも，破骨細胞と骨芽細胞が中心的働きをし，各種カルシウム調節ホルモンやサイトカインによる調節を受けているが，骨構築の生じる部位，年齢，骨バランスへの影響などにおいて違いがある（表 15.1）．

表 15.1　モデリングとリモデリングの比較

	モデリング	リモデリング
時期	持続的，発育期	周期的，発育後
程度	骨表面の 90% 以上	骨表面の 20% 以下
骨吸収と形成部位	異なる	同じ
石灰化速度（μm/day）	2～20	0.2～1.0
骨バランス	プラス	マイナス
制御因子	主に全身性因子	主に局所性因子
成長期の程度	大きい	小さい
成人での程度	小さい	大きい
機能	骨の発達，骨代謝	骨代謝，骨形態維持

　モデリングは成長期にみられ，その程度は発育のスピードと深い関係があり，成人になるとその活動は小さくなるが，遺伝的要素や力学的要素も関係する．モデリングにおいては，骨吸収の部位と骨形成の部位が異なるため，骨の大きさや形態に変化を生じる．通常，破骨細胞の活動よりも骨芽細胞活性の方が大きいため，モデリングにより骨サイズは増加する．このモデリングは主として骨表面で，発育期に持続的に認められ，子どもでは 1 日 2～3 μm と考えられている．

　古くなった骨は破骨細胞により取り除かれ，その場に新しい骨が骨芽細胞により形成される．また，骨折が生じた場合には，不要な骨組織を除去し，骨折部位を新しい骨に修復する．このような，古い骨や不要な骨が新しい骨に置き換わることをリモデリングと呼ぶ．リモデリングは骨吸収が先行するので，骨吸収のない部位にはリモデリングは生じない．この過程は，副甲状腺ホルモン（PTH）やビタミン D などのカ

ルシウム調節ホルモン，サイトカインなどの局所因子，あるいは力学的負荷により調節されている．健康な状態では，リモデリングにおける骨の吸収と形成はカップリングされているため，増減はなく，一定の骨塩量が維持されている．

リモデリングは海綿骨ではパケットと呼ばれる骨単位ごとに，皮質骨中間層ではオステオンと呼ばれる骨単位ごとに周期的に繰り返されている．リモデリングによる骨吸収は，全骨単位の5～10%に認められ，この頻度は海綿骨でも皮質骨でも等しいといわれている．通常，1回のリモデリングに要する期間は3～6カ月程度で，年齢や骨病態，あるいは骨の種類により異なる．高代謝回転状態では，リモデリング期間が短縮するため，吸収された部分の骨の修復に必要な十分な時間を確保できないことや，リモデリングの骨単位の数が増加するため，骨塩量は大きく減少する．ただし，骨吸収窩の深さには変化がないとされている．

何らかの理由で骨吸収と骨形成の間のカップリングに異常をきたした場合は，骨カルシウムやコラーゲンなど，種々の構成成分の量的あるいは質的変化をきたす．人においては，25～35歳前後に骨塩量は最大となり，その後平衡状態を保ち，男性では徐々に，女性では閉経を境に急速に，骨塩量は減少し，力学的に弱体化する．海綿骨リモデリングは皮質骨リモデリングに比べ数倍速いと考えられ，加齢早期にみられる骨塩量の減少は，海綿骨の多い骨に認められ，四肢骨のような皮質骨優位の骨塩量の減少が明らかになるのは，閉経後かなり時間が経過してからとなる．

15.2 皮質骨におけるリモデリング

皮質骨は体全体の骨の80～85%を構成し，主に，四肢の長管骨における割合が高く，たとえば，前腕骨骨幹部では95%以上が皮質骨である（図15.1）．逆に，腰椎では1/3が海綿骨である．皮質骨においては，骨内膜が骨髄腔に接していることから，種々のサイトカインの影響により骨吸収が進行し，骨の内腔が拡大し，皮質骨幅が薄くなる．一方，骨の外膜には代償的な骨形成が生じるため，骨の直径は増大する．この増加の程度は女性に比べ，男性では大きいため，骨折頻度が少ないとされている．皮質骨中間層に存在するハバース管においては，破骨細胞と骨芽細胞によりリモデリングが行われている．この部位におけるリモデリングは骨髄腔細胞との接触はなく，たとえ接触しているとしても，海綿骨ほどの密接な接触がない．そのため，骨髄腔に存在する細胞に由来するサイトカインよりも，血液中に存在するカルシウム調節ホルモンの影響をより強く受ける．たとえば，副甲状腺機能亢進症においては増加したPTHのため皮質骨がより大きく減少する．

ハバース管におけるリモデリングの短縮，あるいはアンカップリングが進行すると皮質骨内に骨粗しょう症化が生じ（図15.2），骨折の要因となる．皮質骨は力学的に重要であり，高齢者における大腿頸部骨折や橈骨骨折の要因となる．この皮質骨の減少亢進は閉経後5～10年間促進され，15年程度持続し，その後の皮質骨減少の程度は徐々に少なくなる．この閉経に伴う皮質骨の減少の程度は女性ホルモン補充により

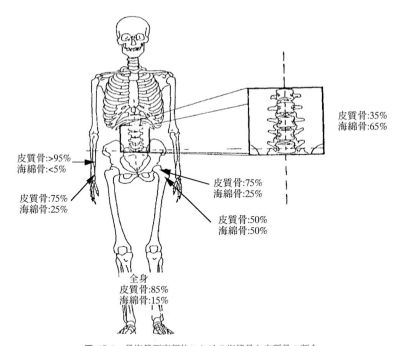

図 15.1 骨塩量測定部位における海綿骨と皮質骨の割合

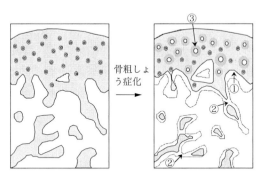

図 15.2 骨粗しょう症の進行
1は皮質骨内膜の吸収，2は骨梁の狭小〜断裂，3は皮質ハバース管の骨粗しょう症化．

抑制することができる．

15.3 海綿骨におけるリモデリング

　海綿骨は体内の骨の15〜20%を構成する．海綿骨は骨髄腔の細胞と直接接触するため，骨髄腔内の種々の細胞から放出されるサイトカインの影響を受けやすい．通

常, 閉経周辺期から既に海綿骨の減少が始まり[1], 皮質骨減少が明らかになるのは, 海綿骨減少より遅れる. 閉経後における海綿骨リモデリング異常により, 海綿骨が一様に減るのではなく, 部分的に減少し, 最終的には海綿骨骨梁に穿孔が生じたり[2], 骨梁の断裂が生じ, 脊椎骨折が発生する. 一般に, 骨梁幅は100～150 μm で, 破骨細胞による骨吸収の深さは 50～100 μm であり, この断裂が生じる理由は, 破骨細胞の過剰刺激, あるいは骨梁幅の皮薄化が原因と考えられるが, 詳細は不明である. 海綿骨の早期減少のため, 脊椎骨折発症時期は, 皮質骨部の減少が主因とされる大腿頸部骨折の発症年齢に比較して若い時期から発症する. なお, 悪性腫瘍の血行転移の場合は, 骨髄腔に入った腫瘍細胞は種々のサイトカインを分泌し, 海綿骨や皮質骨骨内膜の破骨細胞を刺激し, 皮質骨を薄くしたり, 海綿骨骨梁に穿孔をつくり, 病的骨折を引き起こす.

15.4 リモデリング過程

骨は, 休止状態から破骨細胞が活性化され, 骨吸収を開始する. その後, 骨吸収と骨形成が逆転し, 骨形成期を経て再び休止状態に戻る (図15.3). この一連の過程には, 破骨細胞と骨芽細胞が主役で, 種々のカルシウム調節ホルモンやサイトカインによりコントロールされている. 前者は, 多核細胞で酸を分泌し, 不要あるいは古くなった骨ミネラルを溶解し, 後者は単核細胞でⅠ型コラーゲンからなる骨基質を産生し, 骨形成を促進する. ヒトの皮質骨は海綿骨

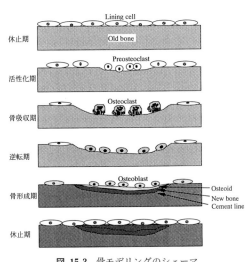

図 15.3 骨モデリングのシェーマ

とは構造は異なるが, 皮質骨ハバース管においても同様のリモデリングが行われている.

a. 休止期

休止期の骨芽細胞は扁平で, 細胞質に乏しく, 類骨層はほとんど認められず, 石灰化した骨基質と直接接触しているようにみえる. この状態では骨表面には破骨細胞が認められず, 骨芽細胞の活動も認められず, 骨が眠った状態と表現できる. 骨のリモデリングにおいてこの期間がもっとも長い.

b. 活性化期

骨吸収開始の準備時期である. 骨吸収は破骨細胞が主役ではあるが, 成熟した破骨

細胞には，骨吸収に影響する PTH や活性型ビタミン D，あるいはプロスタグランジン E_2 に対する受容体がなく，これらの受容体の存在する骨芽細胞を介して，破骨細胞活性化のメッセージを間接的に受け取り，破骨細胞活性を発揮する．骨芽細胞にこれらの骨吸収促進因子が作用すると，骨芽細胞が収縮し，扁平な状態から立方化し，その周辺に間隙が形成される．骨芽細胞からコラゲナーゼなどが分泌され，類骨コラーゲンが消化され，骨芽細胞間隙に石灰化骨が露出し，破骨細胞が付着しやすくなる．骨髄内には，造血幹細胞からサイトカインなどの種々の刺激を受け融合した，破骨細胞が出現する．この時期には，刺激された骨芽細胞に存在する骨型アルカリホスファターゼ（BAP）が増えると考えられるが，臨床的にはその増加を捉えることができない．形成された破骨細胞には酒石酸抵抗性酸ホスファターゼ（TRACP）があり，血液中に増加する．この増加が，骨吸収期に増加するデオキシピリジノリン（DPD），I 型コラーゲン N-末端テロペプチド（NTx），I 型コラーゲン C-末端テロペプチド（CTx）などのコラーゲン分解産物の増加よりも早期に出現すると考えられるが，TRAP 測定感度の問題もあり明らかではない．なお，破骨細胞活性化がどのように始まるかは不明であるが，骨の加齢変化や力学的変化を破骨細胞前駆細胞が認識することが推測されている．

c．骨吸収期

活性化された多核の破骨細胞は石灰化骨と直接接触し，その間に密閉空間をつくる．この空間に細胞質の波状縁に存在するプロトンポンプから水素イオンが分泌され，本格的に骨吸収が始まる．その他のサイトカインや融解酵素も骨吸収に関与する．その速度は 1 日当たり 20〜40 μm といわれ，7〜10 日程度持続し，骨梁幅が約 1/3 程度まで細くなる．そのときに吸収された骨に存在したカルシウムやリン，あるいは骨コラーゲン分解産物が尿や血液に出現する．この骨吸収は長期間持続するのではなく，比較的早期に停止し，骨形成に逆転する．

d．逆転期

破骨細胞が活動を停止し，骨芽細胞が分化増殖する．この破骨細胞と骨芽細胞との主役の交代がどのように起こるのかの詳細は不明であるが，骨誘導タンパクである BMP や TGF-β などのカップリング因子が想定されている．

e．骨形成期

活性化された成熟骨芽細胞は，破骨細胞により形成された骨吸収窩に骨基質を産生し，類骨を形成する．この類骨にカルシウムが沈着し，完成した新しい骨となる．骨吸収窩が埋められてくると徐々に骨芽細胞活性は抑制され，再び休止期の状態に戻る．類骨形成は 1 日 2〜3 μm で，破骨細胞による欠損部の修復は約 3 カ月持続し，骨芽細胞由来の BAP が比較的長期間上昇する．石灰化は短期間の間に進行する．閉経後は破骨細胞によりつくられた骨吸収窩は完全には新しい骨に置き換えられないで，一部は欠損として残る．リモデリングが速いほど，この欠損数が多くなり，閉経後の骨粗しょう症は進行する．

この過程をさらに詳しく分け，①破骨細胞による骨吸収期，②逆転期，③骨芽細胞形成期，④骨基質産生期，⑤石灰化期，⑥骨単位の完成期のように分けられることもある[3]．

15.5 力学的負荷と骨構築

閉経後，エストロゲンの不足により骨代謝回転は亢進し，骨塩量は減少するが，その減少の程度は，力学的負荷の大きい部位では少ない．力学的負荷が不十分な場合は，リモデリングの骨単位数が増え，同時に骨吸収に対応した骨形成が不十分になるといわれている[4]．そのため，力学的負荷[5]はリモデリングに影響を与える因子の1つと考えられている．その他のリモデリングに影響する因子としては，PTH，エストロゲン，ビタミンDなどの種々のカルシウム調節ホルモンやサイトカイン（第17章参照）が重要である．

発育期における骨塩量の増加は，体重や運動による力学的負荷の影響が大きく関与し，骨塩量の増加には，発育期における栄養と同時に，運動も重要であることが指摘されている．骨にある程度の負荷がかかると骨には歪みが生じる．この負荷の程度が閾値を超えると骨折するが，閾値以下の持続的負荷がかかると，その部位に骨の新生が生じ，逆に，負荷の少ない部位の骨は吸収され，骨の構造や形態に変化が生じる．細胞レベルにおいても歪みが生じるといわれている．このような骨構築は，骨に生じた歪みに対する組織学的適応現象といえる．この歪みをどのような機構により骨組織が認識し，どのような機序で破骨細胞の活性化過程が開始されるかについては十分にはわかっていないが，メカノスタットと呼ばれるような調節機構の存在が推定されている．

15.6 リモデリングの生理的意義

体を支える骨には絶えず力学的負荷がかかり，日常生活や運動時に衝撃を受ける．時には，瞬間的には体重の数十倍もの負荷を受けることもある．たとえば，前屈するだけでも腰椎には体重の数倍の負荷がかかるといわれている．このような強い負荷に伴い，骨折に至らなくとも，日常生活の負荷により組織学的に微小骨折，いわゆるmicrofracture が局所に発生していると考えられる．リモデリングが生じない場合には，この微小骨折は2年程度で臨床的問題に発展するとの考えもある[6]．薬剤などにより極度にリモデリングが低下した場合，微小骨折の治癒機転が遅れ，臨床的骨折に陥る危険性も考えられている[7]．

微小骨折，あるいは，臨床的骨折が生じた場合，不要となった部分の骨が除去されないと，力学的に必要な骨新生が起こらない．つまり，異常な部位の骨組織を破骨細胞が除去し，その部位に骨芽細胞により新しい骨組織がつくられる必要がある．この骨折修復過程において，力学的負荷の持続する部位には骨がつくられ，逆に，力学的に負荷の少ない部位の骨は骨吸収により除去され，結果的には，従来から存在した骨

と同様の位置，方向，太さの骨が形成され，骨の形態，骨塩量，骨強度が維持されている．このように，骨折治癒過程に，リモデリング機構が重要な働きをしている．

神経細胞は電気刺激を末梢に伝達し，内分泌細胞はホルモンを分泌し，また，心筋細胞は収縮を繰り返している．これらの細胞の形態維持，あるいは機能維持のためには，細胞内外のカルシウム濃度を一定に保つ必要がある．陸上動物は絶えずカルシウムを体外に喪失するため，何らかの方法でカルシウムが供給される必要がある．通常，夜間には食事によるカルシウム補給がないため，一時的にカルシウムを骨から血液に補充される必要がある．逆に，食事をした場合には，一部のカルシウムを血液から骨に移動する必要がある．このようにカルシウムの充足時と不足時に，骨へのカルシウムの出納により血清カルシウム濃度を一定の範囲内に調整する．カルシウム不足時には，PTH分泌の亢進に伴い，骨吸収が促進され骨からカルシウム流出が増加する．骨には骨吸収に伴う欠損部分が一時的に出現するが，まもなく骨芽細胞により埋められる．このように，リモデリングは血中カルシウム濃度を一定に保つのにも役立っている．

15.7　リモデリングの異常

リモデリングの異常は骨芽細胞あるいは破骨細胞の数や活性の異常により生じ，これらの細胞に影響するホルモンやサイトカインなどの因子の不均衡がこれらの異常の原因となる．一般に，破骨細胞活性が亢進するか，あるいは骨芽細胞機能が低下するので，骨芽細胞活性に対する破骨細胞活性比は高くなり，骨塩量は低下する．破骨細胞活性の亢進には，原発性副甲状腺機能亢進症，二次性副甲状腺機能亢進症，甲状腺機能亢進症，パジェット病，閉経後骨粗しょう症，安静などがあり，骨芽細胞機能低下には，一部の高齢者骨粗しょう症，骨髄腫，糖尿病，ステロイドホルモン治療のほか，タンパクなどの栄養不足などもある．一方，前立腺がんや乳がんの一部にみられるような，局所的に骨芽細胞機能が亢進し，骨形成が過剰に産生される場合も，リモデリングの異常である．最近，骨粗しょう症治療に骨吸収抑制剤であるビスホスホネートが普及しつつある．今のところ，ビスホスホネートの投与では骨組織学に問題はなく[8]，ステロイドホルモン投与による骨粗しょう症に対するビスホスホネート投与でも問題はない[9]といわれている．しかし，過剰なリモデリング抑制は微小骨折の回復を遅らせ，臨床的な骨折頻度を高める可能性を指摘する意見も一部にみられる[7]．

閉経後にはエストロゲンによる破骨細胞活性の抑制が不十分となり，骨吸収が亢進する．骨吸収に遅れて骨形成も促進されるが，この骨形成による代償が完了するのには，長時間を要する．そのため，骨単位ごとに一時的に骨塩量が減少する．このような，骨単位での破骨細胞と骨芽細胞による一時的なアンバランスは最終的にはある程度代償されるが，閉経後においては不十分で，リモデリングのたびに骨塩量は少しずつ減少する．骨代謝回転が高い場合には，このような代償不十分な骨単位が増えるた

め，低代謝回転骨に比べ，骨塩量減少が大きくなる．とくに，海綿骨は血流が豊富で，骨代謝回転は皮質骨よりも数倍高いため，リモデリングの異常は海綿骨の豊富な部位に早期に出現し，骨梁の狭小化や断裂を引き起こす（図15.2）．

PTH過剰では，破骨細胞形成促進に伴う骨吸収亢進の他に，各種プロテアーゼ活性亢進に伴うコラーゲンなどの骨基質タンパク分解速度の亢進も骨塩量減少に深い関係があると考えられている．コラゲナーゼに抵抗性をもたせる遺伝子を組み込んだマウスでは，PTHによる骨吸収が著明に抑制されている[10]．急激な破骨細胞の活性の亢進に伴うリモデリング異常は高カルシウム血症を引き起こし，神経・筋症状を呈し，生命の危険性をもたらすこともある．腎不全に伴う二次性副甲状腺機能亢進症では，長期の過剰なホルモンが皮質骨減少をもたらし，長管骨骨折の原因となる．これらの，破骨細胞亢進状態では，代償的な骨形成亢進もみられるが，不十分なため骨塩量が減少する．副甲状腺機能低下症では，骨リモデリングは低下する．しかし，骨塩量に異常をきたす前に，低カルシウム血症によるしびれや痙攣などの症状が出現するため，治療が開始され，骨塩量に異常をきたすことはないと考えられる．

甲状腺機能亢進症では，破骨細胞活性が高まり，リモデリングの亢進が認められ，骨形成も亢進しているにもかかわらず，骨形成の代償が不十分で，骨塩量減少の程度は大きい．甲状腺ホルモンは骨芽細胞を直接刺激し，ALPやBGPの産生は高まる．しかし，甲状腺ホルモンによる直接刺激では，破骨細胞の活性化は認められず，破骨細胞の活性には骨芽細胞の存在が必要とされている．本疾患では骨形成期が短くなり，十分な骨形成量を確保できないために骨量は減少する[11]．甲状腺機能亢進症においては，甲状腺機能がホルモン的に正常化しても，骨・コラーゲン代謝亢進状態が長期間にわたって持続し，その亢進の程度は骨粗しょう症に比べはるかに大きい．

骨髄腫では，何らかの因子が分泌されているためか，骨吸収亢進にもかかわらず骨芽細胞機能の代償的増加はわずかで，骨に打ち抜き像が形成される．骨形成の指標は骨吸収の指標に比べ相対的低値を示す．このような骨形成における代謝異常は原疾患の治療により改善する．ステロイドホルモンの投与者では骨塩量が低下している[12]．ステロイドホルモンにより骨吸収が促進され骨塩量は減少するが，薬剤による骨芽細胞活性抑制も加わるため（図15.3）骨塩量減少が大きく，脊椎骨折の頻度も高い[13]．逆に，前立腺がんや乳がんの一部では，骨芽細胞活性が過剰となり，部分的に骨形成が過剰に生じる．しかし，異常な骨形成，あるいは非生理的部位における骨塩量増加であるため，力学的には弱い．

15.8 高齢者のリモデリング

高齢女性は脊椎骨の42%を，また，大腿頸部骨の58%を喪失している[14]．閉経直後に比べると骨塩量減少の速度は小さいが，高齢者においても骨塩量減少は持続する．尿中へのI型コラーゲン代謝物であるデオキシピリジノリン，あるいはNTxの排泄を基に骨吸収を評価した場合，閉経前に比べ，高齢者では明らかに亢進している

260   III. 骨の組成と機能

表 15.2 加齢と尿中 NTx 濃度

閉経後女性				男 性			
年齢(平均)(歳)	n	平均	+1SD	年齢(平均)(歳)	n	平均	+1SD
45～49(47.4)	35	39.4	64.0	20～29(25.1)	49	32.3	48.5
50～54(52.3)	212	37.3	56.6	30～39(35.0)	57	28.2	41.3
55～59(57.0)	367	37.2	60.1	40～49(44.6)	62	28.8	42.5
60～64(62.1)	338	34.6	53.0	50～59(54.5)	56	29.8	46.6
65～69(66.5)	199	31.6	52.5	60～69(63.3)	50	36.4	55.4
70～74(71.3)	75	39.2	65.5	70～79(73.0)	30	29.1	44.9
75～79(76.6)	23	39.1	64.0				

(*Osteoporos. Jpn.*, **9**(2) : 2001)

表 15.3 加齢と女性骨型 ALP（U/L）の平均値（平均±SD）

年齢分類	年齢	人数	骨型 ALP
閉 経 前	49.8±2.6	25	21.0±8.7
閉経早期	50.4±2.4	23	33.8±11.9
60 歳代	65.5±2.7	36	22.3±6.7
70 歳代	74.7±2.8	76	22.5±8.3
80 歳代	85.1±4.0	66	22.7±7.6

（表 15.2）．この上昇は，一部にはクレアチニン産生低下に伴うみかけ上の亢進であるとの考えもあるが，高齢者においても骨吸収マーカーの増加と骨塩量減少[15]や骨折危険性の増加に深い関係があることを考えると，みかけ上の骨吸収亢進というより，真に，骨吸収が亢進していると考えられる．

一方，BGP からみた骨形成は，高値から低値まで幅広く分布し[16]，高齢者におけるリモデリングの多様性を示唆する．しかし，血中 BGP が骨芽細胞で産生された BGP のみならず骨吸収時に骨から流出している可能性があること，また，腎機能低下によりみかけ上高値になることなどを考慮すると，骨吸収に比べて骨形成が相対的に低下していると考えるのが妥当である．また，高齢者の骨形成マーカーである BAP は，高値から低値まで幅広いとの報告もある[17]が，日本人における検討では，BAP は，閉経直後は著明に亢進するが，骨塩量がかなり減少している 70～80 歳代でも閉経前と大きな差は認めず（表 15.3），代償的な骨形成が不十分で，リモデリングにおけるアンカップリングが存在するといえる．その原因として，運動や栄養不足などによる骨芽細胞活性の低下の関与が考えられる．

15.9 臨床的評価

モデリングあるいはリモデリングの評価は組織学的に実施される必要があるが，検査が浸襲的であることや検査部位が限定されることなどから，一般臨床には応用しにくい．しかし，リモデリングの状態を評価する方法として限定的ではあるが，テトラサイクリンにて組織標識することにより実施されている．二次性骨粗しょう症の鑑別や骨の組織的検討も可能である．検査部位としては，腸骨が一般的で，海綿骨に関する評価が実施される．骨形成率，石灰化速度，類骨形成率などが定量的に評価できる．ただし，日本人の基準値に関しては十分なデータがない．また，力学的には皮質骨が重要であり，骨塩量の中では皮質骨の占める割合が高いことから，皮質骨のリモ

デリンク状態を検査するのがより適切と考えられるが，ヒトの皮質骨に関する十分な
データはない．

一般臨床では組織学的評価は不可能であり，骨代謝マーカーにより間接的にリモデ
リング状態を推定している．リモデリングの異常による骨塩量減少が明らかになるに
はある程度の時間経過が必要であるが，骨代謝異常は早期に出現する．骨代謝マーカ
ーは全身の骨のリモデリング状態を容易に評価できることから，全身性の骨代謝疾患
の診断には，骨代謝マーカーによる評価が有効である．骨形成の程度は，BAPや
BGP，Ⅰ型コラーゲン C-末端プロペプチド（PⅠCP），あるいはⅠ型コラーゲン N-
末端プロペプチド（PⅠNP）の測定により検出でき，骨吸収の異常は，デオキシピ
リジノリン，NTx，CTx，あるいは TRACP などにより，全身的なリモデリングの
状況を容易に判断することができる．尿中マーカーは，血中マーカーに比べ，測定変
動が大きいことから，リモデリングの評価に注意が必要である．

アイソトープによる骨リモデリング評価は，テクネチウム（99 mTc）で標識され
たビスホスホネートを投与することにより行われる．投与3～4時間で骨芽細胞の活
動性のある骨（ヒドロキシアパタイト）に取り込まれる．骨折の場合は2週間程度で
異常な取り込みが明らかとなり[18]，その異常が9～12カ月持続するといわれている．
骨代謝マーカーと異なり，異常部位の検出にはすぐれていることから，新規骨折かど
うかの評価のみならず，悪性腫瘍の骨転移をはじめ，種々の骨代謝疾患の評価に利用
されている．　　　　　　　　　　　　　　　　　　　　　　　　　[三木隆己]

文　献

1) Riggs, B. L. *et al.*: *J. Clin. Invest.*, **77**: 1487, 1986.
2) Kleerekoper, M. *et al.*: *Calcif. Tissue Int.*, **37**: 594, 1985.
3) Eriksen, E. F. *et al.*: Practical approach to bone biopsy.Axerlrod, D. W. and Melsen, F (eds.).: Bone Histomorphometry, pp. 3-12, Raven Press, 1994.
4) Frost, H. M.: *J. Bone Miner. Res.*, **12**: 1547, 1997.
5) Westerlind, K. C. *et al.*: *Natl. Acad. Sci. USA*, **94**: 4199, 1997.
6) Frost, H. M.: Intermediary Organization of the Skeleton, Vol. 1 & 2. CRC Press, 1986.
7) Mashiba, T. *et al.*: *J. Bone Miner. Res.*, **15**: 613, 2000.
8) Bone, H. G. *et al.*: *J. Clin. Endocrinol. Metab.*, **85**: 727, 2000.
9) Chavassieux, P. M. *et al.*: *J. Bone Miner. Res.*, **15**: 754, 2000.
10) Zhao, W. *et al.*: *J. Bone Miner. Res.*, **12** (supple 1): S 110, 1997.
11) Mosekilde, L. *et al.*: *Endocrinol. Metab. Clin. North. Am.*, **19**: 3563, 1990.
12) Sinigaglia, L. *et al.*: *J. Rheumatol.*, **26**: 1280, 1999.
13) Selby, P. L. *et al.*: *J. Bone Miner. Res.*, **15**: 952, 2000.
14) Riggs, B. L. *et al.*: *J. Clin. Invest.*, **70**: 716, 1982.
15) Bauer, D. C. *et al.*: *J. Bone Miner. Res.*, **14**: 1404, 1999.
16) 三木隆己ほか：臨床病理，**44**: 410, 1996.
17) Bollen, A. M. *et al.*: *Osteoporosis Int.*, **7**: 544, 1997.
18) Spitz, J. *et al.*: *J. Nucl. Med.*, **34**: 1403, 1993.

16

骨代謝に関係するホルモン

16.1　骨代謝とは

　成長した骨組織は固定し変化しないように思われるが，実際は，骨は絶えず，約200日で古い骨は新しい骨と生まれ代わっている．骨組織の形態計測，細胞培養実験から骨吸収と骨形成を繰り返すこと（骨の「リモデリング」という）が明らかとなった[1]．

　新しい骨をつくるためには骨組織ではまず，休止期の古い骨基質を破壊（骨吸収という機序）する．次いで，その骨のくぼみに新しい骨成分が埋められ（骨形成という機序），骨梁が再構築される．骨吸収の作用をもつ細胞は多核の破骨細胞である．骨質の表面に接着し，骨表面を融解し，骨吸収窩をつくる．そのくぼみに骨芽細胞がライン状に広がり，成熟した骨細胞となりくぼみを埋め戻す．この骨吸収窩が新しい骨にて満たされるときは骨吸収と骨形成がスムースに共役すること（「カップリング」という）で良質の骨が新生される．これを骨代謝という．

　カップリングが不都合な「アンカップリング」では骨吸収が骨形成より多いと骨減少となり，骨折の危険性が高まるほどになると骨粗しょう症と呼ばれる疾患となる．新しい骨質にさらに石灰沈着が起こり骨に強度を与える．石灰化が障害される場合は荷重に脆弱な異常な骨形成がされる．

　骨は破骨細胞，骨芽細胞，およびその前駆細胞の細胞成分のほか，ミネラルの結晶成分であるヒドロキシアパタイト（主としてリン酸カルシウム化合物の結晶）と繊維成分のコラーゲンタンパクと非繊維性タンパクのオステオカルチン等で構成される．骨吸収されると骨より遊離したミネラル成分（カルシウム，リン，マグネシウム）とタンパク基質は血中に出現し，腎臓から尿へ排泄される．それらの代謝物（デオキシピリジノリン，N-テロペプタイド，オステオカルチン等）が骨代謝マーカーとして血液，尿で測定することができる．つまり，尿や血液の検査より骨代謝を推測することができる．

　骨代謝の目的は，骨吸収，骨形成を繰り返しながら，①骨梁を構築，維持し，荷重に抵抗できる強度の保持，②生体内カルシウムバランスである．骨の吸収により遊離するカルシウムは血中カルシウムの維持に必要である．成長後の成人の骨はカルシウムを動員する最大の場である．

　骨吸収と骨形成の流れを調節しているのが，遠隔の内分泌臓器から分泌される各種

のホルモンと，骨組織の細胞より分泌されるサイトカイン（第17章参照）である．

16.2 ホルモン

ホルモンとは生体内の内分泌臓器で産生され，それが血管内に分泌され，血中を流れて遠隔の臓器の細胞に結合し，細胞内伝達系を刺激し種々の作用を発揮する微量物質である．構造よりは3個以上のアミノ酸からなるペプチド系ホルモン（例：副甲状腺ホルモン，カルシトニン）と，ステロール核からなるステロイド系（例：性ホルモン，ビタミンD），アミン（甲状腺ホルモン）等に大別される[2]．括弧内のホルモンは骨代謝の関連するホルモンである．細胞にはホルモンが結合する部位があり，「受容体」と呼ばれる．ホルモンは固有の受容体に結合して初めてホルモン機能を発揮する．細胞に結合したホルモンは代謝され失活する．また，ホルモンは他のホルモンに促進あるいは逆に抑制の方向に影響したり，影響されたりしながら，身体の恒常性を保つ．ホルモンの特徴としてフィードバック機構で末端臓器での反応が中枢のホルモン分泌臓器に抑制，あるいは促進作用を示し，中枢のホルモンの分泌が調節されている（図16.1）．

全身に分泌されたホルモンが標的細胞のみに刺激を与えるのは，ホルモンに反応するそれぞれ固有の受容体をその細胞膜表面あるいは細胞内に有するためである．細胞の受容体に固有のホルモンが結合すると細胞内伝達系に変化を生じ，それぞれの細胞機能（心臓（心筋収縮），神経（神経筋接合部），血液凝固等）を表す．以上が古典的なホルモンの作用であるが，最近では受容体研究，遺伝子研究により，1つのホルモンが多数の臓器の細胞に受容体をもち，1つの細胞でもいろいろなホルモン受容体が

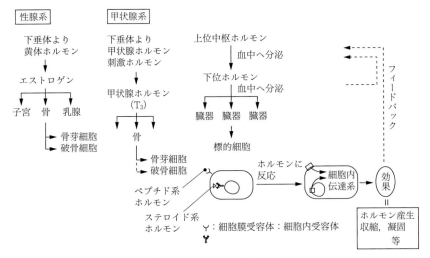

図16.1 ホルモンの分泌調節

表 16.1 骨代謝に関する受容体の存在

	破骨細胞	骨芽細胞
PTH/PTHrP*受容体	なし**	あり
カルシトニン受容体	あり	なし
ビタミン D 受容体	なし**	あり
エストロゲン受容体	あり	あり
アンドロゲン受容体	あり	あり

*：PTH/PTHrP：副甲状腺ホルモン/副甲状腺ホルモン関連ペプチド.
**：破骨細胞前駆細胞には PTH 受容体，ビタミン D 受容体が存在する.

存在し，ホルモンの影響を複雑にしていることがわかった．骨代謝に重要な機能を発揮する骨芽細胞と破骨細胞がもつ受容体を表 16.1 に示す．両細胞および前駆細胞はホルモンの作用でサイトカインを産生し，それにより局所で他の細胞を活性化する．骨組織は全身因子であるホルモンと局所因子であるサイトカインで複雑に調節されている．

16.3 骨代謝に関係するホルモン

骨代謝に関係するホルモンには，① 副甲状腺ホルモン，② カルシトニン，③ ビタミン D，④ 性ホルモン，⑤ 副腎皮質ホルモン，⑥ 甲状腺ホルモン，⑦ その他のホルモン，などがある．これらのホルモンの一部は骨代謝治療薬として用いられているので，ホルモン治療の意義を含めて述べる．

①～③ の 3 種類のホルモンは古典的なカルシウム調節ホルモンで，血中カルシウム（Ca）濃度を中心としてフィードバック調節で相互に分泌の促進，抑制が発揮される．作用する部位は骨と腎臓，十二指腸である．血清 Ca の正常値は検査場所により多少の上下があるが，血清の濃度は，8.5～10.2 mg/dl の狭い範囲に固定される．発生学的に海中生物は周囲に Ca が豊富な海水に囲まれ，Ca を取り込むことは容易であるが，陸へ上がった生物は Ca を体内に保持するには特別な機構が必要とする．その機構が副甲状腺ホルモンとビタミン D である（図 16.2）．血清 Ca の恒常性のために，一方では血清 Ca を低下させる機構が存在し，そのホルモンがカルシトニンである．3 つのホルモンが共同作用で血清 Ca を一定範囲にする．Ca の最大の貯蔵場所は骨である．

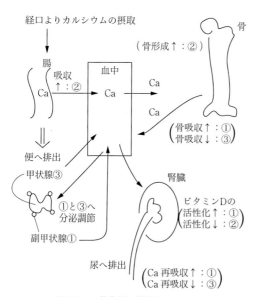

図 16.2 骨代謝に関係するホルモン
①は副甲状腺ホルモン（PTH），②は活性型ビタミン D（D），③はカルシトニン（CT）.

④以下の4種類は主には骨代謝以外に作用するが，骨の代謝にも影響する．

a．副甲状腺ホルモン

副甲状腺ホルモン（PTH）は甲状腺の周囲の4つの腺から血中に分泌される．PTHは副甲状腺主細胞で115個のアミノ酸として合成され，さらに一部が切断され84個のアミノ酸となり分泌顆粒として貯えられ，血中Caの低下という刺激を受けて分泌されるペプチドホルモンである．

PTHの正常の血中濃度は測定の形によって種々である．中間型のHS-PTH（44～68番のアミノ酸の認識をする抗体で測定）は90～270 pg/mlであり，PTHの代謝産物を含めて測定するので，PTH過剰状態の判定に用いられる．PTHの両端部のアミノ酸を認識するintact PTH濃度はHS-PTHより特異度が高く，正常値は11～54 pg/dlであるが，副甲状腺より分泌されたPTHの形態は30分以内で代謝されるので副甲状腺の腺腫のように分泌された形での濃度測定が必要なときに有用である．

PTH分泌の調節因子は血清Ca（またはイオン化Ca）とビタミンD（1, 25水酸化ビタミンD₃）である．PTHの分泌は血清Caの低下で促進され，血清Caの上昇で抑制される．PTHの産生は1, 25水酸化ビタミンD₃の上昇で抑制される．

PTHの作用は腎臓に対する作用と骨に対する作用に大別される．

1) PTHの腎臓への作用　腎糸球体よりろ過されるCaのうち90%以上を尿細管より再吸収され，尿中には平均150～300 mg/dayが排泄される．近位尿細管では受動的輸送が中心であるが，遠位尿細管でのCa再吸収をPTHは促進するので，最終的にはPTHが尿中Ca量を左右している．また，PTHは腎臓において不活性型のビタミンである25水酸化ビタミンDを活性型の1, 25水酸化ビタミンDに変化させる1α-水酸化酵素の活性を促進する．PTHは活性型ビタミンDの産生を促進するが，ビタミンDの上昇はPTH産生を抑制し，相互調節している．

2) PTHの骨への作用　PTHの異常分泌である原発性副甲状腺機能亢進症では高回転型の骨減少より二次性骨粗しょう症をきたすので，PTH分泌は破骨細胞による骨吸収の亢進状態と単純にみられていた．しかし，最近は，PTHの骨組織への影響は持続作用と間欠的作用で異なり，間欠的作用では骨吸収の促進と骨形成の促進の2面性をもちながら，骨代謝回転を高めると見直された[3]．

PTHによる骨形成の機序は骨芽細胞にPTH受容体が存在することより，骨芽細胞におけるサイトカイン（インスリン様増殖因子IGF，トランスフォーミング増殖因子TGF）産生の促進と作用活性の増加とみられている[4]．細胞培養でのPTHの作用の効果は作用時間の長さにより骨芽細胞に分化的に差があり，6時間の間欠投与では骨形成促進に，48時間持続投与では骨形成に抑制的に作用する[5]と報告された．作用時間の差より骨に対する作用の2面性の一部は説明できるという．骨粗しょう症治療薬として骨代謝回転の低い骨粗しょう症に有効な骨形成促進剤としてアメリカでは筋肉注射の治療薬として認められているが，日本では未認可である．

PTHによる骨吸収促進の機序は破骨細胞の形成の促進による．その破骨細胞の形

成は破骨細胞前駆細胞へ直接刺激し成熟を促進したり，あるいは，骨芽細胞から分泌されるサイトカイン（顆粒球マクロファージコロニー刺激因子など）で促進すると考えられている．また，PTH は成熟破骨細胞を活性化することにより骨吸収を促進させる．

b．カルシトニン

カルシトニン（CT）は甲状腺の C 細胞から分泌される 32 個のアミノ酸のペプチドホルモンである．その作用は，① 骨吸収抑制を介して一過性に血中カルシウム（Ca）を低下させる．② 腎尿細管でのリン，Ca 再吸収の抑制（つまり，リン，Ca の尿への排泄増加）のほかに，③ 中枢神経系における痛み刺激に対する反応性の低下，④ ガストリン，胃酸の分泌を抑制する．とくに甲状腺 C 細胞で CT を産生する遺伝子と同じ遺伝子が中枢神経細胞では CT 遺伝子関連ペプチドを産生するといわれ，CT は中枢神経系と関与が深い．CT 受容体は破骨細胞，腎尿細管，中枢神経系，卵巣，肺に存在する．

血中 Ca 低下作用は骨での破骨細胞の骨吸収作用の抑制による．腎臓にも CT 受容体が存在するが，生理的濃度での作用は明らかではない．

甲状腺 C 細胞には Ca 受容体が存在し，血中イオン化 Ca の上昇で CT が分泌される．しかし，悪性腫瘍や副甲状腺機能亢進症のような持続性の高 Ca 血症では CT は上昇しない．甲状腺のみの全摘で血中 CT の著減の場合も，甲状腺髄様がんで血中 CT の著増の場合も血清 Ca，リン，骨塩量を変化させない．これは CT の作用の不思議な点である．CT は PTH，ビタミン D に比べると Ca 骨代謝への影響は複雑である．

治療薬としての CT は骨粗しょう症治療と高 Ca 血症の治療に用いられる．

日本の CT による骨粗しょう症治療方法はビタミン D に次いで 2 番目に頻度が高い．高齢女性では血中 CT の低下があり，骨折患者では血中 CT が低いことより，治療薬として骨粗しょう症のホルモン補充という意味をもつ．筋肉注射という投与法にかかわらず，CT が治療法として選択されやすいのは鎮痛作用をもつからである．それは痛みの伝達神経の中で，脊髄より大脳皮質感覚野に伝達される経路をセロトニンの分泌で痛みの抑制が起こる．CT はセロトニン神経系を介して鎮痛効果を示すといわれている．

悪性腫瘍などによる高 Ca 血症治療に対処療法されるが本来はビスホスホネート系注射薬がふさわしく，CT 投与は早期の救急効果を期待しての補足的治療である．

c．ビタミン D（1,25 ジヒドロキシビタミン D_3）

ビタミン D は食品ではキノコと魚肉に含まれそれらの摂取と，日照による皮膚での産生で補給される．栄養素の 1 種であるビタミン D がホルモンとして扱われる理由は，体内に吸収されたビタミン D は肝臓（25 水酸化酵素により 25 位の水酸化を受ける）と腎臓（1α 水酸化酵素によりビタミン D_3 の 1α 位の水酸化を受ける）で代謝され，活性が高い 1,25 ジヒドロキシビタミン D_3（$1,25(OH)_2D_3$）に変化するので腎臓で産生されるホルモンとみなされる（図 16.3）．非活性型ビタミン D である 25 水酸化ビタミン D_3 の血中濃度は体内のビタミン D 欠乏の有無を判定する指標であ

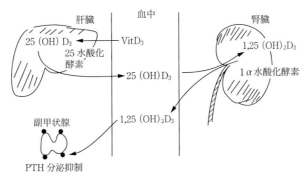

図 16.3 ビタミン D の代謝

る．1,25(OH)$_2$D$_3$ の血中濃度の測定はビタミン D 欠乏，のほか，25 水酸化ビタミン D$_3$ の測定の併用でビタミン D の活性化障害が示される．骨粗しょう症患者[6]，高齢女性では血中 1,25(OH)$_2$D$_3$ が低下しているので，骨粗しょう症治療へ活性型ビタミン D 投与は妥当である．

ビタミン D の役割は，① 腸，腎臓からのカルシウム吸収の促進，② 副甲状腺ホルモン分泌の抑制，③ 直接的な骨形成促進，④ 骨への石灰化促進である．

経口からの Ca 摂取が少なくても，薬剤としてのビタミン D の補充下では腸からの Ca 吸収が促進され，血中 Ca を上昇させ，PTH の分泌を抑制する．骨への直接作用として新生された骨に石灰沈着させる．また，活性型ビタミン D の直接的な作用で副甲状腺への PTH 産生の抑制が起こる．ビタミン D 欠乏では石灰沈着を伴わない類骨が増加し，くる病，骨軟化症をきたす．骨への直接作用としては破骨細胞の分化成熟因子（osteoclast differentiation factor, ODF；receptor activator of nuclear foactor ϰB ligand, RANKL）が破骨細胞の前駆細胞であるストローマ細胞に作用して破骨細胞に分化誘導されるが，その作用をビタミン D は誘導し，骨吸収を促進する．また，破骨細胞の前駆細胞を減少させ，骨吸収を抑制し，骨芽細胞の骨形成を促進する．促進された骨吸収の抑制と骨形成の促進という 2 面性の骨代謝の調節を行う．

日本では 15 年前よりビタミン D は骨粗しょう症治療薬として認められ，第 1 位に選択されるが，欧米では評価が低かった．それは，① 人種差（日本人のビタミン D 受容体はビタミン D 治療の反応がよいタイプ（bb）が多いのに欧米は反応しにくいタイプ（BB）が多い），② カルシウム摂取量の差（日本人は Ca 摂取が少ないので続発性副甲状腺機能亢進状態にあるためビタミン D 治療の効果が高くなる）などの理由である．

欧米では牛乳摂取が多いので Ca 不足はないと考えられていたが，血中 25 OH ビタミン D$_3$ 値が欧米人でも意外に低いことが最近知られてきたので，近年では欧米でもビタミン D が骨粗しょう症治療薬として認められつつある[7]．女性ホルモンより皮

質骨の骨量増加が多いと白石らは述べている[8]. その他, ビタミン D は骨代謝調節剤として, 腎性骨異栄養症, くる病, 副甲状腺機能低下症などの治療に用いられる.

d. 性ホルモン（エストロゲン, アンドロゲン）

骨芽細胞と破骨細胞にはエストロゲン, アンドロゲンの受容体が存在し, 成長期は, 性ホルモンで細胞増殖をきたし, 2 次性徴期の骨成長を促進する.

エストロゲンの減少が閉経後骨粗しょう症の原因であることは確立されている. 骨に対してエストロゲンが直接に作用することは Takano-Yamamoto ら[9]の卵巣摘出ラットの実験で示された. それは大腿骨の骨欠損部にエストラジオールを局所注入すると破骨細胞の減少, 骨芽細胞の増加を認めたが, 対側の骨欠損部では変化を認めなかったことよりエストロゲンが全身因子だけでなく, 局所因子による直接作用で骨吸収抑制と骨形成促進に効果を明示している.

エストロゲンはサイトカインに影響して骨吸収を抑制し骨形成を促進する. エストロゲン欠乏では骨吸収性サイトカイン（IL-1, TNF など）が破骨細胞を活性化で吸収が亢進し, 骨形成系のサイトカイン（TGF-β, IGF-1 など）は低下し骨形成を低下させる.

妊娠中は高エストロゲン状態であり, 骨形成のマーカー（オステオカルシン）も骨吸収マーカー（尿ピリジノリン）は妊娠期間につれて徐々に上昇し, 骨代謝は高回転であるが, 骨塩量の低下は報告されていない[10]. 出産後の骨代謝は妊娠期に比べて低下するが, 授乳の条件で変化する. 授乳期間が長いと高オステオカルシン血症, 尿ピリジノリンの高値が持続する. 下垂体からのプロラクチンの影響が考えられる.

男性でも男性ホルモンよりエストロゲンが骨代謝の中心である. なぜなら, 男性ホルモンはアロマターゼによりエストロゲンに変換され骨への作用を示すからである.

e. グルココルチコイド

治療薬としてステロイドが投与されるリウマチなどの膠原病, 腎炎の患者のほかクッシング症候群においてグルココルチコイド（GC）は二次性骨粗しょう症の原因として問題視される. 原疾患による運動の減少, サイトカインを介した骨粗しょう症化とともに, GC は骨粗しょう症をきたす. その機序は骨, 腎臓, 腸管における直接作用と間接的な性ホルモン分泌抑制である（図 16.4）.

骨に対する GC の作用は, 骨芽細胞でインスリン様増殖因子（IGF）等の抑制で骨形成抑制をきたす. また, 破骨細胞の分化, 成熟を促進し, アポトーシスを促進するため骨吸収促進傾向となる. GC は腸管からのカルシウム（Ca）吸収を抑制する. 腸管への作用はプレドニン 15 mg/day 以上の内服で明らかになる. 腎からの尿 Ca の増加で Ca 不足から二次性副甲状腺機能亢進症をきたし, それがさらに骨吸収促進を起こさせる.

外因性のステロイドとしての投薬でも, 内因性のクッシング症候群でも, 過剰の GC の存在は下垂体への負のフィードバックを起こす. つまり, 下垂体から分泌される副腎皮質刺激ホルモン（ACTH）を分泌抑制し, その結果副腎性アンドロゲンの

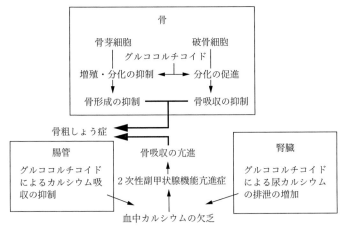

図 16.4 グルココルチコイドの骨代謝への作用

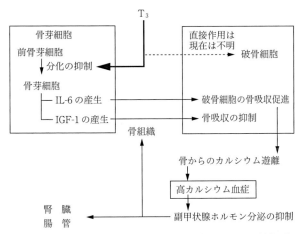

図 16.5 甲状腺ホルモンの骨代謝への作用（直接作用と間接作用）

分泌抑制が起こる．とくに男性の場合は副腎性アンドロゲンは性ホルモンとして重要であるので，GC 過剰の男性は性腺機能低下症を起こし，骨粗しょう症の危険性を高める．

f. 甲状腺ホルモン（T_3；図 16.5）

生理的な量の T_3 は骨の成長に不可欠であるが，過剰の場合は成長後の骨では骨減少をきたす．小児期の甲状腺機能低下症では低身長となり，甲状腺機能亢進症は骨形成より骨吸収が亢進する高回転型の骨粗しょう症をもたらす．骨代謝への機序は骨芽細胞への T_3 の直接作用と，骨芽細胞からのサイトカインによる間接的な破骨細胞へ

の骨吸収促進作用である．しかし，最近，骨芽細胞，破骨細胞ともに細胞核に甲状腺ホルモンレセプターの存在が報告された[11]ので，今後，破骨細胞でのT$_3$の直接的機序が明らかにされるであろう．

g. その他のホルモン

成長ホルモンは小児期の骨育成を促進させるが，成長後の成人でも骨代謝を促進する．骨芽細胞には成長ホルモンの受容体があり，骨芽細胞が産生するインスリン様成長因子がパラクリンとして近隣の骨芽細胞と破骨細胞を活性，増殖させるという[12]．ビタミンDと同様に骨形成，骨吸収ともに促進する．

レプチンは脂肪細胞より分泌されるホルモンであるが，摂食中枢，肥満と関連するといわれているが，骨代謝との関係も報告されている．レプチン欠乏のob/ob肥満マウスは高血糖，小さい脳，小さい体格であるが，それにレプチン投与すると骨量の増加，身長の増加が述べられている[13]．骨芽細胞，軟骨細胞にはレプチンの受容体が存在しているので骨格の成長にレプチンは促進していると報告された．

今後の研究でさらにいろいろなホルモンの関与が明らかになるであろう．

16.4 ま と め

骨代謝疾患の中では高齢社会に頻度がきわめて高く，社会問題化している疾患は骨粗しょう症である．骨粗しょう症の治療薬にはホルモン系が多いのは骨代謝が深くホルモンと関連し調節されることに由来する．骨粗しょう症の治療法には骨代謝を考慮し，骨吸収抑制剤と骨形成促進剤の単独療法，さらに無効のときにはそれら2剤ないし3剤の併用投与がある．

骨代謝にはホルモンが密接にかかわっているが，ホルモンで刺激された骨芽細胞，破骨細胞およびそれらの前駆細胞より分泌されるサイトカインがさらに相互に刺激し，きわめて複雑に構成されている．　　　　　　　　　　　　　　　　　[揖場和子]

文 献

1) Frost, H. M.: *Calcif. Tissue. Res.*, **3**: 211, 1969.
2) 山路 徹：ホルモンと臨床, **49**: 3, 2001.
3) Shen, V. *et al.*: *J. Clin. Invest.*, **91**: 2479, 1993.
4) Wu, Y. *et al.*: *J. Bone Miner. Res.*, **15**: 579, 2000.
5) Ishizuya, T. *et al.*: *J. Clin. Invest.*, **99**: 2961, 1997.
6) Lid, C. *et al.*: *Calcif. Tissue. Nit.*, **52**: 146, 1993.
7) 久保寺登ほか：*Clinical Calcium*, **10**: 1041, 2000.
8) Shiraishi, A. *et al.*: *J. Bone Miner. Res.*, **15**: 770, 2000.
9) Takano-Yamamoto, T. *et al.*: *Proc. Natl. Acad. Sci. USA*, **87**: 2172, 1990.
10) Yamaga, A. *et al.*: *J. Clin. Endocrinol. Metab.*, **81**: 752, 1996.
11) Abu, E. O. *et al.*: *Throid*, **10**: 287, 2000.
12) Sugimoto, T. *et al.*: *Clin. Pediatr. Endocrinol.*, **6**: 163, 1997.
13) Steppan, C. M. *et al.*: *Regulatory Peptides*, **92**: 73, 2000.

17

骨代謝に関係するサイトカイン

17.1 骨代謝におけるサイトカインの役割

骨の代謝は，骨形成系細胞（骨芽細胞）と骨吸収系細胞（破骨細胞）により行われている．これら2つの系統の細胞は独自に働くのではなく，リモデリングと呼ばれる過程においてたがいに関連して相互作用を営んでいる．すなわち，破骨細胞による骨吸収が先行し，その後に吸収された骨量に相当するだけの骨形成が生じる．骨吸収と骨形成の連動機構はカップリングと呼ばれている．このリモデリング過程はさまざまなサイトカインにより調節されている．骨芽細胞は未分化間葉系細胞から分化し，破骨細胞は単球・マクロファージ系細胞から分化する．いずれの前駆細胞も骨髄に存在しており，その分化誘導の調節にもさまざまなサイトカインが関与している．上記2系統の細胞の分化とその機能の制御機構が，種々の病態で障害され代謝性骨疾患が引き起こされる．これらの病態生理にもさまざまなサイトカインが関与している．

17.2 サイトカインの定義と分類

サイトカインは，ごく微量で細胞表面の特異的受容体を介して生理活性を示すタンパク因子の総称である．当初，血球系細胞に作用するリンホカインやモノカインなどを指したが，現在ではインターロイキン（interleukin, IL），インターフェロン（interferon, IFN），コロニー刺激因子（colony stimulating factor, CSF），腫瘍壊死因子（tumor necrosis factor, TNF）などに加えて，トランスフォーミング増殖因子（transforming growth factor-β, TGF-β），上皮増殖因子（epidermal growth factor, EGF）や血小板由来増殖因子（platelet-derived growth factor, PDGF）などの細胞増殖因子もサイトカインとして捉えられている[1]．これらの因子の骨代謝における役割について以下に述べる．

17.3 インターロイキン（interleukin, IL）

a. インターロイキン-1（IL-1）および IL-1 レセプターアンタゴニスト

　　（IL-1 receptor antagonist, IL-1 ra）

IL-1 は多様な生物活性を示すサイトカインで，異なる遺伝子に由来する IL-1α と IL-1β が存在する．IL-1α と IL-1β は同一のレセプターに結合し，両者の生物活性は同じでいずれかに特異的な生物活性は知られていない[1]．

IL-1 は強力な骨吸収促進活性を有しており，もともと破骨細胞活性化因子（osteo-clast activating factor, OAF）として同定された[2]．in vitro ではプロスタグランジン合成を介して骨髄に存在する前駆細胞から破骨細胞への分化誘導を促進する．in vivo では強力に骨吸収を刺激する．IL-1 は in vitro で骨芽細胞における DNA 合成を促進するが，骨形成系に対する作用は抑制的と考えられている．

IL-1 ra は生物活性をもたず，IL-1 レセプター（IL-1 R）に結合して IL-1 R と IL-1 との結合を特異的に阻害する．これは生体内に存在する唯一のサイトカインレセプターアンタゴニストで，IL-1 ra および IL-1 ra の分泌シグナル配列が欠損した非分泌型 IL-1 ra（icIL-1 ra）は，それぞれ細胞外および細胞内の IL-1 活性調節を行う因子である[1]．

b．インターロイキン-2（IL-2）

IL-2 の主な産生細胞は抗原刺激により活性化された T 細胞であり，標的細胞は T 細胞，B 細胞，NK 細胞，単球・マクロファージである．その作用は T 細胞の増殖・活性化，B 細胞の増殖と抗体産生能の増強，NK 細胞の増殖・活性化，単球・マクロファージの活性化などである[1]．

IL-2 の骨代謝に対する作用についていくつかの報告がみられるが，明らかな作用を有しているとはいいがたい．最近，IL-2 は，IL-15 による in vitro での破骨細胞の分化誘導促進作用を前処置により阻害することが報告されている[3]．これは，IL-2 と IL-15 が共通のレセプター β 鎖および γ 鎖をレセプターとして使用していることに関係している．

c．インターロイキン-3（IL-3）

IL-3 は血液細胞の増殖因子としての作用が広く知られている．産生細胞は主として活性化 T 細胞である．IL-3 はその発現が T 細胞や肥満細胞特異的で抗原刺激依存的であることから，炎症時などに働く反応性のサイトカインと考えられている．その作用は造血幹細胞を含む比較的未分化な造血細胞の増殖・分化の促進，肥満細胞の増殖促進，ヒスタミン放出の刺激などである[1]．

IL-3 は in vitro での破骨細胞の分化誘導を促進すると考えられている[2]．それは造血幹細胞の増殖・分化および破骨細胞前駆細胞の増殖促進といった作用を介するものと思われる．

d．インターロイキン-4（IL-4）

IL-4 は活性化 T 細胞のうち Th 2（T ヘルパー 2）細胞と呼ばれるサブセットあるいは肥満細胞により産生される．この Th 2 細胞は，それ自身が IL-4 の作用によりナイーブな CD 4（+）T 細胞から誘導されたものであると考えられている．IL-4 は T 細胞の増殖および生存，B 細胞の活性化および増殖，MHC class II 抗原の発現誘導，マクロファージ機能の抑制など多彩な作用を示す[1]．

IL-4 は骨リモデリングを抑制する数少ないサイトカインの１つである[2]．器官培養において IL-1，TNF-α，1,25-dihydroxyvitamin D_3 および PGE_2 による骨吸収誘

導活性を阻害する．また，IL-4 は *in vitro* での破骨細胞の分化誘導も抑制する[4]．*in vivo* では，PTHrP あるいは IL-1 産生腫瘍を移植されたマウスにおける骨吸収活性を IL-4 は抑制する．さらに，IL-4 トランスジェニックマウスでは，低回転型の骨粗しょう症を示し，破骨細胞の機能低下と骨形成の低下がみられる[5]．

e. インターロイキン-6 (IL-6)

IL-6 は B 細胞の抗体産生細胞への最終分化を誘導する B 細胞分化因子として同定されたサイトカインであるが，それ以外に IL-6 は造血系および神経系の細胞増殖や分化，急性期反応にも関与している．さらに，種々の免疫異常や炎症性疾患，リンパ系腫瘍の発症とも関係している．IL-6 は IL-11，LIF (leukemia inhibitory factor)，OSM (oncostatin M)，CNTF (cilliary neurotrophic factor)，CT-1 (cardiotropin-1) とともに gp 130 をレセプターサブユニットとして共有しており，これらの因子は IL-6 ファミリーと一括して呼ばれている[1]．

IL-6 は破骨細胞の分化誘導を促進し，骨吸収活性を示す[2]．性ホルモン，副甲状腺ホルモン (PTH)，副甲状腺ホルモン関連ペプチド (PTHrP)，1,25-dihydroxy-vitamin D_3 および甲状腺ホルモンなどの骨吸収に対する作用の一部は IL-6 あるいは IL-11 の産生を介している．LIF および OSM も *in vitro* での破骨細胞形成を促進する．

IL-6 は骨芽細胞の増殖，分化の調節にもかかわっている．*in vitro* での骨芽細胞に対する作用は用いた実験系により必ずしも一致しない．このような不一致は用いた細胞系における膜結合型 IL-6 レセプター (IL-6 R) の発現レベルの違いにより説明されている．実際，IL-6 とともに分泌型 IL-6 R を添加するとヒト骨芽細胞様細胞 (MG-63) におけるアルカリホスファターゼ (ALP) 活性の上昇が観察されている[6]．したがって，IL-6 は骨芽細胞の分化を促進し，骨形成を増加させると考えられる．また，LIF や OSM も骨形成に対して促進的に働き，骨芽細胞における IL-6 の産生を増加させる．骨芽細胞における IL-6 産生はエストロゲンあるいはテストステロンにより抑制される．閉経に伴う卵巣機能の低下によりエストロゲンの産生が低下すると骨髄微小環境での IL-6 の産生が逆に増加し，このことが閉経後骨粗しょう症の発症に関与している．

in vitro での観察から，IL-6 は骨芽細胞および破骨細胞の分化を促進し，骨吸収，骨形成ともに増加させると考えられる．しかし，実際には加齢により骨髄における骨形成系細胞の分化誘導能が低下するため，骨形成と骨吸収との不均衡が生じて，加齢や閉経により骨量が減少すると説明されている[2]．

f. インターロイキン-7 (IL-7)

IL-7 はストローマ細胞から分泌され，pro-B 細胞の増殖を促進するとともに，胸腺細胞や成熟 T 細胞の増殖促進と分化の調節に関与している．また，IL-7 には細胞傷害性 T 細胞 (cytotoxic T lymphocyte, CTL) 活性や LAK (lymphokine activated killer) 活性の誘導作用もみられる[1]．

最近，IL-7がT細胞を活性化し，液性因子（RANKLを含む）の産生を介して破骨細胞の形成を促進することが報告されている[7]．

g. インターロイキン-8（IL-8）

IL-8は内因性の白血球走化因子であるケモカインファミリーの1員で，CXC，CC，C，CX₃Cサブファミリーの中のCXCケモカインに属する．IL-8は好中球，リンパ球のみならず好塩基球に対しても遊走活性を示す．好中球を活性化してリソソーム酵素やLTB4の放出，活性酸素の産生誘導を惹起し，細胞接着因子の発現亢進や好中球の血管内皮への接着増強，骨髄から末梢血への好中球動員の促進などの作用を有する[1]．

IL-8は骨髄ストローマ細胞や骨芽細胞に発現しており，IL-1およびTNF-αによりその発現が増加する[2]．IL-8の骨代謝に対する作用は現在明らかではないが，破骨細胞の前駆細胞を骨表面に遊走させることなどに関与している可能性が考えられている．

h. インターロイキン-10（IL-10）

IL-10はIL-4とともにTh2細胞から産生される．IL-10は単球・マクロファージ存在下に刺激されたTh1細胞からのサイトカイン，とくにIFN-γの産生を強く抑制する．その他，マクロファージ抑制作用，T細胞増殖作用およびB細胞，肥満細胞に対する作用などを有している[1]．

IL-10は骨芽細胞の分化マーカーであるALP，Ⅰ型コラーゲン，オステオカルシン（OC）などの発現を低下させるとともに石灰化も抑制する[2]．IL-10は破骨細胞の分化誘導も抑制する[2]．in vivoでの骨代謝に対する作用については明らかではない．

i. インターロイキン-11（IL-11）

IL-11は骨髄間質細胞，中枢神経系細胞，睾丸などの中胚葉由来細胞から産生される．IL-11レセプターは，IL-6，LIF，CNTF，OSMなどの共通のシグナルトランスデューサーであるgp130とIL-11レセプターα鎖から構成されている．IL-11レセプターα鎖はIL-6レセプターα鎖と同様に分泌型としても作用する．細胞内シグナル伝達には，JAKチロシンキナーゼ，STATおよびRasが関与している．IL-11は造血幹細胞をはじめ種々の血球系前駆細胞に作用し，その増殖や分化を促進する．また，骨髄間質細胞の脂肪細胞への分化を抑制する[1]．

IL-11は骨髄間質細胞（BMS2）において骨芽細胞分化マーカーのうち早期のマーカーであるALPおよびオステオポンチン（OPN）の発現を促進するが，後期のマーカーであるOCの発現を抑制する[2]．また，IL-11は in vitro での骨形成（nodule formation）を抑制する．老化促進モデルマウス（SAMP6）の骨髄ではIL-11の産生が低下しており，加齢に伴う脂肪髄の増加と骨代謝の低下に関与している可能性が示唆されている[8]．IL-11は in vitro での破骨細胞の分化誘導を促進するとともに骨吸収も刺激する．この作用は，骨髄間質細胞，骨芽細胞における破骨細胞分化誘導因子（osteoclast differentiation factor, ODF）の発現を増加させるとともにその

decoy receptor である OPG（osteoprotegerin）の発現を低下させることによると考えられている.

j. インターロイキン-13（IL-13）

IL-13 は B 細胞や単球などの免疫系の細胞のみならず，内皮細胞，線維芽細胞，ケラチノサイトなどのさまざまな細胞に作用する．IL-13 はそのレセプターに IL-4 レセプター α 鎖を共有していることから，多くの機能を IL-4 と共有している．IL-4 は主として CD 4$^+$ T 細胞から産生される[1].

IL-13 は骨芽細胞の増殖を抑制するとともに骨芽細胞における IL-6 の産生を促進する．また，IL-13 は骨芽細胞におけるプロスタグランジン合成抑制を介して破骨細胞の分化誘導を抑制する[2].

k. インターロイキン-15（IL-15）

IL-15 は IL-2 レセプター（IL-2 R）β 鎖および γ 鎖をレセプターとして使用していることから，その生理活性は IL-2 の作用と類似している．しかし，IL-15 を産生する細胞は IL-2 とは著しく異なっており，IL-15 はリンパ球系の細胞では発現が認められず，多くの臓器，組織に発現している．IL-15 は炎症初期にマクロファージや内皮細胞から産生され，NK 細胞や T 細胞などの機能調節に重要な役割を果たしている．慢性関節リウマチにおいて，局所的に産生された IL-15 が T 細胞を活性化し，その T 細胞が単球より TNF-α の産生を誘導することによって炎症を増悪かつ持続させている可能性が報告されている[1].

骨代謝に対する作用としては，in vitro での破骨細胞分化誘導の促進作用が報告されている[3].

l. インターロイキン-17（IL-17）

IL-17 は活性化された CD 4$^+$ T 細胞から産生され，サイトカイン産生，T 細胞の増殖，血球分化，接着分子の誘導などの作用が明らかにされている[1].

IL-17 は in vitro での破骨細胞の分化誘導を促進する．この作用は，骨髄間質細胞，骨芽細胞におけるプロスタグランジン合成および ODF 発現の増加を介していると考えられている．慢性関節リウマチ（RA）患者の関節液中の IL-17 濃度が上昇していることから，RA による骨破壊に IL-17 が関与している可能性が示唆されている[9].

m. インターロイキン-18（IL-18）

IL-18 は IFN-γ を誘導する因子として同定されたサイトカインであるが，免疫系へのさまざまな作用が明らかにされてきている．マクロファージ，ケラチノサイト，腸上皮細胞などで IL-18 の発現が証明されている[1].

IL-18 は骨髄間質細胞，骨芽細胞に発現がみられ，in vitro での破骨細胞の分化誘導を抑制する．この作用は IFN-γ ではなく，GM-CSF の産生を介することが報告されている[10].

17.4 インターフェロン-γ (interferon-γ, IFN-γ)

IFN-γはマイトジェンや感作抗原で刺激されたT細胞およびNK細胞により一過性に産生される。IFN-γは多様な生物活性を示し，細胞増殖抑制作用，抗腫瘍効果，マクロファージの活性化，NK細胞の活性増強，免疫応答調節作用，分化誘導の調節作用などが知られている[1]。

IFN-γは in vitro での骨吸収を抑制する。その作用は主として破骨細胞の前駆細胞への直接作用と考えられている。ODF（TRNCE/RANKL）を用いた前駆細胞の単独培養系においても，IFN-γは破骨細胞の分化を抑制することが最近報告されている[11]。IFN-γは骨芽細胞においてIL-1やTNFによる一酸化窒素（NO）の合成を相乗的に増加させる。NOは局所的に作用する骨代謝調節因子と考えられており，低濃度では骨吸収を促進するが，高濃度では骨吸収を抑制する。したがって，IFN-γの骨吸収抑制作用の一部はNO合成を介している可能性がある[2]。また，IFN-γは骨芽細胞の増殖を抑制することも知られている。

in vivo でのIFN-γの作用は in vitro とは異なり，ラットにIFN-γを8日間腹腔内投与すると骨量が減少する。破骨細胞機能に障害がある骨大理石病患者にIFN-γを投与すると骨吸収が促進され，部分的に病態の改善が観察されている。

17.5 コロニー刺激因子 (colony stimulating factor, CSF)

a. コロニー刺激因子-1 (CSF-1) またはマクロファージコロニー刺激因子 (M-CSF)

CSF-1は単球系細胞に特異的に作用し，コロニー形成を誘導する因子である。単球・マクロファージ系細胞の増殖および分化に関与している[1]。骨大理石病のモデルマウスである op/op マウスではこのCSF-1遺伝子に変異が存在することが明らかにされている[2]。このCSF-1の機能不全の結果，破骨細胞の分化誘導がみられず骨大理石病が発症すると考えられている。さらに，このことは破骨細胞の前駆細胞が単球・マクロファージ由来であることの証明にもつながっている。したがって，CSF-1の骨代謝に対する主な役割は破骨細胞の前駆細胞である単球・マクロファージを維持することにある。

b. 顆粒球・マクロファージコロニー刺激因子 (GM-CSF)

GM-CSFは顆粒球とマクロファージの増殖，分化を誘導する因子である。GM-CSFはT細胞，マクロファージ，内皮細胞，骨髄間質細胞，線維芽細胞，骨芽細胞などの細胞で産生される[1]。

GM-CSFはIL-3と同様に，高濃度で造血幹細胞の増殖を促進する[2]。したがって，GM-CSFにより形成されるコロニーには，破骨細胞の前駆細胞が含まれている。しかし，このことは必ずしもGM-CSFが直接破骨細胞の形成を促進することを意味していない。造血幹細胞の分化に伴い，破骨細胞の分化誘導を支持する他のサイトカインが産生されている可能性も考えられる。さらに，GM-CSFが骨髄培養系におい

て破骨細胞の形成を抑制することが報告されている[10].

17.6 腫瘍壊死因子とその関連因子

a. 腫瘍壊死因子 (tumor necrosis factor, TNF)

TNF には α と β の2種類があり，それぞれ別個の遺伝子にコードされている．TNF は抗腫瘍作用をはじめ，炎症・免疫系，細胞死などにさまざまな作用を示す．これらの作用は NF-κB (nuclear factor-κB) の活性化を介している[1].

TNF-α と TNF-β は骨代謝に対してほぼ同等な生物活性を示し，両者ともに強力な骨吸収刺激因子である．TNF は破骨細胞の分化誘導を促進するが，この作用は以下に述べる ODF (RANKL/OPGL) とそのレセプターである RANK とのシグナル伝達経路に依存しないことが示されている[12]. TNF は骨芽細胞の増殖，分化にも影響すると考えられている．in vivo では，TNF は強力な骨吸収活性を示し，高カルシウム血症を引き起こす．また，卵巣摘出による骨吸収の亢進にも TNF が関与しているものと考えられている[2].

b. TNF レセプター (TNFR) ファミリー

TNFR には低親和性の CD 120 a/TNFR 1/p 55 TNFR と高親和性の CD 120 b/TNFR 2/p 75 TNFR の2種類があり，それぞれ 55 kDa，75 kDa である．CD 120 a，CD 120 b はほとんどすべての細胞に発現している．骨代謝に関係する TNFR ファミリーには TNFR の他に RANK (receptor activator of nuclear factor-κB)，OPG (osteoprotegerin) などがある．RANK は破骨細胞の前駆細胞に存在し，そのリガンドである ODF が結合することにより破骨細胞へと分化する[13]. ODF は，T 細胞の増殖に関与する RANKL (receptor activator of NF-κB ligand)/TRANCE (TNF-related activation-induced cytokine) と同一である．一方，OPG は分泌型 TNFR ファミリーの1つで，この ODF (RANKL/TRANCE) と RANK との結合を競合的に阻害することにより，破骨細胞の分化を抑制する．

17.7 増殖因子 (growth factor)

a. インスリン様増殖因子 (insulin-like growth factor, IGF)

IGF には，インスリンと構造，作用の類似したペプチドホルモンであり，異なる2つの遺伝子にコードされた IGF-I および IGF-II が存在する．IGF-I の主な産生臓器は肝臓であり，IGF 結合タンパク (insulin-like growth factor binding protein, IGFBP) に結合した状態で血中に存在する．IGF-I の血中レベルは主に成長ホルモンにより制御され，また栄養状態にも影響される．IGF は肝臓以外の多くの臓器組織でも発現しており，局所的な調節因子としても作用している[1].

IGF-I および IGF-II ともに骨芽細胞でも産生されており，その発現は骨代謝に関係する種々のホルモン，増殖因子などにより調節されている[2]. IGF は未分化な骨芽細胞の増殖を促進するとともに骨芽細胞の分化にも関与している．IGF は骨吸収の

調節にも関与すると考えられている．破骨細胞には，IGF-Ⅰ，IGF-ⅡおよびⅠ型IGFレセプターのmRNAが発現している．IGF-Ⅰは *in vitro* での破骨細胞の分化誘導を促進することも報告されている．IGFの作用を調節する重要な因子としてIGFBPが知られている．IGFBPには1〜6の6種類のファミリー分子が存在し，特異的タンパク分解酵素による限定分解やセリン残基のリン酸化など翻訳後修飾による機能調節を受けている[1]．IGFBPの主な機能はIGFと結合することにより，その活性，分布，代謝などを調節することである．IGFBP-1，およびIGFBP-3はIGF作用を抑制する場合と促進する場合があるが，IGFBP-2，IGFBP-4，IGFBP-6は抑制性で，IGFBP-5は促進性の結合タンパクである．骨芽細胞には1〜6までのすべてのIGFBPの発現が報告されているが，その発現様式は細胞の種類や培養条件により異なる．

b．血小板由来増殖因子（platelet-derived growth factor, PDGF）

PDGFは2つのペプチドからなる二量体として存在している．PDGF A鎖およびB鎖はそれぞれ別々の遺伝子にコードされており，AA，AB，BBの3種類の二量体構造が知られている[1]．PBGFは骨芽細胞の増殖を促進するとともにコラーゲン合成，骨基質沈着などを抑制すると考えられている[2]．PDGFは骨吸収およびコラーゲンの分解を促進する．骨吸収促進活性の機序は明らかではないが，頭蓋冠の器官培養系では破骨細胞の分化誘導が促進される．また，PDGFは骨芽細胞におけるIL-6の発現を促進させるとの報告もある[14]．

c．線維芽細胞増殖因子（fibroblast growth factor, FGF）

FGFは，初め線維芽細胞の増殖を促進する分子として脳下垂体からみつけられたが，現在では相同性を有する分子が15種類報告されている．FGFファミリーはヘパリンとの親和性を示し，細胞増殖，細胞遊走，血管新生，組織修復，細胞分化など多彩な機能を有している．FGFファミリーの分子には，細胞核へ移行あるいは局在するものが多く，細胞外分泌のためのシグナルペプチドを欠き，分泌様式の不明なものがかなり存在する[1]．

骨基質にはFGF-1およびFGF-2が存在しており，FGF-2の含量がFGF-1に比して約10倍と推定されている[2]．*in vitro* では，骨芽細胞にFGF-2の発現が証明されている．FGF-1およびFGF-2は骨芽細胞の増殖を促進するが，その分化マーカーの発現は抑制すると考えられている．また，FGF-2は骨芽細胞におけるIGF-Ⅰの発現を抑制する．*in vivo* では，FGF-2は骨形成を促進するとされている．FGF-2のノックアウトマウスでは骨量の減少と骨形成活性の低下が観察されている[15]．FGF-1およびFGF-2は *in vitro* での骨吸収を促進する．この作用の少なくとも一部はプロスタグランジン合成を介していると考えられている．FGF-2は破骨細胞の分化誘導も促進することが，*in vitro* および *in vivo* の研究で明らかにされている．

d．血管内皮増殖因子（vascular endothelial growth factor, VEGF）

VEGFは分子量約20000のサブユニット2個が結合した二量体構造のタンパクで，

内皮細胞を特異的に増殖させる因子として同定された．VEGF の主な機能は血管内皮細胞の増殖促進作用と血管透過性の亢進作用である[1]．VEGF は強力な血管新生促進因子であることから，内軟骨骨化に重要な役割を果たしていると考えられている．血管が存在しない軟骨組織が骨組織に置換されるためには，血管新生が必須と考えられるからである．実際，マウスに VEGF の可溶性レセプターを投与すると，内軟骨骨化が抑制されることが証明されている[16]．in vitro では，骨芽細胞の分化に影響を及ぼすことが示されている．

e． 上皮増殖因子（epidermal growth factor, EGF）およびトランスフォーミング増殖因子-α（transforming growth factor-α, TGF-α）

EGF はマウス顎下腺抽出液中に新生マウスの眼瞼の開裂と切歯の発生を促進する因子として見出された．胃酸の分泌を抑制するペプチドとして尿から単離されたウロガストロンと同一の物質であることも知られている．EGF は生体内に広く分布し，多様な作用を発揮する．

EGF は骨芽細胞の増殖を促進するが，分化マーカーの発現は抑制する．また，in vitro での骨吸収も促進すると考えられている．in vivo では，低用量の EGF は骨形成を促進するが，高用量ではむしろ骨吸収を促進する．

TGF-α はレトロウイルスで形質転換した線維芽細胞の培養上清中に，正常ラット腎線維芽細胞を可逆的に形質転換する因子として見出された．TGF-α の作用は EGFレセプターを介して行われることから，EGF とほぼ同様の作用を示す．

f． トランスフォーミング増殖因子-β（transforming growth factor-β, TGF-β）

TGF-β は多彩な作用を有しているだけではなく，標的となる細胞の状態や種類，用量などにより反応が異なる．TGF-β には 4 つのアイソフォームが存在し，TGF-β1-3 および TGF-β5 と呼ばれている．これらのアイソフォームによって作用が若干異なる[1]．

TGF-β は骨基質中に多量に存在することから，骨の代謝（リモデリング）に重要な役割を果たしていると考えられている[2]．TGF-β は骨芽細胞の前駆細胞遊走を刺激し，骨形成面への骨芽細胞の動員を促進する．また，骨芽細胞の増殖は促進する場合と抑制する場合があり，これは骨芽細胞の分化段階に依存すると考えられている．TGF-β の骨芽細胞に対するもっとも重要な作用は，分化を促進して骨基質の産生（コラーゲン，オステオポンチン，オステオネクチン，プロテオグリカンなど）を増加させることにある．しかし，オステオカルシンの産生は抑制する．一般に，TGF-β は破骨細胞による骨吸収を抑制すると考えられている．その作用機序として破骨細胞の前駆細胞の増殖抑制，破骨細胞の形成抑制，破骨細胞のアポトーシスの誘導などが関与している．in vivo では，TGF-β は骨形成を促進するが，骨形成因子（BMPs）とは異なり異所性の骨形成を誘導しない．TGF-β はラットにおいて海綿骨の形成を促進する．

g. 骨形成因子 (bone morphogenetic protein, BMP)

BMP は TGF-β スーパーファミリーに属する因子で，骨誘導活性を有するのは BMP-2，BMP-4～BMP-7 および BMP-9 である[2]．BMP は骨の発生，成長，リモデリング，骨折の治癒過程に関与していると考えられている．これらの骨分化誘導は骨芽細胞の分化に必須の転写因子が関与しており，その1つである Cbfa1 の発現が BMP で誘導される．また，Msx-1 および Msx-2 などのホメオボックス遺伝子の発現も誘導される[1]．機能調節因子として BMP-2 および BMP-4 に結合してその活性を阻害する chordin，noggin，follistatin，gremlin，cerberus などの存在も知られている． 　　　　　　　　　　　　　　　　　　　　　　　　　　　　　　[塩井　淳]

文　献

1) 宮園公平ほか（編）：サイトカイン・増殖因子．羊土社，1998.
2) Bilezikian, J. P. *et al.*: Principles of Bone Biology. Academic Press, 1996.
3) Ogata, Y. *et al.*: *J. Immunol.*, **162**: 2745, 1999.
4) Shioi, A. *et al.*: *J. Cell. Biochem.*, **47**: 272, 1991.
5) Lewis, D. B. *et al.*: *Proc. Natl. Acad. Sci. USA*, **90**: 11618, 1993.
6) Nishimura, R. *et al.*: *J. Bone Miner. Res.*, **13**: 777, 1998.
7) Weitzmann, M. N. *et al.*: *Blood*, **96**: 1873, 2000.
8) Kodama, Y. *et al.*: *J. Bone Miner. Res.*, **13**: 1370, 1998.
9) Kotake, S. *et al.*: *J. Clin. Invest.*, **103**: 1345, 1999.
10) Udagawa, N. *et al.*: *J. Exp. Med.*, **185**: 1005, 1997.
11) Fox, S. W. *et al.*: *Biochem. Biophys. Res. Commun.*, **276**: 868, 2000.
12) Kobayashi, K. *et al.*: *J. Exp. Med.*, **191**: 275, 2000.
13) Li, J. *et al.*: *Proc. Natl. Acad. Sci. USA*, **97**: 1566, 2000.
14) Franchimont, N. *et al.*: *J. Biol. Chem.*, **274**: 6783, 1999.
15) Montero, A. *et al.*: *J. Clin. Invest.*, **105**: 1085, 2000.
16) Gerber, H. *et al.*: *Nature Med.*, **5**: 623, 1999.

18

骨代謝に関係するマーカー

骨は活発な代謝を営む組織であり，生理的状態において，常に骨芽細胞による骨形成と破骨細胞による骨吸収を繰り返すことにより再構築され，新鮮な組織として保たれている．代謝性骨疾患では，骨形成と骨吸収の相対的変化または絶対的変化が生じており，この骨代謝状態の把握には，従来は腸骨より生検を行い，骨形態計測法により定量的評価が行われてきた．しかし，この手法では侵襲的で時間がかかること，リアルタイムに繰り返し測定できないこと，測定精度が十分でないなどの問題点が指摘されている．そこで，血液や尿の生化学的検査により非侵襲的かつ簡便に骨代謝を評価できる指標が求められるようになってきており，従来より骨吸収の指標として尿中カルシウム，尿中ヒドロキシプロリン，骨形成の指標として血中アルカリホスファターゼなどが活用されてきた．しかし，これらは骨代謝への特異性に乏しく，また食事の影響を受けたりなど，信頼性に欠けるものであった．近年，より骨に特異性が高く，再現性にすぐれ，微細な骨代謝に対して十分な感度を有する新たな骨代謝マーカーの開発が進んできており，またさまざまな基礎的・臨床的研究により，それぞれの骨代謝マーカーの特性も明らかになってきている．本章では，これまでの知見を交えてこれら骨代謝マーカーの特性ならびに，臨床上の意義につき解説する．

18.1 骨代謝マーカーの種類および測定方法

現在測定可能な骨代謝マーカーを表18.1に示す．骨は常に破骨細胞による骨吸収と骨芽細胞による骨形成を繰り返すことにより再構築（リモデリング）を営んでいる．このことから，骨代謝マーカーは主として骨吸収を反映する指標である骨吸収マーカーと骨形成を反映する骨形成マーカーとに大別される．

a．骨吸収マーカー

骨吸収は破骨細胞によって行われるため，破骨細胞の機能を直接反映するもの，または骨吸収に伴って骨基質が分解され血中に放出される骨代謝分解産物が骨吸収マーカーとなりうる．従来より，コラーゲン分解産物である，ヒドロキシプロリンを尿中で測定することにより骨吸収の指標としてきたが，特異性に問題があり，また測定値が食事による影響を受けるため，現在ではコラーゲン架橋成分であるピリジノリン架橋ならびにこれを含有するペプチドの測定が特異性の高い骨吸収マーカーとして臨床応用されている．

282 III. 骨の組成と機能

表 18.1 現在測定可能な骨代謝マーカー

種　類	マーカー	略語	検体	測定法
骨吸収マーカー	酒石酸抵抗性酸ホスファターゼ	TRAP	血清	酵素活性
				EIA
	ヒドロキシプロリン	Hyp	尿	アミノ酸分析
				比色定量法
				HPLC
	ピリジノリン	PYD	尿	EIA
				HPLC
			血清	EIA
				HPLC
	デオキシピリジノリン	DPD	尿	EIA
				HPLC
	I 型コラーゲン架橋 C-末端テロペプチド	ICTP	血清	RIA
	I 型コラーゲン架橋 N-末端テロペプチド	NTX	尿	EIA
			血清	EIA
	I 型コラーゲン C-末端テロペプチド	CTX	尿	EIA
				RIA
			血清	EIA
骨形成マーカー	アルカリホスファターゼ	ALP	血清	自動分析法
	骨型アルカリホスファターゼ	BAP	血清	レクチン沈降法
				RIA
				EIA
	オステオカルシン	OC	血清	RIA
		(BGP)		IRMA
				ELISA
	I 型プロコラーゲン C-末端プロペプチド	PICP	血清	RIA
				ELISA

1)　酒石酸抵抗性酸ホスファターゼ（tartrate-resistant acid phosphatase, TRAP）　　TRAP は骨吸収マーカーとして従来より用いられてきた唯一の破骨細胞機能を反映するマーカーである．血清中に存在する酸ホスファターゼは，あらゆる組織のリソソーム，血液細胞，前立腺，破骨細胞などより由来し，それぞれ分子量，基質特異性，抗原性，電気泳動パターンが異なる．そのため酸ホスファターゼは，血中ではいくつかのアイソエンザイム（type 0~6）として存在する．type 5（TRAP）は他のアイソエンザイムと異なり，高濃度の酒石酸によってもその活性は低下しない特性をもつ．また骨に局在し，破骨細胞に高濃度に認められる．したがって，TRAP は破骨細胞機能を反映する骨吸収マーカーとなりうる．

●測定方法：血清 TRAP 活性の測定には p-ニトロフェニルリン酸や α-ナフチルリン酸を用いた分光光学的測定法が一般的であるが，近年では赤血球，血小板などの骨以外から由来する酸ホスファターゼを認識しない ELISA による方法が確立されている[1]．

●臨床評価：血清 TRAP の濃度は小児では成人と比較して有意に高値である．成人では加齢に伴って増加し，閉経後有意に増加することも報告されている．病的状態においては，骨パジェット病や甲状腺機能亢進症などの骨吸収の亢進した病態で有意に上昇することが報告されている．また骨型アイソザイムに対する ELISA 法は骨吸収マーカーとして有用である可能性はあるが，閉経後骨粗しょう症では尿中ピリジニウム・クロスリンクスよりも感度が低いとされ，現在のところ臨床応用には至っていない．しかし，他の骨吸収マーカーのような骨吸収により生じたコラーゲン分解産物による評価とは異なり，破骨細胞の機能を直接反映しているため，このマーカーのもつ意義を今後さらに検討していく必要があると思われる．

2) ヒドロキシプロリン (hydroxyproline, Hyp)　Hyp はコラーゲンに特有のアミノ酸として存在しており，コラーゲン中のアミノ酸の 13% を占めている．また Hyp はコラーゲン分子の合成後にビタミン C 依存性の水酸化反応により生成され，分解により放出された Hyp はコラーゲン合成に再利用されない．したがって，内因性の Hyp の大部分は種々のコラーゲンの分解産物であり，なかでも骨での I 型コラーゲンの代謝回転がもっとも高いため，尿中 Hyp は古くから骨吸収マーカーとして用いられてきた．しかし，エラスチンや補体 C 1 q にも存在すること，尿中に排泄され体内で生成された Hyp の大部分は分解され，全体の約 10% 程度が尿中に排泄されるにすぎないこと，食事の影響を受けることなどから，骨の特異性や感度に問題がある．

●測定方法：従来より種々の比色定量法が開発されてきたが，現在ではアミノ酸自動分析器や高速液体クロマトグラフィーによる測定が試みられている．

●臨床評価：尿中 Hyp の臨床上の有用性についてはパジェット病などの骨代謝回転の著明に増加している疾患では上昇するが，閉経後骨粗しょう症のようにマイルドに骨代謝が亢進している状態では鋭敏さに欠けるとされ，その臨床的応用は高骨代謝回転の疾患の評価のみに限られる．

3) ピリジノリン (pyridinoline, PYD)，**デオキシピリジノリン** (deoxypyridinoline, DPD)　骨のコラーゲンの分子と分子は共有結合による架橋によって結合されている．架橋の生成の第 1 段階は，特定のリジンまたはヒドロキシリジンがリジルオキシダーゼという酵素の作用によって酸化的脱アミノ化を受け，これにより生じたアルデヒドはアリジンまたはヒドロキシアリジンと呼ばれている．これらは，隣接するほかのコラーゲン分子の中のヒドロキシリジンまたはリジンの側鎖のアミノ基と反応してシッフ塩基型架橋が形成される．このシッフ塩基型架橋は動物の成長とともに消失してしまういわば未熟架橋であり，時間の経過とともに成熟架橋に変化してコラーゲン分子内および分子間の安定性の増加に関与していくと考えられた．藤本らは 1978 年にアキレス腱や骨のコラーゲンからこのコラーゲン成熟架橋物質である PYD を単離し，その構造が決定され，さらに 1982 年には PYD の構造類似体である DPD の構造が決定された（図 18.1）[2,3]．

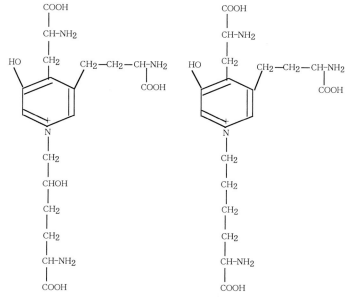

図 18.1 ピリジノリン（左）とデオキシピリジノリン（右）

PYD はほとんどのコラーゲンに存在するが，とくに骨，軟骨に多く存在し，皮膚には存在しない．また DPD は骨，歯に特異的に存在している．軟骨および軟部組織が病変の主体である疾患を除いては，尿中ピリジノリン架橋の大部分は骨由来とされ，その濃度はよく骨吸収を反映すると考えられている．また，従来用いられてきた骨吸収のマーカーである Hyp とは異なり，食餌性コラーゲンや，肝による代謝の影響は受けないことで，Hyp よりすぐれた骨吸収マーカーとされる．

● 測定方法：尿中 PYD 架橋は遊離型として 30～40％，残りはペプチド結合型として存在し，尿を塩酸加水分解せずに測定することで尿中の遊離型ピリジノリン架橋が，加水分解することでペプチドに結合していた PYD 架橋を含めた PYD 架橋が測定される．測定は主に high performance liquid chromatography（HPLC）により行われる[4]．1988 年 Black らによって発表された原法では尿を加水分解し，CF-1 セルロースにより前処理し，逆相 HPLC によって測定する．この方法はこれまで一般的に用いられてきたが，施設間で異なる標準物質を用いることにより，施設ごとに参照値が異なる．近年では automatic sample preparation with extraction columns（ASPEC）を用い前処理を完全自動処理し，内部標準（acetylpyridinoline）添加希釈，ディスポーザブルカラムによる抽出，HPLC への注入が自動的に行われ測定精度を高め，測定時間を短縮している[5]．また，ELISA 法による尿中 DPD 測定法が開発され，いちどに大量のサンプル処理が可能となっている．日本では，住友製薬がオステオリンクス DPD として販売しており，これは骨粗しょう症の他，種々の代謝性

骨疾患に保険適応となっている.
●臨床評価：尿中 PYD，DPD は，健常人においては小児期に著明な高値を示し，以後加齢とともに低下するが，女性では 40 歳代後半より再び高値を示すようになる．小児期における高値は骨のモデリングに伴う旺盛な骨代謝の亢進による骨吸収の亢進を反映し，40 歳代後半よりの高値は，女性ホルモンが骨吸収亢進の抑制に関与しており，閉経により女性ホルモンの働きが弱まり，骨吸収が亢進するためであると考えられる．さらに閉経後女性を閉経後経過年数で分けると，閉経後 2 年以内で有意な上昇を認めている[6]．以上より，尿中 PYD，DPD は閉経後早期における骨吸収亢進を鋭敏に反映する．また男性では女性に比べて低値をとる傾向にある．

尿中 PYD，DPD は骨パジェット病，原発性副甲状腺機能亢進症，甲状腺機能亢進症，骨軟化症，転移性骨腫瘍，tumor-associated hypercalcemia などの各種代謝性骨疾患では高値が報告され，測定感度は，Hyp を上回ることが報告されている．とくに甲状腺機能亢進症では尿中 PYD，DPD は著明に増加しており，その増加は甲状腺機能のマーカーと正の相関を示し甲状腺機能亢進症における病勢を反映する．また，変形性関節症，慢性関節リウマチで尿中 PYD，DPD は高値を示すが，PYD は軟骨にも大量に存在するため，尿中 PYD は軟骨代謝をも反映している可能性があり，その評価には注意を要する．

4) Ⅰ型コラーゲン架橋 C-末端テロペプチド (crosslinked C-telopeptides of type I collagen (ICTP)) ICTP は I 型コラーゲンの C-末端の非三重鎖のテロペプチドのことで，その構造内に PYD 架橋を多くの場合含んでいる[7]（図 18.2）．ICTP は成熟 I 型コラーゲン 1 分子より 1 個産生され，骨吸収とともに血中に放出され，血中に存在する ICTP の分子量は 12000～20000 程度である．関節液中にもその存在は証明されているが，尿中には検出されない．また ICTP は腎臓にて代謝されると考えられており，腎機能が正常下限の 2/3 以下になれば血中レベルが上昇するため，腎機能が低下した患者ではその測定値の解釈には注意を要する．
●測定方法：RIA 法による測定キットが Orion 社より入手可能である．これは脱灰ヒト大腿骨を生成バクテリアコラゲナーゼによって *in vitro* にて分解し精製したもの

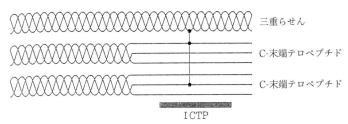

図 18.2 ICTP の構造（文献 7 より改変）
ICTP は I 型コラーゲンの C-末端の非三重鎖のテロペプチドのことで，その構造内に PYD 架橋を多くの場合含んでいる．

を抗原として用い，ウサギに免疫し抗体を作成したものを利用している．サンプルは−20℃にて少なくとも半年保存しても測定値には影響はないとされる．
● 臨床評価：血中 ICTP は，多発性骨髄腫，悪性腫瘍の骨転移，関節リウマチなどの骨破壊性疾患において異常高値を示し，また骨形態計測での骨吸収の指標とよく相関する．しかし，閉経後の増加率は DPD と比較すると小さく，また健常人と比較した骨粗しょう症での上昇が少なく，ホルモン補充療法やビスホスホネート等の強力な骨吸収抑制剤を使用した薬物治療に対する反応も小さいとされている．ICTP は血清中で測定可能な数少ない骨吸収マーカーの1つであり，現在，乳がん，肺がん，前立腺がんなどの骨転移診断の利用に対して保険が適応されており，乳がんの化学療法後の治療効果を経時的に観察し，血中の ICTP 値が治療効果をよく反映したとされる結果も報告されている[8]．

5) **I 型コラーゲン架橋 N-末端テロペプチド**（type I collagen crosslinked N-telopeptides, NTX） PYD 架橋は I 型コラーゲンのみならず II 型および III 型コラーゲンの C-末端または N-末端のテロペプチド-ヘリックス部位にのみ存在するとされている．破骨細胞による骨吸収に伴って，I 型コラーゲンの分解産物として PYD 架橋を含む N-末端テロペプチドが血中に放出される．この分解産物には I 型コラーゲン由来の $\alpha1$ および $\alpha2$-N-末端テロペプチドが含まれており，NTX はこの N-末端テロペプチドに対するマウスモノクローナル抗体により測定される[9]（図 18.3）．骨組織には他の組織の I 型コラーゲンに比べ $\alpha1$-$\alpha2$ 鎖および $\alpha2$-$\alpha2$ 鎖の架橋が多く含まれており，NTX はきわめて骨組織に特異性の高い骨吸収マーカーであるといえる．日本では骨粗しょう症の治療法の選択，治療効果の判定に臨床応用され，保険適応となっている．
● 測定方法：I 型コラーゲン由来の $\alpha1$ および $\alpha2$-N 末端テロペプチドに対するマウ

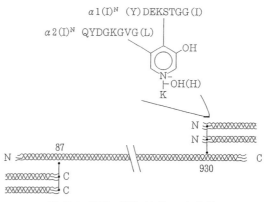

図 18.3 NTX の構造（文献 9 より改変）
NTX は I 型コラーゲンの N-末端のテロペプチド-ヘリックス部位に存在する PYD 架橋を含む．

スモノクローナル抗体を用いた ELISA 法により測定される．通常尿中で測定されるが，感度が良好であり，尿中より濃度が低い血中でも測定可能である．健常者における 9 カ月間の % CV は 20% と良好である．

●臨床評価：尿中 NTX は夜間から午前中にかけて高い日内変動を有することがわかっている．また月経周期による変動をみても，排卵期で高値を示し，月経時には低値を示したとの報告もある．したがって，これら生理的変動を考慮したサンプリングを行うことが重要である．

　尿中 NTX は治療効果もモニタリングにきわめて有効であることが報告されている．とくに骨粗しょう症において，ホルモン補充療法やビスホスホネート等の強力な骨吸収抑制剤による治療に反応して有意に減少し，他の骨代謝マーカーと比較してもその変化率は大きく，より早期に反応するとされる．また最近では，ホルモン補充療法において，治療開始時の尿中 NTX 値が高いほど，腰椎骨密度の増加率が高く，尿中 NTX 値測定により治療効果の予測ができる可能性が示された．現在，骨粗しょう症の臨床の場において，もっとも信頼性の高い骨代謝マーカーの 1 つと考えられる．

　6) **I型コラーゲン C-末端テロペプチド**（type I collagen crosslinked C-telopeptides, CTX）　　CTX は 8 つのアミノ酸シークエンス（EKAHDGGR）からなる合成ペプチドに対する抗体を用いて測定される．このアミノ酸シークエンスは $\alpha1$ 鎖のC-末端テロペプチドにも同一シークエンスが存在しており，骨吸収により骨基質中のI型コラーゲンが分解されるとともに，このシークエンスを含む C-末端テロペプチドが血中に放出される[10]．したがって，CTX は骨吸収を反映するマーカーであるとされる．

●測定方法：I型コラーゲン $\alpha1$ 鎖の C-末端テロペプチドには 26 残基のアミノ酸が含まれており，CTX はこのうち 8 つのアミノ酸シークエンス（EKAHDGGR）からなる合成ペプチドに対する抗体を用いて EIA 法により測定される．ヒト血中および尿中に排泄されるこのアミノ酸シークエンスには 2 つの異性体が存在することがわかっており，EKAHDGGR の D（Asp）が α 型であるものと，その異性体である β 型であるものが存在する[11]（図18.4）．この β 異性体は α 型より非酵素的に生成され，老化とともに β 異性体の割合が多くなることが確認されている．α 型，β 異性体それぞれに対して，抗体が得られており，α 型を認識する抗体を用いた RIA 法（α CTX）と β 異性体を認識する抗体を用いた EIA 法（βCTX）により測定できる．I型コラーゲン分解産物では 2 つの CTX が架橋構造を挟んで存在するため，CTX には $\alpha\alpha$，$\alpha\beta$，$\beta\beta$ の 3 種類が存在し，α 型を認識する抗体を用いた RIA 法では $\alpha\alpha$，$\alpha\beta$ を認識し，β 異性体認識する抗体を用いた EIA 法では $\alpha\beta$，$\beta\beta$ を認識する．いずれも尿中での測定であるが，β 異性体を認識する抗体を用いたサンドイッチ法による血中での測定も可能となっている．通常は，尿中の β 異性体を認識する抗体を用いた EIA 法により測定が行われている．

●臨床評価：大規模なプロスペクティブスタディにより尿中 CTX が 1 SD 増加する

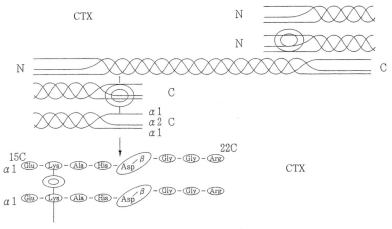

図 18.4 CTX の構造[11]

CTX は I 型コラーゲンのα1 鎖の C-末端テロペプチドに存在する 8 つのアミノ酸シークエンス（EKAHDGGR）より構成され，EKAHDGGRのD（Asp）がα型であるものと，その異性体であるβ型であるものが存在する．

と大腿骨頸部骨折のリスクが高くなり，さらに大腿骨頸部の骨密度低値と組み合わせるとさらにそのリスクは相加効果以上に高くなると報告されており[12]，尿中 CTX 測定による骨折リスクの評価の可能性が示されている．また，薬物治療のモニタリングとしても有用であることが報告されている．さらに尿中 CTX は，小児では αCTX/βCTX 比が上昇していること，大腿骨頸部骨折患者において尿中 CTX 値は高値を示すが，尿中 βCTX 値よりもさらに尿中 αCTX 値の高値が著しく，αCTX/βCTX 比が上昇していること[13]，また骨パジェット病患者でも同様の結果が得られていることから，この 2 つの測定系を組み合わせて評価することにより，骨質を評価できるマーカーとして利用できる可能性もある．

b. 骨形成マーカー

骨形成に直接かかわる指標には，骨芽細胞の機能を反映するものとして，骨芽細胞から分泌される酵素や産生物質，または骨形成により派生するプロコラーゲン断片などがあり，これらが骨形成マーカーとなりうるが，骨芽細胞はその分化段階に応じて多様な機能を営み，骨芽細胞に特異的であってもその機能が不明なものも存在する．

1) アルカリホスファターゼ（alkaline phosphatase, ALP） ALP はもっとも普及した骨代謝マーカーとして知られており，臨床的有用性も高いが，骨以外に肝臓，腎臓，腸管，胎盤に局在し，組織特異性が低い．骨局在の ALP は四量体糖タンパク（tetrameric glycoprotein）で，骨芽細胞の細胞膜に局在し，その C-末端部分のホスファチジルイノシトールアンカーがホスホリパーゼ C によって骨芽細胞膜より切断され，血液に放出される．

●測定方法：血中 ALP は Bessey-Lowry 法に基づく自動分析機器法により簡便に測定できる．

●臨床評価：ALP は代謝性骨疾患である副甲状腺機能亢進症，骨軟化症（くる病），骨パジェット病では高値を示すが，骨粗しょう症ではその 20% 近くが軽度の高値をとるものの，異常高値を示す例はきわめて少ない．また，活性の約 50% は肝由来であるため，骨への特異性に乏しく，肝機能異常により上昇するため，その評価には注意を要する．しかし，日常のルーチン検査，あるいは検診の中に含まれているため，代謝性骨疾患のスクリーニングには有用である．

2）**骨型アルカリホスファターゼ**（bone alkaline phosphatase, BAP）　BAP は骨新生に伴って骨芽細胞により産生される．産生された BAP は，有機リン酸エステルを分解して無機リン酸塩濃度を高めるとともに，ヒドロキシアパタイト結晶の形成を阻害するピロリン酸を分解することによって石灰化を促進すると考えられており，血中 BAP は骨形成過程，とくに骨組織の石灰化の評価に有用であると考えられる．現在，骨粗しょう症をはじめ，代謝性骨疾患，がんの骨転移において，保険適応となっている．

●測定方法：近年では BAP に対する特異的な 2 種類のモノクローナル抗体を用いた IRA 法と，特異的モノクローナル抗体と酵素反応を組み合わせた RIA 法が開発された[14]．しかしながら肝型 ALP の影響を完全に除外できず，IRA 法で 16%，RIA 法で 5% の cross reactivity があるとされている．静脈血サンプルは，BAP が血清中で比較的安定であるため，長期の保存や凍結融解に対しても安定である．

●臨床評価：血中 BAP はくる病，骨軟化症，骨パジェット病，原発性副甲状腺機能亢進症等の各種代謝性骨疾患において上昇する．とくに，くる病においては，X 線上，明らかな骨変化のない時期あるいは血清リンの低下を認める前に，血中 BAP が上昇し，早期診断に有用であるとされている．また骨粗しょう症において唯一保険適応のある骨形成マーカーであり，他の骨吸収マーカーと組み合わせた治療法の選択，治療効果判定に応用されている．

3）**オステオカルシン**（osteocalcin, OC）　ヒト OC は 49 個のアミノ酸よりなり，分子量 5800 で，骨タンパクの 1〜2% を占め，非コラーゲンタンパクの 15〜20% を占める．ビタミン K 依存的にカルボキシル化されるグルタミン酸残基を含有するため，骨 γ-カルボキシルグルタミン酸含有タンパク（bone Gla-protein, BGP）とも称されている．1 分子中に γ-カルボキシルグルタミン酸（グルタミン酸の γ 位炭素に，もう 1 つカルボキシル基がついたもの；Gla 基）を 3 つ（17 位，21 位，24 位）もち，カルシウムと強い親和性をもつ Gla 基を介してヒドロキシアパタイトと強く結合している．OC は骨，歯に特異的に存在し，骨芽細胞より分泌され，大部分が骨に取り込まれるが，一部は血中に放出され，その血中濃度は主に骨形成を反映するとされ，組織形態計測学的方法における骨形成の指標と血中 OC の間に有意な相関がみられる[15]．また成人ではその約 1/3 が直接血中に分泌される．したがって，血中

のOCは骨形成の状態を反映する指標と考えられる.しかしながら,新しくつくられたOCのうち,血中に放出される割合が必ずしも一定でなく,さらに骨代謝の亢進時には骨吸収によっても放出されるという問題点も有している.血中OCの半減期は短いが,腎臓によるろ過を受けるため,腎機能低下時には血中に蓄積される.現在保険適応となっているのは,原発性副甲状腺機能亢進症および続発性副甲状腺機能亢進症のみであるが他の骨代謝疾患においても骨代謝回転状態を反映し,骨芽細胞機能を知るために有用な検査である.

● 測定方法:血中OCの測定は,そのC-末端に対する抗体を用いるradioimmunoassay (RIA)法,2種類の抗体で測定するtwo-site immunoradiometric assay (IRMA)法[16],サンドイッチELISA法によるインタクトOCの測定方法が主体である[17].RIAによる測定では,インタクトOC以外に,骨吸収に伴い骨基質から放出された雑多なフラグメントも測定している可能性がある.またインタクトOCは急速に分解され大部分がN-mid断片に変換され,インタクトOCが血中の免疫活性の1/3に相当し,さらに1/3が数種類の小さな断片,残り1/3がN-mid断片であることが指摘され,N-mid断片を認識する測定法(N-mid osteocalcin ELISA, N-mid osteocalcin, IRMA)などが開発されている[18](図18.5).さらに最近ではGla化OCに対するモノクローナル抗体を用いたEIA法にてGla化OCのみを,また非Gla化OCを測定する方法が報告されており,活性型OC,非活性型OCの分別測定が可能となり,これらOCの臨床的測定意義が検討されつつある.

● 臨床評価:血中OCの増加する病態としては甲状腺機能亢進症,原発性副甲状腺機能亢進症,骨パジェット病,悪性腫瘍骨転移,腎性骨異栄養症が,血中OC値の低下する病態としては,甲状腺機能低下症,原発性副甲状腺機能低下症,クッシング症候群,副腎皮質ステロイド投与が知られているが,骨粗しょう症では増加,不変,低下

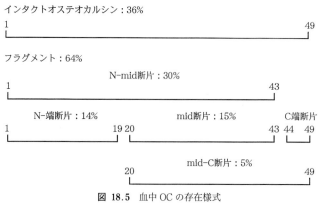

図 18.5 血中OCの存在様式
主として19〜20位,43〜44位の2カ所で切断されるため,血中にはさまざまなOC断片が存在する.

と意見が分かれている．この1因として測定法の違いや骨粗しょう症の多彩な病態（heterogenity）を反映しているためと考えられる．

4) I型プロコラーゲンC-末端プロペプチド（procollagen type I C-terminal propeptides, PICP）　骨芽細胞によるI型コラーゲン合成過程で切断されたC-末端部分は，PICPとして等モル比で切断され，血中に放出される[19]．したがって，その血中レベルは骨芽細胞機能のうち骨基質形成を反映すると考えられ，骨形成マーカーとしての有用性が報告されている．

● 測定方法：血清PICP濃度は，RIA法（procollagen PICP, Incstar社, Orion社）やELISA法（prolagen-C, Metra社）により測定可能である．しかしながら，測定法や標準物質が異なることより，値の解釈には注意を要する．

●臨床評価：血清PICP濃度は加齢や閉経により上昇するほか，骨軟化症，副甲状腺機能亢進症，甲状腺機能亢進症，末端肥大症など骨代謝回転の増加する病態で上昇する．また，副甲状腺機能低下症，甲状腺機能低下症，クッシング症候群では低下していることが報告されている．しかしながら，閉経後骨粗しょう症やクッシング症候群における変化の程度は血清OCに比べて小さく，これら病態における感度は低いと考えられる[20]．一方，骨軟化症のビタミンDによる治療過程で，血清ALPは低下するのに対し，血清PICPは上昇することが報告されており[21]，血清PICP濃度は他の骨形成マーカーと比較して，骨芽細胞の異なった機能を反映している可能性がある．

18.2 臨床における骨代謝マーカー

近年の骨代謝マーカーの臨床応用への研究にはめざましいものがあり，国際的にも大規模なpopulationを基盤としたさまざまな研究がなされている．それらを要約すると，① 骨代謝状態の把握と骨量低下の予測，② 骨折リスクの評価，③ 治療効果判定の3つが臨床上骨代謝マーカーに求められる役割であると考えられる．

a. 現在保険適応となっている骨代謝マーカーについて（表18.2）

現在測定可能な骨代謝マーカーは，骨吸収マーカー，骨形成マーカーともに数多くあるが，骨粗しょう症診療を行ううえで理想的な骨代謝マーカーは，骨吸収あるいは骨形成に特異性が高く，感度が良好で，測定精度，再現性もよく，測定操作が簡便で早期に結果がわかることなどである．現在骨粗しょう症で保険適用のある骨代謝マーカーは，骨吸収マーカーである尿中DPD，NTXと，骨形成マーカーであるBAPである．骨粗しょう症の薬剤治療方針の指標および薬剤効果判定の指標として使用でき，骨粗しょう症の薬剤治療方針の選択時に6カ月以内に1回に限り，また薬剤治療方針を変更したときに変更後6カ月以内に1回に限り保険算定可能である．

それぞれの骨代謝マーカーの数値を評価する場合，どのレベルを高値と定めるかが重要であり，低値は臨床上あまり問題とならないことが多い．海外の報告では，健常閉経前白人女性の基準値とその上限値が報告されており，血清BAPは29.6 U/l，尿中DPDは7.4 nmol/mmol Cr，尿中NTXが65 nmol BCE/mmol Cr とされてお

III. 骨の組成と機能

表 18.2 保険適応となっている骨代謝マーカー（2000 年 4 月 1 日現在）

骨代謝マーカー	商品名	病名
尿中デオキシピリジノリン	オステオリンク（DPD）	骨粗しょう症 原発性副甲状腺機能亢進症 悪性腫瘍の骨転移
尿中 I 型コラーゲン架橋 N-末端テロペプチド	オステオマーク（NTX）	骨粗しょう症 原発性副甲状腺機能亢進症 悪性腫瘍の骨転移
血中 I 型コラーゲン架橋 C-末端テロペプチド	ピリジノリン ICTP（中外）	乳がん，肺がん，前立腺がんの骨転移
血中骨型アルカリホスファターゼ	オステオリンク（BAP）	骨粗しょう症 原発性副甲状腺機能亢進症 悪性腫瘍の骨転移 腎性骨異栄養症 その他骨病変
血中 I 型プロコラーゲン C-末端プロペプチド	プロコラーゲン PICP（中外）	前立腺がんの骨転移
血中オステオカルシン	イムノオステオカルシン オステオカルシンキット（ヤマサ） BGP IRMA（ミツビシ） オステオカルシン（テイジン）	原発性副甲状腺機能亢進症 続発性副甲状腺機能亢進症

表 18.3 骨粗しょう症に保険適応となっている骨代謝マーカーの基準値

骨代謝マーカー	基準血	単 位	対 象
DPD	2.8〜 7.6	nmol/mmol. creatinine	31〜44 歳，女性
NTX	9.3〜54.3	nmol BCE/mmol creatinine	30〜44 歳，女性
BAP	7.9〜29.0	U/L	30〜44 歳，女性

（文献 31 より一部改変）

骨代謝マーカーの基準値は，健常閉経前女性で確立された平均±1.96 標準偏差の範囲とする．対象は，データ収集された年齢の範囲を示す．

り，この数値以上を高値としている[22]．日本では骨代謝マーカーの基準値は，健常閉経前女性で確立された平均±1.96 標準偏差の範囲としている（表 18.3）．

骨量が減少する疾患として骨粗しょう症と並び，また骨粗しょう症との鑑別診断に挙げられている疾患の 1 つに，原発性副甲状腺機能亢進症がある．本疾患の唯一の根治的治療法は副甲状腺腫の外科的摘出であるが，DPD と NTX は手術適応の決定または手術後の治療効果判定に保険適応がある．BAP は原発性副甲状腺機能亢進症の補助診断，治療経過観察に適応となっているだけではなく，副甲状腺機能低下症，骨パジェット病の補助診断，治療経過観察，慢性腎不全・透析患者における腎性骨異栄養症の鑑別診断（線維性骨炎，無形成骨症の診断），その他骨病変の補助診断に適応

となっている．また OC は原発性副甲状腺機能亢進症だけでなく，続発性副甲状腺機能亢進症の手術適応の決定，副甲状腺腫または過形成手術後の治療効果判定に適応となっている．

がんの骨転移の診断や経過観察は，患者の自覚症状や画像診断によりなされるが，近年では骨代謝マーカーにより早期に診断し，また治療効果を早期に判定できる可能性を示すデータが多数報告されるようになり，日本でも保険適応がなされるようになった．DPD，NTX，BAP は悪性腫瘍の骨転移の指標および骨転移進行度の指標として保険適応となっている．また，ICTP は乳がん，肺がん，または前立腺がんであると既に確定診断がなされた患者について骨転移の指標および骨転移病巣の進行度の指標として，また PICP は前立腺がんであると既に確定診断がなされた患者についてのみ骨転移の指標および骨転移病巣の進行度の指標として，保険適応となっている．

b． 骨代謝マーカーによる骨代謝状態の把握と骨量低下の予測について

骨代謝状態の把握とは，対象が骨代謝マーカーの測定により，高骨代謝回転にあるのか，低骨代謝回転にあるのかを評価することであり，これによって，将来骨量減少をきたす可能性を探るものである．一般的には骨吸収と骨形成はカップリングしているため，骨吸収が亢進していれば，それに伴って骨形成も亢進するが，骨吸収が相対的に骨形成を上回れば，骨量の減少が生じる．骨粗しょう症の診療の場においては，骨量測定装置の普及により，骨密度の数値から骨代謝マーカーの評価の妥当性の検証が可能である．

近年の研究から，閉経後のみならず，閉経前より骨代謝回転が亢進する女性が存在すること，また閉経後年数を経ても高骨代謝回転が持続している女性も存在すること，またこのような場合，骨折発症のリスクが高いことがわかってきており，閉経前より閉経後のいずれの時期においても骨密度測定とともに骨代謝マーカーを測定し，個々の患者の骨代謝回転を評価することは骨粗しょう症の診療上重要である．そこで，骨代謝マーカーを測定することにより骨密度の変化率を推定できるかどうかは，近年論争の的となっている．閉経後女性において骨代謝マーカーと骨量減少率が有意ではあるが弱い相関を示したといういくつかの報告があり[23,24]，われわれも閉経周辺期の健常女性において骨吸収マーカーと超音波による骨量減少率が弱い相関を示したとの報告をしたが[25]，実際の臨床の場において，個々の数値をもって将来の骨量減少を正確に予測するには弱いデータであると考えられる．しかしながら，骨代謝マーカー測定により高骨代謝回転であると判明した場合，fast bone loser である可能性も考慮して，以後定期的に骨密度測定を行うなど慎重に経過を観察していく必要があると思われる．

c． 骨代謝マーカーによる骨折リスクの評価について

現在，骨折に対する多くの危険因子が考察されており，骨量の低下はその中でも骨粗しょう症診療上もっとも鋭敏であるが，骨代謝マーカーの高値も骨粗しょう症による骨折の危険因子であり，将来の骨折のリスクを予測できる可能性が示されつつあ

る．骨代謝マーカーによる骨折リスク評価を大規模な population based study により報告したものでは，EPIDOS study[12]，Rotterdam study[26] がある．EPIDOS study によれば，75 歳以上の女性住民 7598 例を 22 カ月間追跡した結果，126 例の大腿骨頸部骨折が発生し，尿中 CTX と DPD が非骨折群に対して大腿骨頸部骨折群で有意に高値であったと報告しており，これら骨吸収マーカーの高値が大腿骨頸部骨折のリスクであるとしている．またこの報告では骨形成マーカーである OC や BAP は大腿骨頸部骨折のリスクとは関連がなく，現在のところ，骨形成マーカーによる骨折リスクの評価は困難なようである．その他，骨代謝マーカーを利用した骨折危険因子の報告では，1993 年に血中の非グラ化 OC（undercarboxylated osteocalcin，ucOC）の高値が大腿骨頸部骨折の予測に有用であると報告され，注目を浴びた[27]．この報告によれば，70～101 歳の 195 人の高齢者を対象として ucOC を測定し，18 カ月間の追跡調査を行ったところ，15 人の大腿骨頸部骨折が発生し，これらの患者の血中 ucOC 値は非骨折群と比較して有意に高値であり，血中 ucOC 高値の大腿骨頸部骨折に対する相対リスクは 5.9 であった．また同様に，1997 年にも EPIDOS study により，血中 ucOC 高値は大腿骨頸部骨折リスクの亢進と関係しているとの報告がなされ[28]，これらの結果より血中 ucOC 測定により大腿骨頸部骨折のリスクを予測できる可能性が示された．

d．骨代謝マーカーによる治療効果判定について

骨代謝マーカー，とくに骨吸収マーカーである DPD，NTX の測定値は治療薬剤を選択する 1 つの根拠となり，基準値の上限以上の高値を呈する患者の薬剤選択については，エストロゲン，ビスホスホネート，カルシトニン製剤，活性型ビタミン D 製剤，イプリフラボンなどの骨吸収抑制が主な作用である薬剤が推奨される．とくにエストロゲンとビスホスホネートはともに強力な骨吸収抑制剤であり，骨吸収マーカーは治療効果によく反応することが報告されている．Chesnut らは，多施設無作為抽出試験を行い，ホルモン補充療法施行時における NTX の有用性を[29]，また Rosen らはホルモン補充療法施行前後において NTX，DPD，OC，BAP の測定を行い，NTX と OC の有用性を報告している[30]．ビスホスホネート製剤であるアレンドロネート投与による報告は充実しており，DPD や BAP に比較して，NTX の変動率が高いようである[31]．これら結果をまとめると，強力な骨吸収マーカーの投与におけるモニタリングには NTX 測定の感度が高く，他の骨代謝マーカーと比較してより有用であると思われる．他の骨吸収抑制剤であるカルシトニン製剤の投与前後における骨代謝マーカーの現在までの報告では，現在臨床で用いられる投与量，投与方法で骨吸収マーカーが低下したという確たるデータはない．日本では筋肉注射による間歇投与であるため，これによって骨代謝マーカーが長期的モニタリングに利用できる可能性は少ないと考えられる．では実際に治療効果判定において，適切な骨代謝マーカーの測定時期はどのように決定すればよいだろうか．2001 年に日本で作成された「骨粗鬆症診療における骨代謝マーカーの適正使用ガイドライン」によれば，骨吸収マーカー

であるDPD, NTXは，治療開始時と治療開始後から3～6カ月の間隔を空けて2回
測定を実施し，変化率を算出する．NTXの変化はDPDよりやや早期に現れるので，
2回目の測定は治療開始後1～3カ月でも可能である．骨形成マーカーであるBAPの
変化はやや遅れるため，治療開始時と治療開始後から6カ月の間隔を空けて2回目の
測定を実施し，変化率を算出するのが適切であるとされる[32]．

　骨代謝マーカーは，原発性副甲状腺機能亢進症における副甲状腺腫摘出術後のモニ
タリングにも有用である．術後早期に骨代謝マーカーを経時的に測定した結果では，
骨吸収マーカーであるPYDとDPDは術後急速に低下するのに対し，骨形成マーカ
ーであるALPとPICPは術後1週で一過性の上昇を示した．このことは，術前，副
甲状腺ホルモンの過剰分泌状態にあったのが，手術により急速に副甲状腺ホルモンが
減少し，正常な骨吸収と骨形成のカップリングが，骨形成優位のアンカップリング状
態に変化したことを意味している[33]．したがって，このような骨代謝マーカーの術後
早期の変化を検討することにより，原発性副甲状腺機能亢進症患者における術後の骨
代謝状態の改善を予測するのに有用であると考えられる．

　以上のように骨代謝マーカーは骨形成マーカーと骨吸収マーカーに分類されるが，
両者を測定することにより吸収と形成がともに亢進した状態か，あるいはどちらかに
優位性のある骨代謝状態かを判断することが可能となる．近年数多くの骨代謝マーカ
ーが次々に開発され，その臨床的有用性も明らかにされてきており，骨代謝マーカー
の研究は一段落したかにみえる．現在では保険適応の関係で一般臨床での使用には制
約があるが，これら骨代謝マーカーは骨代謝動態をリアルタイムに反映する指標とな
り，骨粗しょう症をはじめとした各種代謝性骨疾患の病態把握，治療効果のモニタリ
ングに飛躍的な進歩を遂げた．今後，さらにすぐれた骨代謝マーカーが開発されるこ
とにより，骨代謝疾患の的確な診断法や予防，治療法の確立が進歩するものと期待さ
れる．　　　　　　　　　　　　　　　　　　　　　　　　[星野裕信・山崎　薫]

文　献

1)　Cheung, C. K. *et al.*: *Clin. Biochem. Rev.*, **14**: 318, 1993.
2)　Fujimoto, D. *et al.*: *Biochem. Biophys. Res. Commun.*, **84**: 52, 1978.
3)　Ogawa, T. *et al.*: *Biochem. Biophys. Res. Commun.*, **107**: 1252, 1982.
4)　Black, D. *et al.*: *Anal. Biochem.*, **169**: 197, 1988.
5)　Pratt, D. A. *et al.*: *Anal. Biochem.*, **207**: 168, 1992.
6)　Kawana, K. *et al.*: *Calcif. Tissue Int.*, **55**: 420, 1994.
7)　Risteli, J. *et al.*: *Clin. Chem.*, **39**: 635, 1993.
8)　Koizumi, M. *et al.*: *Clin. Nucl. Med.*, **24**: 15, 1999.
9)　Hanson, D. A. *et al.*: *J. Bone Miner. Res.*, **7**: 1251, 1992.
10)　Bonde, M. *et al.*: *Clin. Chem.*, **40**: 2022, 1994.
11)　Rosenquist, C. *et al.*: *Clin. Chem.*, **44**: 2281, 1998.
12)　Garnero, P. *et al.*: *J. Bone Miner. Res.*, **11**: 1531, 1996.

13) Hoshino, H. *et al.* : *Osteoporos. Int.*, **9** : 405, 1999.
14) Garnero, P. *et al.* : *J. Clin. Endocrinol. Metab.*, **77** : 1046, 1993.
15) Brown, J. P. *et al.* : *Lancet*, **1** : 1091, 1984.
16) Garnero, P. *et al.* : *J. Bone Miner. Res.*, **7** : 1389, 1992.
17) Hosoda, K. *et al.* : *Clin. Chem.*, **38** : 2233, 1992.
18) Rosenquist, C. *et al.* : *Clin. Chem.*, **41** : 1439, 1995.
19) Taubman, M. B. *et al.* : *Science*, **186** : 1115, 1974.
20) Ebeling, P. R. *et al.* : *J. Bone Miner. Res.*, **7** : 1243, 1992.
21) Li, F. *et al.* : *Calcif. Tissue Int.*, **55** : 90, 1994.
22) Miller, P. D. *et al.* : *J. Clin. Densitometry*, **2** : 323, 1999.
23) Cosman, F. *et al.* : *Calcif. Tissue Int.*, **58** : 236, 1996.
24) Garnero, P. *et al.* : *J. Bone Miner. Res.*, **11** : 337, 1996.
25) Hoshino, H. *et al.* : *Osteoporos. Int.*, **11** : 128, 2000.
26) Van Daele, P. L. A. *et al.* : *BMJ*, **312** : 482, 1996.
27) Szulc, P. *et al.* : *J. Clin. Invest.*, **91** : 1769, 1993.
28) Vergnaud, P. *et al.* : *J. Clin. Endoclinol. Metab.*, **82** : 719, 1997.
29) Chesnut, C. H. III *et al.* : *Am. J. Med.*, **102** : 29, 1997.
30) Rosen, C. J. *et al.* : *J. Clin. Endocrinol. Metab.*, **82** : 1904, 1997.
31) Braga de Castro, Machado, A. *et al.* : *J. Bone Miner. Res.*, **14** : 602, 1999.
32) 骨粗鬆症診療における骨代謝マーカーの適正使用に関する指針検討委員会 : *Osteoporos. Jpn.*, **9** : 113, 2001.
33) Hoshino, H. *et al.* : *Miner. Electrolyte Metab.*, **23** : 93, 1997.

19

遺伝子からみた骨代謝

　骨は力学的な支持組織として機能するのみならず，カルシウム代謝の中心臓器，そして造血組織である骨髄を内包する多機能性の器官である．これらの機能をまっとうするために，骨にはダイナミックな代謝状態が存在する．骨代謝は骨局所におけるさまざまな細胞群のみで営まれているのではなく，全身性の液性因子，つまりホルモンの影響を受けている．これらの機能は他の生体機能と同様に遺伝子に刻み込まれた情報によって調整されている．本章のテーマは骨代謝を遺伝子からみる，ということであるが，骨代謝に関連するすべての事象を述べることは不可能である．社会の高齢化がますます進行する現在，高齢者の活動度を損う疾患の予防と治療の重要性が増大している．加齢に伴う身体的変化の中で，筋・骨格系における変化はもっとも顕著なものであろう．低骨量とそれによる骨脆弱性を基盤とする骨粗しょう症は発症頻度の高さとそれによって引き起こされる骨折のため臨床的ならびに医療経済的インパクトも大きく，高齢化社会におけるもっとも重要な疾患の1つである．そこで，ここでは骨粗しょう症の病態と診療の観点から骨代謝と遺伝子について述べていきたい．

19.1　加齢に伴う骨代謝の変容と骨粗しょう症の病態

　骨粗しょう症とは低骨量と骨組織の微小構造の破綻によって特徴づけられる疾患であり，骨の脆弱性亢進と骨折危険率の増大に結び付く疾患と定義されている[1]．その診療の目的は合併症である骨折を予防することである．骨粗しょう症の合併症として発症の頻度が高いものは脊椎椎体圧迫骨折，前腕骨遠位端骨折，大腿骨頸部骨折である．脊椎圧迫骨折の発症は50歳代後半から，前腕骨遠位端骨折は60歳代から，大腿骨頸部骨折は70歳代から増加する．

　骨量は思春期から20歳ぐらいまでに最大値に達し，40歳ぐらいまではその値は保たれ，その後減少する（図19.1）．加齢に伴う骨量の減少程度は閉経後の数年間がもっとも大きく，1年当たり2〜3%に達する．一方，閉経後10年以降の女性，ならびに40歳以降の男性では年間

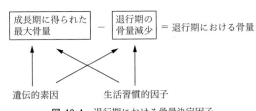

図 19.1　退行期における骨量決定因子

1% 程度の骨量減少が続く．これらのことから，女性は閉経からの 20 年間で 30〜40 ％ の骨量を失う．身体の物理的構築を保ち，カルシウム代謝の中心臓器の 1 つとして機能するために骨では骨吸収と骨形成の両者が常に進行しているが，骨量の減少は骨における骨吸収が骨形成を上回ることによって生ずる．骨はその構築上，皮質骨と海綿骨に分けることができ，骨格の部位によってこれらの構成比率は異なる．脊椎椎体では海綿骨の比率が大きく，四肢の骨幹では皮質骨の比率が大きい．卵巣機能欠落に伴うエストロゲン欠乏による閉経後の骨量減少は海綿骨においてもっとも著しい．

　男女ともに共通する 40 歳代以降徐々に進行する骨量の低下には加齢に伴うカルシウム代謝が大きく関与している．加齢に伴って，カルシウム摂取量や腸管からの吸収が低下し，さらには体内ビタミン D_3 量も徐々に低下する．このため，カルシウムに関する体内の恒常性を保つためにはカルシウム調節機構が機能を発揮しなければならない．その一環として，副甲状腺機能ホルモンの分泌が亢進し，加齢に伴う骨量減少において大きな役割を果たしていることが想定されている．

　骨粗しょう症の診断は骨の評価と鑑別診断からなる診断基準に従って行われる[2]．骨の評価は骨量の測定と骨粗しょう症に基づく脆弱性骨折の有無を検討するためのX 線写真によって行われる．近年，骨代謝マーカーの一部が実用化され，骨代謝状態の推定も可能になってきている．骨粗しょう症の治療は食事療法，運動療法，ならびに薬物療法からなるが，骨折予防のためには骨自体の強度のみならず，筋力の増強，関節可働域の確保といった運動能力の維持，増進や転倒防止を念頭においた環境の整備が重要である．骨粗しょう症治療薬の選択に当たっては，個人ごとの骨代謝の多様性を反映させた処方が望ましく，骨代謝マーカーの実用が一歩進んだ現在，それが可能なものになってきている．理論的には骨吸収が亢進しているタイプには骨吸収抑制剤を，骨形成が低下している場合には骨形成促進剤を使用することが望まれる．日本においては 8 種類の薬剤が使用可能であり，それぞれの特徴を生かした使用が望まれる[3]．骨粗しょう症に対する治療効果を骨量で評価する場合には，もっとも精密な測定が可能な腰椎の DXA 法をもってしても 6 カ月あるいはそれ以上の期間を要する．6 カ月〜1 年ぐらいのところでそれまでの治療を見直し，継続，追加，または変更をする予定とする．

　骨代謝を遺伝子のレベルからみようとする際の 1 つの方法は，骨量，骨折，骨代謝マーカー，薬物療法に対する反応性などの骨代謝に関連する臨床的事象の個体差と骨代謝関連遺伝子の多型性との関連を検討していくことである．

19.2　遺伝子多型性とその解析方法

　骨量は性，年齢によって大きく異なる．また，同性の同一年齢層について限ってみても，骨量の分布はほぼ正規分布をとる個人差がある．このことは骨量の決定因子が複数の環境因子（生活習慣）と遺伝的因子からなっていることを示す．さらに，これらの因子の相互作用の中で骨量は決定されているものと考えられる（図 19.2）.

ゲノム情報が蓄積され，生物学や医学のみならず，産業界さらには社会全体にも大きなインパクトを与えつつある．染色体を構成する全塩基配列情報に基づいて構築されることが新しい医学の体系はポストシーケンスゲノム医学と呼ばれている．ポストシーケンス医学における最重要課題の1つがゲノム情報を個人

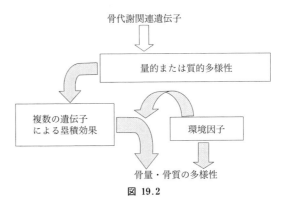

図 19.2

差の医学に応用することである．遺伝子の機能が判明したにしても，疾患の発症や予後における個人差を考えてみれば個人間で遺伝子発現において質的または量的な差異があることが容易に想定される．これらの個人差を遺伝子の個人差，つまり多型性で説明していこうという手法がさまざまな疾患においてなされてきた．このようなアプローチは従来からも存在していたが，解析対象となる遺伝子の数は飛躍的に増加する．

ヒトの遺伝情報はアデニンとチミン，またはグアニンとシトシンという塩基対が約30億対並んだ DNA 鎖（ゲノム）に組み込まれ，46本の染色体に分配されている．これらの中で情報の単位として遺伝子の数は約30000と推定されている．長い年月の中でゲノムにはさまざまな変化が加わってきた．このような変化のうち，致死的でない変化は遺伝子の多様性として子孫に引き継がれ，遺伝子の多型性（polymorphism）となる．遺伝子多型性は大きく2種類に分けることができる．その1つは塩基の置換によるものであり，もう1つは塩基の繰り返し数の差による多型性である．

第1の多型性は一塩基置換多型性（single nucleotide polymorphisms, SNPs）である．略称のSNPは「スニップ」と呼ばれる．この多型性はゲノム全域にわたって，200～300 bp に1つという頻度に認められ，「個人差の医学」においてもっとも注目を浴びている多型性である．遺伝子産物の質的または量的な差異に結び付く可能性がある SNP は骨粗しょう症を含めたさまざまな疾患の発症や治療薬に対する反応性における個人差に関連することが予想されるからである．第2の多型性，つまり，塩基の繰り返し数の差による多型性はその繰り返しの単位の大きさによってさらに分類される．もっとも小さな単位である2または3塩基の繰り返しがマイクロサテライト（microsatellite）または dinuculeotide repeat と呼ばれ，チミン-アデニン（CA repeat）やチミン-グアニン-アデニン（CGA repeat）などが代表的なものである．次に大きな繰り返しは数十塩基からなるもので，ミニサテライト（minisatellite）といわれ，variable number of tandem repeat（VNTR）とも呼ばれる．さらに大きな繰り返し単位をもつdアル-配列（Alu）やL1反復配列がある．これらは1座位当

たりの遺伝子型が多く，個人遺伝子座位のマーカーとして有用であるが，全ゲノムレベルの情報が蓄積された暁には SNP に比較して臨床上の意義は相対的に低くなるものと思われる．

SNP の同定法にはさまざまな方法があり，未知の SNP 探索や，数多くのサンプルについてタイピングに用いられる．サンプルを直接シーケンスしてしまえば SNPタイピングは可能であり，限られた候補遺伝子について，少数のサンプルに適用することは確実な方法ではある．しかしながら，骨粗しょう症や変形性関節症のような多因子疾患の遺伝的要因を探るためには多くの遺伝子について，しかも数百以上という多くのサンプルの解析をする必要があり，時間やコストとともに課題が生ずる．また，ゲノムワイドの SNP 検索ならびにタイピングをする際に適用することは現実的ではない．そこで，全ゲノムを視野に入れた新しい方法が開発されてきた．

新しい SNP タイピングの方法は用いられる主な反応の種類によって大別することができ，polymerase chain reaction（PCR）を用いるか否かで大きく 2 分される．PCR を用いない場合はアレル特異性オリゴを用いた反応，プライマー伸長法，rolling circle amplification（RCA）法などが採用される．いずれにしても標的部位に特異的なプライマーが設計される必要があり，ゲノム情報の有効な活用が欠かせない．多くの遺伝子を解析対象とし，さらにはゲノムワイドに展開する際には，DNA の必要量，作業工程の数，コストなどいくつかの点がキーポイントになる．TaqMan

表 19.1 SNP のタイピング法

- ・TaqMan PCR 法
- ・Invader 法
- ・MALDI-TOF 法
- ・RCA 法
- ・DNA チップ
- ・degenerative HPLC 法

PCR 法，Invader 法，などが有力なものと考えられているがなお一長一短ある．DNA チップは，反応の標準化やコストの低減が望まれている．degenerative HPLC（dHPLC）法は heteroduplex HPLC 法とも呼ばれる方法であり，新しい SNP を効率的にスクリーニングする際に有用であり，SNP のタイピングにも活用される（表 19.1）．

19.3 骨粗しょう症の発症における遺伝的素因の解析

分子生物学的アプローチによる骨粗しょう症の遺伝的素因の検討は 1994 年モリソンらによって発表されたビタミン D_3 受容体遺伝子と骨量との関連を示す論文である[4]．この報告についてはいくつかの訂正がなされ，さらに他の集団での再現性がないことが指摘されている[5]．しかしながら糖尿病や高血圧といった生活習慣病における遺伝的素因の研究に大きく遅れてようやく骨粗しょう症の発症要因に関する総合的な研究が開始される重要なきっかけとなった．

骨粗しょう症の遺伝的素因を検討するに当たって用いられてきた主な方法は骨代謝に関連することが知られている液性因子やそれらの受容体をコードする遺伝子を「候補遺伝子」として取り上げ，それらの遺伝子の近傍にある遺伝子多型性と骨量や骨折発症との関連を統計学的に解析するものである．とくに非血縁集団を用いた，候補遺

伝子の多型性と骨量との関連を検討する連関解析（association study）が数多く行われてきた．骨粗しょう症という退行期に発症する疾患については発端者を含む3世代以上におよぶ家系を用いた連鎖解析は困難であることが，非血縁集団を用いたassociation studyの手法が多用されてきた大きな理由の1つである．

われわれは骨粗しょう症の多因子性を認識し，多くの候補遺伝子をなるべく大きな母集団，しかも複数の地域の母集団について解析を進めてきた．これらの遺伝子群はエストロゲン受容体[6~8)]，ビタミンD受容体，アポリポプロテインE[9)]，副甲状腺ホルモン[10)]，カルシトニン[11)]，インスリン様成長因子1[12)]，インターロイキン-1，インターロイキン-6[13)]，カルシウム感知受容体[14)]，インターロイキン-6受容体，など既に多岐にわたっている（表19.2）．対象者の年齢分布が広い場合は，骨量の絶対値ではなく，その値を年齢，性，体重で補正した腰椎骨密度（zスコア）を用いて優位差を検討してきた．このような検討で見出された多型性でも，エストロゲン受容体（α）の遺伝子型などにおいては，サンプル採取時の血液，尿の骨代謝マーカーには有意差が認められなかった．このことは，注目している遺伝子多型性が骨量決定というカルシウム代謝の個人差が反映される場面で何らかの機構で関与していたとしてもそれは多くの対象者については過去のことであり，採血，採尿した時点では既に何らの関連性も消失してしまっていることを示唆する．これに対して，副甲状腺ホルモン遺伝子の多型性は閉経後女性の集団において，DXAで測定した腰椎骨密度の絶対値とzスコアとの関連が認められたのみならず，複数の骨代謝マーカーの個人間における多様

表 19.2　日本人を対象とした骨関連遺伝子研究の例

Sano, M.	1995	estrogen receptor α	TA repeat	postmenopause
Kobatashi, S.	1996	estrogen receptor α	RFLP	postmenopause
Shiraki, M.	1997	apolipoprotein E	protein	postmenopause
Mizunuma, H.	1997	estrogen receptor α	RFLP	pre-and postmenopause
Tsukamoto, K.	1998	estrogen receptor β	CA repeat	marker isolation
Miyao, M.	1998	IGF-1	CA repeat	postmenopause
Hosoi, T.	1999	parathyroid hormone	RFLP	postmenopause
Tsukamoto, K.	1999	IL-6	CA repeat	elderly women
Yamada, Y.	1999	TGF β1	RFLP	adolescent
Ogawa, S.	1999	PPAR-γ	deletion	postmenopause
Nakajima, T.	1999	COLIA 1	RFLP	ethnic difference
Tsukamoto, K.	1999	matrix gla protein	CA repeat	elderly women
Tsukamoto, K.	1999	Ca sensing receptor	CA repeat	elderly women
Ota, N.	2000	IL-6	CA repeat	sib-pair
Ota, N.	2000	TNF α	CA repeat	sib-pair
Miyao, M.	2000	calcitonin	CA repeat	elderly women
Urano, T.	2000	p57	a. a. deletion	postmenopause
Miyao, M.	2000	MTHFR	RFLP	postmenopause
Hoshino, S.	2000	estrogen receptor α	SNP	postmenopause
Yamada, Y.	2000	TGF β1	RFLP	therapy response

性との関連も認められた．これらのことはここで検討した副甲状腺ホルモンの遺伝子型をもつことが何らかの機序で骨代謝の亢進を介して低骨密度に結び付いていることを示唆している．さらに，用いた多型性と連鎖不均衡にある，遺伝子発現の量的あるいは質的変動に結び付く遺伝子変化を探求する必要がある．

　最近，多型性マーカーをゲノムワイドに用いた，骨量決定に関する座位の絞り込みがヒトにおいてもなされ，報告されている．その結果 11 番染色体に注目が集まっているが，この染色体には骨代謝に限ってもさまざまな遺伝子の座位があり，さらなる検討が期待される[15]．日本においてもゲノム全領域を視野に入れた骨粗しょう症発症遺伝子の探索が開始されている．　　　　　　　　　　　　　　　　　[細井孝之]

文　献

1) Kanis, J. A. *et al.*: *J. Bone Miner. Res.*, **9**: 1137-1141, 1994.
2) 折茂　肇ら: *Osteoporos. Jpn.*, **4**: 643-652, 1996.
3) 折茂　肇ら: *Osteoporos. Jpn.*, **6**: 205-253, 1998.
4) Morrison, N. A. *et al.*: *Nature*, **367**: 284-287, 1994.
5) Cooper, G. S. and Umbach, D. M.: *J. Bone Miner. Res.*, **11**: 1841-1849, 1996.
6) Sano, M. *et al.*: *Biochem. Biophys. Res. Commun.*, **217**: 378-383, 1996.
7) Kobayashi, S. *et al.*: *J. Bone Miner. Res.*, **11**: 306-311, 1996.
8) Mizunuma, H. *et al.*: *Bone*, **21**: 379-383, 1997.
9) Shiraki, M. *et al.*: *J. Bone Miner. Res.*, **12**: 1438-1445, 1997.
10) Hosoi, T. *et al.*: *Calcif. Tissue Int.*, **64**: 205-208, 1999.
11) Miyao, M. *et al.*: *Genes and Immunity* (in press).
12) Miyao, M. *et al.*: *Calcif. Tissue Int.*, **63**: 306-311, 1998.
13) Ota, N. *et al.*: *Human Genetics*, **105**: 253-257, 1999.
14) Tsukamoto, K. *et al.*: *Calcif. Tissue Int.*, **66**: 181-183, 2000.
15) Koller, D. L. *et al.*: *J. Clin. Endocrinol. Metabol.*, **85**: 3116-3120, 2000.

20

骨の成長と老化

ヒトの骨量は成長とともに増加し10歳代後半に最大となる（表20.1）．このときの骨密度を最大骨量（peak bone mass）と呼ぶ．したがって小児期から性成熟期は最大骨量を形成する時期である．本章ではライフサイクルにおいて骨量を決定するもっとも重要な時期であるこの時期における骨代謝について概説し，健康な成人の骨に至るための方策について考察する．また，表題は老化も含まれているが，このメカニズムについて記載することは骨粗しょう症のすべてについて記載することにつながり，筆者1人では荷が重すぎるので，本章ではあえて触れない．

表 20.1 最大骨量到達年齢

骨部位	到達年齢
全 身 骨	18
頭 蓋 骨	20
大腿骨頸部	18
Ward 三角	18
大 転 子	18
L 2-4	18
橈骨遠位端	20
橈 骨	18

20.1 骨量決定のメカニズム（遺伝因子と環境因子）

疾患の発生は内的な要因と外的な要因により生じる．子どもの体格は親の体格に類似するため，体格が決定要因として重要な骨量においても遺伝的な要因が重要であることは明らかであるが，栄養や運動などの環境要因も体格形成に重要であるとともに骨量決定にも重要である．多くの疾患における遺伝要因の関与については，古くから双生児を用いた研究や兄弟を用いた研究，大家系を用いた研究などの手法により明らかになってきている．最大骨量についてもこのような報告は数多く認められる．たとえば，成人女性において一卵性双生児間の腰椎骨塩量の相関係数は0.6～0.8であるのに対し二卵性双生児では0.2～0.4と約半分であり明らかに遺伝的因子が強く関与していることを示している[2~4]．

しかし，最大骨量の個人差のうちどの程度の割合が遺伝的因子で説明され，どの部分が環境因子で説明されるのかは，現在でも明らかではない．

20.2 遺 伝 因 子

上述のごとく，遺伝因子は若年者において，すなわち骨量の獲得時期においてより強く関与していると考えられる．思春期前の女児とその母親の骨量の比較を行った報告[7]によると，すべての体格や骨塩量の指標は母娘で有意に相関し（相関係数＝0.22～0.36），この結果から骨塩量の18～37％は母親からの遺伝要因で決定されるとい

う．最大骨量の 20〜30％ は学童期に決定されるのである．

さて，最初に骨塩量を決定する遺伝因子を具体的な遺伝子にまで絞り込んだのはモリソンらの VDR 遺伝子多型の報告である[8]．当初 up to 75％ と表現された寄与率も母集団を拡大することによって下方修正され[10]，現時点でのコンセンサスは，VDRの遺伝子多型は骨量決定に統計学的には有意な影響を及ぼすものの，骨塩量決定の遺伝的因子のごく一部を説明できるにすぎないということである．VDR の遺伝子多型に引き続き骨量決定に重要な遺伝子，遺伝的要因の主体をなす遺伝子の特定を目指しさまざまな遺伝子の多型について現在も検討が行われている．その代表としてはエストロゲン受容体[11]，I 型コラーゲン[12]，インターロイキン-6[13] などが挙げられるが，これらとて骨塩量決定の遺伝的因子のごく一部を説明できるにすぎない．

a．先天性の骨粗しょう症

遺伝因子を明確に把握するための方法の 1 つとして，高骨量，低骨量の家系を用い連鎖解析を進めることで遺伝子を絞り込む方法がある．マウスでも同様のアプローチが現在進められている[14]が，ヒトにおいては骨量減少をきたす先天性疾患の病態を解析することは非常に重要である．

先天性疾患のカタログであるマキュージックの *Mendelian Inheritance in Man*[15]によると先天性疾患のうち，骨粗しょう症の病態を呈する疾患は，骨形成不全症，ホモシスチン尿症，リジン尿性タンパク不耐症，osteoporosis-pseudoglioma syndrome，ウィルソン病，メンケズ病，エーラー-ダンロス症候群である．これらの疾患の中でもっとも日常診療で遭遇する機会の多い疾患は骨形成不全症であるが，ホモシスチン尿症，リジン尿性タンパク不耐症，osteoporosis-pseudoglioma syndromeの 3 疾患は発症機序の理解が重要であるので，まずこの 3 疾患について概説し，骨形成不全症について治療管理上の問題について述べる．

b．ホモシスチン尿症

システアチオニン β 合成酵素（cystathionine beta-synthase）の機能欠失により尿中にホモシスチンとメチオニンが増加する疾患で，主症状は眼症状（レンズの亜脱臼），中枢神経症状（精神神経症状，精神発達遅滞，痙攣など），血管障害（深部静脈血栓）と骨粗しょう症である．レントゲン上は 15 歳までに患者の 60％ に骨粗しょう化が観察されるが，その頻度や重症度は病型（B 6 反応型，B 6 非反応型）によって大きく異なる．

骨格系の形態異常はマルファン症候群と類似するが，マルファン症候群には通常骨の粗しょう化は合併しない．血中の I 型コラーゲン C-末端プロペプチド（PICP）は正常であり，コラーゲン産生には問題がないと考えられるが，血中の I 型コラーゲン C-末端テロペプチド（ICTP）は正常の約 1/3 程度しかなく，これは過剰なホモシステインの存在によってコラーゲンの架橋形成が障害されることによる[16]．

管理上は食事の制限とベタインの投与で精神症状や血管障害は管理できるといわれるが，骨症状については明確な記載はない．骨代謝マーカーを用いた研究では血中の

ホモシスチンなどの指標と ICTP には相関が認められなかったことから考えると，このような方法では骨疾患の管理は困難であるといえる．

c. リジン尿性タンパク不耐症 (lysinouric protein intolerance, LPI)

まれなウレアサイクルの異常によって生じる疾患で，アミノ酸の輸送担体である y (＋) LAT 1 をコードする SLC 7 A 7 遺伝子の変異である[17]．コラーゲン分子の架橋構造に必須のリジンが大量に尿中に排出され欠乏状態となり，コラーゲン架橋形成不全状態が生じることが骨粗しょう症発症の原因である．

生命予後，知能予後を決定する高アンモニア血症の予防のため治療はタンパクを制限することが最優先である．タンパク制限に加えて不足するアミノ酸を補充することも試みられているがこれらの治療が骨にどのように反映されるのか明らかではない．

d. osteoporosis-pseudoglioma syndrome

ocular osteogenesis imperfecta とも呼ばれる．骨形成不全症と同様な病的骨折と硝子体の腫瘍様過形成による盲を主徴とする常染色体劣性遺伝形式をとるまれな遺伝性疾患である．コラーゲンの産生は正常であり，本疾患の病態はまったく不明であった．連鎖解析からこの疾患の責任遺伝子は 11 番染色体長腕の 12～13 領域に存在することが明らかとなり，近年 LRP 5 遺伝子が原因遺伝子として同定された．最近，腰椎の骨塩量の z スコアが＋5.54 SD と著しく高値の家系で連鎖解析がなされ，この責任遺伝子（HBM）が 11 q 12～13 領域にマッピングされた[18]．この領域に骨塩量を規定する重要な遺伝子が存在する可能性を示唆するが LRP 5 との異同は不明である．

20.3 骨形成不全症

a. 骨形成不全症の病態

骨形成不全症は骨の脆弱性を主徴とする遺伝性の骨疾患であり，骨の症状は骨粗しょう症の重症型として捉えることができる．骨形成不全症の原因は I 型コラーゲンの質的あるいは量的異常である．分子異常は多岐にわたり臨床症状の軽重は症例によりまちまちである．つまり，新生児期の致死性のものから，家族内発症で初めて気づかれるほとんど無症状の軽症例まで存在するのである．

臨床分類はシレンスの分類[19]（表 20.2）がもっとも広く用いられており実際的である．I 型の大部分は I 型コラーゲン遺伝子（COL 1 A 1）片側の遺伝子が機能を喪失している形の変異であり，α1 鎖が正常の半分しかないことが原因である．この場合，産生された I 型コラーゲン分子そのものは正常で量のみの異常であるので，比較的軽症である．

I 型コラーゲンは 2 本の α1 鎖と 1 本の α2 鎖の三重らせん構造（triple helix）により形成される．この三重らせん構造部分は Gly-X-Y（Gly はグリシンで X，Y は他のアミノ酸）が 338 回繰り返す構造であるが，この部分におけるアミノ酸置換は置換アミノ酸の部位，種類によって症状が大きく異なる．たとえば三重らせん構造は C-末端側から形成される．このため，変異が C-末端に近いほど重症となる傾向があ

表 20.2 シレンスの分類

分類	臨床症状	遺伝形式
I	身長は正常で，変形はないか極軽度である．青色強膜を伴う．50% の例に聾を認める．	常染色体優性
II	周産期の致死型．	常染色体優性まれに常染色体劣性
III	進行性の骨格変形．歯牙形成不全，聾を高頻度に伴う．低身長．青色強膜を伴うが加齢とともに軽減する．	常染色体優性または劣性
IV	青色強膜はない．軽度から中等度の変形，低身長を伴う．	常染色体優性

る．また，分子量の大きなアミノ酸への置換は小さなアミノ酸への置換よりも重症である．また COL 1 A 1 はコラーゲンの 2/3 をコードするので，本遺伝子のヘテロの異常では全 I 型コラーゲンの 75% が異常分子になるが，COL 1 A 2 では 50% となり症状に違いを生じる．

厚生省ハイリスク児の健全育成のシステム化に関する研究—小児運動系疾患の介護等に関する研究班（二瓶健次班長）の行った調査[20]では，230 例について回答が得られ，I 型（多くは常染色体優性遺伝で青色強膜を有する骨変形，成長障害の軽度な病型）73 例（31.7%），II 型（新生児期致死型）4 例（1.7%），III 型（進行性の骨変形，著明な成長障害を呈する病型）36 例（15.6%），IV 型（青色強膜を有さない軽度から中等度の骨変形を認める病型）56 例（24.3%），分類不能 61 例（26.5%）という結果である．

さて，病的骨折は本症の代表的な症状である．先の全国調査では，生下時の骨折 103 件，生後骨折 1237 件の骨折情報が得られた．骨折の好発部位は大腿骨をはじめとした長管骨である．また，骨折は小児期には頻回であるが加齢とともに漸減し，思春期に一時的に増加した後，20 歳以降は激減するという，年齢による骨折頻度の変化パターンを示す．頻回の骨折歴は長管骨の変形，日常生活の制限（歩行不能など）につながる．2 歳以上の例では変形の強くない I，IV 型においては歩行可能なものが 62% を占めたが，変形の強い III 型では 29 例中 4 例が寝たきり，20 例が車椅子での移動を強いられているという状況である．

b. 骨形成不全症の治療

本疾患の治療管理の主眼は，骨折の予防，変形の予防であるのはいうまでもない．このために，従来，内科的にはカルシトニン製剤もしくは活性型ビタミン D 製剤の併用が行われてきた[21]．しかしながら，本療法の効果はわずかで劇的な骨折頻度の減少にはつながっていない．

最近，本疾患の治療にビスホスホネート製剤が重症例を中心に試みられるようになってきた．グロリアらは本症において骨生検標本の形態計測所見から，骨吸収活性の亢進と骨形成の低下が認められることをきっかけに，3〜16 歳の骨形成不全症患児 30 例に対して間欠的周期的にパミドロネート（商品名アレディア）の 1.5 mg/kg また

は 3.0 mg/kg の点滴投与を行った[22]. この成績によると骨折頻度は少なくとも半減しており, 骨塩量の z スコアは平均−5.3 SD から−3.4 SD へと著しく改善している. さらに, この成績で注目すべき点は, 骨折と椎体などの変形が効果的に予防できたことによって, 身長増加の改善が認められたということである. このことは, ビスホスホネート製剤を成長期にある小児に対して使用するうえで最大の懸念であった骨代謝回転の抑制による成長障害も, 使用の量と間隔を考慮すれば問題ないことを示唆しており心強い. 本療法の副作用としては, 開始初期の一時的な発熱と低カルシウム血症であるが, 症候性の低カルシウム血症を発症したものは 1 例も認めず, 安全な治療であると考えられる. 頻回骨折の大半は 2 歳ごろまでに発生することから, 彼らは既により低年齢 (2 歳未満) の患者に対しても本療法を行っており, きわめて有効であったとしている. この検討では治療開始 1 年間で治療前の骨折頻度が 1/2 カ月〜7/1 カ月から 0〜6/年へと劇的に改善している[23].

われわれも同様の治療プロトコルで検討を行い, すべての症例で骨折頻度の減少と運動機能の改善を確認している. 長期の安全性については今後の検討を待たざるをえないが, 重症の骨形成不全症の有効な薬物療法の中心となることが期待される.

c. 先天性の骨疾患から骨量規定因子へ

先天的要因が骨粗しょう症の発生に関与していることは否定できない. すなわち, シスタチオニン β 合成酵素の微細な異常や, リジンの代謝異常も病因として考えることは可能であり, これらをターゲットにした薬剤の開発も考えられうるのである.

骨形成不全症はもっとも骨粗しょう症と関連が深いと考えられる. 非常に軽症の骨形成不全症は骨粗しょう症の中に混在しているはずで, そのような症例の報告もある[24]. しかし, Ⅰ型コラーゲン遺伝子は巨大な遺伝子であり, すべての骨粗しょう症患者で, すべての領域を検索して検討することは実用的でない.

最近, α1 鎖のプロモーターの転写因子 Sp-1 結合配列に遺伝子多型が発見され, この多型と骨塩量, 骨折頻度の関連が認められたという報告がなされた[25]. しかし, 残念なことにこの遺伝子多型は欧米の白色人種では観察されるものの, 日本人では観察されない[27].

また, 既に述べたように, 連鎖解析より高骨量を規定する遺伝子 HBM は 11 番染色体の長腕 12〜13 の領域にマッピングされた[18]. この領域には先に述べた osteoporosis-pseudoglioma syndrome もマッピングされているので, この領域に骨量を決定する重要な遺伝子が存在する可能性は高い. 一方, 低骨量を規定する遺伝子は明らかな場所はいまだに不明であるが, 少なくとも VDR 遺伝子, Ⅰ型コラーゲン遺伝子とは連鎖しないことが示されている[26].

20.4 環 境 因 子

最大骨量の 86% は 14 歳までに形成される. したがってこの骨形成時期における環境因子の影響はその後の環境因子の影響よりも重大であることはいうまでもない. 環

境因子は大きく2つ考えられる．すなわち，栄養と運動である．これらの因子によって個体差の10%程度が説明される．したがって，骨量決定におけるこれらの因子の関与は比較的小さいといえるが，疾患の予防にとっては非常に重要である．

表 20.3 女性のカルシウム所要量 (mg/day) の日米比較

年齢	日本	アメリカ
1～8歳	500	800
9歳	600	800
10歳	700	800
11～18歳	700	1200
19～24歳	600	1200
25歳以上	600	800
妊婦	900	1200

栄養因子の中でとくに重視されるものは乳製品の摂取に代表されるカルシウム摂取量である．実際，日本人のカルシウム摂取量は欧米に比較すると低値であることは有名な事実で，平均 550 mg/day である．これは日本における栄養所要量をかろうじて充足しているが，表20.3に示すように日本の所要量の設定がアメリカに比較していかに低値であるかを考えると，必ずしも十分とはいえない．最大骨量を形成する時期のカルシウム摂取量の影響についての報告も数多い．双生児を用いた研究は遺伝的因子をマッチさせているのでカルシウム摂取の影響を観察するのに適している．オーストラリアで行われた研究は平均年齢14歳という思春期後期に双生児の片方にカルシウムを1000 mg 錠剤で追加（この結果カルシウム追加群では1日1600 mg以上のカルシウム摂取を行うことになる）し，双生児間の骨量の変化を追跡している[28]．この結果によるとカルシウム追加により双生児間の骨量の差は約1～2%増加しているにすぎない．この報告より以前に同様の双生児を用いた研究[29]がより若年（平均10歳）で行われており，この報告ではカルシウムの追加により3～5%という差になっていることから，栄養因子による最大骨量の決定は，その大部分は思春期までに行われると考えられるのである．

さて，運動の関与であるが運動選手の骨量は長距離走者以外はすべて高値であることから，骨量の決定因子として重要性は疑うべくもないが，最大骨量のどの割合が運

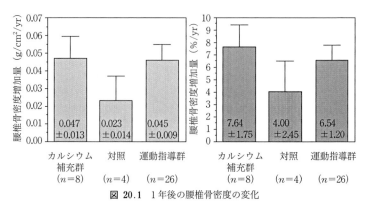

図 20.1 1年後の腰椎骨密度の変化
健常小児ボランティアにカルシウムを1000 mg/day 追加した群（カルシウム補充群）と，運動指導により基礎の運動量の10%増加させるようにした群（運動指導群）での効果を比較検討した．

20. 骨の成長と老化 309

動の因子で直接決定されているのかはまったく明らかにはなっていない。除脂肪体重は骨量の大きな決定因子であるが運動によりこれは増加する。また握力で表される筋力も骨量と有意の相関をもつのである。小児を用いた研究では週間のスポーツをする時間は有意に骨量を増加させているとする報告がある[30]が，運動量の正確な評価が困難であるため，栄養因子ほど大きな影響となっては現れていない。

　われわれは最大骨量を増加させる目的で健常小児ボランティアに対してカルシウム補充による介入と運動指導による介入を行ってきた。図20.1に示すように思春期前の小児に対するこれらの介入は明確な効果を上げている。したがって，これら2つの要因は骨量を決定する環境要因としてもっとも重要なものであると考えられる。

[田中弘之]

文　献

1) Matkovic, V., Jelic, T., Wardlaw, G. M. *et al.*: *J. Clin. Invest.*, **93**: 799-808, 1994.
2) Smith, D. M., Nance, W. E., Kan, K. W. *et al.*: *J. Clin. Invest.*, **52**: 2800-2808, 1973.
3) Pocock, N. A., Eisman, J. A., Hopper, J. L. *et al.*: *J. Clin. Invest.*, **80**: 706-710, 1987.
4) Dequeker, J., Nijs, J., Verstraeten, A. *et al.*: *Bone*, **8**: 207-209, 1987.
5) Slenmenda, C. W., Christian, J. C., Williams, C.J. *et al.*: *J. Bone Miner. Res.*, **6**: 561-567, 1991.
6) Flicker, L., Hopper, J. L., Rodgers, L. *et al.*: *J. Bone Miner. Res.*, **10**: 1607-1613, 1995.
7) Ferrari, S., Rizzoli, R., Slosman, D. *et al.*: *J. Clin. Endocrinol. Metab.*, **83**: 358-361, 1998.
8) Morrison, N. A., Qi, J. C., Tokita, A. *et al.*: *Nature*, **367**: 284-287, 1994.
9) Hustmyer, F. G., Peacock, M., Hui, S. *et al.*: *J. Clin. Invest.*, **94**: 2130-2134, 1994.
10) Morrison, N. A., Qi, J. C., Tokita, A. *et al.*: *Nature*, **387**: 108, 1997.
11) Kobayashi, S., Inoue, S., Hosoi, T. *et al.*: *J. Bone Miner. Res.*, **11**: 306-311, 1996.
12) Grant, S. F., Reid, D. M., Blake, G. *et al.*: *Nature Genet.*, **14**: 203-205, 1996.
13) Murray, R. E., McGuigan, F., Grant, S. F. *et al.*: *Bone*, **21**: 89-92, 1997.
14) Beamer, W. G., Donahue, L. R., Rosen, C. J. *et al.*: *Bone*, **18**: 397-403, 1996.
15) McKusick, V. A. (ed.): Mendelian Inheritance in Man. (11th ed.). The Johns Hopkins Univ. Press., 1994.
16) Lubec, B., Fang-Kircher, S., Lubec, T. *et al.*: *Biochim. Biophys. Acta*, **1315**: 159-162, 1996.
17) Torrents, D., Mykkanen, J., Pineda, M., Feliubadalo, L., Estevez, R., de Cid, R., Sanjurjo, P., Zorzano, A., Nunes, V., Huoponen, K., Reinikainen, A., Simell, O., Savontaus, M.-L., Aula, P. and Palacin, M.: *Nature Genet.*, **21**: 293-296, 1999.
18) Johnson, M. L., Gong, G., Kimberling, W. *et al.*: *Am. J. Hum. Genet.*, **60**: 1326-1332, 1997.
19) Sillence, D. O., Senn, A. and Danks, D. M.: *J. Med. Genet.*, **16**: 101-116, 1979.
20) 清野佳紀，守分　正，奥住成晴ら：ホルモンと臨床，**46**: 959-963, 1998.
21) Moriwake, T. and Seino, Y.: *Acta Pediatr. Jpn.*, **39**: 521-527, 1997.
22) Glorieux, F. H., Bishop, N. J., Plotkin, H. *et al.*: *N. Engl. J. Med.*, **339**: 947-952, 1998.
23) Plotkin, H., Ruch, F., Lanoue, G. *et al.*: *Bone*, **23**: S 192, 1998.
24) Shapiro, J. R., Stover, M. L., Burn, V. E. *et al.*: *J. Clin. Invest.*, **89**: 567-573, 1992.
25) Grant, S. F., Reid, D. M., Blake, G. *et al.*: *Nature Genet.*, **14**: 203-205, 1996.
26) Spotila, L. D., Caminis, J., Devoto, M. *et al.*: *Mol. Med.*, **2**: 313-324, 1996.
27) Gilsanz, V., Skaggs, D. L., Kovanlikaya, A. *et al.*: *J. Clin. Endocrinol. Metab.*, **83**: 1420-

1427, 1998.

28) Nowson, C. A., Green, R. M., Hopper, J. L. *et al.* : *Osteoporos. Int.*, **7** : 219-225, 1997.

29) Johnston, C. C., Jr, Miller, J. Z., Slemenda, C. W. *et al.* : *N. Engl. J. Med.*, **327** : 82-87, 1992.

30) Ruiz, J. C., Mandel, C. and Garabedian, M. : *J. Bone Miner. Res.*, **10** : 675-682, 1995.

21

骨のバイオメカニクス

21.1 骨のバイオメカニクスの基礎知識

a. 骨のかたち

形質人類学者や古生物学者は，十分な比較解剖学の知識があれば，骨の断片からでも，生物の全体像が推定できるはずだという，いわば機能形態学的考え方に立脚して研究を行っている．骨のバイオメカニクスはこの機能形態学の一翼を担い，生物の機能的側面のうち，とくに力学的機能に研究の主眼をおいている．機能形態学では，生物の機能がかたちを決定する，という一見非常に説得力のある考え方を採用し，多くの一般の人たちもこれを信じて疑わない．しかし，かたちと機能のあり方を比較すると，かたちが否定しようもなくわれわれの眼前にあるのに対して（実は人によってみえ方が違うかもしれないのだが），その機能は人の想像の産物でしかない．かたちにどのような機能があるのかということを思い付かなければ，その機能は存在しないとも極論できるわけである．逆に，1つのかたちに対して非常にたくさんの機能を発見してしまうこともありうるわけである．結論を先にいってしまうと，骨のかたちには，力学的機能の実現を目指すバイオメカニクス的考え方によって，都合よく説明されるものがたくさんある一方で，どうしてもうまく説明することのできないものが，それと同じくらいあるかもしれないということである．真面目な研究者は，力学的な解釈がうまくいかないことを自分の力不足と考えるかもしれないが，それと同時に非力学的要因の重要性にも気づく必要がある．ここでは，力学的に比較的うまく説明されてきたものを中心に紹介していくことにする．

b. ガリレイの大腿骨

歴史をさかのぼると，17世紀，ガリレイは『新科学対話』で大小2つの長管骨を取り上げている[1]．研究者でなくても人体解剖学をひととおり学べば，陸棲哺乳動物の主要な骨ならば，それが何という骨なのかをだいたい言い当てることができる．ガリレイの2骨の最大長は約3倍違うが，いずれも大腿骨であるらしい．大腿骨頭があって大転子がある，などという形態的特徴を共通にもっているからである．ここで注目すべきは，骨幹部の太さである．最大長は長軸方向の長さであるが，3倍の長さの骨では5倍以上の太さになる．長さ方向に比べ，太さ方向の増加がより著しい．すなわち，相似的な変化が行われていない．なぜそうなるのか．ここで力学的解釈を試みることにする．単純化して，大腿骨に対して長軸方向に体重による圧縮力だけが作用

したと仮定すると，大腿骨の骨幹部ではその横断面で体重を支えることになる．その断面の面積が大きいほど破壊されずに支えることのできる体重は増える．ここで破壊強さに関する指標として，圧縮応力＝体重÷断面積，を導入する．この値がある一定値を超えると骨の破壊が進行する．式から明らかだが，これを避けるためには，体重を減らすか，断面積を増やすかのいずれかである．厳密には，体重で静的に脚の骨が押しつぶされるように破壊されるのはまれであるから，実際にはなるべく激しい運動をしない，という行動様式の適応も破壊の防止には重要である．ところで，なぜ相似的な変化が行われないのか．この非相似的な変化をアロメトリーというが，これは先ほどの式に戻って，体重と断面積の次元を考えると明らかになる．体重は，体密度がほぼ一定と考えると，全身の体積に比例する．体積は長さの3乗の次元をもつ．一方，断面積は長さの2乗の次元をもつ．したがって，相似的に大腿骨が大きくなっていったら，断面に発生する圧縮応力には，3乗÷2乗，で長さの1乗の次元が残る．すなわち，断面に発生する応力は体長に比例して増加することを意味する．それがあるとき破壊応力を超えると破壊が進行することになる．これを未然に防ぐために，骨幹は，より太くなる必要があるのである．これは，ネズミとゾウなどの大腿骨を例にとると非常にわかりやすいが，同一種内でも，たとえばヒトの大腿骨について多数調査すると，小柄な人の大腿骨は，華奢で細長いのに対して，大柄な人は頑丈で太い大腿骨をもっていることが知られている．

c. 骨のバイオメカニクスの始まり

19世紀後半に，チューリヒ工科大学のクルマンは，強力なクレーンの設計を手がけていたが，たまたま同医科大学のマイヤーの解剖室でヒト大腿骨近位部の前頭断面をみたとき，「これこそ，私のクレーンだ」と叫んだといわれている．海綿質からなる骨梁の走行が，自身の設計しているクレーンの主応力線図と酷似していることを発見したからである．骨梁の構造と主応力線方向の一致については，大腿骨の近位部の他にも，腰椎の椎体，脛骨の遠位端，これに続く距骨と踵骨などでも指摘されている．いずれにせよ，クルマンによるこの発見が20世紀に開花する骨のバイオメカニクスの出発点だったといってよい[2]．

ガリレイやクルマンによる，骨のかたちと力学的機能との間の明快な対応例の発見によって，骨のかたちは力学的に最適な設計がなされているという，ウォルフの仮説が生まれ出ることにつながった[3]．20世紀のバイオメカニクスの歴史は，この仮説を実証するための挑戦であったといってよい．一方，クルマン以来，1世紀以上続いているバイオメカニクス研究の底流にあるものは，ルーによって提唱された「最小材料最大効果説」といわれる仮説である[4]．これは骨に限らず，生物全般を対象としているが，「生物体内の器官は，常に最小の材料をもって最大の効果が発揮できるように形成されている」という仮説である．これを骨のかたちの力学的な側面に適用すると，「最小材料最大強度」の構造ということになる．これは，生物のかたちが機械論的に決定されるという考え方で，すなわち骨のまわりの力学的環境が確定すれば，そ

れに対応して内部の力学的状態が一意的に決定され，それに適するように骨の構造が変化して，最適なかたちに収斂していくというものである．

d. 力学と力学モデル

ここまでバイオメカニクスという用語を定義せずに用いてきたが，これは「バイオ」と「メカニクス」の2つの部分に分解され，バイオを生物，メカニクスを力学と訳せば，「生物力学」という訳語が成立する．だが，現在では，バイオもメカニクスも，特殊な外来語ではないのであえて訳さず，「バイオメカニクス」の方が馴染みやすい．ここで解説すべきは，メカニクスの方であろう．メカニクスは，この場合ニュートンの古典力学を指しており，扱う物体の加速度を0とみなすかどうかで，スタティクス（静力学）とダイナミクス（動力学）に分類される．骨のバイオメカニクスでは，このうち主に静力学の基本的な知識が要求される．すなわち，骨の動きは無視して，加えられた力の静的平衡を主に扱っていくことになる．したがって，骨のバイオメカニクスとは，大雑把にいえば，骨の形態を静力学的観点から研究する分野であると定義できる．

生物体を力学的に捉えるためには，対象をモデル化する必要がある．体重心に体重が集中していると考えれば，質点モデルが適用され，各体節の重心に各体節の質量が集中していると考えれば，質点系モデルが適用される．これに対して，質量が重心に集中するのではなく，一定の密度で空間に分散していると考えると，これが生物の実態により近いのであるが，剛体モデルということになる．生物体全体を1つの楕円体の剛体で近似することがしばしば行われる．一方各体節に剛体モデルを当てはめ，それらを連結させた剛体リンクモデルは，さらに生物体に近づいたモデルといえる．生物体の運動や移動様式（ロコモーション）の研究は，通常，楕円体剛体リンクモデルによって行われてきた．剛体とは，外力を加えても変形の生じない仮想的な物体である．気体，液体，固体の中では，もちろん固体にいちばん近く，固体の中でも硬い金属などがそれに近い．剛体の力学では，重心（正確には，質量中心）の位置とともに，物体の空間的広がりを表す慣性モーメントによって幾何学的特性が表現される．各体節を剛体モデルによって置き換え，関節および筋によるモデル間の連結を定義することによって，剛体リンクモデルが完成する．末端の体節に作用する外力を力センサーで実測し，また各体節につけられた標点の変位を時々刻々ムービーカメラで撮影したのち加速度を計算し，得られたデータから，モデル全体の運動方程式を一定の条件下で解くことにより，各剛体間で作用し合っている力やモーメントが算出され，筋力や関節力の推定が可能となる．

さらに，モデル化を進めると，各体節，たとえば大腿部では，その中心に大腿骨という骨が存在している．先ほどの剛体リンクモデルでは，骨のほかに，筋や皮膚などの軟部組織全体を含めて1つの剛体としてモデル化したわけであるが，骨のバイオメカニクスでは，このモデル化では不十分である．なぜなら，骨は剛体ではないからである．骨は外力を受けて変形する，変形体として扱わなければならない．変形体の力

学には，静的な対象を扱う固体力学と動的な対象を扱う流体力学があるが，骨のバイオメカニクスの中心的な分析手法は固体力学である．

骨を固体力学的に把握する場合，単純なものから複雑なものまで，各種の力学モデルが考案されてきた．このうち，いちばん古典的なものは，19 世紀以来行われてきた，材料力学によるモデル化である．基本的には，弾性論に基づくものであるが，取り扱う物体が梁（ビーム）や棒（ロッド）という非常に単純化された細長いかたちをしている．梁とは主に曲げの作用を受ける棒のことである．この梁や棒に適用される理論は，大腿骨を含めた長管骨の力学的分析法として頻繁に用いられてきた．

e. 梁の応力

梁や棒などに外力が加わると微小変形が生じ，この外力を取り去ると原形に復する．このような物体の性質を弾性という．材料力学では，梁や棒を弾性体として扱う．変形のほかにもう 1 つの関心事は，梁や棒の内部の状態である．真直梁に外力が加わり，つりあっている場合，梁の長軸に垂直な任意の断面（横断面）に着目すると，この断面で分けられたいずれの部分でも，加わった外力とこの任意断面に想定される内力とは平衡が保たれる必要がある．もし，これらが平衡関係になければ，この断面を中心とした運動が生じてしまう．この断面で，外力につりあうための内力として断面力，さらに外力によるモーメントにつりあうためには，断面モーメントが想定されなければならない．このとき，外力＋断面力＝0，外力によるモーメント＋断面モーメント＝0，という等式が，静的につりあうためには，成立する．外力が長軸に平行に作用するとき，任意の横断面に作用する断面力は，圧縮力または引張力である．ここで，この圧縮力や引張力という軸力の単位面積当たりの大きさを計算して，これを垂直応力と定義する．これは，既にガリレイのところで述べ，破壊の目安とした．一方，外力によって曲げが生じたとき，断面には曲げモーメントが発生し，曲げ応力＝曲げモーメント÷断面 2 次モーメント×y（y は断面 2 次モーメントを計算した中立面からの距離）が成立する[5]．長軸に垂直な外力によって発生する曲げの場合は，横断面に平行な断面力が発生し，これはせん断力と呼ばれ，同様にして計算されるせん断応力は均一ではなく，中立面の高さで最大となる．また，棒で長軸に垂直な面内に働く外力が偶力の場合には，断面モーメントとしてねじりモーメントが発生し，断面の図心からの距離を r とすると，ねじり応力＝ねじりモーメント÷断面極モーメント×r，という応力が発生する．上に述べた複数の外力が同時に作用するときには，それらに対応して算出された応力を加算することによって，実際の応力値を知ることができる．このほかに，棒が非常に細長い場合には，長軸方向の圧縮による座屈の影響も無視できない．

f. 骨と梁モデル

材料力学的分析法では，骨のかたちを過度に単純化しており，長管骨を真直な梁や棒にモデル化することによって，応力計算を行う．このとき，実際の骨との間の相違を挙げると，まず，① 骨の長軸は真直ではない．通常は，ある曲率をもって曲がっ

ている．②骨の長軸に垂直な横断面は一定のかたちをしていない．場所によって，断面特性値が変化している．③骨の材質は均質ではない．骨の表面と内部では硬さや丈夫さが異なり，部位によって材料特性値が異なる．④材料特性値は方向によっても異なり，異方性を示す．これらをすべて無視して，長管骨を等方均質な真直梁としてモデル化するのは大胆すぎると考えられなくもない．分析や研究の目的が，生体内の骨に発生している応力の絶対値の推定であるならば，確かにそのとおりである．しかし，応力分布の全体像や応力集中の発生しやすい場所の推定などという相対値で十分な研究であるならば，この単純なモデルによって得られる結果からも，非常に有用な結論を導くことができるだろう．また，適応のプロセスを研究するために，力学的シミュレーションをする場合には，むしろ出発点におけるモデルは，必ずしも実際の骨に近い必要はない．むしろ，等方均質なモデルから出発し，最終的に異方性や不均質性が適応の結果生ずるというシナリオの方が望ましいわけである．骨には個体差，年齢差，部位差，時代差があり，さまざまな断面形態が知られている．この多様性の力学的な意味を分析する際に，断面積や断面2次モーメントの大きさに着目して，これらの変化について力学的考察がしばしば行われるが，実はそれが梁や棒などの材料力学的前提のもとでの考察であることを常に忘れてはいけない．

g．光弾性モデルと有限要素モデル

複雑な形状の物体を極端な単純化をせずに，すなわち梁の仮定をおかずに，応力解析を行う方法がある．1つは光学的なモデル実験であり，パウヴェルスなどによって盛んに行われた光弾性実験法に基づく応力解析である[6~7]．これには主に2次元光弾性モデルが用いられた．材質は等方均質であり，その形は特定の面への投影図の輪郭を正確になぞっている．主要な力の平衡がその面内で成立している場合には有力な方法といえる．光弾性実験によって，主応力の方向を確定するのは容易ではないが，主応力差の分布はモデルのすべての部位において縞模様として簡単に光学的に視認できる．光弾性モデルは梁の理論の前提となる細長い形である必要はなく，透明なプラスチック樹脂から任意の形を切り出し，そして任意の方向から荷重を加えるだけで結果が得られる．光弾性実験に代わって，1970年代以降，計算機内に数値モデルを作成し，有限要素法によって弾性問題を解く手法がバイオメカニクスに導入され，2次元モデルのみならず，3次元モデルによる応力解析で威力を発揮した．骨を多面体（四面体，五面体，六面体）や多角形（三角形，四角形）などで細かく要素分割し，各要素に幾何学的特性値や材料特性値を自由に設定できる．この有限要素モデルに適当な拘束条件や外力条件などの境界条件を与えれば，数値計算によって応力値が得られる[8]．要素分割を細かく行えば，光弾性モデルに比べると，より実際の骨に近いモデルを作成することができる．ただし，骨のすべての部位で材料特性値が詳細にわかっているわけではないので，実際に作成する数値モデルでは，緻密質や海綿質についての一般的な材料特性値が用いられることになる．要素分割に関しては，計算機の処理能力が進歩したことによって，より細かな分割が可能になり，さらに，計算された応

力値の大きさを，形態や構造にフィードバックさせるようなシミュレーション手法が実現し，それによる最適構造の設計が行われるようになってきた．

21.2　骨のバイオメカニクス関連研究

a．材料強度学

力学モデルの作成は，骨のバイオメカニクスの中心となる方法論であるが，このとき骨の材料特性に関する信頼のおけるデータの蓄積が，これらの研究の基礎となる．骨の材料試験は 19 世紀の中期から行われてきた．日本では，山田らが全身のほぼすべての臓器や生体組織を材料試験機にかけ，膨大なデータを入手した[9~10]．硬組織に限ると，ヒトおよび種々の哺乳動物について，引張，圧縮，捻り，曲げの破壊試験を全身の主要な骨で行い，破壊強度のほかにヤング率，ポアソン比などについても，年齢や性，乾燥による影響などを詳細に調べた．エヴァンスも同様の研究を行ったが，骨の全体としての強度試験のほかに，小さな試験片を削り出して，同一の骨で部位や方向による強度の違いについて調べた[11]．これをさらに進め，1 つのオステオンについての材料試験を行う研究者も出現し[12]，さらに近年，粘弾性特性や疲労破壊に関する研究も盛んに行われ，また複合材料としての材料特性にも関心が寄せられるようになってきた．

b．断面特性値と応力解析

梁の理論を用いた解析では，まず長管骨の横断面に関する断面特性値の算出が行われる．断面特性値には，図心，断面積，断面 2 次モーメント，断面極モーメント，主軸方向などが含まれる．骨に加えられた外力の大きさがわかれば，これらの断面特性値から，応力値を先に述べた方法で推定できる．CT の発明以前は，骨の断面特性値を知るには，鋸で切るしかなかった．得られた断面は不規則な形をしているので，この断面特性値をディジタイザを使わずに計算するのは容易ではなかった．現在では，ヘリカル CT によって得られたボリュームの CT 値の集合から，任意断面の断面特性値を瞬時に算出できるようになった．こうして得られた断面を積み重ねていくことにより 3 次元的な全体形状の数値化が可能になり，隣接する断面の間で適当な要素分割を行えば，3 次元有限要素モデルの構築ができる．20 世紀初頭，コッホは梁の理論を用いて，ヒト大腿骨の 2 次元的な応力解析を行った[13]．同じころ，トムソンも『成長とかたち』という本の中で，骨構造について材料力学的考察を行っている[2]．その後，パウヴェルスが図式力学をヒトの骨格に応用し，とくに四肢骨について，梁の理論による解析を行うと同時に，さらにそれを進めて，2 次元光弾性モデルによる応力解析によって，四肢骨のどの部分に強い応力が発生しているのか，また骨の内部，たとえば大腿骨の骨端部の海綿質で構成される部分の応力値が骨幹に比べて低いこと，などを示した[6]．近年は，上述したように光弾性実験法に代わって有限要素法による応力計算が主流となっている．

c. ひずみ測定と骨質密度

　骨に生ずる応力は，直接測定することはできない．既に述べたように，力学モデルから推定を行うしかない．これに対して，骨表面に発生するひずみは測定可能である．ここで，ひずみの定義をしておく．外力を加えられた骨は変形し，骨の中にある任意の点は変位する．この変位とひずみは同じではない．応力は，単位面積当たりの内力であると定義したが，これと同様にしてひずみは，単位長さ当たりの変位の大きさと定義される．ここで，弾性体では，ひずみと応力の間に，E（ヤング率）＝応力÷ひずみ（＝一定），という関係が成立する．ひずみを測定する方法は，骨表面にひずみゲージ（ストレインゲージ）というセンサーを貼り付ければよい．遠藤は，この手法を咀嚼時におけるヒトやゴリラの顔面頭蓋の研究に導入して，種々の外力条件下でひずみ測定を行った[14]．ひずみゲージを用いた測定では，骨内部の様子を知ることはできないが，その後もハイランダーらを中心に上顎骨および下顎骨など，咀嚼運動に関与する骨のひずみ測定が精力的に続けられている[15]．

　一方，同一の骨の内部でも材料特性値が一定でないことは既に触れた．骨のX線写真を眺めると，軟部組織に対比してみた場合には，骨組織のX線吸収率がとくに大きいため，骨全体の密度が均質であるかのような印象を受けがちだが，線源の管電圧や照射時間などを調整すると，通常のX線写真でも，骨端に存在する骨梁の様子が認められる．アムトマンは，大腿骨の各部位で骨密度やカルシウム含有量を測定し，骨幹部における骨密度分布図を作成した[16]．当然，カルシウム含有量の大きい部位では骨密度は大きい．

　このようにして，20世紀には，材料試験によって得られる材料特性値をはじめとして，断面の形状から決まる幾何学的特性値（断面特性値），骨表面のひずみ測定や力学モデルを用いた応力計算などよって得られる，ひずみや応力の分布に関する膨大な量のデータが蓄積されてきた．

d. 骨の力学的適応の例

　全身骨格の各部位において，上で述べた材料特性値，幾何学的特性値，特定の外力条件下での応力やひずみなどに関して，十分な量のデータが得られたとして，これらのデータ間の関連性を分析すれば，あらゆる骨のすべての形質で力学的適応の証拠を見出すことができるのであろうか．最初にも述べたように，力学的にうまく説明のつく形質と，それがむずかしい形質とに分かれるであろう．説明の容易な例として，ヒトの四肢と重力との関係について考察する．通常の立位姿勢では，上肢と下肢とでは力学的環境はまったく異なる．下肢には，ほぼ全体重が作用しているのに対して，上肢は，下肢と比較すると無重力の状態にあるといってもよい．下肢の骨には，重力に起因する外力が常に強く作用するのに対して，上肢の骨には，何かを持ち歩いたりしない限り，上肢の自重のみが働くだけである．実際，これは骨の大きさの違いに反映している．ヒトの大腿骨は上腕骨に比べて，頑丈で大きい．移動様式の異なるゴリラでは，この関係はまったく逆になっている．

パウヴェルスは，ヒトの尺骨を片持梁とみなし，上腕および前腕の屈側で肘関節に作用する筋によって，骨表面に発生する曲げ応力が全長にわたりほぼ一定の値に近づくように設計されていると主張した[6]．遠藤は，顔面頭蓋のひずみ測定の結果および剛節枠構造モデルから計算して得られた曲げモーメントの変化パターンの分析によって，眼窩の外側縁には特異点が存在することを発見し，その部分が生体では縫合となっていると指摘した[17]．ただし，脳頭蓋と顔面頭蓋の骨厚の違いは，単純な力学的原理だけでは説明できない．アムトマンが大腿骨の骨幹部における骨密度分布を詳細に調べたことは既に述べたが，このほかに各部の圧縮強度を測定して強度分布図を作成し，骨密度分布図との間に対応関係があることを示した．また，大腿骨骨幹中央部の内側縁および外側縁で骨密度や破壊強度が最大になっており，これらの結果は，大腿骨の骨頭荷重時に推定される最大応力発生部位とほぼ一致している[16]．

19世紀に見出された海綿質における骨梁の流れが，なぜ弾性モデルで計算される主応力線の流れと一致するのか．この議論は今までほとんど行われることはなかった．骨梁は，緻密質におけるオステオンに相当する，骨小柱のようなものと考えると，この長軸方向に対する荷重に対して最大の強度をもち，これと直交する向きの荷重，すなわちせん断力に対していちばん弱いというのが暗黙の了解であったと思う．ヒュイスクスらはこれを実証するために，骨組織レベルで有限要素モデルを作成し，骨のリモデリングにおける発生応力の骨密度へのフィードバックを，乱数を発生させながら繰り返すような，形態形成シミュレーションを行って，骨梁の方向が加えられた荷重の方向に収斂していくことを示した[18]．

e． **特殊環境下での骨**

これまでは，主に健常人について，平均的な環境下で骨に加えられた荷重や，そのときに発生する応力やひずみについて述べてきた．一方，実験動物を特殊な環境において，その反応をみる実験的研究も行われた．木村は，NASA の遠心機を用いて，イヌとラットを2～3Gの超重力下で生活させて，骨の材料特性値や断面特性値に，超重力への適応と考えられるような変化がみられることを示した[19]．松村は，ラットにオペランド条件づけを行い，二足起立姿勢をとらせることにより，対照群と比較すると，断面特性値や骨密度分布に差が生ずることを示した[20]．これらとは逆に，宇宙船内の無重力状態，関節の固定，腱の切断など，運動制限が加えられた場合の筋骨格系への影響も調べられてきた．以上のような特殊環境下での実験管理は非常にむずかしく，たとえば重力の大きさや二足起立の頻度が力学的な環境の厳しさを正確に反映するように実験系を組み上げるのは容易ではない．これらは，ヒトや動物の骨に対する間接的な荷重実験とみなすことができる．これに対して，ルービンらは生きた実験動物の骨に直接，外力を加える実験を行い，骨に生ずるひずみと骨形成との間の関係を調べた．成長期にある骨と成熟した骨とでは，組織レベルでの反応が違っており，また骨の外表面と髄腔側の内表面とでは骨形成の様式が異なることを示した[21]．

一方，ウォルフは著書の中で，病的な骨の適応例を多数挙げている[3]．パウヴェル

スも，くる病患者の大腿骨で外形や骨幹部の横断面の形に着目し，断面の主軸の方向が大腿骨の荷重線の方向に向いていることを指摘した[6]．

f．力学的適応原理とその実証

上述したように，骨は異なる力学的条件のもとで，各種の適応的反応を示すことが調べられてきた．これらのデータの蓄積によって，その反応に規則性が認められることになれば，それが力学的適応原理である．生物一般のかたちの決定原理として有名なのが，既に述べたルーによる「最小材料最大効果説」であり[4]，骨ではこれを内包するウォルフの「骨の変形法則」である[3]．これには，① 最小材料による強度の最適化，② 骨梁方向と主応力方向の一致，③ 力学的刺激に反応した骨の自己制御，などが含まれる．骨は，他の生体材料と比べて重いので，日常生活で破壊されない程度の強度を保持しながら，できるだけ軽量である方が体移動や各種の運動のための筋系の設計にとっては好都合である．しかし，不意の衝撃などで簡単に骨折しては困るわけで，機械や建造物の設計において考慮される安全率が問題になる．安全率を大きくとれば，破壊は起きにくくなるが重くなる．

クンマーは，骨形成の原理として，骨に発生する応力に着目し，骨増殖が開始される応力の閾値と骨吸収が開始される応力の閾値があり，その2つの閾値に挟まれた範囲内では，骨増殖と骨吸収が平衡状態になっているというフィードバック機構を提唱した[22]．一方，バセットは，外力が加えられると骨基質に電流が発生し，この電気的刺激により，骨増殖が起きると考えた[23]．近年，骨のリモデリングについて，詳細な細胞レベルの研究が盛んに行われるようになり[24]，骨細胞が応力センサあるいはひずみセンサとして働き，そこからの指令によって，破骨細胞や骨芽細胞が活性化されるという仮説が実証されるかもしれない．

工学では，一定の安全率をあらかじめ設定し，最適構造設計を行う分野があるが，生物の自己修復機能からヒントを得て，梅谷らは「成長変形法」を考案し，大腿骨の大転子の膨らみを2次元数値モデルによるシミュレーションによって設計してみせた[25]．また，遠藤は顔面の剛節枠モデルを発展させて，骨表面の応力値一定を目標とする「平等強さの構造」に基づいて，現代人と石器時代人の顔面の設計を行い，とくに鼻根部および頬骨部について構造の比較を試みている[26]．

g．今後の展望

19世紀にウォルフによって提唱された骨形成の仮説を，20世紀にはさまざまな手法で検証してきた．精密な材料試験法や大規模な数値計算法が導入され，多くの有用なデータを入手することが可能になってきたが，19世紀的な梁の理論で骨の形態の機能性を検証していく手法も，依然直感的で説得力がある．また一方では，非常に初歩的な知見もいまだに不十分なままである．たとえば，外力に対する骨の反応を調べることが重要であるといいながら，日常生活で骨に作用している外力の作用様式が正確には知られていない．21世紀に望まれる骨のバイオメカニクスの方向性を列挙すると，第1に，骨まわりの力学的な環境を詳しく解明する必要がある．第2に，骨

が不均質でかつ異方性をもった複合材料であるという事実を再認識し，生きた骨で正確な材料特性値を得るための方法を確立する必要がある．第3に，細胞レベルでのモデリングおよびリモデリングの機構が力学的環境のもとで実証されなければならない．第4に，これらのデータを取り入れた力学的適応モデルを作成し，そのモデルによるシミュレーション手法を工夫して，形態形成における力学的要因を非力学的（遺伝的）要因から分離することにより，未来の適応原理を明確化させる必要がある．

［高橋秀雄］

文　献

1) ガリレイ, G.：新科学対話（上）．岩波書店, 1937.
2) Thompson, D'Arcy W.: On Growth and Form. Cambridge University Press, 1961.
3) Wolf, J.: The Law of Bone Remodelling. Springer, 1986.
4) Roux, W.: Gesammelte Abhandlungen über die Entwicklungsmechanik der Organismen. Wilhelm Engelmann, 1895.
5) 鵜戸口英善ほか：材料力学（上）．裳華房, 1981.
6) Pauwels, F.: Biomechanics of the Locomotor Apparatus. Springer, 1980.
7) Takahashi, H. and Endo, B.: *Okajimas Folia Anat. Jpn.*, **56**: 687-708, 1982.
8) 高橋秀雄：バイオメカニズム, **8**: 47-56, 1986.
9) 山田博：人体の強度と老化．日本放送出版協会, 1979.
10) Yamada, H.: Strength of Biological Materials. Williams & Wilkins, 1970.
11) Evans, F. G.: Mechanical Properties of Bone. Charles C. Thomas, 1973.
12) Ascenzi, A. and Bonucci, E.: *Acta Anat.*, **58**: 160-183, 1964.
13) Koch, J. C.: *Am. J. Anat.*, **21**: 117-298, 1917.
14) Endo, B.: *Primates*, **14**: 37-45, 1973.
15) Picq, P. G. and Hylander, W. L.: *Am. J. Phys. Anthrop.*, **79**: 393-398, 1989.
16) Amtmann, E.: *Ergeb. Anat.*, **44**: 1-89, 1971.
17) Endo, B.: *J. Fac. Sci. Univ. Tokyo, Sec. V*, **3**: 1-106, 1966.
18) Huiskes, R. et al.: *Nature*, **405**: 704-706, 2000.
19) Kimura, T. et al.: *J. Biomech.*, **12**: 361-365, 1979.
20) 松村秋芳ほか：人類誌, **91**: 465-474, 1983.
21) Rubin, C. T. and Lanyon, L. E.: *J. Bone Jt. Surg.*, **66A**: 397-402, 1984.
22) Fung, Y. C. et al.: Biomechanics. Prentice Hall, 1972.
23) Basset, C. A. L.: *Calcif. Tiss. Res.*, **1**: 252-272, 1968.
24) Arron, J. R. and Choi, Y.: *Nature*, **408**: 535-536, 2000.
25) 梅谷陽二：自然, **7**: 72-81, 1978.
26) Endo, B. and Adachi, K.: *Okajimas Folia Anat. Jpn.*, **64**: 335-350, 1988.

22

カルシウム代謝と加齢

　骨は脊椎動物のもっとも基本的な構成成分であり，なくてはならない物理的支持体である．それに加えて陸上の脊椎動物ではカルシウム代謝の主要臓器の1つとして，腎臓，腸管とともにカルシウムホメオスタシスを制御している．

　出生後から高齢者までの加齢に伴って，骨においては非常に大きな変化が進んでいる．成長期に骨は成熟し，骨量も増加する．成長期以降40歳ごろからは骨量の減少が認められ，高齢化社会における重要課題の1つである骨粗しょう症[1]の発症基盤が形成される．骨量は臨床的パラメータの中で加齢に伴う変化がもっとも大きなものの1つであり，その背景となる加齢に伴う骨代謝の変化は劇的なものである．

22.1　骨における加齢に伴う変化

　骨密度，骨量は思春期から20歳ぐらいまでに最大値に達し，40歳ぐらいまではその値は保たれ，その後減少する（図22.1）．この骨量減少の機序は大きく2つに分けて考えることができる．その1つが女性に認められる閉経後の骨量減少であり，もう1つが男女に共通する加齢に伴う

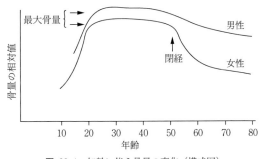

図 22.1　加齢に伴う骨量の変化（模式図）

骨量の減少である．減少速度としては前者の方が速く，1年で2〜3%に達する．身体の物理的構築を保つこととカルシウム代謝の中心臓器の1つとして機能することのために骨では骨吸収と骨形成の両者が常に進行しているが，骨量の減少は骨における骨吸収が骨形成を上回ることによって生ずる．骨はその構築上，皮質骨と海綿骨に分けることができる．骨格の部位によってこれらの構成比率は異なり，脊椎椎体では海綿骨の比率が大きく，四肢の骨幹では皮質骨の比率が大きい．閉経後の骨量減少は海綿骨において著しく，退行期骨粗しょう症の合併症としての骨折の中でもっとも早期から頻度が増加する骨折が，脊椎椎体骨の圧迫骨折であることに結び付く．閉経後の骨量減少期には骨吸収と骨形成の両者が亢進し，いわゆる高回転型の骨代謝状態で骨

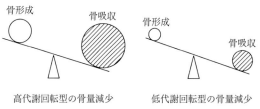

図 22.2 骨量減少の多様性

量減少が進む（図22.2）．閉経後の骨量減少が生理的な範囲を越え，病的なレベルに達した場合に閉経後骨粗しょう症と診断される．一方，皮質骨の減少は海綿骨より数年ほど遅れて進行すると考えられる．閉経後10年以上経過するころからの骨量減少は一般的に低代謝回転の状態で進み，その機序として，加齢に伴うカルシウム代謝の変化が重要な位置を占めていることが予想される．

22.2 閉経と骨代謝

閉経はすべての女性にとって避けられないことであるが，それを迎える年齢は平均寿命が延長しても変わることなく，ほぼ50歳である[2]．このことは閉経後の期間が延長することを示し，骨代謝に対するエストロゲン欠乏の影響もさらに大きくなる．閉経に至る経過をさかのぼってたどると，35歳ごろから始まる卵巣からのインヒビン分泌の低下にたどり着く[3]．ここから約15年かけて閉経がもたらされるが，なぜこの年齢でインヒビン分泌の低下が起こるか，その分子機構は明らかではない．40歳ごろからは卵巣からのインヒビン分泌低下が顕著になり，下垂体の卵胞刺激ホルモン（follicular stimulating horomone, FSH）分泌亢進が引き起こされるが卵巣の反応性はますます低下し血中エストロゲンレベルが激減し[4]，閉経とそれに基づくさまざまな変化が身体にもたらされる．

閉経後の数年は骨吸収が著明に亢進するが，このことはエストロゲン欠乏が複数の機序を介して破骨細胞の数を増加させ，さらには機能の亢進をもたらしていることによる．近年の骨代謝研究において，破骨細胞の分化と機能制御に欠かせない因子であるosteoclast differentiation factor（ODF）とそのレセプターの発見はきわめて重要な意味をもっている[5,6]．間葉系幹細胞から分化する骨芽細胞と血液幹細胞から分化する破骨細胞前駆細胞との細胞間相互作用が破骨細胞の産生に必要であることは以前から知られていたが，その分子機序が明らかにされた．ODFが骨形成をつかさどる骨芽細胞の表面に発現し，ODFに対するレセプターが破骨細胞前駆細胞に存在するのである．エストロゲンの欠乏は骨髄のBリンパ球前駆細胞を増加させることが知られているが[7]，このことが，ODFとそのレセプターの系を活性化させ，破骨細胞による骨吸収亢進を引き起こす．さらにODFとそのレセプター系の活性化は，M-CSFやTNF-α，IL（インターロイキン）-1，IL-6などの骨吸収促進性サイトカインによっても引き起こされるが，これらのサイトカイン産生もエストロゲン欠乏によって惹起される．IL-1のように，閉経後女性において血中濃度が上昇することが示されているものもある[8]．最近，エストロゲンの欠乏が骨細胞における機械的負荷に対

する感受性低下をももたらすことも示唆され[9]，閉経がもたらす骨代謝への多面的影響が考えられる．

　以上，閉経がもたらす骨代謝への影響を述べたが，この機序は女性のみならず男性の加齢に伴う骨量減少についても当てはまるのではないかと考えられている．つまり，男性における性腺機能の低下（アンドロポーズ）と副腎機能の低下（アドレノポーズ）がアロマターゼを介するエストロンの低下をもたらし，このことが女性の閉経期における骨減少機序を惹起するという考え方である[10]．骨代謝におけるエストロゲンの重要性は女性においてのみではなく，男性にも当てはまることは1994年に報告されたエストロゲン受容体突然変異の男性例で劇的に示された[11]．この24歳の症例では，正常のエストロゲン受容体（a）が形成されず，エストロゲン不応症の状態にあり，骨端線が閉じていない，骨量が低いなどの骨成熟異常が認められた．さらに，アロマターゼ欠損の男性例でも骨量の著明な低下が認められており[12]，加齢に伴う骨代謝の変化，骨量の低下における女性ホルモンとその受容体系の存在は大きい．

22.3　高齢者における骨代謝の特徴

　閉経後女性の骨量低下においては女性ホルモンの著減が主役を演ずるが，男女ともに40歳代以降徐々に骨量低下は進行する．女性ホルモンの減少が男女に共通する加齢に伴う骨量減少の原因である可能性が示唆されているが，忘れてはならないのが，加齢に伴うカルシウム代謝の変化である．さらにカルシウム代謝の変容以外にも加齢に伴う基本的な生物学的変化が骨量減少の機構に影響を与えている可能性もある．それらは現在解明されつつある「老化遺伝子（群）」によってコントロールされていることが予想される．

　閉経による内分泌代謝的な変化は60～65歳ごろには定常状態に達するものと考えられる．この時期の骨代謝状態は一般には骨形成，骨吸収ともに低下しており，いわゆる低骨代謝の状態で，骨量減少が進むと考えられていることは先に述べた（図22.2）．しかしながらこのことはすべての例に当てはまることではなく，高代謝回転の検査所見が得られることもあり，高齢者における骨代謝の特徴とそれに基づいて発症する骨粗しょう症の病態には多様性が存在する．その中で，カルシウム代謝の変化は主役の1つとして働くものと考えられる．高齢者はいくつかの理由でカルシウム不足に傾きやすい（表22.1）．まず，カルシウム源となる食物摂取が減少し，カルシウムの腸管吸収能も低下する．さらに食物からの摂取量低下と日光の紫外線による産生量低下によって体内のビタミン D_3 量が低下することも高齢者におけるカルシウム吸収低下を引き起こす．ビタミン D_3 は肝臓と腎臓において活性化されて機能を発揮するが，高齢者においてはこの活性化能とくに腎臓における $1a$ 水酸化酵素による活性化能が低下するのではな

表 22.1　高齢者におけるカルシウム不足の要因

・食物摂取量の減少
・腸管からのカルシウム吸収能低下
・ビタミン D_3 の不足
・ビタミン D_3 活性化能の低下

いかと推測されている．これらのカルシウム不足の状況が2次的に副甲状腺機能亢進をもたらし，そのことが骨量減少をもたらすことが考えられる．

カルシウム吸収は加齢に伴ってどの程度変化するのであろうか．カルシウム吸収はアイソトープを用いた直接的な方法と，摂取カルシウム量と排泄されるカルシウム量を測定することによって吸収量を算定するバランス法がある．アイソトープを用いる場合も radioactive calcium を用いる方法と stable isotope を用いる方法がある．安全性と倫理的な問題から後者が用いられることが多く，海外からは複数の報告がなされている．しかしながら，試比較薬が高価であること，測定にも費用がかさむことなどの課題があり，日本ではいまだまとまった報告がない．これに対して，バランス法は摂取する食物の調製に工夫を要することはもちろん，排泄物（尿，便）の処理には特殊なシステムを用い，研究者への負担は大きいが，実際のカルシウム出納を食物摂取を介して検討できるという大きな利点をもつ．このようにヒトにおいてカルシウム吸収を測定する方法はいずれも困難なものであり，日本におけるデータはきわめて乏しい．その中で，Souza らは日本人高齢女性（平均年齢約73歳）においてバランス法を用いて検討し，高齢女性のカルシウム必要量を 842 mg/day と推定した[13]．さらに最近は上西らもバランス法をもち用いた詳細な検討によってほぼ同様の結果を得ている[14]．現在日本におけるカルシウム必要量は 600 mg/day とされており，高齢者における必要量は約 250 mg も上回ることになる．若年者と高齢者におけるカルシウム必要量の差は多くの部分が吸収の低下によってもたらされているものと考えられ，先に述べたビタミン D 代謝の加齢に伴う変化をはじめとする複数の機序がこれにかかわっていよう．

22.4　骨粗しょう症の予防と治療の観点から

骨粗しょう症とは低骨量と骨組織の微小構造の破綻によって特徴づけられる疾患であり，骨の脆弱性亢進と骨折危険率の増大に結び付く疾患と定義されている[1]．その診療は合併症である骨折を予防することを最大の目的としている．骨粗しょう症によって発症の頻度が上昇する骨折は脊椎椎体圧迫骨折，前腕骨遠位端骨折，大腿骨頸部骨折，上腕骨近位端骨折である．

日本の診断基準では骨粗しょう症診断の根本である骨の評価は X 線写真と骨量測定によってなされる[15]．高齢者においては若年者に比して脊椎の圧迫骨折を既に有している可能性が高いことや，変形性脊椎症など，他の疾患を併発していることが多いため，X 線写真が必要である．骨量測定においては腰椎の AP 方向での dual energy X-ray absorptiometry（DXA）による測定が標準的な部位として推奨されるが，この部分に圧迫骨折や変形性変化が既に存在する場合は参考値にとどめるか，むしろ測定すべきではない．このため，高齢者における骨量測定部位としては大腿骨近部位が勧められている．なお，現在の診断基準（表 22.2）は骨粗しょう症のうち「原発性」に対するものであり，さらに年齢層ごとに設定されたものではない．また，現時点で

22. カルシウム代謝と加齢

表 22.2 原発性骨粗しょう症の診断基準（2000 年改訂版）

低骨量をきたす骨粗しょう症以外の疾患または続発性骨粗しょう症を認めず，骨評価の結果が下記の条件を満たす場合，原発性骨粗しょう症と診断する．

I．脆弱性骨折[1] あり
II．脆弱性骨折なし

	骨塩量値[2]	脊椎 X 線像での骨粗しょう症化[3]
正　　常	YAM の 80％ 以上	なし
骨 量 減 少	YAM の 70〜80％	疑いあり
骨粗しょう症	YAM の 70％ 未満	あり

YAM：若年成人平均値（20〜44 歳）．

1：脆弱性骨折：骨塩量値が YAM の 80％ 以下か，脊椎 X 線像で骨粗しょう化の疑いがある症例での非外傷性骨折，または平地での転倒・転落によって発症した骨折．

2：骨塩量は原則として腰椎骨塩量とする．ただし，高齢者において，脊椎変形などのために腰椎骨塩量の測定が適当でないと判断される場合には大腿骨頸部骨塩量とする．これらの測定が困難な場合は橈骨，第 2 中手骨，踵骨の骨塩量を用いる．

3：脊椎 X 線像での骨粗しょう症化の評価は，従来の骨委縮度判定基準を参考にして行う．

脊椎 X 線像での骨粗しょう症化	従来の骨委縮度判定基準
な　し	骨委縮なし
疑いあり	骨委縮度 I 度
あ　り	骨委縮度II，III度

は年齢別の診断基準は設定されていないが，加齢に伴って骨折閾値は上昇する，つまり，同一の骨量でも高齢であるほど骨折危険率が上昇するというデータがある[15]．高齢者の骨粗しょう症診断においては骨量以外の骨折危険因子も考慮した骨評価，ひいては骨折リスクの評価を行うことが臨床的に重要である．

　骨粗しょう症の治療は食事療法，運動療法，ならびに薬物療法からなるが，骨折予防のためには骨自体の強度のみならず，筋力の増強，関節可働域の確保といった運動能力の維持，増進や，転倒防止を念頭においた環境の整備も欠かせない．骨粗しょう症治療薬の選択に当たっては，個人ごとの骨代謝の多様性を反映させた処方が望ましく，骨代謝マーカーの実用が一歩進んだ現在，それが可能なものになってきている．理論的には骨吸収が亢進しているタイプには骨吸収抑制剤を，骨形成が低下している場合には骨形成促進剤を使用することが望まれる[16]．

22.5　今後の展望

　同性の同一年齢層についてみてみた場合，骨量の分布は身長，体重，血圧などと同様にある程度以上大きな集団については正規分布をとっている．このことは骨量の決定因子が複数の要因からなっていることを示す．現在，これらの要因は生活習慣に起因する因子とそれ以外とに分けて考えられる（表22.3）．とくに後者の中では遺伝的素因の存在が注目される．生活習慣因子が骨粗しょう症の発症に関与するに当たって

表 22.3 骨粗しょう症の危険因子

除去しえない危険因子	除去しうる危険因子
加齢	カルシウム不足
性（女性）	ビタミンD不足
人種	ビタミンK不足
（白人＞黄色人種，黒人）	リンの過剰摂取
家族歴	食塩の過剰摂取
遅い初経	極端な食事制限（ダイエット）
早期閉経	運動不足
過去の骨折	日照不足
	喫煙
	過度の飲酒
	多量のコーヒー

は，遺伝的素因の影響が無視できない．これらのことから，骨量の個人差，ひいては骨粗しょう症に対する易罹患性の個人差は複数の遺伝的素因や複数の生活習慣因子との相互作用の中で決定されているものと考えられる．多因子遺伝病としての骨粗しょう症における遺伝的因子を把握することは適切な生活習慣の指導や薬物療法の選択に有用であることが期待される．

われわれは骨粗しょう症の多因子性を認識し，多くの候補遺伝子をなるべく大きな母集団，しかも複数の地域の母集団について解析するという戦略で研究を進めてきた．これらの遺伝子群はエストロゲン受容体，ビタミンD受容体，アポリポプロテインE，副甲状腺ホルモン，カルシトニン，インスリン様成長因子1，インターロイキン-1，インターロイキン-6，カルシウム感知受容体，インターロイキン-6受容体，など既に多岐にわたっている．最近，多型性マーカーをゲノムワイドに用いた，骨量決定に関する座位の絞り込みが体系的に行われており，本格的なポストシーケンスゲノム科学の手法が骨の領域でも展開されつつある．　　　　　　　[細井孝之]

文　献

1) Kanis, J. A. *et al.*: *J. Bone Miner. Res.*, **9**: 1137-1141, 1994.
2) Amundsen, D. W. and Diers, C. J.: *Hum. Biol.*, **42**: 79-86, 1970.
3) Hee, J. *et al.*: *Maturitas.*, **18**: 9-20, 1993.
4) 北　正人，藤井信吾：日本老年医学会誌，**37**: 507-510, 2000.
5) Anderson, D. M. *et al.*: *Nature*, **390**: 175-179, 1997.
6) Lacy, D. L. *et al.*: *Cell*, **93**: 165-176, 1998.
7) Miyaura, C. *et al.*: *Proc. Natl. Acad. Sci. USA*, **94**: 9360-9365, 1997.
8) McKane, W. R. *et al.*: *J. Bone Miner. Res.*, **9**: 1313-1318, 1994.
9) Damien, E. *et al.*: *J. Bone Miner. Res.*, **15**: 2169-2177, 2000.
10) Riggs, B. L. *et al.*: *J. Bone Miner. Res.*, **13**: 763-773, 1998.
11) Smith, *et al.*: *New Engl. J. Med.*, **331**: 1056-1059, 1994.
12) MacGilivray, M. H. *et al.*: *Horm. Res.*, **1**: 2-8, 1998.
13) deSouza, A. C. *et al.*: *Gerontology*, **37**(suppl.1): 43-47, 1991.
14) Uenishi, K. *et al.*: *Osteoporos. Int.* (in press).
15) 折茂　肇ほか：日本骨代謝学会雑誌，**18**: 76-82, 2001.
16) 折茂　肇ほか：*Osteoporos. Jpn.*, **6**: 203-253, 1998.

IV

骨 の 病 気

23

骨 を 測 る

　骨を測るのに，従来より *in vitro* の方法としては骨組織形態計測法があり，臨床においては X 線写真を用いて骨萎縮度を評価する方法が行われてきた．その後，1980年ごろから骨量を定量化する目的で多くの骨密度測定法が開発された．それぞれには長所と欠点とがあるが，それらの使用は広く臨床医に浸透し今や骨粗しょう症の診断に不可欠となっている．とはいっても骨密度については正確な測定と測定値に対する正しい理解がなければ誤診の原因となる．とくに骨密度値は骨折リスクの評価に有用であるが，骨折群と非骨折群とに骨密度値のオーバーラップがみられるため，骨折を規定するもう1つの因子として骨質の評価の必要性が考えられてきた．広い意味での骨質である骨微細構造の研究には，近年開発されたマイクロ CT，マイクロ MRI 法が用いられ，構造と骨強度との関係の研究や薬剤の効果の評価などが行われてきている．狭義の骨質についての評価法は現時点で確立されてないが，たとえばシンクロトロン X 線を用いた石灰化の評価などの研究も行われている．本章では，主に X 線学的な手法を用いた骨量と骨質の測定について述べる．　　　　　　　　　　[伊東昌子]

23.1　骨 X 線像による測定

a．　骨を測る歴史は苦難の歴史

　加齢や長期間の臥床に伴って生じる骨脆弱化は骨多孔性に基づくことが約150年前から病理解剖学的所見によって明らかとなった．また，高緯度で日照時間が短いうえ，産業革命，暖房の影響などによりスモッグが立ち込めていたロンドンなどイギリスでは子どもの骨が弱くなり変形しやすくなることは臨床医学所見として広く知られるようになった．20世紀に入って脆弱化した骨を X 線により，透かして読影することが可能となって脆弱骨では骨内カルシウム量が少ないことや骨端での成長軟骨層が拡大して不規則になっていることなどがわかってきた．そして，骨格 X 線像について骨を測ることにも関心が寄せられるようになった．そこでまず，骨内カルシウム含有量がどの程度減少すれば骨萎縮度に変化がみられるかが調べられた．

　ラシャマンらは人骨を 10% 硝酸に浸け，溶出したカルシウム量から脱灰の程度を調べ，その骨の X 線像と比較した[1]．その結果，骨格により多少の差異があるものの X 線像上のわずかな脱灰像は 10〜20% のカルシウム喪失でも認められるが，骨萎縮と確認するには 20〜40% のカルシウム喪失がなければならないことがわかった．骨萎

縮度を骨濃度の変化で判定する手法は撮影条件，現像条件，フィルムの性状，被写体にかかわる肥満などの条件により異なることがわかり，X線像で科学的に骨を測るには解決すべき課題が多く横たわっていた．

それでも，臨床面で繁用されている骨格X線像で骨を測りたい，測れそうであるとの願望，展望から研究が進められ，約40年前に図23.1に示すような中手骨指数が骨萎縮度を表す指標として発表され広く用いられるようになった[2]．手指正面X線像のうち，非利き手である左側の第2中手骨中央部について骨幅に対する骨皮質幅をノギスで計測，計算して得られるのが中手骨指数である．筆

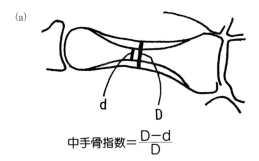

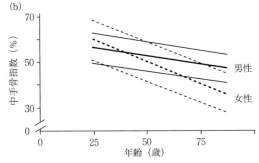

図 23.1 手指正面X線像から中手骨指数を計測する方法 (a)[2] と，加齢に伴う中手骨指数の減少 (b)[3]

中手骨指数（図 (a)）$= (D-d)/D$.
図 (b) で，男性（太実線）は，$y = -0.169x + 61.20$（$r = -0.3905$, $n = 83$, $p < 0.01$），女性（太破線）は，$y = -0.372x + 68.57$（$r = -0.5519$, $n = 215$, $p < 0.01$）．

者が種々な年齢の男女298人について中手骨指数を計測して年齢との関係をグラフにしたところ図23.1(b) に示すように女性の方が加齢に伴う指数の低下は著しく臨床所見とよく一致した[3]．中手骨指数は骨萎縮の進行とともに長管骨骨皮質が菲薄化するX線所見を定量化して数値で示したものであるが，皮質の幅が不明瞭な症例もある．計測値が小さいためノギスで測定しても誤差を生じやすいなどの欠点がある．しかし，長所としては自然数であるため経過観察するのに都合がよいことが挙げられる．手指以外に計測値の大きな大腿骨や定期検診などで往々写される鎖骨について計測して誤差を少なくしたり大量のサンプルを手に入れようなどとの工夫が続けられた．

中手骨指数はその後の骨密度測定法の発達に伴い汎用されなくなってしまったが，MD法の指標の1つとして組み込まれて残っている．中手骨指数を発表した論文には脊椎椎体の高さを計測して骨萎縮度を評価する方法も紹介され，当時はその著者の1人の名を冠してその評価法をノルディン（Nordin）指数と呼んだ．ノルディン指数は椎体の高さの減少の程度を連続数として表して骨萎縮度を追跡できるようにと工夫されている．現在ではノルディン指数を計測して，ある値以下になれば椎体骨折が存

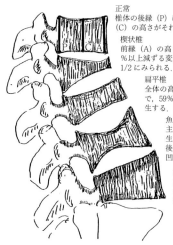

図 23.2 骨粗しょう症で生じる4タイプの脊椎椎体変形とその計測法，頻度[4]

在すると判定して脊椎椎体骨折頻度を算出するのに用いられている．図23.2は脊椎椎体に生じる種々なタイプの変形とその確定方法を述べているが，まず胸腰椎側方向X線像で椎体後縁の高さ，中央部の高さ，前縁の高さを計測する．そして前縁高/後縁高が75%以下であれば楔状椎と判定し，中央高が後縁高か前縁高に比べて80%以下になっていれば魚椎と判定し，これらがあれば椎体変形または椎体圧迫骨折と診断される．椎体全体の高さが隣接する上下椎体の後縁の高さに比べて80%以下になっていれば扁平椎と判定する．臨床の場での椎体変形のタイプ分けについては全体の形を概観して決めることが多いが，研究などの目的で骨折の診断を確定したい場合には中央部が80%以下，前縁部が75%以下になっていれば完全な魚椎や扁平椎でなくとも変形椎体であるとして数えるのが一般的である．変形椎体の発生頻度についても筆者の調査した結果を図23.2に示した[4]．

脊椎椎体の骨折，変形を確定する意義は，
①骨粗しょう症の診断を確定するのに用いる，
②骨折頻度を調査するのに用いる，

の2点にある．骨粗しょう症の診断基準は日本骨代謝学会で2000年に改訂版が示され，それが広く用いられているが，それによると骨脆弱性骨折が認められれば診断は確定するとされている．骨脆弱性骨折の診断では非外傷性に胸腰椎，大腿骨頸部，前腕骨遠位端などに骨折が生じていることを確認する必要があるが，四肢に比べて脊椎椎体の骨折は確定しにくいことが多い．そこで図23.2に示すような定義が設けられ，主観的な判定を排除できるようにされた．

骨粗しょう症の治療の歴史は腰背痛の除去が当初の目標であったが，骨量計測法が確立した後は骨量増加が治療目標となった．しかし，1990年代になって骨量の増加と骨折率の減少とが必ずしも比例関係になく，患者の究極の希望は骨折を受傷したくないことであることなどが明らかになってきた．そこで，骨折頻度を低下させることが薬効を示すよい指標とされるようになり，四肢の骨折とともに脊椎の骨折の頻度について調査分析されるようになった．骨粗しょう症患者について四肢の骨折頻度を調

査するためには大規模な登録患者数について長年月にわたって観察しなければならないが，脊椎椎体骨折や変形については1人で13~14椎体と多くの骨について観察できるためよい標的となる．既に1椎体以上骨折・変形を生じた症例では1年間に30~100%の割合で再骨折・変形を生じ，また転倒要因などノイズの大きい四肢の骨折に比べ純粋な骨脆弱性に起因する度合の高い椎体骨折を追跡するのは骨折発生頻度調査には都合がよいとして現在では広く用いられている．

骨折発生をどのようにして確認するかについては読影したX線像で図23.2に示す定義の変形や骨折が何椎体増えたかといった方法が多く用いられている．他に，各椎体の標準的な椎体変形から3標準偏差値以上の変形を示す椎体数を数える方法，以前の変形の状態からさらに15%以上変形を増加させた椎体数を数える方法，3人の整形外科医が前後2枚のX線像を見比べて椎体変形・骨折が進行したと確認した数を目視法で数える方法などが提唱されている．いずれにしても，骨格X線像から骨萎縮度を捉えるのに骨陰影の濃さを読影するのではなく，骨の形を計測することにより科学性，客観性をもたせようとしたものである．

骨格を通過するX線像で可逆性のある骨萎縮度を評価する方法はやさしいように思われたが，実はむずかしく難渋している．X線写真が撮れるようになってから約100年間の20世紀はX線像を用いて形だけをみるのではなく定量化に用いよう，濃さではなく形で骨を測ろうとして努力された苦難の歴史でもあった．

b． 骨格画像の定量化——脊椎，股関節——

骨粗しょう症に罹病すると腰椎椎体に変形を生じる前に椎体内を走る骨梁が減り，粗となり，一方では大腿骨近位部の骨梁群が減り大腿骨頸部骨折を惹起しやすくなるが，これらの状態を測る方法についても研究された．胸腰椎の骨萎縮度について日本では伊丹らが，海外ではサビールらが研究報告しているが，両者の方法は酷似している[5]．伊丹らによると胸腰椎のX線像は図23.3に示すように健常な椎体では縦・横方向に走る骨梁は太く，その数が等しいか，やや細少化をみる程度である．ところが，骨粗しょ

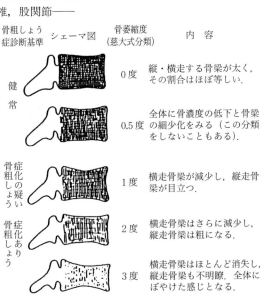

図23.3 胸腰椎椎体X線像で骨粗しょう症の程度を読影する方法[5]
0~3度は骨萎縮度分類または慈大式分類．

う症化の存在する骨萎縮度2，3度では横走骨梁が消失し，縦走骨梁が粗になっているか消失している．この状態を骨粗しょう症化ありと読影して骨粗しょう症が存在すると診断がつけられる．横走骨梁が消失して，縦走骨梁のみが密に走っている骨萎縮度1度では骨粗しょう症化の疑いがあるとして骨量減少と判定する．

図23.3に示した骨萎縮度と脊椎圧迫骨折との関係についても調べられているが，それによると骨萎縮度1度では20%，2度では60%，3度では90%に脊椎変形・骨折がみられるなど2，3度は骨粗しょう症と診断できることが裏打ちされている．一方，腰椎骨密度と骨萎縮度分類との関係を調べたところ，図23.4に示すように骨萎縮度と骨密度の低下とは関連しているが，骨萎縮度2，3度ではいずれも骨密度が低く，0度に比べて約70%の骨密度しか示さなかった[6]．

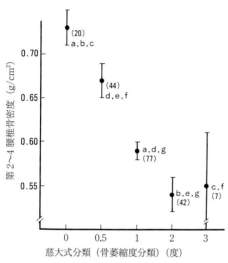

図 23.4 X線像による腰椎骨萎縮度と第2〜4腰椎骨密度との関係[6]

a, b, d, e は $P<0.001$, c, f は $P<0.05$, g は $P<0.01$．縦線の範囲は平均±標準誤差，（　）内の数字は計測症例数．

大腿骨近位部の骨萎縮度はシンらが骨X線像と骨組織像とを比較して図23.5に示すように6段階に分

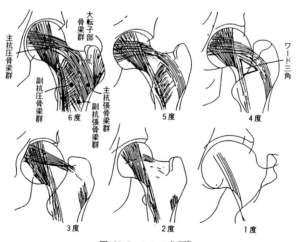

図 23.5　シンの分類[7]
4〜1度を骨粗しょう症と診断する．

類し，シン指数6，5度を健常，4〜1度を骨粗しょう症と分類した[7]．図23.5のように大腿骨近位部の5つの骨梁群をX線像で読影するためには股関節を20°内旋位で撮影する必要があり，そのためには両下肢を平行に伸ばして両側第1趾の爪が重なるように捻って正面X線像を撮影する必要がある．もし，股関節が中間位や外旋位でX線撮影された場合は骨梁群が明確に追跡できずにシン指数6，5度であっても3，2度と読影されてしまう．

大腿骨近位部には5つもの骨梁群があるため，それらがどの順番で消失していくのかは覚えきれないと考える人が多いと思う．しかし，人体は合目的的に骨萎縮を進めるものであり，骨梁を消失させていく際も可能な限り力学的強度を温存しようとする．胸腰椎椎体が骨萎縮を進行させる際も力学的強度に影響の少ない横走骨梁をまず消失させ，続いて縦走骨梁が減少していく．同様に大腿骨近位部についても力学的強度にもっとも関係の少ない大転子部骨梁群と副抗張骨梁群がまず消失するが，この状態のX線像ではシン指数5度と判定する．さらに副抗圧骨梁群が消失してワード三角内に骨梁群が見当たらなくなればシン指数4度と判定し，この状態を軽い骨粗しょう症と診断する．続いて力学的強度に関与の少ない主抗張骨梁群の中央部が欠如し，やがてすべてが消失するが，これらをシン指数3，2度と判定し確実な骨粗しょう症と診断される．大腿骨近位部で骨萎縮がもっとも進行したシン指数1度は大腿骨頭内を走る主抗圧骨梁群も含めてすべての骨梁群が消失した状態である．

シンはこの分類法を発表した後，アメリカに渡り，アメリカの骨代謝研究者とともにシン指数と脊椎椎体の骨折，変形の状態について研究し図23.6のような所見を得た[8]．すなわち，被検者の年齢とは関係なくシン指数5度以上であればほとんど脊椎

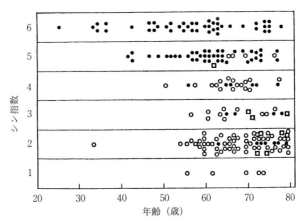

図 23.6 脊椎椎体圧迫骨折・変形の有無とシン指数との関係[8]
●は，脊椎椎体骨折，変形なし，□は，痛みを伴った脊椎椎体骨折あり，○は，脊椎椎体変形あり．
シン指数は脊椎椎体骨折・変形の有無をよく分離する．

334 IV. 骨 の 病 気

表 23.1 シン指数の日差間読影変動

シン指数	1	2	3	3.5	4	4.5	5	5.5	6
9月8日	1(1)	1(2)	4(6)	3(9)	8(17)	5(22)	5(27)	0(27)	6(33)
9月11日	1(1)	4(5)	4(9)	5(14)	12(26)	3(29)	1(30)	1(31)	2(33)

33例について指数にあった読影数と累積数( ).
ブラインドで3日間行い,代表的な組み合わせを示した.
コルモゴロフ-スミノフ2標本検定では順位差12以下であるので,1%の危険率で有意な読影変動があるとはいえなかった.
9月13日と9月8日,9月11日の間でも有意差なし.
3日間で読影が不一致となった割合
　　シン指数　　　　6.1%（33例）
　　腰椎骨萎縮度　　6.3%（54例）

椎体骨折や変形がなく,シン指数4度以下であれば50歳代と若くとも脊椎椎体に変形が認められた.図23.6はシン指数が椎体変形で捉えた骨粗しょう症の有無をよく分離していることを示しており,骨粗しょう症といった全身性骨萎縮疾患であっても骨折を生じる骨格とその骨萎縮度は相関性が高いことがわかっているので大腿骨頸部骨折の予知方法としてシン指数の読影の重要性は認識されている.

　腰椎の骨萎縮度やシン指数は臨床の場で骨粗しょう症を診断するのに有用であるとしても画像を読影する以上は読影エラーが生じやすいことも事実である.そこで筆者は33例についてシン指数を,54例について腰椎骨萎縮度を3日間にわたりブラインドで読影し日差間変動を調べた.その結果表23.1に示すようにいずれの読影についても誤差が約6%にみられたが,この誤差について有意な読影変動といえるかをコルモゴロフ-スミノフ2標本検定で検定したところ有意の変動とはいえなかった.このように画像を分類して定量化するには再現性などの点でやや劣るが,臨床現場では有用と考える.骨X線像で骨を測るのに自然数値で示せない,誤差が大きいといった欠点があり,それを克服して発達したのがその後生まれた各種骨量測定法といえる.

[林　泰史]

文　献

1) LaChmann, E. and Whelan, M.: *Radiology*, **26**: 165-177, 1936.
2) Barnett, E. Nordin, B. E. C.: *Clin. Radiology*, **11**: 16-174, 1960.
3) 林　泰史：骨形態計測, **7**: 139-147, 1990.
4) 林　泰史：*The Bone*, **3**: 115-120, 1989.
5) 伊丹康人, 大畠嚢：日整会誌, **38**: 487-849, 1964.
6) Hayashi, Y., Takahashi, H., Orimo, H. *et al.*: *J. Bone Mineral Metab.*, **8**: 154-160, 1990.
7) Singh, M., Nagrath A. R. and Maini, P. S.: *J. Bone Joint Surg.*, **52**-A: 457-467, 1970.
8) Singh, M., Riggs, B. L., Beabout, J. W. *et al.*: *Ann. Int. Med.*, **77**: 63-67, 1972.

23.2 骨 量 測 定

a. 各骨密度測定法の原理および方法

1) radiographic absorptiometry（RA）

●原理：RA は，通常中手骨や指骨を校正用の標準物質といっしょに X 線撮影を行い，骨と標準物質の濃度を比較することで，骨密度を測定する方法である．

●装置と方法：X 線画像による骨量測定法は測定の対象骨として，第 2 中手骨や指骨を用い，コンピュータにより X 線画像の中手骨皮質幅，骨密度の測定を行う方法である．microdensitometry（MD）法は日本で開発され，photodensitometer とコンピュータを用いて，X 線画像の中手骨皮質幅（MCI），骨密度（ΣGS/D）の測定を行う．MD 法では対象骨（第 2 中手骨）をアルミ階段とともに X 線撮影し，X 線写真上で対象骨の濃度をアルミ階段の濃度によって校正し，標準物質のアルミ厚（mm Al）として骨密度が算出される．MD 法の精度は MCI で 2% CV，ΣGS/D で 3～5% CV である．なお測定精度とは，測定値のばらつきを意味し，測定値の標準偏差を測定値の平均値で割った値を % 表示したものが変動率（% CV）である．

　この MD 法は改良されてフィルムの濃度の信号をデジタル化し，標準物質認識，濃淡補正，パターン検出をコンピュータにより自動的に行い，2～4 分の所要時間で測定が行えるようになった（computed X-ray densitometry, CXD）．本法の測定精度はいずれのパラメータも 2% CV 以下である．

　MD 法の改良法の 1 つに，アルミ階段の代わりにアルミニウムスロープを用い，また MD 法では中手骨の中央部約 2 mm の部分について横断的に濃度を測定するのに対して，中手骨の中央部 10% の長さにわたり，200 μm ごとに 30～40 ライン上の画像輝度分布を計測する digital image processing（DIP）法がある．DIP 法では濃度パターンの積分値を平均化して DIP 値を求める．したがって MD 法より測定手技上の誤差が少なく，測定時間も約 1 分で行うことができる．

●利点，欠点：体幹部の被曝はほとんどなく，安価に行える検査である．解析を他施設に依頼できれば，X 線撮影装置がある施設ではどこでも可能な測定法である．問題点としては，撮影系が変われば測定値が変化する可能性があり，同施設では同撮影系で撮影することが望ましい．撮影系だけでなく現像などの条件も加わり，再現性に限界がある．診断感度にも限界がある．

●臨床における有用性：検診のような多数の被験者の骨量の測定を行うには，時間がかからず被曝線量が少ない安価な検査で，しかも広く普及している測定法が好ましく，本法はこの目的にふさわしい検査法である．

2) 2 重エネルギー X 線吸収測定法（dual X-ray absorptiometry, DXA）

●原理：DXA は近年もっとも普及した骨密度測定法であり，2 種の異なる波長をもつ単波長に近い X 線でスキャンし，組織による X 線の吸収量の差を用いて組織量を定量する方法である．前述したように 2 種の X 線エネルギーを用いるため軟部組織量の補正の必要はなく，軀幹骨（腰椎，大腿骨，全身など）でも高い精度での測定が

可能である.
●装置,測定方法:DXA装置には,腰椎・大腿骨近位部測定用装置,全身測定用装置,前腕骨測定専用装置,踵骨測定専用装置がある.

通常,測定の第1選択は腰椎(第2〜4腰椎)である.橈骨では通常は非利き腕で測定するが,透析患者ではシャント造設のない側の前腕で測定し,また前腕骨折の既往があればその対側の前腕を測定する.大腿骨近位部では内旋させて頸部を長く広く描出するようにして測定するが,再現性のよい肢位で固定するのはむずかしい.測定時間は装置によって異なるが,後述するpencil beam方式かfan beam方式かによって大きく違いがある.DXA装置は当初はpencil beam方式で管球と検出器が1対で連動してX線照射を行っていたが,fan beam方式の装置が導入されて,1個の管球から扇状に広がるX線が被写体を透過後,多数の検出器で検出されるようになった.fan beam方式を用いるとスキャン時間を著しく短縮することができるが,一方部位によって画像の拡大,歪みなどの問題が生じ,被験者の体位設定には,よりいっそうの注意を払うことが要求される.測定装置は機種によってX線ビームの発生方式や,X線エネルギー,測定モード,計測アルゴリズムが異なり,同一機種内で測定条件を一致させると互換性は保たれるが,異なる機種間では単純には比較できない.

DXAでは,X線が骨を1方向より投影して,得られた骨量(BMC;g)を面積(area;cm^2)で割った単位面積当たりの量(bone mineral density, BMD;g/cm^2)として算出される.このように投影スキャンによる測定であるので前後方向測定では,椎体の前方に存在する大動脈の石灰化(図23.7(a))や腰椎の退行性変化(図(b))は避けることができず,測定値に影響を及ぼす.動脈の石灰化や腰椎の退

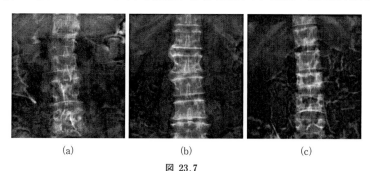

(a) (b) (c)

図 23.7

aは腰椎前後方向DXA(77歳女性,骨粗しょう症例).第4〜5腰椎に重なる大動脈の石灰化が認められる.第1〜3腰椎は圧迫骨折を呈している.
bは腰椎前後方向DXA(66歳女性,子宮頸がん術後).第1〜2腰椎右縁に骨棘がみられる.骨棘を除いて骨密度を解析すればBMD(L1-2)は0.748であるが,骨棘を含んで骨密度を解析すれば,0.740となる.骨棘を含むと骨密度が過大評価されることも多いが,この例のように計測面積が大きくなり,骨密度が低値となることもある.
cは脊椎圧迫骨折(46歳女性,慢性呼吸不全).第3腰椎は圧迫骨折を呈し,骨密度も他の椎体に比べて高めである.

行性変化の問題を克服するために腰椎側面方向の測定が行われることがある．側臥位で行う側面方向測定（decubitus lateral scan）は被験者の体位保持が困難で再現性に問題があるが，背臥位のままで側面方向測定（supine lateral scan）ができる機種が開発されて再現性が向上した．ただし肋骨や腸骨の重なりのため第3腰椎のみしか恒常的に測定できない症例も多い．骨折や変形のある椎体は除外して解析を行うが，腰椎前後方向スキャンでは，軽度の圧迫骨折がわかりづらい症例もあり，X線写真と対比しながら解析するのが基本である（図(c)）．

最新のDXA装置では椎体側面像を得て椎体計測を行う形態計測が可能である．これは通常の椎体X線撮影ではX線線束の中心より遠去かると椎体側面像では，椎体の左右の辺縁は上下に投影されて椎体計測が困難になるのが，DXA装置ではX線管球が移動するため椎体の真側方より入射させることができ，椎体の左右の歪みのない画像が得られる．胸椎から腰椎までの側面像を得て椎体高計測をコンピュータ上で行うことができる．現時点では画像の鮮明度が椎体計測を行うには十分でないことも多く，X線像と対比しながら椎体の辺縁を同定して計測を行うことが推奨される．大腿骨骨強度評価においては，骨密度を補う1つの方法として大腿骨近位部の形態計測（geometry；たとえば大腿骨頸部長）がある[1]．

●利点，欠点：機器の保守，管理が容易であること，測定は簡便で再現性が高いこと，が本法の長所である．測定精度は1.5％以下である．精度に関しては機器そのものの精度よりも，被験者の体位の再現性の関与が大きい．被曝線量は低いが，fan beam方式では被曝線量が高くなったという問題もある．

本法の問題点は，高齢者の腰椎測定は変形性脊椎症や大動脈石灰化のため，過大評価されることである．これについては側面方向測定があるが，精度が低下するので，側面方向測定値の有用性に関しては見解が一致していない．また単位面積当たりの骨量として算出する方法であるので，骨の並び方の変化は骨密度値を変化させる可能性がある．たとえば1椎体が圧迫骨折を起こした場合，他の椎体の位置関係は変化し骨面積が変化することになる．この点は患者の経過観察や薬剤効果判定に関係する問題でもある．またDXAのような投影スキャンでは骨の大きさが骨密度に反映されてしまう．

●臨床における有用性：DXAでは前腕，腰椎，大腿骨近位部，全身など種々の部位が測定できる．DXAは骨を皮質骨と海綿骨を合わせた総体として測定するが，部位によって海綿骨と皮質骨の割合が異なる骨を測定することになる．たとえば橈骨においては遠位部は海綿骨主体の骨，骨幹部は皮質骨主体の骨である．2次元データであるので，橈骨骨幹部のDXAは皮質骨の骨密度のみでなく皮質骨の厚みを反映している測定値であることに注意を要する．

・腰椎DXA：腰椎骨密度は脊椎骨折ともっともよく相関し，薬物などの影響を鋭敏に反映するので治療効果判定にも適応され，もっとも広く測定の対象とされる．現行の原発性骨粗しょう症診断基準では，骨塩量を用いる場合には腰椎骨塩量をもっとも

重視すべきであり，腰椎骨塩量の評価が困難な場合にのみ腰椎以外の骨塩量を用いるべきであるとされている．腰椎骨密度で評価が困難となる状況としては，以下のようなものがある．① 変形性脊椎症，② 大動脈石灰化顕著例，③ 強い側弯，④ 多発性圧迫骨折例，などである．

・大腿骨近位部 DXA：大腿骨頸部骨折は骨粗しょう症によって発生する骨折の中でもっとも予後が不良であり，寝たきりの原因の第 2 番目である．したがって大腿骨近位部骨密度を測定する意義は大きい．しかしながら前述したように，測定時の肢位の再現性を保つことはむずかしく，そのため測定精度は不良となりやすい．

　転子部骨折の方が頸部骨折よりも種々の部位の低骨密度と有意に関係し，全身の骨粗しょう症との関連が強いと考えられている．頸部の骨梁パターンを分類したシン指数と形態計測は，いずれも骨密度とは独立した因子であり，大腿骨頸部骨折の予知には同部の骨密度測定に加えて，シン指数と形態計測を加味すると骨折例の診断能が著しく向上することが知られている．

・橈骨 DXA：簡便に測定できる橈骨は，近年骨粗しょう症のスクリーニングとして多用されている．しかしながら非荷重骨であること，また皮質骨がかなりの割合を占める骨であることより，全身の状態を反映しているかどうかに関しては疑問があり，腰椎骨密度と大きな解離のみられることもある．海綿骨の豊富な超遠位部は再現性が低く，再現性がよい骨幹部は感度が低いため薬剤の効果が現れにくいと考えられる．

・踵骨 DXA：海綿骨主体の骨であり荷重骨であるが，腰椎のような退行性変化が少ないため，全身の骨量の評価の補助的役割を担うことが期待される．骨折のリスクに関しても大腿骨頸部骨折や脊椎圧迫骨折と強い関係があることが示された[2]．前述したように変形性脊椎症や大動脈石灰化は腰椎 DXA 測定値を過大評価させるが，このような高齢者では橈骨や踵骨の測定を選択するのも意義があると考えられる．ただし，運動，荷重の影響を強く受けるので，それを考慮した評価が必要である．

・全身 DXA：全身骨量を測定する目的の他，全身の脂肪量や lean mass などの body composition を測定する目的で使用される．全身骨密度（骨量）は，その分布の異常をきたす血液透析患者で有用であるが，一般に骨粗しょう症での薬物療法の効果を経過観察するには感度が低い．

3) 定量的 CT 法（quantitative computed tomography, QCT）

●原理：QCT は X 線 CT 装置を用いて海綿骨部の骨密度を選択的に測定できる．標準物質を含むリファレンスファントムと腰椎を同時にスキャンすることで，椎体骨密度を標準物質の相当量として算出する方法である．CT 装置を用いるので，骨密度測定専用の装置を必要とすることなく測定が可能であり，単位体積当たりの骨密度（mg/cm^3）として求めることができる唯一の測定法である[3]．

●装置，方法：椎体と標準物質を含むリファレンスファントムの CT 像を得て，椎体海綿骨部とファントムの各標準物質のロッドに関心領域を設定し，それぞれの CT 値を求める．リファレンスファントムの各標準物質の CT 値とその含有量との回帰直線

23. 骨 を 測 る   339

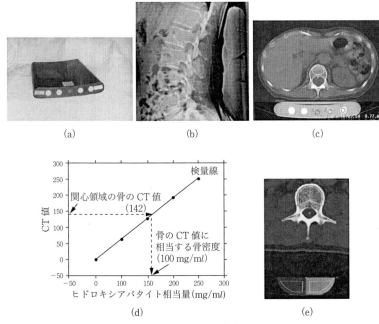

図 23.8 QCT の手順
a：校正用リファレンスファントム．各ロッドにはヒドロキシアパタイト50，100，150，200，250 mg/ml が含まれている．スキャン時に被検者の背側（CT スキャナ天板との間）に置き椎体と同時にスキャンする．
b：腰椎側面像（Scout view）上で各椎体のスキャンレベルを決定する．
c：椎体海綿骨に関心領域を設定し椎体の CT 値と，同時にスキャンした校正用リファレンスファントムの各標準物質の CT 値を求める．
d：各標準物質の CT 値と各含有量との相関直線（検量線）を求め，検量線より椎体の CT 値に相当する骨量（ヒドロキシアパタイト相当量）を算出する．
e：Siemens CT 装置の校正用リファレンスファントムと関心領域．

（検量線と呼ぶ）を求め，検量線より椎体の CT 値に相当する骨量を算出する（図 23.8）[4]．

● 利点，欠点：QCT は海綿骨部の骨密度を選択的に測定できる，単位体積当たりの骨密度（mg/cm^3）として求めることができる，などの特徴がある．海綿骨測定の意義は，骨代謝速度は海綿骨部で速いため骨量の変化を早期に鋭敏に捉えることができることにある．また DXA などの 2 次元測定では避けることのできない，体格の影響や大動脈の石灰化，変形性脊椎症の影響を受けないなどの特徴もある．

問題点は被曝線量が他の検査法に比べて大きいことと，再現性が低いことがある．再現性に関与する因子には，機器に関する因子として X 線管や検出器の経年変化があり，検者に関する因子として被検者のポジショニングや関心領域の設定などがあるが，使用する X 線 CT 装置の機能をよく知り，検査に熟練することが重要である．

340   IV. 骨 の 病 気

●臨床における有用性：上記のような特徴を生かした適応として以下のような点が挙げられる.

・骨量変化の検出能が高い：QCT は海綿骨骨密度を選択的に測定できることより, 加齢変化, 卵巣摘出後の骨量の低下や薬剤投与後の変化を感度よく検出できる[5].

・骨折のリスクの評価に有用：骨強度に関する皮質骨と海綿骨の役割については種々の意見があるが, DXA と QCT で測定した症例において QCT で求めた海綿骨骨密度が骨折の予知には有用であると考えられている. また男性においては DXA で測定した integral BMD は骨棘の存在により過大評価されるが, 海綿骨骨密度は骨棘の有無によらず年齢に伴って低下し, 骨棘形成症例でも非形成症例でも骨折群の海綿骨骨密度は非骨折群に比べて有意に低かった. ロス, ワズニックらは骨密度と骨折との関係を検討した過去の多くの論文を再考し, それらの結果をオッズ比として算出して比較したところ, QCT がもっとも高いオッズ比を呈したことを報告している[6].

4) peripheral QCT (pQCT)

●原理：pQCT は橈骨や脛骨などの末梢骨を対象とした QCT であり, 原理的には通常の QCT と同様である. QCT であるので海綿骨を分離して測定できる[7]. 脊椎QCT では X 線エネルギーのばらつきを補正するために校正用のリファレンスファントムを用いて, ファントムの標準物質相当量の骨密度を求めるのに対して, pQCTでは安定した低い単波長に近い X 線を用いて軟部組織の少ない部位を測定するため, リファレンスファントムを用いる必要はなく, 被曝線量も少ない. 線質硬化現象（beam hardening）によるアーチファクトも少ない.

●装置, 方法：pQCT は, 末梢骨専用の QCT 装置を用いる. pQCT 装置には, Norland-Stratec 社の XCT-960 と ScancoMedical 社の Densiscan 1000 があり, それぞれ特色が異なる. これらの装置はいずれも X 線を線源としているが, 骨成分と非骨成分を良好に分離する比較的低い X 線エネルギー（XCT-960 では 38 keV, Densiscan では 40 keV）を用いている. 2 つの装置の最大の相違点は前者は 1 スライススキャンのデータを用いて骨密度を算出する方式であり, 後者は多スライススキャン（16 スライス）のデータの平均値として骨密度を算出する方式である. したがって前者は短い時間で検査が終了することを特徴とし, 後者は検査時間は長いが再現性にすぐれることを特徴としている.

スキャンの手順は, 両装置とも前腕の冠状像のスカウト画像をとり, この画像上で橈骨末端内側に基準線を設定し, この線に基づいて, XCT-960 では橈骨末梢側で前腕長の 4% の部位を 2.5 mm スライス厚でスキャンする. Densiscan ではこの基準線より 6 mm 近位部より始まって 1 mm スライス厚, 1.5 mm スライス間隔で 10 スライス連続スキャンし, さらにそれより 27.5 mm 近位側を同様に 6 スライス連続スキャンする. Densiscan では以上 16 スライスのスキャンが終了すると, 16 スライスの画像の中より任意に選択した画像と同一部位を高解像度モードでスキャンして高解像度画像（解像度 200 μm）が得られる（図 23.9）.

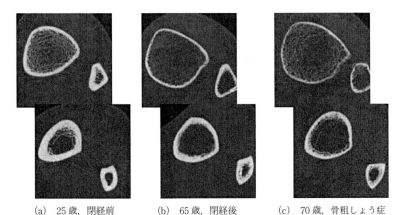

(a) 25歳，閉経前　　(b) 65歳，閉経後　　(c) 70歳，骨粗しょう症

図 23.9 Densiscan で得られた脛骨の高解像度の CT 画像
橈骨遠位部（上列）と骨幹部（下列）の高解像度 CT 画像（200 μm）を示す．a は健常閉経前女性（25 歳），b は健常閉経後女性（65 歳），c は骨粗しょう症女性（70 歳）である．健常閉経前女性では厚い皮質骨を認め，海綿骨ネットワークは密で明瞭である．海綿骨ネットワークは高齢化すると中央部で粗になり不明瞭化している．骨粗しょう症女性では，皮質骨は菲薄化し皮質骨内および皮質骨骨髄腔面の骨吸収像がみられる．

● 利点，欠点：脊椎 QCT と対比させた pQCT のすぐれた点は，被曝線量が少ないこと（pQCT では 1～2 mSv，脊椎 QCT では 50～100 mSv）と再現性が高いことである．また DXA と対比させた pQCT のすぐれた点は，代謝速度の異なる海綿骨と皮質骨を分離して測定できることと，末梢骨 CT 画像を得て geometric property（断面 2 次モーメントなど）の算出ができる点である．高解像度画像が得られれば海綿骨テキスチャー解析に応用できる．

また pQCT の問題点としては，再現性は著しくポジショニングに依存し，数 mm のずれで測定値が大きく変化することである．これは多スライス法およびスキャン領域を一致させるアルゴリズムを用いることで再現性を向上させることができる．実際にそのようなスキャンと解析が行える装置では，再現性は非常に高い（Densiscan では % CV＝0.4）．また，海綿骨を 3 次元的に選択的に測定ができるが，骨粗しょう症は必ずしも均一なものではなく，軀幹骨と末梢骨骨密度が解離することも多く，軀幹骨の骨折を末梢骨骨密度を用いて予測するには，限界があることは知っておくべきである．

● 臨床における有用性：海綿骨と皮質骨を分離して測定できるため，骨代謝のメカニズムの解明に用いることができると考えられる．また海綿骨骨密度の測定は，治療効果の判定に役立つことが期待されており，しかも低被曝線量であるため繰り返し測定が可能であり，精度の高い装置であれば治療効果の判定に威力を発揮できる．

5) 定量的超音波測定法（quantitative ultrasound, QUS）
● 原理：超音波が骨を通過するときの超音波伝播速度と減衰率を測定する．超音波に

よる測定法は，原理的特性より骨量のみでなく海綿骨微細構造を反映した情報も得られると考えられている．国内でもっとも普及している装置は踵骨を対象に測定する方法である．超音波計測によって求められる指標には，超音波伝播速度（speed of sound, SOS），超音波減衰係数（broadband ultrasound attenuation, BUA），stiffness Index がある．SOS は単位時間当たりの超音波伝播距離（m/s）であり，ヤング率と物質の密度によって規定される．一般に骨密度の増加に伴ってヤング率は増加し，密度の高い硬い骨でより伝播速度 SOS は速くなる．広帯域の周波数成分を有する超音波が骨を通過すると，周波数によって減衰率は異なる．各周波数の骨透過後の減衰を求めるが，そのスロープの傾きを超音波減衰係数（BUA）と呼ぶ．stiffness とは SOS と BUA から以下の計算式で求めた値であり，骨硬度を表す指標となる．
stiffness＝0.67×BUA＋0.28×SOS−420

●装置，方法：踵骨超音波測定装置にはプローベの位置は固定していて，水槽内にかかとを固定し浸水して測定する方法（湿式）と，水を使わずかかと両脇に直接 2 本のプローベを当てて測定する方法（乾式）がある．SOS と BUA を測定する．近年指骨や脛骨を対象に測定する装置も注目されている．

●利点，欠点：他の測定法と異なり X 線を使用しないため，被曝がなく放射線管理区域外での使用が可能であるという利点がある．問題点としては求められた BUA, SOS という指標の意味するものが何か，まだ十分に解明されていない．

●臨床における有用性：QUS の臨床における位置づけについては，まだ十分コンセンサスが得られていない．従来から QUS と DXA で測定した骨密度の測定値の不一致より，QUS は骨密度以外の因子つまり骨構造を反映した測定法であると考えられてきたが，それを十分納得させる根拠はない．QUS の正確度が得られないことが，この測定法の根本的な問題である．QUS は頸部骨折および他の骨折リスク評価に有用であることがデータの蓄積とともに明らかになってきた．水槽式の踵骨 QUS は高齢者においての大腿骨頸部骨折のリスクの評価に有用であったと報告されている．1997 年の International Quantitative Ultrasound Consensus Group による報告では，骨折リスクに対する有効性は上記のような結論であるが，骨粗しょう症診断および長期モニタリングに対する有用性に関しては，まだ十分なコンセンサスは得られていない[8,9]．

b．測定の目的と測定法の選択

　一般的に感度にすぐれる検査は，骨代謝回転の亢進した領域である海綿骨を測定する検査に多く，したがって測定精度は低いことが多い．たとえば卵巣摘出患者やステロイド投与患者で，骨密度の変化を早期に捉えるために，再現性が低くても感度にすぐれた測定法を選択するなら，検査の間隔を短くして経過観察する必要がある．

　数種の測定法を備えている施設では，測定結果をみて腰椎に変形性脊椎症があれば大腿骨近位部・橈骨測定値を重視したり，海綿骨測定値と皮質骨測定値の解離の現象をみて骨変化を評価するなど可能である．しかし，測定装置が 1 機種しか設置できな

い施設では，装置と測定法の選択はより重要な問題である．設置場所や装置の価格の問題もあるが，スクリーニングを目的とするか，精密検査を目的とするか，治療患者の経過観察に用いるか等の目的は，測定法選択の大きな要素である．

1）骨折予測のための骨密度測定　骨折予測の目的で，どの骨を測定対象とするかは大切な問題である．大腿骨近位部骨折には大腿骨骨密度が，椎体骨折には椎体骨密度が関係が強いことが知られ，骨折予知には目的とする骨の測定が有用と考えられる[10]．実際にはスクリーニングには骨粗しょう症に伴って発生する骨折部位のすべてを測定することは困難であり，全身の骨折リスクを把握でき，骨折予測を感度，特異度ともにすぐれた方法で行いたい．測定法，測定部位，対象者の年齢によって骨折検出能は変わることを念頭に置いておくことが大切である[11]．

2）薬剤効果判定における骨密度測定　食事療法や運動療法の効果，薬剤投与後の骨量の変化を正確に評価するための有用な測定法や測定部位については，まだ結論が得られていないと思われる．骨粗しょう症治療効果判定には骨密度，骨代謝マーカー，骨折発生を客観的な評価項目とすることが多い．治療効果をみる骨密度測定法にはすぐれた感度とともに，すぐれた精度が要求される．海綿骨は代謝回転速度が速いので，海綿骨骨密度測定では種々の因子による骨代謝の変化を鋭敏に捉えることができる．脊椎 QCT では卵巣摘出後の骨量変化をもっとも鋭敏に捉えられたことが報告されている．正常骨量であったのが，卵巣摘出などの原因で低下していく経過を観察するには，QCT の再現性でも十分であり，QCT の有するすぐれた感度は威力を発揮する．しかしながら薬物治療の対象となるような著しく骨量の低下した症例において，再現性よく経過を追うには QCT には限界があると考えられる．最近の論文をみると，治療効果の評価のための骨密度測定には，ほとんどは DXA が用いられ腰椎あるいは大腿骨近位部を測定の対象としている．

pQCT は末梢骨を対象に海綿骨と皮質骨を分離して骨密度を測定できる装置であり，治療効果の判定に有用であると考えられる．pQCT を用いて海綿骨と皮質骨に区分して薬剤の効果を評価した論文が散見される．pQCT で問題とされている再現性が解決できれば，本法を用いて橈骨を海綿骨と皮質骨に分けて評価するのは理想的であると考える．

[伊東昌子]

23.3　骨質の測定

骨質とは，狭義には骨の材料特性（material property）を意味し，骨基質とそれ対する石灰化を示すが，広義にはこのほか，骨微細構造，骨代謝回転の状態，さらには macroscopic な骨内のミネラルの分布などがある．そして，これらの因子と骨強度（あるいは骨折発生）との関係についての研究は，現在盛んに行われている．マイクロ CT は，*in vitro* に 3 次元的に骨の微細構造の評価を可能とし，微細構造と力学特性の関係を解明している．シンクロトロン X 線を用いた顕微鏡的な骨微細構造の観察は，限られた施設で研究レベルでしか行えないが，骨の石灰化や骨細胞の観察，

骨内の元素の分布など，骨質の評価へさらに一歩進んだ情報を提供することが期待されている．組織形態計測法や走査電子顕微鏡法も骨質評価を行う方法であるが，ここでは画像による評価法について述べる．

a. 骨微細構造の評価

1) 画像解析による骨微細構造の評価　骨X線画像あるいはCT画像の解析によって，骨梁構造を評価することが可能である．X線画像は高い解像度を有するが，骨梁の重なりとして描出されるため，個々の骨梁を検出して計測することはできず，またCT画像は骨梁の輪切り像を実際の骨梁よりは低い空間分解能で観察することになる．とくによく用いられる手法としては，フーリエ解析やフラクタル解析があり構造の複雑さの特徴を捉えることができるので，解像度の高いマイクロMRIやマイクロCTデータの解析の1つとしても用いられる．

2) マイクロCT　マイクロCTは生検材料や摘出骨をスキャンし2次元画像を得，またその再構成にて3次元画像を作成することができるX線CT装置である．マイクロCT検査においては，標本の前処置をほとんど必要としない．X線の特性上，中心から離れた部位での歪みの発生と解像度の限界が問題であるが，従来からの組織形態計測に比べて広い範囲を観察でき3次元情報を与える点ですぐれている．最近では10 μm レベルの空間分解能を有するが，ラットのような小動物においても骨梁構造の正確な評価が可能である．図23.10に，ヒト腸骨マイクロCT画像を示す．

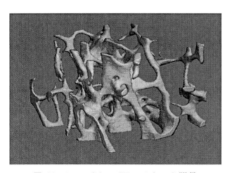

図 23.10　マイクロCTでみたヒト腸骨海綿骨3次元画像

3) magnetic resonance imaging（MRI）　MRIがマイクロCTと比べてすぐれた点は，マイクロCTでは in vivo では被曝線量が高くなるために，骨微細構造を描出するほどの高い解像度を得るのは不可能であるが，MRIでは臨床に用いられる1.5テスラ程度のMRI装置を用いて，in vivo に骨梁画像を得ることが可能な点である．現時点では in vivo に用いるMRIではマイクロCTほどの空間分解能は得られていないが，MRIは非X線検査法であって非侵襲的であり，3次元画像と任意の断面の画像を得ることができる．

骨梁の描出には gradient-echo 法と spin-echo 法のいずれも可能である．骨と骨髄の磁化率の差は骨梁の形状の歪みを生み，骨梁を実際より大きくみせる可能性がある．このような骨梁の径を大きくみせるアーティファクトは，エコー時間（time of echo, TE）が関与し，エコー時間が短い（<10 ms）とその影響は小さい．エコー時間の影響は spin-echo 法に比べて gradient-echo 法の方が大きく，この意味では

spin-echo 法がすぐれるが，spin-echo 法を用いて in vivo にデータ収集するにはスライス数やスライス厚に限界がある．gradient-echo 法は spin-echo 法に比べて signal-to-noise（S/N）比にすぐれ，繰り返し時間（time of repitation, TR），エコー時間（TE）の短縮ができ撮像時間が短いので高速スキャン，3次元データや thin slice 画像が得られる．現時点では in vivo では踵骨や橈骨遠位部を対象とすることが多く 80～150 μm の解像度を得ており，in vitro では種々の摘出した骨が対象となるが 18

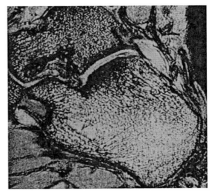

図 23.11　1.5テスラ MRI 装置 gradient-echo 法で撮像した踵骨骨梁構造

μm の解像度を得ている[12]．図 23.11 に 1.5 テスラ MRI 装置を用いて，gradient-echo 法で撮像した踵骨 MRI 高解像度画像を示す．

　4）**シンクロトロン X 線**（放射光）　光速度に近い相対論的な速度で，曲線軌道を運動する電子や陽電子などの荷電粒子は，電磁波を放射する．高エネルギーの電子や陽電子を得るためにシンクロトロン加速器を利用した放射光は SR（synchrotron radiation）光と呼ばれる．リングの中の電子は偏向電磁石によって軌道を曲げられ円軌道となり，軌道に垂直な磁場を受けて軌道の接線方向に SR 光が放射される．SR 光は目的に応じて異なる波長の電磁波を取り出すことができる．この SR 光は，高輝度であるので検出感度が高く測定時間が短くなり，また単色の平行光線であるのでエネルギー分解能がよく線質硬化現象がない画像が得られる．可視光より波長が短い軟 X 線を用いると，光学顕微鏡（分解能 500 nm）を超える分解能（～50 nm）を得ることができ，試料の染色が不要で～1 mm 厚さの試料が測定できる．また軽元素の X 線吸収は元素によって波長依存性が異なるので，特定元素だけの像の観察も可能である．CT として空間分解能が数 μm の 3 次元断層像を得ることができる．

　また放射光を用いると，平行な X 線ビームにより歪みや解像度の劣化もない．この放射光を用いたマイクロ CT である X-ray tomographic microscope（XTM）では小動物の in vivo 検査も可能である[13,14]．

　日本国内の研究機関である高輝度光科学研究センターでは加速器として SPring-8 を用いている．同センターで 4 mm 径のラット脊椎のマイクロ CT を施行して得られた画像を図 23.12 に示す．2 次元・3 次元画像は部分容積効果（partial volume），線質硬化現象のみられない鮮明な画像で，吸収窩と思われる骨梁表面の浅いくぼみを観察することができる．

　5）**骨微細構造の定量化**

●形態計測パラメータ：骨微細構造を定量化したパラメータには，組織形態計測学的

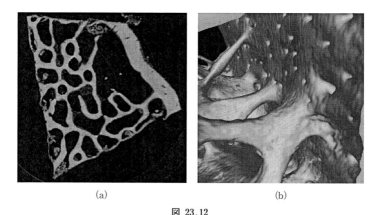

図 23.12
aは，シンクロトロンX線による2次元CT画像．
bは，シンクロトロンX線による3次元CT再構成画像．

なパラメータと空間的構造を表すパラメータがある．3次元構造は単純に x 軸, y 軸を有する2次元の平面が z 軸方向に積算されたものではなく，個々の構造を3次元の容積として観察することに意義がある．

2次元的な骨形態計測法では，従来よりパーフィットの提唱した parallel plate model[15] が用いられている．parallel plate model とは，骨梁は平行に走行する plate 状の構造であると想定して，骨梁面積（bone area, BA）と骨梁周計（bone perimeter, BP）を直接に算出して，その他のパラメータはこれらの2つのパラメータに基づき計算式を用いて算出するモデルである．この考え方を3次元解析に拡大して用いることもある．最近，3次元的に骨梁構造を直接計測する方法[16]が一般的になりつつある．その方法では，骨梁の内側縁に沿って球を走らせて接する球の最短の径をもって骨梁幅（Tb. Th）とし，同様に骨髄腔に関しても骨梁と骨梁の間の距離を測定し骨梁間間隙（Tb. Sp）とする．骨梁数（Tb. N）については，骨梁の中央と中央の距離の逆数として算出している．

3次元形態計測学的パラメータには下記のようなものがある．

骨組織容積（tissue volume, TV；単位：mm^3）

骨梁容積（bone volume, BV；単位：mm^3）

骨梁表面積（bone surface, BS；単位：mm）

骨組織容積比（bone volume fraction, BV/TV）：骨組織に対する骨梁組織の割合（単位：％）

骨梁数（trabecular number, Tb. N）：単位容積当たりの骨梁数，実際には ridge number density として算出する（前述）（単位：$/mm^3$）

骨梁幅（trabecular thickness, Tb. Th；単位：mm）

骨梁間距離（trabecular separation, Tb. Sp；単位：mm）

●幾何学的骨梁構造を表すパラメータ：骨梁構造の形状（rod様，plate様構造），骨梁の方向性（異方性度）や連結性を表す，いわゆる幾何学的骨梁構造を表すパラメータは骨強度に強く関与していることが推測される．

・異方性度（degree of anisotropy, DA）：骨梁の方向性の度合を定量化したパラメータであり，mean intercept length（MIL）によって算出する方法がよく知られている．MILとは，任意の角度の平行線群が骨梁と交差して区切られる切線の長さの平均であり，平行線の角度を変数とした関数となる．これを極座標にプロットし楕円に近似させ（MIL楕円），その長軸と短軸の比より異方性の定量化を行う．最近報告された triangulation method は，骨梁表面に小さく張りつめた三角形の頂点の向きを定量化して，骨梁の方向性を算出する方法である．

・structure model index（SMI）：rod様構造からplate様構造までの骨梁の形態を定量化してその体積比を算出するパラメータである[17]．plate様構造では骨梁幅をわずかに増加させても骨梁表面積は変化しないのに対して，rod様構造では骨梁幅をわずかに増加させると骨梁の表面積が増加することより，plateとrodあるいはその中間の構造を認識させ，それに容積をかけることで，plateとrod構造の割合を定量する方法である．

・trabecular bone pattern factor（TBPf）：骨梁の連結性を表すパラメータとして知られている[18]．基本的には骨梁表面の形状が凹である骨梁は連結性が良好であり，凸である骨梁は連結性が低いという考え方で，骨梁表面の形状を評価して連結性を定量化する方法である．骨梁の面積をわずかに変化させたときの骨梁周径の変化を算出する方法で，数字の小さい方が連結性が良好であることを意味する．

このほかにも，骨梁の連結性を表す指標には，オイラー数[19,20]，node-strut解析[21]，star volume[22]などがある．オイラー数は接点（node）と接合部の分岐（branch）の数を求め{オイラー数＝接点数−分岐数}より算出する方法で2次元・3次元的解析が可能である．またオイラー数はトポロジーを表すものであり，連結の位置や大きさなどは問題としていない．marrow star volume は骨髄腔内の1点からすべての方向について，骨梁にさえぎられず見渡せる範囲の骨髄腔面積の平均を表す．node-strut解析は3個以上の骨梁の接合点（node）と他の骨梁と接合していない終末（terminus）の組み合わせで指標を求める．たとえば骨梁の断裂が増えると terminus-to-terminus strut length は増加し，node-to-terminus ratio は減少する．

b．骨力学特性の評価法

1）骨強度に関係する骨梁構造パラメータ　骨粗しょう症に伴って生じる脊椎圧迫骨折の症例でみられたヒト腸骨生検標本における骨微細構造の特徴としては，骨梁数（Tb. N）の減少，骨梁間距離（Tb. Sp）の増大，および bone surface density（BS/BV）の増加が認められた．骨梁幅（Tb. Th）は有意差を認めなかった[23]．

2）有限要素解析を応用した構造と力学特性の変化の検討　有限要素解析（finite element analysis, FEA）はシミュレーションの1つで，骨に負荷がかかった

ときの骨の応力を解析する手法である．シミュレーションであるので，骨を破壊することなく，荷重の程度や方向を変化させて繰り返し測定が可能である．

c．材質特性の評価法

放射光を用いたマイクロ CT では，ボクセルサイズが最大 2 μm レベルであり，骨梁表面の断裂・不整や，骨細胞の分布の観察[24]が可能である．オステオンを明瞭に描出でき，形成する骨成分の新旧が密度の差として描出でき[25]，また骨の石灰化程度の観察が可能である．またシンクロトロン X 線を使って元素の骨内での分布を知ることもできる[26]．

画像に基づく材質特性の評価法は，やっと研究が始まった段階である．MRI は，組織分解能が高いので骨基質の評価もできるようになる可能性がある．今後の研究に期待したい． [伊東昌子]

文 献

1) Glüer, C. C. *et al.*: *J. Bone Miner. Res.*, **9** : 671-1076, 1994.
2) Peacock, M. *et al.*: *Osteoporos. Int.*, **5** : 167-173, 1995.
3) Genant, H. K. *et al.*: *Radiology*, **170** : 817-822, 1989.
4) QCT ワーキンググループ：骨粗鬆症——QCT による診断から治療まで（技術編）——．日本医事新報社，1993.
5) Genant, H. K. and Cummings, S.: *Ann. Intern. Med.*, **97** : 699-701, 1982.
6) Ross, P. D. *et al.*: *Calcif. Tissue Int.*, **46** : 149-161, 1990.
7) Ito, M. *et al.*: *Osteoporos. Int.*, **7**(suppl. 3) : 120-127, 1997.
8) Kanis, J. A. *et al.*: *Osteoporos. Int.*, **11** : 192-202, 2000.
9) Clause-C Gluer for the International Quantitative Ultrasound Consensus Group : *J. Bone Miner. Res.*, **12** : 1280-1288, 1997.
10) Cummings, S. R. *et al.*: *Lancet*, **341** : 72, 1993.
11) Ito, M. *et al.*: *Calcif. Tissue Int.*, **60** : 11-15, 1997.
12) Majumdar, S. and Genant, H. K.: *Stud. Health. Technol. Inform.*, **40** : 81-96, 1997.
13) Bonse, U. *et al.*: *Bone Mineral*, **25** : 25-38, 1994.
14) Kinney, J. H. *et al.*: *J. Bone Miner. Res.*, **10** : 264-270, 1995.
15) Parfitt, A. M. *et al.*: *J. Clin. Invest.*, **72** : 1396-1409, 1983.
16) Hildebrand, T. and Ruegsegger, P.: *J. Microsc.*, **185** : 67-75, 1997.
17) Hildebrand, T. and Ruegsegger, P.: *CMBBE*, **1** : 15-23, 1997.
18) Hahn, M. *et al.*: *Bone*, **13** : 327-330, 1992.
19) DeHoff, R. T. *et al.*: *J. Microsc.*, **95** : 69, 1972.
20) Odgaard, A. and Gundersen, H. J. G.: *Bone*, **14** : 173-182, 1993.
21) Garrahan, N. J. *et al.*: *J. Microsc.*, **142** : 341-349, 1986.
22) Vesterby, A.: *Bone*, **11** : 149-155, 1990.
23) Ito, M. *et al.*: *Bone*, **23** : 163-169, 1998.
24) Sharp, J. C. *et al.*: *J. Bone Miner. Res.*, **15** : 138-146, 2000.
25) Rindby, A. *et al.*: *Biomaterials*, **19** : 2083-2090, 1998.
26) Gomez, S. *et al.*: *Bone*, **25** : 33-38, 1999.

24

骨　　折

24.1　骨　　折

骨折（fracture）とは外力によって骨の構造上の連続性を断たれた状態である．骨の強度には個人差，年齢差，性差，骨の部位による差があり，また，外力にもその強さ，作用する速度，方向，面積などがさまざまあることから骨折の状況は非常に多様である．

a.　骨折，転位の名称，分類

骨折にはいろいろな名称，分類があり（表24.1），骨折の適切な診断や治療方法の選択のためにはこれらを十分に理解しておくことが大切である．

1)　骨の離断の程度による分類　骨の連続性が全周にわたって完全に断たれた骨折を完全骨折，それ以外の部分的な骨折を不完全骨折という．

2)　骨折の数による分類　同一の骨で1カ所の骨折を単独骨折というのに対し，同一の骨に複数カ所の骨折を生じたものを分節骨折という．複数の骨に同時に骨折を生じたものを多発骨折という．

3)　骨折の部位による分類　骨折した骨の部位により骨幹部骨折，骨幹端骨折，骨端部骨折，骨軟骨骨折，関節内骨折に分類される．骨折に隣接した関節の脱臼を伴うものを脱臼骨折という．

4)　外力の大きさ，骨の強度による分類　正常の強度をもつ骨に対して，その強度を超える大きな外力が加わって生じる骨折を外傷性骨折という．それに対し，原発性骨腫瘍や転移性骨腫瘍，骨髄炎などの局所病変が存在したり，骨粗しょう症や骨形成不全症，くる病など骨の基礎疾患により骨強度が病的に弱くなり，軽微な外力で生じた骨折を病的骨折という．骨の同一部位に1度では損傷を与えない程度の軽微な外力，機械的ストレスが繰り返し連続して加わって生じたわずかな骨損傷が蓄積して起きる骨折を疲労骨折という．疲労骨折は青少年期の下肢に多く発生する．スポーツ選手の脛骨の上中1/3に起きる走者骨折，下中1/3に起きる跳躍骨折，軍隊の兵士の行軍中に中足骨に起きる行軍骨折，野球やゴルフのスイング動作での肋骨の疲労骨折，長距離走者での中足骨や恥骨の疲労骨折が有名である．

5)　外力の作用点による分類　外力が直接，骨の限局した部位に加わって生じる骨折を直達骨折という．それに対して，肘を伸展位で手をついて転倒して生じやすい小児の上腕骨顆上骨折や尻もちをついて転倒して胸腰椎移行部に生じやすい脊椎圧迫

表 24.1　骨折の名称，分類

骨の離断の程度	完全骨折(complete fracture)
	不完全骨折(incomplete fracture)
骨折の数	単独骨折(single fracture)
	分節骨折(segmental fracture)
	多発骨折(multiple fracture)
骨折の部位	骨幹部骨折(diaphyseal fracture)
	骨幹端骨折(metaphyseal fracture)
	骨端部骨折(epiphyseal fracture)
	骨軟骨骨折(osteochondral fracture)
	関節内骨折(intraarticular fracture)
	脱臼骨折(fracture dislocation)
外力の大きさ 骨の強度	外傷性骨折(traumatic fracture)
	病的骨折(pathologic fracture)
	疲労骨折(stress fracture)
力の作用点	直達骨折(direct fracture)
	介達骨折(indirect fracture)
外力の作用の仕方	裂離骨折(avulsion fracture)
	屈曲骨折(bending fracture)
	圧迫骨折(compression fracture)
	剪断骨折(shearing fracture)
	捻転骨折(torsion fracture)
	粉砕骨折(comminuted fracture)
骨折線の走行	横骨折(transverse fracture)
	斜骨折(oblique fracture)
	縦骨折(longitudinal fracture)
	蝶形骨折(butterfly fracture)
	螺旋骨折(spiral fracture)
	粉砕骨折(comminuted fracture)
	破裂骨折(burst fracture)
	亀裂骨折(fissure fracture)
	若木骨折(greenstick fracture)
	竹節骨折(bamboo fracture)
骨折部と外界との交通	閉鎖骨折(closed fracture)
	開放骨折(open fracture)
骨折片の転位	側方転位(lateral displacement)
	長軸転位(longitudinal displacement)
	短縮(shortening)
	離開(distraction)
	嵌入(impaction)
	屈曲転位(angulation)
	回旋転位(rotation)
	陥没骨折(depressed fracture)

骨折など，外力の加わった場所とは離れた部位で骨折を起こすことがあり，これを介達骨折という．

6)　外力の作用の仕方による分類　骨に加わる外力には張力，屈曲力，圧縮力，剪断力，捻転力があり，それらの力が単独で，あるいは複合して作用し，骨の強度を超えたときに骨折を生じる（図24.1）．筋，腱，靱帯に引っ張られてその付着部の骨が剥離することを裂離骨折という．たとえば，足関節が外がえしを強制されたときに三角靱帯に牽引されて生じる脛骨内果骨折，大腿直筋の収縮による下前腸骨棘骨折，側副靱帯や前腕屈筋群の牽引による上腕骨内上顆骨折などである．骨の長軸に対し横方向への強い曲げの力が加わって生じる骨折を屈曲骨折といい，多くの長管骨の骨折がこれに属する．骨折部の凹側には遊離した第3骨片を伴うことも多い．強い圧迫力によって生じる骨折を圧迫骨折という．脊椎の椎体や踵骨の圧迫骨折，脛骨高原部の陥没骨折などである．骨の一部に相反する平行な外力が加わったときにその剪断力で外力と平行に骨折を生じたものを剪断骨折という．大腿骨顆部，脛骨顆部，上腕骨外顆の骨折がそうである．骨に強いねじれ，捻転力が加わり，ねじ切れるように螺旋状に生じる骨折を捻転骨折という．スキーによる脛骨骨幹部の捻転骨折，野球の上腕骨骨幹部の投球骨折などがその例であ

る．交通外傷などにより強い外力が骨に加わるといくつもの骨片にばらばらに骨折することがあり，これを粉砕骨折という．

7) 骨折線の走り方による分類
骨折線の走行により横骨折，斜骨折，縦骨折，螺旋骨折，第3骨片を有する蝶形骨折，骨折線が多数で多くの骨片を有する粉砕骨折，脊椎の破裂骨折，いわゆるひびが入っただけの亀裂骨折，竹ひごや柳枝を曲げ折ったときのように屈折するのみで離断することのない若木骨折，長軸方向に強い圧迫が加わり骨皮質が竹の節状に膨隆する竹節骨折に分類される（図24.2）．若木骨折，竹節骨折は柔らかい小児の骨に特徴的な不全骨折である．

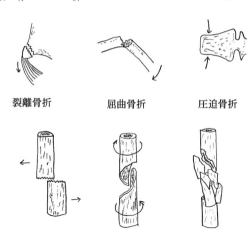

図 24.1 外力の作用の仕方による骨折の分類

8) 骨折部と外界との交通による分類 骨折部と外界との間に交通がない骨折を閉鎖骨折，皮下骨折という．それに対し，骨が皮膚を突き破って外に飛び出したり，直達外力による皮膚創傷が骨折部にまで達していたりして，骨折部と外界が直接交通する骨折を開放骨折という．閉鎖骨折を単純骨折，開放骨折を複雑骨折と呼ぶことも

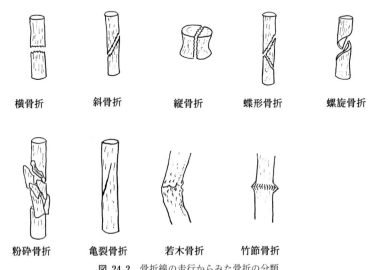

図 24.2 骨折線の走行からみた骨折の分類

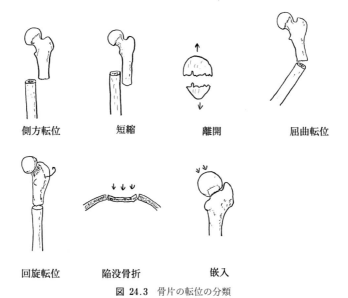

図 24.3　骨片の転位の分類

あるので，ばらばらに粉砕した骨折を複雑骨折と呼ぶのは誤りである．開放骨折は閉鎖骨折と比較して感染の危険がきわめて高く，治療には特別の配慮が必要である．

9) 転位の種類　骨折端のずれを転位(displacement)という．転位は ① 側方転位，② 長軸転位（短縮，嵌入，離開），③ 屈曲転位，④ 回旋転位，⑤ 陥没骨折に分類される（図24.3）．一般に骨折の転位はこれらの組み合わせにより表現される．長管骨の完全骨折の場合，骨の長軸に走る筋群の収縮により骨片が引っ張られて側方転位に短縮が合併することが多い．短縮のみで側方転位のない骨折端どうしがめり込むような転位を嵌入といい，大腿骨頸部骨折などにみられる．肘頭骨折や膝蓋骨骨折は靱帯や筋に引っ張られて骨片どうしが離開することが多い．陥没骨折は脛骨高原骨折のように関節表面が圧挫されて陥没したり，頭蓋骨のように平らな骨でよくみられる．

b. 骨折の治癒機序

骨折の治癒は軟部組織損傷の修復過程にできるのと同様の線維性結合組織に骨塩が沈着し，骨形成が行われるという独特の過程をたどる（図24.4）．

骨折治癒の第1段階を炎症期という．骨折発生と同時に損傷された血管，骨膜，骨髄，近接部筋肉より出血を起こし，骨折部を中心に血腫が形成される．血腫は凝固し凝血塊となって骨折端の間隙を満たす．また，骨折部付近の損傷を受けた骨髄，骨細胞，骨膜，軟部組織は壊死し，局所に浮腫，充血，細胞浸潤など外傷性炎症反応が起こる．急性炎症は時間とともにしだいに消退していく．

第2段階を修復期という．修復期の早期には血腫の中に組織球や線維芽細胞が浸潤

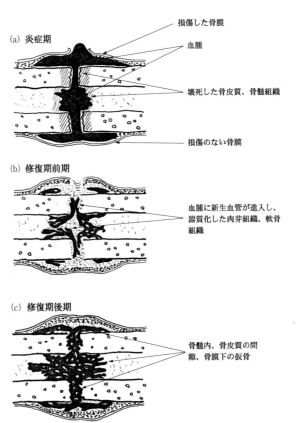

図 24.4 骨折の癒合機序

し，盛んに新生血管が進入して数日後には血腫は肉芽組織へ置換される．肉芽組織はさらに器質化し線維網が豊富になって未石灰化の線維性仮骨（fibrous callus）として両骨折端やその周囲を連結する．以上は一般の創傷治癒の基本的な過程と同じで骨組織に特有なものではない．次の修復期の後期にこの線維性結合組織に骨塩の沈着，石灰化が起き，骨組織独特の修復が始まる．線維性結合組織に沈着した骨塩によって幼弱骨組織が形成され，線維性組織，線維軟骨とともに仮骨（callus）となる．その際に主役を演じるのが骨芽細胞で，骨芽細胞を仮骨形成部に送り込む重要な役割を果たすのが骨膜である．仮骨は両骨折端を徐々に硬く癒合させていき，それを硬化または固化という．仮骨は形成される部位により結合仮骨，髄腔仮骨，係留仮骨，架橋仮骨に分類される（ワイマン（Weinmann）の分類；図 24.5）．通常の骨折は外骨膜による係留仮骨，架橋仮骨が骨癒合の強度に重要な役割を果たす．非常に強固な骨接合術が行われた場合には係留仮骨，架橋仮骨が出現せずに骨癒合することもある．仮骨

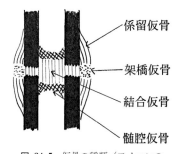

図 24.5 仮骨の種類（ワイマンの分類）

が異常に多量に形成される場合を過剰仮骨といい，周囲の軟部組織に障害を起こすことがある．

第3段階を再造形期またはリモデリング期という．修復期の後期に形成された仮骨で骨折部は癒合する．しかし，この仮骨は海綿骨様の軟弱な骨のため，仮骨形成は係留仮骨，架橋仮骨の部分が本来の骨より紡錘状に太く過剰に形成される．そして運動や歩行など骨折部への機能的負荷がかかり始めると骨梁の新生と吸収が繰り返され，長時間かけて徐々に本来の皮質骨と海綿骨に組織構造が改変されて強度を増す．この間に骨折によって生じた変形には自己矯正力が働いて，凸側の部分は吸収され，凹側の部分には骨添加が起きてリモデリングされる．この機能に適した本来の骨の形態に戻ろうとする作用をウォルフ（Wolff）の応変則という．この自己矯正は骨折部の骨硬化後も長期間続く．自己矯正力は若年者ほど大きく，とくに新生児の分娩骨折などは，ほとんど直角に変形癒合した骨でも数カ月後にはまったく正常の形の骨になるほどの旺盛な自己矯正力をもつ．

古くから有名なグール（Gurlt）の表では骨折の平均癒合期間は中手骨2週，肋骨3週，鎖骨4週，前腕骨5週，上腕骨骨幹部6週，脛骨および上腕骨頸部7週，下腿骨8週，大腿骨骨幹部8週，大腿骨頸部12週となっている．しかし，この表は一般的には骨癒合の最短期間と考えるべきで，次に述べる諸条件によって骨癒合に要する期間は大きく左右される．全身的条件として，年齢，栄養状態のほかに骨代謝疾患などの基礎疾患の存在がある．小児は成人に比べ癒合期間が短い．局所的条件として，骨折の部位，骨折型，骨破壊や骨欠損の程度，転位の大きさ，整復や固定性の良否，骨膜の損傷の程度，感染の有無などがある．血行のよい脊椎椎体や肋骨の骨折などは骨癒合は早く，栄養血管が遮断されやすい脛骨や前腕骨の遠位1/3部の骨折は癒合が遅い．とくに栄養血管が損傷されやすい大腿骨頸部骨折，手舟状骨骨折は難治性のことが多い．大きな骨欠損，大きな転位は骨折端の間隙に軟部組織が介在しやすく骨癒合は悪い．骨折部の固定力が不十分で骨折部に屈曲力や剪断力，張力が作用する場合も骨癒合は遅い．逆に骨折部に適度の間欠的圧迫力が作用する場合は骨癒合が促進される．開放骨折や手術操作で骨膜を大きく損傷すると骨片の血流が障害されて骨癒合は遅い．骨折部の感染の存在は骨癒合を非常に遅延させる．したがって，骨折を治療する場合，骨膜を損傷せぬように注意しながらできるだけ正確に整復し，強固に固定することが必要である．

c．骨折の治癒過程の異常

骨折後に通常期待される日数を経過しても骨癒合が著しく緩慢な状態を遷延治癒骨折（delayed union）という．しかし，遷延治癒骨折は骨折治癒機転が緩慢なだけで，骨の修復は続いているので，たとえば，より強固な固定をするなど骨癒合を阻害して

いる条件を改善してやれば再び骨癒合が期待できる．骨折部に磁気による電気刺激や超音波刺激を加えることにより骨癒合を促進させる治療法もある．それに対し，骨癒合が起こらず，骨折治癒機転が完全に停止した状態を骨癒合不全（non-union），偽関節（pseudoarthrosis）という．骨癒合不全になると骨折端の間隙は骨による連続はなく，線維組織，軟骨組織などで占められる．骨折端には硬化がみられ，辺縁が萎縮して丸みを帯び，異常可動性を認めるようになる．骨癒合不全の治療には骨折部の結合織，骨壊死部分を取り除いて新鮮化し，強固な内固定や骨移植を行うなどの手術的操作が必要である．骨折後，自己矯正力を超えた転位のまま骨癒合し，永続的に変形を残すことを変形癒合（malunion）といい，機能的・美容的に必要があれば矯正骨切り術を行う．

d．骨折の症状

骨折の全身症状として，激烈な疼痛や出血によってショック状態になることがある．骨盤骨折や大腿骨骨折，多発骨折では多量の内出血をきたすことも多く，とくに注意を要する．さらなる全身状態の悪化は脳損傷，内臓損傷，大血管損傷などの合併損傷や脂肪塞栓症などを考慮する．

局所症状として次のようなものがある．

●疼痛：骨折部には著明な疼痛があり，骨折部を動かすことにより増強する．また，骨折部に一致して著明な圧痛があり，これをマルゲイン（Malgaigne）の圧痛点と呼ぶ．肋軟骨骨折など単純 X 線写真では映らない骨折では，この限局した圧痛や軋音が診断の一助となる．

●腫脹，皮下出血：骨折により骨折部を中心に著明な内出血，腫脹が出現し，腫脹は数日後にピークに達する．また，骨折部付近には暗紫色の皮下出血を生じる．

●変形，異常肢位：骨折に伴う屈曲，回旋，短縮などの転位によって変形（deformity）が生じる．筋肉が薄い部位で腫脹が少なければ転位の状況を触診で触知することができる．また，骨折の部位によって独特の肢位をとることがある．たとえば大腿骨骨幹部骨折では患肢が屈曲，外転，外旋位になることが多く，鎖骨骨折では腱側の手で患側上肢を胸郭につけるように支え，頸部を患側へ回旋させるような肢位をとる．これはそれぞれの骨片に付着する筋の牽引力の関係や，患者が自発痛の少ない肢位をとりたがるからである．

●異常可動性，軋音：長管骨の完全骨折の場合，骨折部でぐらぐらと異常な可動性を示す．関節近傍の骨折では異常可動性と関節可動性の鑑別はむずかしく，不全骨折では異常可動性は生じない．また，骨折端がこすれ合ってゴリゴリ，コツコツといった軋音を発したり，軋轢を手に感ずることがある．

●機能障害：骨折発生と同時に骨折した骨，近接関節に機能障害を生じる．とくに，四肢の長管骨の完全骨折では患肢の使用は不能となる．機能障害の程度は骨折部の転位が大きいほど高度である．逆に，亀裂骨折など不全骨折や嵌入骨折では機能障害は軽度である．

e. 合併症

骨折の合併症として次のようなものがある.

●皮膚損傷, 感染：骨折時に同時に皮膚損傷を生じ, 骨折部が外界と交通する場合を開放骨折ということは前述した. また, 受傷した皮膚の挫滅, 転位した骨片による圧迫, 著明な腫脹による皮膚の循環障害のために2次的に皮膚壊死を生じ, 開放骨折へ進展することもある. 開放骨折は感染を起こしやすい.

●血管損傷：骨折部付近を走行する血管が直接外力や骨片によって損傷を受けることがあり, とくに, 転位の大きい場合は十分な注意を要する. 起こりやすいものは大腿骨顆上骨折に伴う膝窩動脈損傷, 肩関節脱臼骨折に伴う腋窩動脈損傷, 上腕骨顆上骨折に伴う上腕動脈損傷などである. 主動脈が損傷されれば, 重大な末梢壊死へと進展する. また, 部分動脈損傷時には外傷性仮性動脈瘤を生じることもある.

●神経損傷：血管同様に骨折部近くを走行する神経が直接外力や骨片によって, あるいは骨折部にはまり込んだり, 過伸展されて損傷を受けることがある. 起こりやすいものは上腕骨骨幹部骨折に伴う橈骨神経麻痺, 肘関節の脱臼, 骨折に伴う尺骨神経麻痺, 脊椎骨折に伴う脊髄, 馬尾損傷などである. 一般的には四肢の骨折に伴う末梢神経損傷は神経完全断裂は少なく, 過牽引による一過性神経伝導障害や軸索断裂が多く, 自然治癒することも多い.

●内臓損傷：肋骨骨折に伴う肺損傷, 骨盤骨折に伴う膀胱損傷, 脊椎骨折に伴う腎損傷など, 骨折によって内臓が損傷することがある. 内臓損傷は直接生命に関係する重篤な経過をとることがあり, 早急に診断し, 処置しなければならない.

●脂肪塞栓症：骨折後に肺, 脳, 心臓などに脂肪による塞栓が生じるもので, 骨折の合併症としてもっとも重篤なものの1つである. 多発外傷, 骨盤骨折, 下肢骨折に発症しやすい. その原因は, 骨折部で骨髄から遊離した脂肪滴が静脈に入り, まず肺塞栓を, 次いで大循環系に入り脳, 心臓に塞栓を起こすという説, 骨折後に起こる体内の脂質代謝の異常によるという説, 骨折によって誘発された血管内赤血球凝集によるという説があり, はっきり解明されていない. 脂肪塞栓症では受傷後12~48時間後に発熱, 頻脈, 呼吸困難, 皮下や結膜の点状出血として発症し, 胸部X線写真では両肺野に特有の吹雪状, 羽毛状の陰影が, 血液検査では低酸素血症, 急速なヘモグロビン値の低下が認められる. 呼吸不全や脳塞栓で急速に死に至ることもあり, 死亡率は10~20%といわれる. 治療は呼吸管理を中心とする全身管理である.

●無腐性壊死：骨折による栄養血管の損傷で血行が遮断され, 骨片が壊死に陥る晩発性の合併症で, 大腿骨頸部骨折, 手舟状骨骨折, 距骨骨折などに好発する.

●骨端軟骨板損傷：幼小児の長管骨の骨折で, 骨端と骨幹端の間にある成長軟骨, 骨端軟骨板に損傷が加わると, その後の成長障害や, これに続発する変形を起こすことがある. 骨折の治療初期には正確に整復し, 適切な処置がなされたと思っていても, その後に長時間かけて徐々に進行する晩発性の合併症で, その出現, 進行に予想がつかない点で困惑することがある. 上腕骨顆上骨折後の成長の不均衡による内反肘変

形, 上腕骨外顆骨折後の外反肘変形が有名である. また, 骨端軟骨板損傷ではないが, 成長期の小児では骨折後に骨折した骨の血流が豊富になり, 骨折した骨が過成長して健側より長くなることもある.

● 外傷性骨化性筋炎: 後述 (24.4 節).

f. 診 断

受傷機転, 外力の大きさ, 加わり方を詳しく聴取し, 前述した骨折の局所症状に注意すれば骨折の有無の診断は容易である. あまりにも軽微な外力による骨折は病的骨折や疲労骨折を疑う. 関節内骨折では脂肪滴を含む関節血症を生じるので診断の一助となる.

X線撮影は骨折の診断, 転位の状況を判断するのに欠かせない検査法である. X線撮影の際は1方向では骨折線が映らない場合もあり, 必ず2方向以上で撮影する. 転位のない手舟状骨骨折や大腿骨頸部骨折などでは1度の撮影で骨折線が発見されないこともあり, 臨床的に疑わしければ少し間隔を明けて再度撮影することも必要である. 小児の関節付近の骨折では成長軟骨, 骨端軟骨板が骨折線と紛らわしく, 区別するために左右の同じ部位を同一条件で撮影して比較するとわかりやすい. 単純X線撮影では詳細が判断できないときは, 断層撮影, CTなどを参考にする. とくに3次元CT (3D-CT) は骨折, 転位を立体的に描出でき, 非常に有用である. 骨折の有無がどうしても不明の場合, 骨シンチグラフィーやMRIが参考になることもある.

g. 治 療

1) 皮下骨折の場合　まず受傷現場や移送する際の初期治療は骨折部を中心に近接関節も含め十分に長い副子を当て, 包帯固定して骨折部の動揺を防ぐことである. 骨折部の動揺は激痛を生じ, また副損傷を起こす危険もある.

骨折治療の第1段階は, 転位した骨片を解剖学的に正しい位置に戻すことであり, これを整復 (reduction) という. 骨折の部位, 骨折線の走行, 骨折端の形状, 転位の方向や程度を十分に把握し, 骨片と筋力との関係, 靱帯の付着などをよく考慮することが大切である. 通常は麻酔下に骨の長軸方向へ徒手的に牽引し, 転位した骨片に圧迫を加えることによって整復操作を行う. できるだけ解剖学的に正しい位置に整復するように努力するが, 治癒過程でのリモデリングという自己矯正力も期待できるため, 必ずしも完璧な整復にこだわる必要はない. 一般的に長管骨の骨折ではその側方転位は骨の横径の2/3程度が整復されていれば機能的に支障なく治癒する. 小児ではもっと大きな転位でも旺盛な自己矯正力により意外なほど障害を残さない. しかし, リモデリングされることの少ない回旋転位, 屈曲転位, 短縮などは極力残さないように配慮する必要がある. また, 関節近傍の骨折や関節内に入った骨片は整復の良否が機能的予後に大きく影響するため正確な整復が必要である. 粗暴な整復操作は副損傷の危険やその後の外傷性骨化性筋炎を併発する可能性があり, 避けなくてはならない.

骨折端は周囲の筋の収縮, 緊張のために短縮することが多い. 徒手的に整復が困難

な場合，持続的に牽引（traction）して徐々に筋の緊張を取り除き整復を試みる．小児の骨折など2〜3kgの弱い力で短期間の牽引でよい場合は絆創膏やフォームラバーを皮膚に貼り付けて牽引する介達牽引法を，それ以上の強い力で長期間牽引が必要な場合は骨に鋼線を刺入して直接骨を牽引する直達牽引法を行う（図24.6）．

骨折部を体外的に固定することを外固定（external fixation）という．強い固定の不要な肋骨骨折や鎖骨骨折では絆創膏によるテーピングや8の字包帯固定が行われる．指趾骨折やあまり強固な固定が必要でない骨折，今後に腫脹が予想される骨折ではスプリント（splint）を用いて固定する．スプリントはアルミニウム板，針金，金網，プラスチック板などさまざまな材質がある．より強固な固定が必要な場合はキャスト（cast）を用いる．キャストは従来は石膏であったが，近年はより強固で通気性，耐水性にすぐれた軽量のプラスチックや編んだガラス線維にポリウレタン樹脂を含浸させた材質のものを使用することが多い．キャストには固定する部位によりいろいろな種類がある（図24.7）．

金属鋼線やピンを骨の骨折部よりやや離れた部位に経皮的に刺入し，それらを専用の器具やレジンで皮膚の外で連結することによって骨折部を固定する方法を創外固定

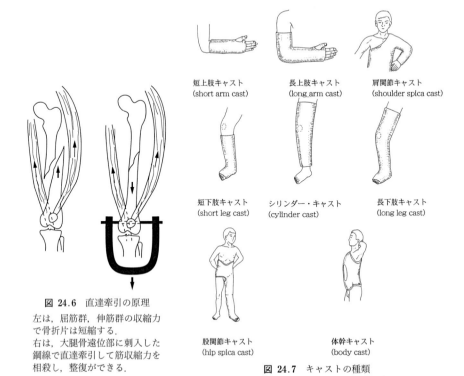

図 24.6 直達牽引の原理
左は，屈筋群，伸筋群の収縮力で骨折片は短縮する．
右は，大腿骨遠位部に刺入した鋼線で直達牽引して筋収縮力を相殺し，整復ができる．

図 24.7 キャストの種類

法（external skeletal fixation）という（図24.8）．開放骨折で骨折部の軟部損傷がひどいとき，骨折部に直接内固定をすることによって感染の危険が増大するとき，粉砕骨折で骨片の内固定がむずかしいとき，内固定法では侵襲の大きな骨盤骨折などによく用いられる．ホフマン（Hoffman）創外固定器，オルソフィックス（orthofix）創外固定器，イリザロフ（Ilizarov）創外固定器が有名である．侵襲が少なく，簡便で，器種によって多様な骨折に応用できる方法である．ピン刺入部の感染に十分気をつけなければならず，創外固定中は入浴できないなど日常生活上の不便がある．また，創外固定器の連結部分を毎日わずかずつ延ばすことにより骨延長に利用することもある．

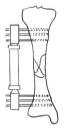
オルソフィックス創外固定器

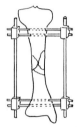
ホフマン創外固定器

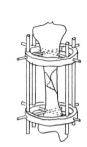
イリザロフ創外固定器

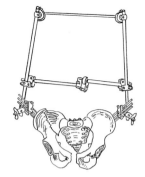
骨盤創外固定器

図24.8 創外固定の種類

手術的治療として次のようなものがある．

i）骨接合術：皮膚切開により骨折部を展開し，骨折を整復（open reduction），内固定（internal fixation）する方法を骨接合術（osteosynthesis）という．手術的治療法は保存的治療法よりも正確な整復，強固な固定ができ，長期間の外固定が不要なことから早期から関節運動が可能になる．その反面，手術操作によって骨癒合に重要な骨膜を損傷して骨膜性の架橋仮骨の形成を遅延させたり，感染の危険など欠点もあり，どの治療法を選択するかは個々の症例の骨折部位，転位の状況，全身状態，社会環境などを考慮して判断する．一般的に手術的治療法の適応は，①付着する筋の筋力や骨折間隙に軟部組織が介在して徒手整復できない場合，②外固定では整復位が保持できない場合，③関節近傍や関節内の骨折で正確な整復が必要な場合，④関節拘縮を生じやすく早期から関節運動をさせたい場合，⑤長期臥床を避けたい高齢者，⑥社会的に長期の外固定の困難な場合，⑦血管，神経などの副損傷が合併する場合，⑧開放骨折の一部，⑨遷延治癒骨折，偽関節などである．

内固定材料の材質は耐蝕性で強度の強い鉄，ニッケル，クロムなどの合金であるステンレススチールが多い．近年ではより強度が強く，すぐれた耐蝕性，生体親和性をもち軽量のチタン合金もよく用いられる．金属のほかにポリ乳酸など，生体内で分

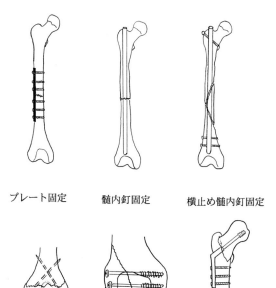

図 24.9 骨接合術の種類

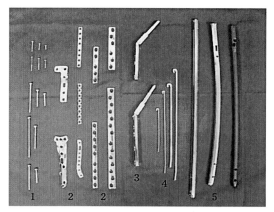

図 24.10 骨接合術の内固定材料
1はスクリュー，2はプレート，3は圧迫プレート，4はラッシュ・ピン，5は髄内釘．

解，吸収される材質や，セラミックスのスクリューやピンも開発されている．骨折の部位，骨折状況により，以下に述べるような多種多様な内固定材料から選択する（図24.9, 24.10）．

● 鋼線（wire）：刺入して固定するキルシュナー鋼線，締結に用いる軟鋼線などがある．

● スクリュー（screw）：皮質骨用，海綿骨用の大小さまざまなものがあり，単独で，あるいはプレートとともに頻繁に用いられる．

● プレート（plate）：骨折を整復後，骨皮質に当ててスクリューで固定する．骨折部に圧迫が加わり，より強固な固定ができる AO プレートが有名である．骨折した部位，大きさ，骨片の形状などによりさまざまなものがある．骨皮質に当たるプレートと髄内に入る釘が一体となって骨折部に圧迫のかかる圧迫プレートもある．プレートは強固な固定が可能だが，骨膜を広範囲に損傷する欠点がある．

● 髄内釘（intramedullary nail）：長管骨の髄腔内に釘を挿入して骨折部を固定する方法である．通常は骨折部を展開せず X 線透視下に挿入し，骨折部の外骨膜を温存できるため骨癒合は良好であ

る．キュンチャー（Küntscher）釘，エンダー・ピン（Ender pin），ラッシュ・ピン（Rush pin）などが有名である．髄内釘は大腿骨，脛骨，上腕骨，前腕骨などの骨幹部骨折によく用いられる．最近は釘を貫通する横止めスクリューを併用することによって短縮や回旋が防止できるため髄内釘の適応は大きく拡大した．

内固定材料は骨癒合が得られた後はそのままだと骨と内固定材料の弾性の違いにより生体力学的に問題を生じることがあるので，抜去するのが望ましい．しかし，非荷重骨や高齢者では抜去しないこともある．

ii) 骨移植術（bone graft）：骨欠損を伴う新鮮骨折で欠損部の間隙を補填したり，遷延治癒骨折や偽関節で骨癒合を促進させる目的で骨を移植することがある．移植骨は通常は自家骨で，腸骨などから採取した海綿骨を用いるが，自家骨で足りないときは他人から採取した同種骨やヒドロキシアパタイトなど人工骨を用いることもある．また，移植骨の血行を保つために血管柄つきの骨を移植することもある．

iii) 人工骨頭置換術：骨癒合が期待できない大腿骨頸部骨折や上腕骨頸部骨折では，骨癒合を諦め，人工骨頭に置換して早期社会復帰を目指すことが多い．

2) 開放骨折の場合　開放骨折の応急処置はまず創を清潔なガーゼで覆い，副子固定して早急に医療機関に移送することである．受傷現場などで創から露出した骨片を整復することは汚染を深部に波及させる危険があり，行ってはならない．

手術はまず，開放創の中や周囲を多量の滅菌生理的食塩水で洗浄して汚染物質を除去し，その後の感染の温床となる挫滅組織，汚染組織を切除（debridement）する．以上の処置は早ければ早いほどその後の感染防止になり，受傷後 6～8 時間以内の golden hour に行うべきである．開放創を 1 次的に閉鎖できない場合は減張切開を加えたり，有茎植皮などでできる限り骨折部を皮膚で被覆するよう努めるが，やむをえぬ場合は wet dressing とし，2 次的に閉鎖を考える．創の汚染が軽く，1 次的に創閉鎖が可能な場合で golden hour 内に十分に創の清浄化ができたときは 1 次的に内固定を行う．骨折の状況や軟部損傷，汚染の程度がひどい場合，golden hour 内に十分な処置ができない場合は 1 次的内固定は行わず，まずは外固定や直達牽引，創外固定を行って 2～3 週間待機し，感染が生じていないことが確認できた後に 2 次的に内固定する．いずれにしても極力感染を防止しなければならず，十分な抗生剤の投与が必要である．

24.2 脱　臼

外力によって，関節が本来の運動方向以外の動きや正常範囲を超える運動を強制されて関節面の相対的位置関係を失ったもので，相互の関節面がまったく接触を失った状態を脱臼（dislocation）といい，一部に関節面の接触を残したものを亜脱臼（subluxation）という．脱臼，亜脱臼では関節包，靱帯，関節窩縁などの損傷を伴う．同様の外力で，関節包，靱帯，腱が損傷されるが，関節面の相互関係が保たれているものを捻挫（sprain）という．

362   IV. 骨 の 病 気

脱臼や亜脱臼を生じると，著明な疼痛を訴え，変形，短縮など脱臼した部位により独特の肢位をとることが多い．触診上は正常の関節の輪郭が不明になる．単純 X 線検査で容易に診断できる．

治療は麻酔下に疼痛と筋の緊張を除いてから整復する．徒手的に整復できないときは観血的に整復する．整復後は損傷した関節包，靱帯が修復されるまで 3 週間前後の外固定が必要である．脱臼が整復されず，そのままになった状態を陳旧性脱臼といい，正常な関節機能は失われる．

脱臼後に関節包，靱帯の断裂や弛緩，骨性防御の破損が残った場合，続発症を生じることがある．外傷性脱臼を契機に軽微な原因で多数回の脱臼を繰り返すことを反復性脱臼（recurrent dislocation）という．そのうち特定の運動によって常に脱臼するものを習慣性脱臼（habitual dislocation）という．反復性脱臼は肩関節，膝蓋骨によくみられる．また，自由に自己の意志によって脱臼させることができるものを随意性脱臼（voluntary dislocation）という．本来の運動方向以外の方向への異常な動揺性，正常範囲を超える関節運動を生じるものを動揺関節（flail joint）という．動揺関節になると関節の不安定性のため支持性が低下し，2 次性の変形性関節症に進行することもある．

24.3 四肢の切断

四肢の一部が切離された状態を切断（amputation）といい，その中で関節部で切離されたものを離断（exarticulation）という．切断は患者にとって機能的・外見的・精神的に大きな損失であり，極力避けるべきである．しかし，以下のような適応例でやむをえず行われる手段である．①閉塞性動脈硬化症（ASO），閉塞性血栓血管炎（バーガー病），糖尿病などによる血行障害で壊死になった場合，②骨肉腫など悪性腫瘍で切断しないと生命の危険がある場合，③血管損傷を含む軟部組織の重度の挫滅で壊死が必至と思われる場合，④慢性骨髄炎，化膿性関節炎などで骨関節の著明な破壊があって治癒が期待できなかったり，ガス壊疽など生命を脅かす重度の感染症がある場合，⑤高度の奇形，変形があり，外見的に，機能的に義肢の方がまさる場合である．

上肢，下肢とも切断部位によってそれぞれ名称がある（図 24.11）．どの部位で切断するかは病変の範囲によって決めるが，切断部位によって将来の生活に大きな影響があるので，性，年齢，職業，生活習慣などを十分に考慮して選択すべきである．以前は関節近くの切断は避けるべきと考えられていたが，義肢の進歩により，有害部を除き上肢，下肢ともできるだけ断端を長く残すのが最近の基本的な考え方である．通常用いられている切断を列挙する．

下肢の切断では，①中足骨部切断：足趾の糖尿病性壊死などに用いる．②サイム（Syme）切断：足関節直上での切断で，踵の皮膚で覆う．よく荷重に耐える．③下腿切断：義肢歩行など機能的には膝下 15 cm での切断が最良である．したがって，

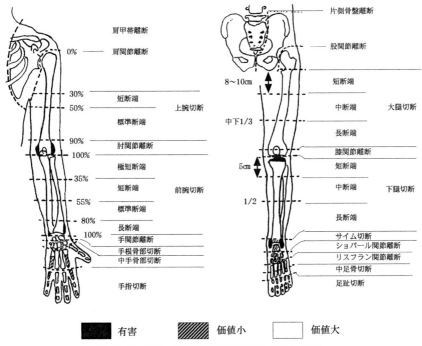

図 24.11 上肢・下肢切断の部位別名称（澤村, 1973）

血行障害による下腿切断では術後の創の治癒不全，再壊死の危険性を考えると，無理をしてそれ以上残す必要はない．腓骨は脛骨より3cm短くする．④膝関節離断：大腿切断より手術侵襲が少ない．⑤大腿切断：膝上8～10cmでの切断が最良である．

上肢の切断では，①手関節離断：前腕の回内外が可能である．②前腕切断：遠位2/3部での切断が最良である．③上腕切断：顆上部での切断が最良である．④肩関節離断：悪性腫瘍など以外では利用されない．

切断後は残った関節の拘縮予防と筋力強化に努め，早期から仮義肢を装着して歩行訓練を行いながらすぐれた断端を形成させる．

24.4 外傷性骨化性筋炎

打撲や骨折，脱臼などの外傷後に，その周囲の，本来は骨のない筋肉内に異常な骨が生じることがあり，外傷性骨化性筋炎（traumatic myositis ossificans）と呼ばれる（図24.12）．これは外傷のために損傷された骨や骨周囲の軟部組織にその修復過程で細胞の化生によって発生する異常な異所性骨化である．外傷ばかりでなく繰り返しの外力や手術，麻痺なども骨化性筋炎の誘因となる．外傷後骨化性筋炎がよく発生するのは肘関節周辺で，小児の上腕骨顆上骨折，上腕骨顆部骨折後や肘の外傷性脱臼

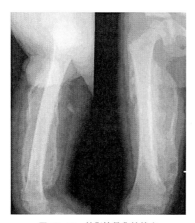

図 24.12 外傷性骨化性筋炎
4歳男児の大腿部打撲後に発生した広範な骨化性筋炎.

後に多い．頭部外傷や頸髄損傷による麻痺域の関節周辺，人工股関節置換術後の股関節周辺などにも発生することがある．また，乱暴な徒手矯正によって発生することも多い．外傷後骨化性筋炎が発生すると同部に疼痛，発赤，熱感，硬結，関節の可動域制限を生じる．広範な骨化の場合，関節の不全強直になることもある．治療は骨化形成初期ではまず局所の安静を保ち，骨化反応の鎮静を図ることである．また，非ステロイド性消炎鎮痛剤（NSAID）やステロイド，エチドロン酸二ナトリウム（ダイドロネル）を投与する．NSAID，ステロイドは抗炎症作用によって，ダイドロネルは骨塩が沈着するのを阻害することによって骨化の進行を防止する．数カ月後に成熟して完全に骨化したものに対しては摘出術を行うこともある．**[庄司豊彦]**

文 献

1) 天児民和（編）：神中整形外科学総論．南山堂，1985．
2) 澤村誠志：リハビリテーション医学全書 第18巻．医歯薬出版，1973．

25

炎 症 性 疾 患

25.1 骨 髄 炎

　抗菌薬が数多く開発されている我国においても，骨髄炎は依然としてきわめて重要な疾患である．骨髄炎は多くが血行性感染である．単発性で，上肢より下肢に多い．最近では抗がん剤，免疫抑制剤などの薬物療法，放射線療法，腎透析などを受け，抵抗力が減弱した患者が，骨髄炎に罹患する機会も増加している．麻薬中毒者の血行性骨髄炎の報告も散見される．隣接する軟部組織の病巣が骨髄炎を続発させる場合もある．また開放骨折，穿刺，手術などで起炎菌が直接骨組織に持ち込まれることもある．起炎菌は細菌，真菌，スピロヘータなどさまざまである．

　急性の血行性化膿性骨髄炎は多くが小児に，単発性に発生する．好発部位は，Scott ら[13] の 116 症例の調査では大腿骨，骨盤，脛骨の順となっている．多発性であったのはわずかに 4 例（3%）であったと報告されている．小児の場合，長幹骨では骨幹端部に生じやすい理由は，骨幹端では図 25.1(a) のごとく，毛細血管係蹄の類洞で血流が緩やかとなり起炎菌が停留し増殖しやすいことによる．この他，骨髄の毛細血管では内皮細胞の貪食能が欠如していることや，毛細血管の一部は盲管となっているなどが挙げられている．これに対し，成人の血行性骨髄炎は成長軟骨板が消失しているために骨髄のいずれの場所にも発生する．起炎菌は黄色ブドウ球菌がもっとも多い．化膿性連鎖球菌，表在性ブドウ球菌，大腸菌などがこれに次ぐ．

a. 病 態

　骨幹端部に生じた膿瘍は骨髄腔で暫時拡がり，ハバース管やフォルクマン管を通り骨皮質を破壊し骨膜下に膿瘍を形成する（図 25.1(b)）．破壊され壊死に陥った骨組織が健常部より遊離しているものを腐骨，この腐骨を取り囲んで外骨膜下に新生した仮骨が肥厚し硬化した骨を骨柩と呼ぶ．腐骨の吸収は周囲の炎症性肉芽の中のマクロファージ系多核巨細胞によって行われる（図 25.1(c)）．骨膜下膿瘍が骨膜を穿孔すると，膿は筋間に溢れ皮膚に到達し外界に破れ出ることがあり，これを瘻孔と呼ぶ．骨幹端部の炎症が成長軟骨板を破壊して直接，骨端核に波及することはまれである．しかし骨幹端部が関節包内にある股関節では，乳児化膿性股関節炎にみられるごとく，骨髄より起炎菌が関節内に波及し関節が破壊されやすい．

b. 診 断

　発熱，全身倦怠感，局所の疼痛，熱感，発赤，腫脹などが認められる．しかし関節

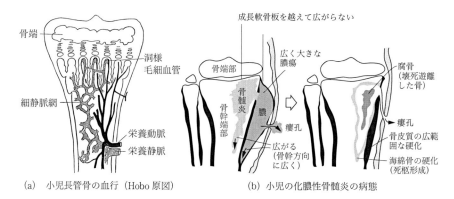

(a) 小児長管骨の血行（Hobo 原図）　　(b) 小児の化膿性骨髄炎の病態

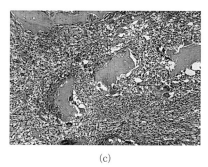

(c)
腐骨の吸収は周囲の炎症性肉芽の中のマクロファージ系多核巨細胞によって行われる．

図 25.1

リウマチやがん治療中の患者など免疫不全宿主（immunocompromised host）では発赤を欠く場合が少なくない．小児では疼痛のために患肢を動かさず麻痺性疾患を疑わせることがある．検査所見として赤沈値の亢進や CRP 値の高値は 90% 近くに認められ，補助診断としての価値は高い．白血球増多を伴う．X 線像は乳児では発症後約 7 日，学童期では 1〜2 週を過ぎると，骨萎縮や骨幹端部に骨膜反応が出現し骨髄炎の疑いをもつこととなる．炎症が進展すると骨吸収像，骨破壊像，腐骨像，硬化像が現れる．MRI の登場で早期により確実な診断が可能となったといえる．MRI は病巣の広がりや骨周囲膿瘍の描出にすぐれている．骨シンチグラフィーは新生児ではしばしば陰性に出るとの報告がいくつかある．Ash ら（1980）の報告では生後 40 日に満たない新生児の急性骨髄炎の 20 症例中，骨シンチグラフィーが陽性に出たのはわずかに 6 例（30%）であったという．

　急性化膿性骨髄炎の診断は膿や組織液の細菌培養か生検での病理組織所見による．とくに脊椎では診断鑑別のためにも病理組織検査が必要である．小児では骨が柔らかく骨幹端では骨皮質が薄くなっているので骨膜下や骨髄腔の穿刺が比較的に容易であ

る．骨幹端の生検による穿刺が骨シンチグラフィーに与える影響は48時間以内に骨シンチグラフィーを行えば皆無であると，Canaleら（1985）は動物実験結果を報告している．したがって骨シンチグラフィーの予約の前に穿刺を行ってよいことになる．穿刺液はただちにグラム染色を行い，同時に細菌培養に提出する．しかし細菌が検出できる頻度は60％前後と報告されており，40％は細菌が検出されないことを念頭におき，迅速かつ適切に対処する必要がある．鑑別すべき疾患としては，感冒，急性白血病，骨肉腫，ユーイング肉腫，好酸球性肉芽腫，疲労骨折などがある．

c. 治 療

患者のQOLや医療費削減などの影響で，急性血行性骨髄炎に対し，アメリカにおいては抗菌薬の静脈注射療法が外来通院で行われている．しかも3週間以内に内服に切り替える傾向にあると報告されている．小児の急性血行性骨髄炎では外科的洗浄手術は通常行われない．骨膜下や骨髄内に貯留した膿瘍の穿刺による排膿と減圧する程度である．この減圧操作は病変の拡大防止に役立つ．治療の遅れが予後を左右する．基礎疾患がない新生児では予後は良好であるが，基礎疾患がある場合は予後不良例が多かったと岩谷ら[7]は報告している．ここでは一般的な事項について記載する．

1) 局所の安静　ギプス（プラスチック）包帯，頸椎カラー，介達牽引などで患肢を固定し疼痛を緩和させる．

2) 抗菌薬の投与　臨床所見，検査所見を総合的に判断し少しでも急性化膿性骨髄炎が疑わしい場合は，たとえ誤診と後でわかっても抗菌薬の投与を開始したがよいと河野は強調している．もちろん，穿刺にて膿が排出されなくとも疑いがある場合は点滴静注を開始したがよい．X線像の出現は遅れるからである．発熱が鎮まり，赤沈値，CRP値が正常化した後も1週間は続けたがよい．その後，再燃防止のために3ヵ月間の抗菌薬の内服を行わせる．

抗菌薬の使用に当たっては，抗菌スペクタムや骨組織や滑膜組織への移行を十分考慮する．骨組織での抗菌薬の濃度は，点滴静注後ほぼ60分で最高濃度に達するが，血中濃度の30～40％程度である．骨髄の方が皮質骨より濃度が高い．メチシリン耐性黄色ブドウ球菌（MRSA）は，コアグラーゼII型やTSST-1を有する株が重症化する傾向にある．バイコマイシン（VCM），テイコプラニン（TEIC），アルベカシン（ABK）が有効である．

3) 手術療法　急性化膿性骨髄炎では皮下膿瘍部の切開，排膿や骨皮質を開窓し排膿する．小児では保存療法が原則であるが，急性化膿性乳児股関節炎ではただちに切開，排膿が適応となる．腐骨があれば病巣掻爬を行う．瘻孔がある場合は瘻孔造影で病変の波及部位を確認のうえで行ったがよい．胸腰椎骨髄炎では胸郭経由か後腹膜経由で前方より侵入し切開による生検に加え，神経の圧迫症状を伴う場合は，掻爬と減圧を行った後，椎体固定術を行う．椎弓切除術による後方侵入路は局所の展開が不十分となりやすく，硬膜外腔に膿貯留を合併しやすい．糖尿病や免疫不全宿主で全身状態が悪く，多剤耐性菌感染で繰り返しの手術が無効である場合は，切断もまれでは

あるが適応となる.

4) 高圧酸素療法　黄色ブドウ球菌等の好気性菌は高圧酸素下で発育が阻止されるとの実験的研究結果が報告されている.酸素は好中球の貪食作用を増強させるとの報告もある.感染病巣の酸素分圧の増加にも高圧酸素療法は有用である.川島らは血行性化膿性骨髄炎の治療に高圧酸素療法を応用している.ガス壊疽の治療とは異なり,抗菌薬の併用が必要である.

25.2　結核性骨関節炎

ストレプトマイシンの発見やリファンピシンの合成など,各種の抗結核薬のおかげで結核患者は著明に減少した.しかし日本では1997年の1年間に42000人の新しい結核患者が発生し,厚生省は1999年7月に結核緊急事態宣言を出して医療従事者の注意を喚起している.肺結核患者の3〜4%が結核性骨関節炎を生じるといわれている.10歳以前に多いといわれていたが最近では高齢者の罹患が問題化している.AIDS患者など感染に対する抵抗が減弱した患者での報告が相継いでいる.今日では結核が著しく減少したとはいえ,慢性の骨関節疾患の鑑別には必ず結核を念頭におかねばならない.脊椎にもっとも多く,次いで股関節,膝関節の順である.仙腸関節も冒される.手足の指骨,中手骨,中足骨の結核を風棘(spina ventosa),第1,2頸椎の結核を後頭下病(malum suboccipitale)と呼ぶ.

結核性脊椎炎(tuberculous spondylitis)では,胸椎に多発し,初期には運動痛,圧痛,反射性筋緊張による脊柱の不とう性が認められる.骨破壊が進行すればポットの3徴候といわれる,亀背,膿瘍形成,脊髄麻痺症状を呈する.X線所見は椎体前縁の骨萎縮と朦朧とした骨吸収像,椎間板狭小化が初期像である.進展すると,椎体の圧潰,亀背が生じる.治癒に至れば罹患椎体は癒合して塊椎となる.骨腫瘍やがん転移では椎体は破壊されても椎間板はそのまま残存する点が結核性脊椎炎と異なる.主に胸椎が破壊されると椎体の側に滞留膿瘍や傍脊柱膿瘍が形成される.腰椎部のX線像で腸腰筋陰影が非対象性に膨隆してみえた場合には,膿瘍がしだいに自己の重量で抵抗の少ない組織内に移動した流注膿瘍と考えてよい.

結核性関節炎は難治性で,診断が遅れることもあって骨組織の破壊をきたしやすく,治癒しても変形や機能障害を残しやすい.股関節と膝関節に好発する.小児の結核性股関節炎では疼痛を訴えることが少なく,跛行が初発症候である.患児は無意識のうちに跛行し,親が注意すると意識的に跛行を止め正常歩行に戻るがしばらくすると再び跛行するいわゆる随意跛行が認められる.この時期は骨病変があるが関節にはまだ病変が波及していない時期であり,関節運動そのものはしばしば正常に保たれている.時に夜泣きし,大腿部や膝関節痛を訴える.やがて大腿部の筋肉は萎縮し股関節の動きが制限される.トーマス徴候が陽性となる.膿が関節包の抵抗減弱部より外に出た,あるいは隣接の滑液包内に移行した冷膿瘍を触知することもできる.結核性膝関節炎の80%は滑膜型で慢性の関節水症を主徴とする.関節内に米粒体が貯留す

ると握雪感が触知できる．肉芽形成を主体とする肉芽型では関節全体が腫脹するが，発赤，熱感はなく皮膚は蒼白色であり静脈の走向がみえ，触れると比較的に硬い．これを白腫と呼ぶ．関節液は漿液性線維素性滲出液であり，程度がさまざまであるが混濁している．関節液中の細胞はほとんどがリンパ球であり，白色の浮遊物は米粒体の一部である．

a. 病 理

病理組織検査では結核結節が特徴である．すなわち中心部にエオジンで濃染する乾酪壊死巣があり，これを類上皮細胞（epithelioid cell）が取り囲み，同種の細胞が数個ないし数十個癒合してできたラングハンス型巨細胞が存在する．さらにその周囲にリンパ球を主体とする慢性炎症細胞が浸潤している．抗酸菌染色で菌体を証明することもできる．結核菌を蛍光色素で発色させて顕微鏡で菌体を確認する方法もあるが，偽陽性に注意が必要である．なお非定型抗酸菌感染症でも同様な病理組織像を示すので注意が必要である．抗酸菌属に属する細菌には，結核，ライ菌のほかに非定型抗酸菌（atypical mycobacterium）がある．病原性は低いが結核類似の局所病態を示す．とくに病理組織像が結核のそれに類似しているため，結核菌が陰性の場合に絶えず鑑別しなければならない．

b. 診 断

結核菌（*Mycobacterium tuberculosis*）が検出できれば診断は確定する．まず得られた関節液や滑膜組織液をただちに塗抹しチール・ネールセン染色を行い検鏡する．塗抹検査は迅速かつ簡便であるが結核菌の量によるため検出率がきわめて低い．次いで培地で培養するが，小川培地では8週間の培養が必要であるのに対し，液体培地による迅速法では4週間で最終判定が可能である．それでも喀痰や関節液1ml中に数千個の結核菌が存在しない限り陽性とはならず，その検出率はおよそ60％と低い．最近，遺伝子工学の進歩で迅速診断が可能となり，結核菌に特異的な遺伝子の一部を増幅させる核酸増幅法（polymerase chain reaction（PCR）法，mycobacterium tuberculosis direct test（MTD法）等）を用いると数時間で結核菌の検出が可能となり感度にすぐれる．しかしこの検査法では薬剤感受性試験はできないので必ず培養を併用することが大切である．なお結核菌を証明できないからといって結核を否定することができないところに結核性骨関節炎診断のむずかしさがある．

化膿性関節炎は発症が急激であるのに対し，結核の場合は徐々に発症し慢性の経過をたどるため，慢性化した関節炎では鑑別が必要である．小児の股関節では，単純性股関節炎やペルテス病や大腿骨頭すべり症との鑑別を必要とする．ペルテス病や大腿骨頭すべり症と異なりすべての方向で可動域制限が認められる．

c. 治 療

安静，新鮮な空気，栄養，抗結核薬の投与等の全身療法が基本である．抗結核薬は最初の2カ月にイソニアジド（INH），リファンピシン（RFP），エタンプトール（EB）の3者併用もしくはこれらにピラジナミド（PZA）を加えての4者併用を行

い，続いて INH と REF（これに EB を加えてもよい）を 4 カ月間投与する標準化学療法方式に従う．局所療法として安静をとる目的で関節のギプス（プラスチック）包帯固定を行う．患肢の免荷を行い骨頭の破壊などを防止する．股関節や膝関節の屈曲変形を矯正もしくは予防するために介達牽引が用いられる．全身的な治療で赤沈値やCRP 値が正常化しても局所の腫脹が持続し，関節軟骨が温存されている時点では，滑膜切除術に加えての持続洗浄術も効果的である．結核性関節炎の診断が遅れたり，関節炎症が沈静化できずに X 線像で関節破壊が出現すれば，病巣掻爬と冷膿瘍の摘出に加えて関節固定術が適応となる．

d．経過，予後

結核性骨関節炎の治療はまず原発巣がどこであるかを検索することから始まる．とくに肺に活動性の病変が発見されたときは，積極的にその治療を専門家に依頼する．肺結核は結核性関節炎の予後に影響する．がんや AIDS 患者など感染に対する抵抗性が減弱した患者での予後は不良である．Campos ら[5]は末梢血中のリンパ球と単球の比が 5 以上あれば手術療法の予後がよいと報告している．

25.3　化膿性脊椎炎

骨髄炎は治療を開始しても慢性化しやすいことに問題があるが，とくに脊椎の骨髄炎では診断そのものが遅れる傾向にある．過去においては症例の 25% が診断までに2 年以上を要したと報告されている．しかし，不明熱と背部痛に対しこの疾患を念頭におきさえすれば，最近の MRI の導入で早期診断が可能となったといえる．化膿性脊椎炎の多くは血行性感染であり，糖尿病，がん患者など，中高年での報告例が増加している．骨盤内や腹部よりの起炎菌は，椎体のバトソン静脈叢（椎骨静脈叢）を通じて終板に到達し感染する（図 25.2 (a)(b)）．

発熱，運動時痛，可動域制限，安静にしても軽快しない疼痛を訴える．とくに背部に夜間痛がある場合は脊椎炎を疑った方がよい．敗血症に認められる高熱や悪感を訴えることなく，微熱程度で亜急性型ともいえる経過を示す患者も少なくない．発生部位の約 60% が腰椎，次いで胸椎，頸椎の順である．報告によりばらつきがあるが脊髄麻痺は 10〜20% に認められ，頸部での化膿性脊椎炎に合併しやすい．急性型の化膿性脊椎炎であっても，発病当初に発熱や白血球増多が認められないことがあることにも注意する．

脊椎炎の診断には MRI が X 線像や骨シンチグラフィーより感度がよい．MRI では椎間板の狭小化とその上下の隣接椎体の骨破壊と硬膜外膿瘍などの椎体周囲膿瘍が所見であり，腰部では腰筋膿瘍が合併する（図 25.2 (c)）．がん転移，結核，多発性骨髄腫との鑑別が必要である．一般的な鑑別点として，がん転移では椎間板の狭小化を伴わないことが多く，結核では破壊された病変部に石灰化がしばしば認められる．最終的な確定診断は細菌培養と病理組織検査によってなされる．そのため胸椎部ではCT ガイド下での骨生検が行われることもある．細菌培養では，抗菌薬が既に投与さ

25. 炎症性疾患

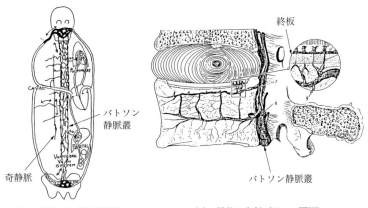

(a) 奇静脈と椎骨静脈叢 (Batson 原図)

(b) 椎体の血行 (Crock 原図)

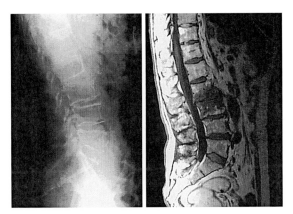

(c) 画像診断

微熱と腰痛のため内科にて不明熱の精査を受けていた．発病より1カ月目のX線像（左）とMRI（右）である．X線像では鮮明でないL_2, L_3 の病巣の変化がMRIでは明らかである．局所肉芽の組織液より大腸菌が検出された．

図 25.2

れていることが多いためか，細菌の検出率は60％前後である．起炎菌は黄色ブドウ球菌である場合が多いが，大腸菌などのグラム陰性桿菌も少なくない．

　治療は保存療法を原則とするが，脊髄症状を呈したり椎体破壊が著明な場合には手術も考慮される．

25.4 梅毒性骨炎

我国では梅毒の新たな発生は著しく減少したが，まれに梅毒性骨炎の症例報告が散見される．

母体より胎盤を通じて感染し乳幼児期に発症する先天性梅毒の骨病変は，成長軟骨部の骨軟骨炎や骨幹部の骨炎や骨膜炎などがある．骨軟骨炎は膝関節，肩関節，手関節などの骨端軟骨部によく発生する．しばしば両側性に認められ，X線像で軟骨内骨化障害に基づく成長軟骨板の拡大と隣接の骨幹端部に横走する線状の透亮帯が認められる．骨幹端部にセロリの茎状に長軸に走る透亮像と硬化骨が入り交じったかなり特徴的な像が出現する．骨幹部の骨炎は骨幹端部に発生した病変が骨幹部に波及する形で認められ，虫食い状の骨吸収像と層状の骨膜反応が出現する．病的骨折を生じることもある．これらの変化は，生後2～3ヵ月ごろ，患児が上肢を動かさなくなること（パロー仮性麻痺）で気づかれることが多い．骨吸収部の肉芽の病理組織像は壊死骨梁とリンパ球や形質細胞などの慢性炎症細胞浸潤が主体である．全身症徴として，しばしば先天性梅毒の3徴候（ハッチンソン三微候）である実質性角膜炎，難聴，半月状切歯を伴う．小児で骨組織の破壊や骨膜反応をみた場合には，化膿性骨髄炎，白血病，神経芽細胞腫だけでなく先天性梅毒も念頭におくとよい．

後天性梅毒では第2期の終わりに，局所の夜間痛，腫脹，圧痛が出現する．脛骨や頭蓋骨に多く，X線像で骨吸収と骨増殖性の変化を伴う骨膜炎が認められる．

診断には血清，関節液の梅毒反応が陽性に出る．カルジオリピンを抗原とするSTS法は梅毒の診断と治療判定に有用であるが，梅毒トレポネーマを抗原とするTPHAは特異性が劣り治療しても陰性化しないことがある．

治療はペニシリン系薬剤を主とする駆梅療法を行う．　　　　　　　　　［鳥巣岳彦］

文　献

1) 会田育男ほか：整形外科，**44**：905-911，1993．
2) Batson, O. A.: *Ann. Surg.*, **112**：138-149, 1940.
3) Crook, H. V.: Practice of Spinal Surgery. pp. 223-241, Springer-Verlag, 1983.
4) 土肥照夫ほか：臨床整形外科，**33**：727-735，1998．
5) Campos, O. P.: *J. Bone Joint Surg.*, **37-A**：937-966, 1955.
6) 伊丹康人，猪狩　忠（編著）：骨・関節感染症．金原出版，1990．
7) 岩谷　力ほか：整形外科，**39**：631-637，1988．
8) Kataoka, M. *et al.*: *Acta Orthop. Scandin.*, **71**：414-418，2000.
9) 貝田勇治ほか：臨床整形外科，**31**：655-659，1996．
10) 河野左宙ほか：骨の炎症．現代外科学体系17-A，中山書店，1970．
11) 面川庄平ほか：整形外科，**42**：781-784，1991．
12) Resnick, D. Z. *et al.*: *Diagnosis of bone and joint disorders*, **3**：2042-2058, Philadelphia, 1981.
13) Scott, R. J. *et al.*: *J. Pediatr. Orthop.*, **10**：649-652, 1990.
14) 竹林康雄ほか：整形外科，**47**：1157-1160，1996．
15) 斉藤正史ほか：整・災外，**42**：207-215，1999．

26

腫　　瘍

26.1　骨腫瘍の分類

　骨腫瘍（bone tumour）は骨に発生する腫瘍である．骨には骨組織だけでなく，軟骨組織，線維組織，骨髄組織，脂肪組織，血管，リンパ管，神経がある．腫瘍がこれらの多くの組織から発生するため，骨腫瘍には種々のものがある．骨腫瘍の分類は，日本では主として1990年の日本整形外科学会骨・軟部腫瘍委員会の骨腫瘍分類[1]や1993年の世界保健機構（WHO）の分類[2]が用いられている．骨腫瘍は，骨に原発した原発性骨腫瘍（primary bone tumour）と他の臓器や組織に発生した腫瘍が骨に転移した転移性骨腫瘍（metastatic bone tumour）に分類される．原発性骨腫瘍には，生物学的悪性度から良性骨腫瘍（benign bone tumour）と悪性骨腫瘍（malignant bone tumour）がある．腫瘍が他の臓器や組織に転移することなく，生命を直接に脅かすことのないものを良性腫瘍と呼び，腫瘍を放置すると腫瘍が他の臓器や組織に転移して死亡原因となるものを悪性腫瘍と呼ぶ．転移性骨腫瘍は他臓器や組織のがん腫や肉腫が骨に転移したものである．したがって，転移性骨腫瘍はすべて悪性である．良性骨腫瘍は，さらに，真性の良性骨腫瘍と腫瘍類似疾患（tumour-like lesion）に分類される．原発性良性骨腫瘍（狭義）には，骨腫，類骨骨腫，骨芽細胞腫，骨軟骨腫，多発性軟骨性外骨腫，軟骨腫，軟骨芽細胞腫，骨巨細胞腫，非骨化性線維腫などがある．腫瘍類似疾患には，線維性骨異形成，骨線維性異形成，骨組織球症，単発性骨嚢腫，動脈瘤様骨嚢腫，骨幹端線維性骨皮質欠損などがある．一方，代表的な原発性悪性骨腫瘍には，骨肉腫，軟骨肉腫，線維肉腫，骨悪性線維性組織球腫，ユーイング肉腫，脊索腫，骨悪性リンパ腫，骨髄腫などがある．

26.2　良性骨腫瘍

a．良性骨腫瘍

1)　骨　腫　骨腫（osteoma）は，主として頭蓋骨に発生する良性骨腫瘍である．まれに四肢の長管骨に発生することもある．本腫瘍は骨皮質に連続した皮質骨の膨隆である（図26.1）．骨腫の大多数は無症候性であるため，真の発生頻度は不明であるが，全人口の0.1~1%程度であるとの報告がある[3,4]．骨腫に腸管の多発性ポリープ，軟部組織の線維腫，皮脂腺嚢腫を合併したものはガードナー症候群といわれ，常染色体性優性遺伝形式をとる[5~7]．骨腫の治療は手術による切除であるが腫瘤のサ

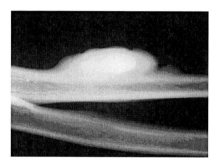

図 26.1 骨腫（47歳女性）
尺骨骨幹部に骨皮質と連続した骨性隆起がみられる．内部は均一で骨梁構造はみられない．

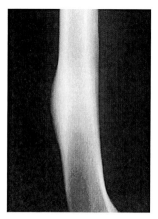

図 26.2 類骨骨腫（20歳男性）
大腿骨前方の骨皮質に硬化性変化があり，骨皮質が肥厚している．

イズが小さいときは放置して差し支えない．大きな骨腫に対しては，傍骨性骨肉腫との鑑別を目的として切除することもある．骨腫は完全に切除すれば再発することはない．

2）類骨骨腫 類骨骨腫（osteoid osteoma）は，骨芽細胞（osteoblast）の増殖を主体とする良性病変であり，X線像で1cm以下の巣（nidus）と呼ばれる境界の明瞭な骨透像とその周囲の骨硬化像がみられる．類骨骨腫は，局所の強い疼痛，とくに夜間痛を特徴とする．この疼痛は，腫瘍が産生するプロスタグランジン E_2 のためであると考えられており[8,9]，プロスタグランジンの合成阻害剤であるインドメタシンなどの消炎鎮痛剤により疼痛が軽快する．類骨骨腫はあらゆる年齢層に発生するが，思春期や青年期に多く，大半は10～25歳に発生する．男女の発生頻度は約2：1で男性に多い．本腫瘍の好発部位は下肢であり，半数以上は大腿骨または脛骨に発生する．関節近傍に発生した場合は，炎症のため関節水腫を生じる．長管骨の皮質に発生すると，腫瘍の周囲が硬化し，骨皮質が膨隆する（図26.2）．単純X線またはCT像で巣がみられる．類骨骨腫は周囲の骨よりも肉眼像で赤味が強い．組織学的には表面に骨芽細胞を伴った類骨（osteoid）の形成がみられ，それらの間に毛細血管の豊富な線維性組織が認められる．本腫瘍の治療は腫瘍の切除であり，切除により疼痛は消失する．この際，腫瘍の取り残しがないように確実に切除する必要があるが，最近では，CTガイド下での小侵襲の手術法が普及しつつある．類骨骨腫はしばしば自然消退することも知られており[10～13]，消炎鎮痛剤を内服することで保存的治療が可能な症例もしばしばみられる．

3）骨芽細胞腫 骨芽細胞腫（osteoblastoma）は，骨芽細胞の増殖を主体とする病変であり，類骨骨腫に類似した組織像を呈する[14]．骨芽細胞腫は類骨骨腫と異なり進行性で，腫瘍のサイズは通常は2cm以上であり，腫瘍周囲の硬化性変化は存在しないことが多い．骨芽細胞腫は比較的まれな腫瘍であり，発生頻度は全原発性骨腫瘍の1%程度である．あらゆる年齢層に発生しうるが，大半は10歳代または20歳代に発生する．男女比は2：1で，男性に多い．本腫瘍の1/3は脊椎に発生し，次いで

四肢の長管骨に多くみられる．主症状は疼痛であるが，類骨骨腫にみられるような夜間痛はなく，消炎鎮痛剤が著効するということもない．単純X線像では辺縁の明瞭な骨透亮像がみられる．辺縁に硬化像がみられるものの，類骨骨腫と異なり硬化像が周辺部に広範に及ぶことはない．腫瘍は通常は2 cm以上，大きいものでは10 cmに及ぶものもある．本腫瘍には多数の類骨が形成されており，毛細血管の増生や多核巨細胞がみられ，一見，骨肉腫様にみえることもあるが，骨肉腫（osteosarcoma）と異なり細胞の多形性はみられない．治療は手術による腫瘍の掻爬または切除である．

4) 骨軟骨腫　骨軟骨腫（osteochondroma）は軟骨性外骨腫（cartilaginous exostosis）とも呼ばれ，軟骨帽（cartilaginous cap）と呼ばれる軟骨に表面が覆われた骨性隆起である．骨軟骨腫は全良性骨腫瘍の半数を占める．骨軟骨腫は無痛性の骨性隆起として触知される．時に疼痛を伴うことがあるが，これは骨軟骨腫の表面の筋肉や腱が刺激を受けて疼痛を生じるものである．また，骨軟骨腫により末梢神経が圧迫されて神経症状を生じることがある．骨軟骨腫に骨折を生じて疼痛を起こすこともある．骨軟骨腫は小児期に発生する．発見される時期はあらゆる年齢層に及ぶが，10歳代で発見されることが多い．男女比は2：1で，男子に多い．骨軟骨腫は成長軟骨から発生すると考えられており，通常は骨幹端部に発生する．好発部位は大腿骨遠位骨幹端部と脛骨近位骨幹端部であり，これらで全症例の約半数を占める．他の好発部位は，上腕骨近位部，橈骨遠位部，脛骨遠位部などである．骨軟骨腫のX線像は特徴的であり，組織学的検索を行わなくても診断は容易である．すなわち，長管骨などの骨幹端に茸状または台地状の骨性隆起として認められ，骨軟骨腫の表面の骨皮質は骨幹端部の骨皮質に連続している（図26.3）．また，骨軟骨腫の内部の海綿骨も骨幹端部の海綿骨に移行している．骨軟骨腫から2次性の軟骨肉腫（chondrosarcoma）が生じることが知られており，その頻度は1〜2％といわれている[15]．骨軟骨腫の治療は手術による切除である．成長期を過ぎると軟骨帽が消失し，骨軟骨腫の成長が止まることが多い．したがって，骨軟骨腫の大多数は治療を必要としない．また，骨軟骨腫は自然消退することがある[16〜18]．切除を必要とするのは，有痛性である場合，骨軟骨腫に骨折を生じた場合，診断を確定したい場合，美容上の理由がある場合などである．

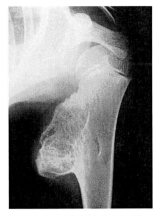

図 26.3 骨軟骨腫（8歳女児）
上腕骨近位骨幹端に骨隆起があり，内部には骨梁構造がみられる．

5) 多発性軟骨性外骨腫　骨軟骨腫は複数カ所に多発することがあり，多発性軟骨性外骨腫（multiple cartilaginous exostosis），あるいは多発性外骨腫（multiple exostosis）といわれる．本症は，常染色体性優性遺伝形式をとる．多発性軟骨性外

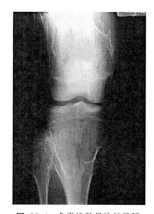

図 26.4 多発性軟骨性外骨腫
(16歳男子)
大腿骨遠位部，脛骨近位部，腓骨近位部の骨幹端に多発性の骨性隆起がある．

骨腫は骨軟骨腫と同様に小児期に発生する．本腫瘍は複数カ所に発生し，腫瘤も単発性の骨軟骨腫よりも大きいことが多いため，骨軟骨腫よりも若年齢で発見されることが多い．常染色体性優性遺伝であるため発生頻度に男女差はないはずであるが，実際は男性の方が多いといわれている．多発性軟骨性外骨腫の好発部位は骨軟骨腫とほぼ同じであるが，それに加えて手指にも好発する．前腕では橈・尺骨に，また下腿では脛・腓骨に発生するため，2本の骨の成長に差が生じて前腕や下腿に変形を生じることがある．また，手関節や足関節の関節可動域制限を生じたり，前腕の回旋障害を生じることがある．X線像から本腫瘍の診断は容易である（図 26.4）．多発性軟骨性外骨腫からも二次性軟骨肉腫（secondary chondrosarcoma）が生じることがあるがその頻度は骨軟骨腫からよりもはるかに多く，10～25％といわれている[19,20]．有痛性の骨性隆起の辺縁が不明瞭で，とくに軟骨帽内に石灰化（calcification）がみられる場合は二次性軟骨肉腫の可能性がある．多発性軟骨性外骨腫の治療は手術による切除である．また，成長期に上述のごとき下腿や前腕の変形を認めたり，関節可動域の制限がみられるときは，可動域制限の原因となる腫瘤を切除したり，骨切り術（osteotomy）や骨延長法（bone lengthening）により変形を矯正する．

6) 内軟骨腫 内軟骨腫（enchondroma）は骨内で硝子様軟骨組織が増殖する良性腫瘍であり，軟骨腫（chondroma）の大多数を占める．成長軟骨が骨内に遺残したものが腫瘍性に増殖したものが本腫瘍であると考えられている[21]．本腫瘍は小児期に発生すると考えられているが，発見されるのは通常は 20 歳以降のことが多い．発生頻度に男女差はない．内軟骨腫の大多数は無症状のことが多いが，まれに疼痛を生じたり，病的骨折を生じることがある．内軟骨腫の多くは手指に発生するが，他の長管骨に発生することもある．内軟骨腫は骨幹端または骨幹端に近い骨幹に発生する．本腫瘍の単純X線像は辺縁硬化像を伴った境界が明瞭な骨透亮像であり，しばしば内部に石灰化像がみられる（図 26.5）．内軟骨腫の肉眼像は，みずみずしい白色の柔らかい組織であり，シャーベット様にみえる．組織学的には成熟した硝子軟骨様組織が分葉

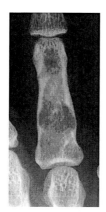

図 26.5 内軟骨腫（34 歳男性）
環指基節骨の骨幹部に境界の明瞭な骨透亮像があり，内部に軽度の石灰化がみられる．骨皮質は膨隆している．

状に増殖する．本腫瘍の治療は手術による腫瘍の搔爬と，骨移植または人工骨の充塡である．最近では大多数の内軟骨腫は，搔爬後に骨移植を行わなくても骨欠損部に骨形成が起こり，まったく問題なく治癒することが明らかになった[22]．手指に発生した内軟骨腫は病的骨折を伴っていることがある．病的骨折直後に手術を行うと，骨折部が不安定であり，内固定を行う必要がある．したがって，まず，シーネ固定などの保存療法で骨折が十分に癒合した後に手術を行うのがよい．

内軟骨腫に類似または関連する疾患に骨膜性軟骨腫，多発性内軟骨腫症，マフッチ症候群がある．軟骨腫はその大多数が骨の内部に発生するため内軟骨腫と呼ばれるが，まれに骨膜下，すなわち骨の外部に発生することがあり，この場合は骨膜性軟骨腫（periosteal chondroma），または外軟骨腫（ecchondroma）と呼ばれる（図26.6）．多発性内軟骨腫症（multiple enchondromatosis）はオリエール病（Ollier's disease）とも呼ばれ，内軟骨腫が多発する病態である．本症はもともと片側性に発生した症例に対しつけられた名称であるが，しばしば両側性のことがある．本症は内軟骨性骨化の異常による発生異常と考えられているが，大多数の症例に家族性はない．本症の約30％の症例は悪性転化により2次性の軟骨肉腫が生じる[23]．多発性内軟骨腫症に血管腫（haemangioma）を合併することがあり，マフッチ症候群（Maffucci's syndrome）と呼ばれる[24]．本症も，多発性内軟骨腫症と同様に証明された遺伝因子はない．

7) **軟骨芽細胞腫** 軟骨芽細胞腫（chondroblastoma）は，未熟な軟骨細胞由来の良性骨腫瘍である．本腫瘍の発生頻度は原発性骨腫瘍全体の1％以下である．本腫瘍はかつて，骨巨細胞腫の1種と考えられていたが[25,26]，骨巨細胞腫とは異なるまったく別の疾患である[27]．本腫瘍の症状は関節近傍の疼痛と腫脹であり，しばしば関節水腫を伴う．本腫瘍は主に10歳代に発症し，男女比は2：1である．本腫瘍は長管骨の骨端に発生し，骨端線が閉鎖した症例では腫瘍は骨幹端に及ぶことがある．好発

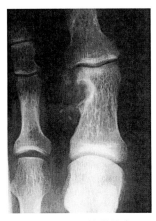

図26.6 骨膜性軟骨腫
（45歳男性）
骨膜下の腫瘍により母趾基節骨の表面には圧迫性侵食像がみられる．また，腫瘍内には石灰化がみられる．

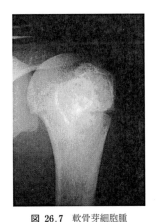

図26.7 軟骨芽細胞腫
（15歳女子）
上腕骨近位骨端から骨幹端の一部にかけて境界が明瞭で辺縁の硬化を伴った病変がある．内部に著しい石灰化がみられる．

部位は，大腿骨，上腕骨，脛骨である．軟骨芽細胞腫の単純X線像は骨端または骨端から骨幹端にかけて存在する骨透亮像であり，境界は明瞭で辺縁の硬化像を伴う（図26.7）．内部には，しばしば石灰化像がみられる．組織学的には軟骨芽細胞（chondroblast）の増殖と類軟骨（chondroid）産生が主体であり，多核巨細胞（multinucleated giant cell）が多数みられる．軟骨芽細胞腫の治療は腫瘍掻爬である．再発率は20％前後との報告が多いが，再発率を下げるためには徹底的に掻爬を行うことが重要であり，さらに凍結手術（cryosurgery）を併用したり，フェノールやエタノールによる病巣部の化学的処理が併用して行われる．

8) **骨巨細胞腫**　骨巨細胞腫（giant cell tumour of bone）は，原発性骨腫瘍の5％を占める良性骨腫瘍である．本腫瘍の組織像は，紡錘形や類円形の細胞からなる組織中に多数の多核巨細胞が存在するため，骨巨細胞腫と呼ばれる．手指の軟部に好発する腱鞘巨細胞腫と本腫瘍は名称は似ているがまったく別の疾患である．主な症状は局所の疼痛，腫脹，関節可動域制限であり，本腫瘍に特徴的な症状はない．通常は20歳以上に発症し，20～40歳の年齢層に多い．男女比は2：3で，やや女性に多い．骨巨細胞腫から2次性に動脈瘤様骨嚢腫（aneurysmal bone cyst）が発生することが知られている[28]．骨巨細胞腫は大腿骨遠位部，脛骨近位部，橈骨遠位部に好発する．その他にも，上腕骨近位部，腓骨近位部，仙骨発生例も比較的多い．骨巨細胞腫は，単純X線で骨端部から骨幹端部にかけて境界の明瞭な骨透亮像としてみられる（図26.8）．骨皮質はしばしば膨隆する．腫瘍の増大が著しく，膨隆した骨皮質が消失しているようにみえる場合でも，CT像では菲薄化，膨隆した骨皮質が残存していることが多い．骨巨細胞腫はX線像から3段階にstage分類されている[29]．すなわち，stage Ⅰは，骨透亮像がみられるのみで罹患骨の輪郭に変化がみられないものである．stage Ⅱは，骨皮質が菲薄化，膨隆したものである．stage Ⅲは，骨透亮像の辺縁が不明瞭であり，皮質が破壊されて腫瘍が軟部組織内にまで進展したものである．stage Ⅲの骨巨細胞腫には，しばしば肺転移がみられるという．骨巨細胞腫が骨端または骨幹端のいずれに発生するのかは議論のあるところであるが，骨端線閉鎖前の骨巨細胞腫患者の腫瘍は骨幹端に発生しているため，本腫瘍は骨幹端に発生すると考えられている[30]．骨巨細胞腫の組織像は，単核の間質細胞（stroma cell）からなる組織中に多核巨細胞が多数みられる．骨巨細胞腫は良性腫瘍に分類されてはいるが，腫瘍掻爬を行っても半数の症例に局所再発がみられ，まれには肺転移を生じることから準悪性腫瘍と考えられる．骨巨細胞腫は関節部に生じ，しかも局所再発率が高いため，関節機能

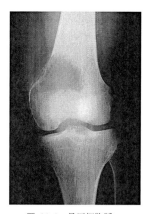

図 26.8 骨巨細胞腫
（36歳女性）
大腿骨遠位内側の骨端～骨幹端に骨透亮像がある．内側の骨皮質は膨隆している．

を温存しつつ局所再発のない治療を行うのは困難なことがある．腫瘍が比較的小さい場合には腫瘍搔爬を行い，骨欠損部には腸骨より採取した自家骨またはヒドロキシアパタイトなどの人工骨を充塡する．病巣部が大きく，関節を温存する治療が困難な場合には悪性腫瘍に準じた広範切除を行い切除後は人工関節置換または関節固定術により再建を行う．上腕骨近位部や橈骨遠位部症例で，腫瘍搔爬が困難な場合には切除した後に，血管柄つき腓骨移植で再建することもある．骨巨細胞腫の搔爬後の局所再発率が高いのは，腫瘍搔爬後も腫瘍細胞が局所に残存するためである．マーコブらは局所再発率を下げるために，腫瘍搔爬後に，搔爬面を液体窒素で凍らせる凍結手術（cryosurgery）を導入し，良好な成績を収めている[31]．また，搔爬後の骨欠損部にポリメチルメタクリン酸骨セメントを充塡する方法もある．この方法は，骨セメントが凝固する際に熱を発生するが，この熱により局所に残った腫瘍細胞を殺傷することが期待でき，また，自家骨を必要としないという利点もある．その他にも，局所再発率を減じるために，フェノールやエタノールなどの薬品を用いて局所に残留している腫瘍細胞を化学的に殺傷する方法もある．

9）非骨化性線維腫　非骨化性線維腫（non-ossifying fibroma）は，10歳代の長管骨の骨幹端から骨端にかけて発生する良性の骨腫瘍である．大腿骨と脛骨に好発する．男女比は2：1で，男性にやや多い．大多数の症例は無症状であり，偶然の機会に発見されることが多い．腫瘍が増大すると疼痛を生じる．病的骨折を生じることもある．非骨化性線維腫は長管骨の骨幹～骨幹端に偏心性に存在し，単純X線では辺縁の硬化像を伴った多房性の骨透亮像としてみられる（図26.9）．本腫瘍の組織像は，線維芽細胞様の紡錘形細胞の増殖を主体とし，しばしば多核巨細胞がみられる．紡錘形細胞は特徴的な花むしろ様配列（storiform pattern）を示す．本腫瘍は自然消退したり腫瘍サイズの増大がみられないことが多いため，骨折の危険性の少ない症例は放置してもさしつかえない．骨折例で，ギプス固定により保存的に治療可能な症例は骨折を契機に腫瘍が縮小，消失することがある．手術療法は病的骨折の危険性の大きな症例や病的骨折例で保存療法により治療が不可能な症例に対し行われる．手術法は腫瘍搔爬と骨移植である．

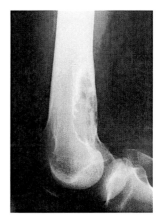

図 26.9　非骨化性線維腫（16歳男子）
大腿骨遠位骨幹端に境界が明瞭で辺縁硬化像を伴った多房性の骨透亮像が偏心性にみられる．

b．腫瘍類似疾患

1）線維性骨異形成　線維性骨異形成（fibrous dysplasia）は，骨の形成異常のために成熟した骨が形成されず，幼若な骨（woven bone）が形成されてしまう異常

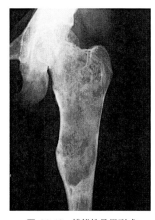

図 26.10 線維性骨異形成
(13歳女子)
大腿骨近位骨幹端〜骨幹部にすりガラス様陰影がみられる．皮質は菲薄化，膨隆している．遠位の境界は明瞭で薄い硬化帯がみられる．

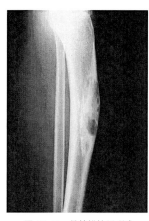

図 26.11 骨線維性異形成
(9歳女子)
脛骨前面の骨皮質内にすりガラス様陰影がみられ，その周囲に骨硬化像がみられる．

である．本症は発生学上の異常であり，新生物ではなく腫瘍類似疾患として扱われる．単骨性 (monostotic type) と多骨性 (polyostotic type) がある．多骨性線維性骨異形成に思春期早発症 (precocious puberty) と皮膚の色素沈着を伴うことがあり，オールブライト症候群と呼ばれる．線維性骨異形成は成長期に発生すると考えられており，小児または若年の成人に多い．発生頻度に男女差はない．線維性骨異形成の好発部位は，肋骨，大腿骨，脛骨，上顎骨，下顎骨などである．単純X線では辺縁の硬化像を伴った骨透亮像としてみられるが，内部は完全な透亮像ではなく，やや白いすりガラス様陰影 (ground glass appearance) としてみられる (図26.10)．病変が小さい場合は無症状であるが，病変が広範囲に及んだり，多骨性の場合は変形をきたしたり病的骨折のために疼痛を生じることがある．とくに多骨性線維性骨異形成の場合は著しい変形をきたすことがある．大腿骨頸部〜転子部に著しい内反変形を生じると羊飼いの杖変形 (shepherd's crook deformity) といわれる．腫瘍の組織像は幼若な骨 (woven bone) と線維芽細胞と膠原線維が混在した像を呈する．病変部の小さい症例は放置してもさしつかえない．病変部が大きく，病的骨折を起こすおそれのある症例には腫瘍掻爬と骨移植を行う．大腿骨内に病変が広範に広がっているときには骨折の予防を目的として髄内釘を刺入することがある．

線維性骨異形成に類似した疾患に，骨線維性異形成 (osteofibrous dysplasia) がある．骨線維性異形成は長管骨骨化性線維腫 (ossifying fibroma of long bones) とも呼ばれ，大多数の症例は脛骨の前面の骨皮質に生じる (図26.11)．本症の大多数は，5〜15歳の小児期に発見される．組織学的に，骨芽細胞 (osteoblast) に取り囲まれた幼若な骨と線維性組織が混在するが，病変の中心部は線維性組織があり，その周辺部に幼若な骨が混在し，さらに辺縁部は周囲の健常な骨に移行する．このような組織学的所見を zonal phenomenon というが，この点も線維性骨異形成と異なる点である．本症は成長期

を過ぎると自然消退する傾向がある．一方，成長期に腫瘍搔爬を行うと高率に局所再発をきたす．したがって，成長期には手術を行わず，下腿の前弯変形に対しては装具による保存療法を行い，手術は行わない方がよい．

2) 骨組織球症

骨組織球症（histiocytosis X）は，ランゲルハンス細胞組織球症（Langerhans' cell histiocytosis）とも呼ばれ，レテラー-ジーヴェ病，ハンド-シューラー-クリスチャン病，好酸球性肉芽腫（eosinophilic granuloma）の3型がある．このうち骨病変を主体とする疾患は好酸球性肉芽腫である．好酸球性肉芽腫は主に小児の疾患であり，半数は10歳未満の小児に発生する．男女比は2:1で，男子に多い．本症はあらゆる骨に発生しうるが，好発部位は頭蓋骨，上顎骨，肋骨，脊椎，大腿骨，上腕骨である．好酸球性肉芽腫の症状は局所の疼痛である．長管骨に生じた場合は単純X線で骨透亮像としてみられる（図26.12）．骨皮質は菲薄化，膨隆し，しばしば骨皮質は消失している．骨膜反応がみられる

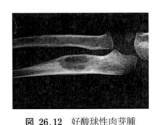

図 26.12 好酸球性肉芽腫
（6歳男児）
尺骨近位部に骨膜性骨形成による皮質の膨隆を伴う溶骨性病変がある．病変の境界は明瞭である．

ことが多い．一見，悪性腫瘍を疑わせる骨膜反応であるが，注意深く観察すると骨膜反応の厚みが厚く，悪性腫瘍における骨膜反応とは異なる．脊椎に発生することもよくある．この場合は椎体が，圧潰されて扁平になりカルヴェの扁平椎と呼ばれる．長管骨発生例は，診断をかねて腫瘍搔爬を行うのがよい．難治例や再発例，多発例は副腎皮質ステロイドや抗悪性腫瘍剤，免疫抑制剤を用いた化学療法を行う．一方，脊椎発生例は疼痛に対してコルセットを処方する．自然に治癒することが多いが，病変が進行する場合は化学療法を行う．

3) 単発性骨囊腫

単発性骨囊腫（simple bone cyst）は孤立性骨囊腫（solitary bone cyst）ともいわれ，長管骨の骨幹端に発生することが多い．本症は主に小児に発生し，患者の80～90％は，20歳未満である．男女比は2:1で男性に多い．好発部位は上腕骨近位部および大腿骨近位部である．成人発生例はこれらに加えて腸骨と踵骨にもみられる．囊腫内は漿液で満たされており，囊腫壁は薄い線維性結合組織からなる．単純X線では，長管骨の骨幹端～骨幹部に辺縁の明瞭な骨透亮像としてみられる（図26.13）．MRI検査で，内部に均一な液体が貯留していることが証明されれば診断は確定す

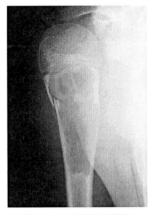

図 26.13 単発性骨囊腫
（9歳男児）
上腕骨近位骨幹端に成長軟骨に接して境界明瞭な骨透亮像があり，骨皮質は菲薄化，膨隆している．本例は病的骨折を合併している．

る．症状としては無症状のことが多く，偶然の機会に発見されることが多い．病的骨折を起こすことがしばしばある．病的骨折を生じた例では，まず可能な限り保存療法で骨癒合を図る．本症の治療は病的骨折が危惧される場合は，可及的に腫瘍掻爬と骨移植を行う．嚢腫が骨端線に接するものは active phase，骨幹部に移動したものは latent phase と呼ばれるが，active phase の単発性骨嚢腫に手術を行うと高率に局所再発をきたす．そこで小児に対してはなるべく侵襲の少ない療法として，ステロイド注入[32]や，開窓，ドレナージ療法が行われる．

4） 動脈瘤様骨嚢腫　骨内の動静脈瘻（arteriovenous fistule）のために骨内に嚢腫様病変が形成されたものが動脈瘤様骨嚢腫（aneurysmal bone cyst）である．骨巨細胞腫などの他の原発性骨腫瘍の2次性変化として本症が発生することが多いが，その場合の組織診断は動脈瘤様骨嚢腫ではなく，既存腫瘍が診断名となる．動脈瘤様骨嚢腫の大多数は30歳以下に発生し，10歳代が好発年齢である．男女の発生頻度に差はない．全身のあらゆる骨に発生するが，頭部，顔面，脊椎，骨盤が好発部位である．症状は疼痛と腫脹である．本腫瘍の単純X線像は，骨の膨隆を伴った溶骨性病変であり，内部は均一にみえる（図26.14）．本腫瘍の境界は明瞭であるが，辺縁の硬化像はみられない．腫瘍が長管骨に発生した場合，偏心性に発生することが多い．本症の診断には MRI が有用であり，血液の変性産物のため，比重の異なる液体の液面境界がみられ，これは fluid-fluid level といわれる．本腫瘍の嚢腫内は血液で満たされており，これが動脈瘤様骨嚢腫と命名されたゆえんである[33]．動脈瘤様骨嚢腫は組織学的には血液を含む多くの海綿状の空間からなり，内皮細胞を欠く．これらの空間の隔壁は線維性結合組織からなり，ヘモジデリンを貪食したマクロファージや多核巨細胞（multinucleated giant cell）が多くみられる．治療法は腫瘍掻爬と骨移植である．

5） 骨幹端線維性骨皮質欠損　骨幹端線維性骨皮質欠損（metaphyseal fibrous cortical defect）は線維性骨皮質欠損（fibrous cortical defect）または骨幹端骨皮質欠損（metaphyseal cortical defect）とも呼ばれ，主として，小児の大腿骨遠位

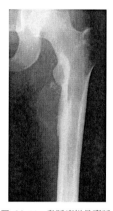

図 26.14　動脈瘤様骨嚢腫
（19歳男子）
大腿骨近位内側に骨皮質の風船様の膨隆を伴った病変がみられる．

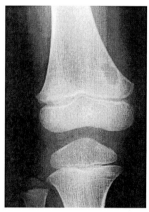

図 26.15　骨幹端線維性骨皮質欠損（4歳男児）
大腿骨遠位骨幹端内側に境界明瞭で辺縁硬化像を伴った骨透亮像がみられる．

内側後面に発生する．単純X線では，同部の後面の骨皮質に欠損がみられる（図26.15）．本症は2歳以降の全小児の30～40％にみられるといわれており[34]，成長期を過ぎるとみられなくなる．好発年齢は4～8歳である．本症は，半数の症例で両側性にみられる．本症は真性の腫瘍ではなく，腱の付着部に繰り返される外傷のために血腫が生じて骨皮質が欠損したものと考えられている．本症は，真性の腫瘍ではなく，自然消退し，最終的には治癒すると考えられており，治療の必要はない．

26.3 悪性骨腫瘍
a．原発性悪性骨腫瘍

1）骨肉腫 骨肉腫（osteosarcoma, osteogenic sarcoma）は，代表的な原発性悪性骨腫瘍である．本腫瘍は主に若年者に好発し，約2/3は10歳代に発生する．男女の発生頻度の差はない．好発部位は，大腿骨遠位部，脛骨近位部，上腕骨近位部である．X線では境界の不明瞭な骨破壊に加えて骨膜反応がみられる（図26.16）．本腫瘍では，腫瘍細胞が類骨（osteoid）または骨を形成するが，腫瘍の形成する骨の量により，造骨型（osteoplastic type），溶骨型（osteolytic type），混合型（mixed type）に分類される．骨肉腫症例の約60％で血清アルカリホスファターゼが高値を示す．本腫瘍の組織像は，異型性の強い核を有する細胞密度の高い肉腫組織の中に類骨または骨の形成がみられる．腫瘍組織が，類骨や骨の他に軟骨基質や線維性組織を形成することもある．腫瘍の大部分が骨芽細胞様に分化し類骨形成や骨形成が主たる組織像である場合は骨芽細胞型（osteoblastic type），軟骨基質の形成が顕著な場合を軟骨芽細胞型（chondroblastic type），線維性組織の形成が著明な場合を線維芽細胞型（fibroblastic type）と分類される．本腫瘍の治療は，手術による広範切除または患肢切断と抗悪性腫瘍剤による化学療法である．かつて，本腫瘍に対して化学療法が行われていなかったころはたとえ患肢を切断しても大多数は術後に肺転移を生じて，患者の90％近くは1年以内に肺転移のために死亡していた．これは，手術時に大半の患者は微小肺転移が成立しているためである．現在ではこのような微小肺転移に対する治療として補助化学療法（adjuvant chemotherapy）が行われ，5年生存率は60～70％に改善している[35,36]．実際の治療としては，各種画像検査で骨肉腫が疑われると，ただちに切開生検を行い組織診断を確定する．術前化学療法を3クール程度行い手術をする．手術は広範切除（wide excision）により腫瘍とその周囲の組織を一塊として切除する．その結果生じる骨および関節の欠損部は腫瘍用人工関節によ

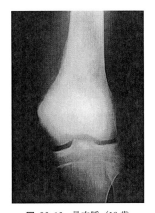

図 26.16 骨肉腫（18歳男子）
大腿骨遠位部の骨端～骨幹端に硬化性病変がある．大腿骨内側に骨膜反応がみられる．

り再建する．腫瘍の進展が著しく広範切除が行えない場合は患肢の切断を行う．術後も化学療法を6〜12クール程度行う．骨肉腫に対して一般的に用いられる抗悪性腫瘍剤は，シスプラチン，アドリアマイシン，メトトレキサート，イホスファミドなどである．骨肉腫が転移を生じるときは大多数は肺であり，次いで骨，脳の順に多く，リンパ節転移は少ない．

2) **軟骨肉腫**　軟骨肉腫（chondrosarcoma）は，骨に原発する悪性腫瘍であり，腫瘍が軟骨基質を形成するものである．原発性軟骨肉腫（primary chondrosarcoma）の他に，骨軟骨腫や多発性内軟骨腫症の組織に発生する二次性軟骨肉腫（secondary chondrosarcoma）がある．軟骨肉腫は成人のあらゆる年齢層に発生し，小児発生はまれである．男女比は2：1で，男性に多い．発生頻度に男女差はない．軟骨肉腫の好発部位は大腿骨近位部と骨盤である．その他に肋骨や上腕骨にも多く発生する．単純X線では腫瘍が骨内に限局しているときは辺縁のやや不明瞭な骨透亮像がみられ，骨皮質の膨隆や内部の石灰化像がみられる（図26.17）．腫瘍が骨外に進展したときは境界の不明瞭な分葉状の腫瘤としてみられ，カリフラワー状の石灰化像が認められる．軟骨肉腫の症状は腫脹や疼痛であるが，本腫瘍に特徴的な症状はない．本腫瘍は組織学的分化度から3段階に分類される．grade Iの軟骨肉腫は分化度の高い軟骨基質を形成し，良性腫瘍である内軟骨腫の組織像に類似する．grade IIはgrade Iよりも分化度が低く，grade IIIになると，軟骨基質の形成が乏しい．軟骨肉腫の組織学的gradeは腫瘍の予後とも相関し，gradeが高くなるほど予後は悪くなる[37,38]．軟骨肉腫には化学療法は無効であり，有効な治療法は手術療法だけである．腫瘍の広範切除を行うが，患肢温存手術が不可能な場合は切断を行う．

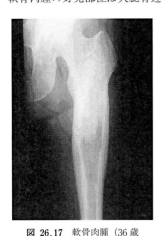

図 26.17　軟骨肉腫（36歳男性）
大腿骨近位部に骨皮質の膨隆を伴った骨透亮像がみられる．腫瘍の境界は不明瞭で，内部にわずかに石灰化がみられる．

3) **線維肉腫**　線維肉腫（fibrosarcoma）は，骨にも軟部にも発生する悪性腫瘍であり，腫瘍細胞が線維芽細胞様の分化を示す悪性腫瘍である．かつて線維肉腫と診断されていた症例の多くが，今日では骨悪性線維性組織球腫（malignant fibrous histiocytoma of bone）と診断されているため，最近では線維肉腫症例は著しく減少している[39]．本腫瘍特有の症状はないが，疼痛や腫脹が症状である．線維肉腫は，あらゆる年齢層に発生するが，とくに20〜50歳に好発する．男女比は5：4でやや男性に多い．本腫瘍は主に長管骨に発生し，大腿骨，上腕骨，脛骨の順に多い．本腫瘍はその発生部位から髄内型（medullary type）と骨膜型（periosteal type）があるが，両者の頻度はほぼ2：1といわれている．髄内型線維肉腫の典型的なX線像は虫食い

状の溶骨像と，骨皮質の菲薄化，膨隆である．骨膜反応を生じることは比較的少ない．組織学的には紡錘形細胞肉腫の像を呈し，杉綾模様（herringbone pattern）が特徴的である．本腫瘍に対する化学療法の有効性は証明されておらず，治療法は手術による広範切除または切断が中心となる．

4）骨悪性線維性組織球腫　悪性線維性組織球腫（malignant fibrous histiocytoma）は代表的な軟部肉腫であるが，時に骨に原発することがあり，骨悪性線維性組織球腫（malignant fibrous histiocytoma of bone）といわれる[40]．症状は局所の疼痛と腫脹である．本腫瘍は若年から高年に至るまで，あらゆる年齢層に発生するが，好発年齢は20〜70歳である．男女比は3：2でやや男性に多い．本腫瘍はあらゆる骨に発生するが，好発部位は大腿骨遠位部であり，次いで，骨盤，上腕骨，脛骨近位部などに多い．単純X線像は，境界の不明瞭な地図状の骨破壊を示す溶骨性病変が主体であり（図26.18），溶骨型の骨肉腫や線維肉腫に類似した所見を呈する．本腫瘍は組織学的に，紡錘形細胞型，多形細胞型，悪性骨巨細胞腫型などに分類されるが，いずれにも共通する特徴は，紡錘形細胞の花むしろ様配列（storiform pattern）がみられることである．本腫瘍に対する化学療法の有効性は証明されておらず，治療法は手術による広範切除または切断が中心となる．

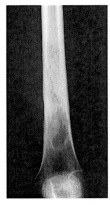

図26.18　骨悪性線維性組織球腫（26歳女性）
大腿骨遠位部の骨幹端〜骨幹部に地図状の骨破壊がある．

5）ユーイング肉腫　ユーイング肉腫（Ewing sarcoma）は主として小児の骨に発生する悪性腫瘍である．本腫瘍はユーイングによりdiffuse endothelioma of boneとして記載された[41]．本腫瘍の組織起源は長らく不明であったが，電子顕微鏡による研究や免疫組織化学による研究から，神経由来の腫瘍であろうと推定されている．本腫瘍は主に小児の疾患であり，大多数は20歳未満に発生する．男女比は2：1で男性にやや多い．本腫瘍はいずれの骨にも発生しうるが，大腿骨と骨盤が好発部位であり，脛骨，肋骨，腓骨，上腕骨がこれに次ぐ．本腫瘍は，骨肉腫とともに代表的な小児の悪性骨腫瘍であるが，骨肉腫に比べると単純X線では虫食い状または浸潤性の骨破壊を示し，骨膜反応が著明である（図26.19）．とくに，2重，3重になった骨膜反

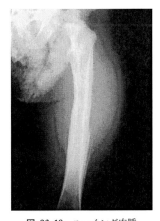

図26.19　ユーイング肉腫（2歳女児）
大腿骨のほぼ全長にわたり数層の骨膜反応がみられる．骨皮質の破壊はみられない．

応がみられ，タマネギの皮様（onion peel appearance）と表現される．ユーイング肉腫は，炎症症状が強いのが特徴である．理学所見としては局所の疼痛，腫脹，熱感が著しく，また検査値も白血球数の増加，CRP 高値，赤血球沈降速度の亢進がみられ，骨髄炎との鑑別を要する．本腫瘍の組織像は小円形細胞の増殖であり，基質の形成はほとんどみられない．本腫瘍は生物学的悪性度が高く，化学療法や放射線療法が有効であるため，手術療法による腫瘍広範切除または切断術に加えて化学療法を行う．また，局所再発の予防を目的として放射線照射が行われることもある．本症の予後は悪く，5 年生存率は 30～40％ 程度である．

6） 脊索腫　脊索腫（chordoma）は，胎生期の脊索（notochord）の遺残から悪性腫瘍が生じたものである．本腫瘍の発生頻度は全悪性骨腫瘍の 1％ といわれている．本腫瘍は主に，脊椎や頭蓋に発生するが，このうち半数は仙椎に，1/3 は頸椎に発生する．本症はいずれの年齢にも発生しうるが，主に，40～60 歳代に好発する．男女比は 2：1 で男性に多い．症状は発生部位と病変の広がりによりさまざまである．仙椎発生例では主に腰仙部痛があり，膀胱直腸障害が初発症状であることもある．頭部発生例では頭痛や下垂体の障害による内分泌障害が初発症状のことがある．頸椎発生例では脊髄障害が初発症状のことがある．脊椎発生例では，発症が中高年であることが多いため，変形性脊椎症と誤診されて，診断までにかなりの期間を要することも多い．頸椎発生例では左右非対称の骨破壊が，仙椎発生例では広範囲の骨破壊と骨外に広がる腫瘤陰影が単純 X 線でみられる．腫瘍は，肉眼的には，ゼリー状，あるいはゼラチン状であり柔らかい．組織学的には空胞を有するさまざまな大きさの細胞（physalipherous cell）がみられる．腫瘍を広範切除することが唯一の確実な治療法であるが，発生部位や病変の広がりによっては広範切除が不可能な場合がしばしばある．十分な広範切除を行えば局所再発は起こりにくいが，不十分な切除をすれば局所再発は必発である[42]．本腫瘍に対する放射線照射の効果は不十分であるが，広範切除施行不能例には放射線照射が併用または単独で行われる．本腫瘍に化学療法は無効である[43,44]．本腫瘍の成長は緩徐であるが，大多数は遠隔転移や局所再発により死に至る[45]．なお，遠隔転移は，肺，肝，骨に多い．

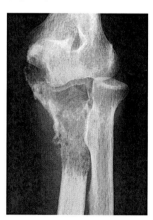

図 26.20　骨悪性リンパ腫
（76 歳男性）
尺骨近位部に浸潤性の溶骨性病変がある．尺骨の病的骨折のために橈骨頭は脱臼している．

7） 骨悪性リンパ腫　骨悪性リンパ腫（malignant lymphoma of bone）は，かつて細網細胞肉腫（reticulum cell sarcoma）といわれていた．通常はリンパ節に発生する悪性リンパ腫が骨に発生することがあり，これが本腫瘍である．骨悪性リンパ腫はすべての骨に発生しうるが，とくに大腿骨と骨盤に

多い．本腫瘍はあらゆる年齢層に発生しうるが，好発年齢は30～40代であり，女性よりも男性に多い．単純X線では浸潤性の虫食い様の骨破壊像を呈する（図26.20）．本腫瘍に特有な症状はなく，局所の疼痛や腫脹が症状である．本腫瘍は血液系新生物であり，治療の主体は化学療法である．また，放射線療法が有効であるため，局所には放射線照射を行う．長管骨で病的骨折を生じていて，化学療法や放射線照射を行っても癒合が得られないときに腫瘍を切除して，種々の方法で再建を行う．

8) **骨髄腫** 多発性骨髄腫（multiple myeloma）は血液系新生物で，形質細胞が腫瘍性増殖したものである．形質細胞はBリンパ球が分化して免疫グロブリンを産生するようになったものである．多発性骨髄腫は中高年に多く，50～70歳代が好発年齢であり，男性にやや多い．本症は全身の骨髄に生じうるが，とくに赤色髄の多い頭蓋骨，肋骨，脊椎，骨盤に好発する．骨髄内で骨髄腫細胞が増殖するため，健常の骨髄の機能が低下し，貧血を生じる．そのため，倦怠感，息切れなどの貧血の症状が出現する．また，多発性骨髄腫のため骨破壊が進行し，骨萎縮，脊椎圧迫骨折を生じ，腰背部痛，胸部痛を生じる．血液検査では中等度以上の貧血に加えてグロブリン値が上昇する．また，尿タンパクが出現し，赤血球沈降速度は亢進する．血清グロブリンの上昇は腫瘍細胞が単クローン性グロブリン（Mタンパク）を産生するためである．このMタンパクの種類により，骨髄腫はIgG型，IgA型，BJP型，IgD型，IgE型に分類される．ベンス-ジョーンズ・タンパク（Bence-Jones protein, BJP）は，分子量が小さいため，腎を通過して尿中に検出される．単純X線では，全身の骨萎縮に加えて抜き打ち像（punched-out lesion）といわれる骨の溶解像がみられる．また，進行例では，脊椎の圧迫骨折がみられる．上述の検査値やX線像から本症が疑われると，骨髄穿刺を行い，形質細胞の増加が証明できれば本症と診断が確定する．本症の予後は悪く，大多数は診断から数年以内に死に至る．本症の治療は抗悪性腫瘍剤による化学療法である．孤立性病変に対しては放射線照射が有効である．骨痛に対しては，脊椎の場合はコルセットを装着するが，適宜，鎮痛剤も使用される．徐痛目的に放射線照射が行われることもある．本症では血清カルシウム値が上昇することがしばしばある．高カルシウム血症に対してはカルシトニン製剤やビスホスホネートが使用される．

b. **転移性骨腫瘍**（がんの骨転移）

転移性骨腫瘍（metastatic bone tumour）は，他臓器に発生したがん腫（carcinoma）または肉腫（sarcoma）が骨に転移したものであるが，その大多数はがん腫の転移である．転移部位は脊椎がもっとも多く，次いで骨盤，大腿骨，上腕骨，肋骨の順である．原発がんは，乳がん，肺がん，前立腺がん，腎がん，胃がん，子宮がんなどが多い．

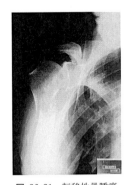

図 26.21 転移性骨腫瘍（68歳男性）
腎がん切除後2年で上腕骨近位部に骨転移を生じた．病的骨折を合併している．

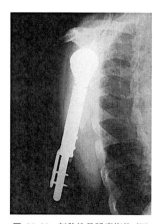

図 26.22 転移性骨腫瘍術後(図 26.21と同一症例)
上腕骨近位部の転移性骨腫瘍を広範切除し,人工骨頭で置換した.

大多数は疼痛を伴い病的骨折をきたす.大多数は単純X線で溶骨像を示すが(図26.21),前立腺がんの骨転移は造骨性変化により骨硬化像を示すことが多い.確定診断は生検による組織診断によるが,がんの既往と血液検査での各種腫瘍マーカーやX線像から診断は容易である.原発病巣の治療の有無,転移病巣の数,病的骨折の有無により治療法は異なる.化学療法や内分泌療法は原発がんの種類により適宜行われる.原発病巣が局所的に治癒していると考えられるときには転移性骨腫瘍も原発性悪性骨腫瘍に準じて根治を目指して手術療法が行われる(図26.22).また,根治性は手術療法よりも劣るが,侵襲が少ないので転移性骨腫瘍には放射線照射が行われることが多い.病的骨折に対しては内固定,または広範切除後腫瘍用人工関節による置換が行われる.転移性骨腫瘍は,しばしば高カルシウム血症を伴う.高カルシウム血症の症状は全身の脱力や傾眠傾向であるが,重症になると意識障害をきたす.高カルシウム血症に対しては生理食塩液を大量に補液し,カルシトニン製剤や各種ビスホスホネートを投与する.ビスホスホネートは破骨細胞の機能を抑制することでがん転移による骨破壊を抑制する.転移性骨腫瘍は病的骨折を起こしたときはもとより,病的骨折を伴わない場合でも強い疼痛を生じる.この場合の除痛には放射線照射が有効である.腫瘍の殺傷を目的とした場合の1/5〜1/2程度の線量でかなりの除痛が得られることが多い.また,塩酸モルヒネや硫酸モルヒネなどのオピオイドと消炎鎮痛剤を併用した薬物療法も行われる. [五嶋孝博]

文献

1) 日本整形外科学会,骨・軟部腫瘍委員会(編):整形外科,病理,悪性骨腫瘍取扱い規約(第2版).金原出版,1990.
2) Schajowicz, F. et al.: Histological type of bone tumours (2nd ed.). Springer-Verlag, 1993.
3) Schertel, L.: *Radiologe*, **15**: 62, 1975.
4) Tarkkanen, J. et al.: *Mschr. Ohrenheilk.*, **102**: 320, 1968.
5) Gardner, E. J.: *Birth Defects*, **13**: 48, 1972.
6) Gardner, E. J. et al.: *Am. J. Hum. Genet.*, **4**: 31, 1950.
7) Plenk, H. P. et al.: *Radiology*, **62**: 830, 1954.
8) Grecco, F. et al.: *Int. Orthop.*, **15**: 35, 1991.
9) Makley, J. T. et al.: *Lancet*, **2**: 42, 1982.
10) Lindbom, A. et al.: *Acta Radiol.*, **15**: 327, 1960.
11) Moberg, E.: *J. Bone Joint Surg.*, **33-A**: 160, 1951.
12) Moberg, E.: *Acta Radiol.*, **38**: 279, 1952.

13) Vickers, C. W. et al.: J. Bone Joint Surg., **41-A** : 357, 1959.
14) Schajowicz, F. et al.. Acta Orthop. Scand., **41** : 272, 1970.
15) Callan, J. E. et al.: J. Bone Joint Surg., **57-A** : 723, 1975.
16) Copeland, R. L. et al.: J. Bone Joint Surg., **67-A** : 971, 1985.
17) Paling, M.: Skeletal Radiol., **10** : 40, 1983.
18) Drevon, P. et al.: J. Radiol. Electrol. Med. Nucl., **31** : 80, 1950.
19) Canella, P. et al.: Ital. J. Orthop. Traumatol., **7** : 293, 1981.
20) Gordon, S. L. et al.: J. Med. Genet., **18** : 428, 1981.
21) Jaffe, H. L. et al.: Arch. Surg., **46** : 480, 1943.
22) 五嶋孝博ほか：整形外科, **49** : 1573, 1998.
23) Liu, J. et al.: Cancer, **59** : 1376, 1987.
24) Maffucci, A.: Mov. Med. Chir., **13** : 399, 1881.
25) Codman, E. A. et al.: Surg. Gynecol. Obstet., **52** : 543, 1931.
26) Ewing, J.: Neoplastic Diseases. A Treatise on Tumors (3rd ed.). W. B. Saunders, 1928.
27) Jaffe, H. L. et al.: Am. J. Pathol., **18** : 969, 1942.
28) Malawer, M. M. et al.: Foot Ankle, **1** : 235, 1981.
29) Erens, A. G.: Radiol. Clin. Biol., **42** : 385, 1973.
30) Picci, P. et al.: J. Bone Joint Surg., **65-A** : 486, 1983.
31) Marcove, R. C. et al.: Cancer, **41** : 957, 1978.
32) Scaglietti, O. et al.: J. Bone Joint Surg., **61-B** : 200, 1979.
33) Lichtenstein, P.: J. Bone Joint Surg., **39-A** : 873, 1957.
34) Caffey, J.: Adv. Pediatr., **7** : 13, 1955.
35) Rosen, G. et al.: Cancer, **49** : 1223, 1982.
36) Rosen, G. et al.: Recent Results Cancer Res., **103** : 151, 1986.
37) Campanacci, M. et al.: Ital. J. Orthop. Traumatol., **1** : 387, 1975.
38) Evans, H. L. et al.: Cancer, **40** : 818, 1977.
39) Huvos, A. G.: Bone Tumors. Diagnosis, Treatment, and Prognosis (2 nd ed.). p. 403, W. B. Saunders, 1991.
40) Feldman, F. et al.: Radiology, **104** : 497, 1972.
41) Ewing, J.: Proc. N. Y. Pathol. Soc., **21** : 17, 1921.
42) Kaiser, T. E. et al.: Cancer, **54** : 2574, 1984.
43) Forti, E. et al.: Riv. Anat. Patol. Oncol., **17** : 317, 1960.
44) Kamrin, R. P. et al.: J. Neurosurg. Psychiatry, **24** : 157, 1964.
45) Huvos, A. G.: Bone Tumors. Diagnosis, Treatment, and Prognosis (2 nd ed.). p. 599, W. B. Saunders, 1991.

27

代謝性骨疾患

27.1 くる病

　くる病と骨軟化症とはともに骨の石灰化障害に基づいて発症するという点では同一疾患である．骨の石灰化障害が新生児から小児にかけての成長期において，骨端部の成長軟骨層が機能して骨成長を続けている状態で発病した場合にはくる病という．このことからくる病では，関節近傍における骨の成長障害によって，関節変形が生じやすいのに対して，骨軟化症では成長後に全身性の骨萎縮を惹起するために骨の変形や骨折などを生じやすい．いずれもビタミンDの欠乏やその利用障害が原因となっており，骨組織においては石灰化していない骨基質，類骨の増加が認められ，それが骨脆弱性の原因となっている．

　くる病は緯度の高いイギリスや北欧において産業革命によるスモッグの影響も加わって十分に日照を受けられない子どもたちに多発し，19世紀末には英国病とも称された病気である．本疾患に対しては病院屋上のガラス張りのサナトリウムで日光浴をすることや，海水浴をすることの有効性がわかり，またタラの肝油の有効性が知られるようになった．これらの経験が20世紀に入ってからのビタミンDの発見に貢献した．ビタミンDの発見でくる病の治療は手中に収められたかにみえたが，その後，腎性くる病，腹部疾患によるくる病，ビタミンD抵抗性くる病などさまざまな原因によってもくる病は発症することがわかった．そして，現在では30種類以上の病態や疾患がくる病の仲間として認められている．これらのうち代表的なくる病としては，母乳の栄養不足や未熟児のビタミンD代謝障害によって生じる未熟児くる病，新生児肝炎や先天性胆道閉鎖症，抗痙攣剤内服などによって肝臓でビタミンDを活性化する二十五位水酸化酵素の障害によって生じるくる病，ビタミンD依存症I型，腎不全，ファンコニー症候群，尿細管性アシドーシスなどによって生じる1α水酸化酵素の障害によるくる病などがある．その他，ビタミンD受容体異常によるビタミンD依存症II型くる病などもある．

　臨床像として重症な場合には低カルシウム血症によるテタニーを生じることや筋力低下をきたすこともあるが，多くの症例では骨，関節の症状が中心となる．骨変化として早くから発症した場合には頭蓋骨，肋骨に変形をきたす．しかし，多くの症例では成長の著しい膝関節でX脚，O脚変形をきたしたり，手関節に変形をきたす．全身的な骨病変としては身長の伸びる速度が遅れることもある．

臨床検査所見として典型例では低カルシウム血症，低リン血症，高アルカリホスファターゼ血症をきたすが，正常かわずかな変化値で推移する症例もある．骨格のX線像所見は図27.1に示すように手関節，また膝関節などで長管骨骨端部の成長軟骨層が拡大し，骨端核の出現が遅延したり形態の不整を示す．長管骨骨端部の成長軟骨層の辺縁は不規則となって横方向に広がり，成長軟骨層の中央部は盃状に陥凹する．

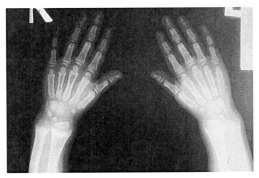

図 27.1 くる病に罹患した女児の両手関節正面X線像　橈骨骨端の成長軟骨層の拡大，骨端部辺縁の不規則化，横方向への広がりとともに，成長軟骨層の中央部では盃状の陥凹をみる．骨端核は小さく，不整となっている．

まず，くる病との診断がついた後は，それがどのようなタイプのくる病であるかを血液中 $25\text{-}(OH)D_3$ 値，$1\alpha 25\text{-}(OH)_2D_3$ 値や尿中アミノ酸の有無，肝臓・腎臓・胃腸疾患の有無などから鑑別する．診断確定が困難な場合は骨へのテトラサイクリン2重標識の後，骨生検をして，骨組織形態計測をすることにより診断を確定することもある．

診断を確定した後に治療を開始することになるが，くる病の治療は病因に応じて変えなければならない．軽症の未熟児くる病では食事の摂取により自然治癒する例が多いが，軽症例でなければアルファカルシドールを $0.15 \sim 0.20\ \mu g/kg/day$ 与薬する．ビタミンD欠乏や抗痙攣剤内服によるくる病ではビタミン D_2 を1日に2000〜4000単位与薬する．ビタミン D_2 を1日に4000単位与薬しても効果のない場合はビタミンD欠乏によるくる病を否定でき，ビタミンD依存症I型くる病と診断できるなど治療を通して診断が確定されてくることもある．ビタミンD依存症II型くる病では $1\alpha 25\text{-}(OH)_2D_3$ を $600\ \mu g/kg/day$ も与薬を必要とする場合がある．

このようにくる病の治療内容は病因により大きく異なるが，効果のみられる場合は数週間後にまず筋力が回復し，続いて血清カルシウム値，血清リン値が上昇し，血清アルカリホスファターゼ値が低下する．X線像は治療2〜3カ月後から改善傾向を示し，やがては身長も伸びてくる．

27.2 骨軟化症

骨軟化症は成長完了後における骨の石灰化障害を病因とする疾患である．骨組織に未石灰のままの骨，すなわち類骨が増えるといった病態のため，骨脆弱となって種々な症状を呈する．男性に比べると女性には3〜4倍も多く発病し，診断が確定される年齢は30〜40歳代がピークとなっている．

ほぼ全例に腰背痛が認められるが，腰背部には運動時に痛みを訴えるものの下肢に神経症状を呈さないことや非定型的な痛みを訴えることなど，他の脊椎疾患の痛みとは異なる．また，股関節部から膝・足部にかけても痛みが認められ，圧痛のある部位には骨改変層をみることもある．他に，下肢に脱力感を覚えたり，座位から立位への動作や歩行開始に際して困難さを訴えることもある．腰背痛を訴える患者の中でも疲れやすい，下肢が痛むといった場合には悪性腫瘍の存在を疑って低タンパク血症や貧血の有無を検査する．坐骨神経痛を生じる場合には脊髄や神経根を圧迫する疾患を疑って腰椎を精査したり下肢の神経障害の有無をチェックすることになる．しかし，いずれの検査でも有意な所見のない場合には骨軟化症の診断に近づいていることを銘記すべきである．病状が進行してくると身長が短縮し，円背，側弯，胸部変形，下肢弯曲などを呈することもある．しかし，医学知識の普及した最近の日本ではこのようになるまで進行して変形を呈する症例はみかけなくなりつつある．

したがって，血液生化学所見での低カルシウム血症，低リン血症，そして高アルカリホスファターゼ血症の３つは重要な診断根拠となる．３指標のうち血清カルシウム値が正常域にとどまっている症例は約半数に達するが，血清リン値の低下や血清アルカリホスファターゼの高値はほとんどの症例にみられる．血清ビタミン D, 25-(OH)D₃, 1α25-(OH)₂D₃ 値のいずれかが著明に低下していれば診断するのに役立つが，これらビタミンＤにかかわる指標が低下しないタイプの骨軟化症もある．このことからビタミンＤ代謝産物の測定は病因を決めるのに役立つが，骨軟化症を否定する根拠にはならない．診断に有用なもう１つの手法は骨格のＸ線像読影で，全身骨格に及ぶ高度な骨萎縮は必ず出現し，皮質骨は菲薄化するが，このような所見は進行した骨粗しょう症にもみられる．ところが，骨軟化症では小さな外力でも不完全骨折を生じ，それが治癒しないまま次の不完全骨折が重なって偽関節を形成するといった骨改変層，ルーザー帯を呈する．図27.2に示すように骨盤がクローバーの葉のように変形するといった骨格の変形を呈すれば骨軟化症と診断ができる．その他，胸腰椎椎体に扁平椎などの変形が認められ，しかも骨皮質や骨梁陰影がぼやけたように不鮮明となっていたり，四肢長管骨に若木骨折のような折れ曲り変形を認めると骨軟化症と診断ができる．

骨軟化症の治療はビタミンＤを補給する薬物療法が中心となるが，病因によって治療内容が変わってくる点はくる病と同様である．かつては大量のビタミンＤを与薬されたこともあるが，ビタミンＤは半減

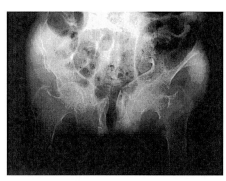

図 27.2 骨軟化症によりクローバーの葉のような骨盤を示す骨盤正面Ｘ線像

期が長いこともあって高カルシウム血症の副作用が生じると薬剤中止によっても容易に改善せず，その間に脂肪，筋肉，血管壁などに石灰化を生じることもある．この点，活性型ビタミン D_3 であるアルファカルシドール，カルシトリオールはそれぞれビタミン D に比べて 270 倍，540 倍の薬効があるが，半減期も数日と短く扱いやすい．症状に合わせてアルファカルシドールを 1 日に 1〜10 μg，ときには 20 μg 以上与薬するが，これにより臨症病状が改善することでもって有効性を知ることができる．骨萎縮の改善は年余の加療でやっと現れてくる．低リン血症はアルファカルシドール与薬量の増加で改善することが多いが，どうしても低リン血症が続いているためにリン酸塩と併用せざるをえない症例もある．

27.3 副甲状腺機能亢進症

　甲状腺の後面に小豆大の副甲状腺が 4 個付着しているが，この副甲状腺の働きが亢進して副甲状腺ホルモンを過剰に分泌して生じる病気を副甲状腺機能亢進症という．疾患は 2 つに大別でき，副甲状腺の臓器異常に基づく場合を原発性副甲状腺機能亢進症という．他に，血液中のカルシウム濃度の低下，体内でのリン蓄積，活性型ビタミン D の低下や骨の副甲状腺ホルモン反応性の低下，副甲状腺での活性型ビタミン D 受容体の減少などにより続発性に副甲状腺ホルモンの分泌が亢進し，やがて副甲状腺が過形成に陥る状態を続発性副甲状腺機能亢進症という．本節では主として原発性副甲状腺機能亢進症について述べる．

　原発性副甲状腺機能亢進症は 1891 年にレックリングハウゼンにより汎発性線維性骨炎として報告され，日本では 1937 年に第 1 例が報告されているほど古くから知られている疾患である．発症は 10 歳以後どの年齢にもみられるが，50 歳代以後の中高年者に多く発病し，男女比は 1：2 と女性に多い疾患である．病型は 3 つに分類でき，約 15％ を占める骨型，約 40％ を占める腎結石型，約 45％ を占める生化学型に分かれ，それぞれ骨病変，腎結石，血液検査値異常を特徴とする．ところが，最近になって，血清副甲状腺ホルモン値が容易に計測できるようになり，発病率も 10 万人当たり 42.1 人と以前に比べて 5 倍も増えるとともに無症状の病型が増え，骨型や腎結石型の占める割合が減少している．

　過剰な機能を有する副甲状腺が疾病を惹起するのが病因であるが，その病変としては 100 mg〜30 g に肥大した副甲状腺腫が全体の 80％ 以上を占め，副甲状腺の過形成が 10％，副甲状腺がん腫が数％ 以内であるとされている．1 g 以上の腺腫になると骨病変を生じやすい．

　臨床症状は病型により異なるが，85％ の症例では骨・関節痛や脱力，筋力低下など骨格系症状を訴え，65％ の症例では便秘，消化不良などの消化器症状を，ほぼ同じ割合で多飲，多尿を，そして約 1/3 の症例では記憶力低下，不安感，うつ症状などの精神症状をみる．便秘，嘔気・嘔吐，多尿などは高カルシウム血症に基づくことが多く，血清カルシウム値が 15 mg/dl 以上と高くなると嘔吐による脱水も加わってさ

まざまな循環器にかかわる症状を訴え，ついに意識障害を生じるようになる．臨床諸症状の中で関節痛，筋肉痛，脱力感などはもっとも多くみられる症状であり，これらの主訴のもとで来院した患者について骨・関節X線像を読影しても説明しうる骨格の異常所見がなく，詳細な問診で脱力感，口渇も訴えていれば副甲状腺機能亢進症を疑って血液生化学検査値を再チェックする必要がある．

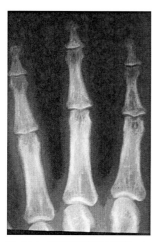

図 27.3 副甲状腺機能亢進症により指節骨（中節骨に著明）に骨膜下骨吸収像を示す手指正面X線像

本症において，骨のX線像は多彩な病像を示すが，早期に必ず現れる変化としては図27.3に示す骨膜下骨吸収像がある．図の手指の中央部の皮質骨は中心から外側に向かっていくほど骨濃度を増加させるものであるが，これをさせないで，虫喰い状に骨濃度の低下をきたしている．このような変化は肋骨や骨盤にも認められることがあり，また手指の末節骨は溶解してネギ坊頭のような形に変形したりすることもある．その他，骨萎縮像とともに骨梁が粗になる骨線維化像が現れたり，局所的に骨が硬化して顆粒状ないし斑紋状の石灰化像をみることもある．歯根部をX線撮影すると，通常は歯根より少し離れた歯槽部に線状の緻密骨陰影，歯槽硬膜がみられるが，副甲状腺機能亢進症では歯槽硬膜が消失する．長管骨や顎骨に巨大な骨嚢胞がみられたり，軟部組織に石灰化がみられることもある．腎結石型であれば腎結石が読影できることがあるので，胸腰椎X線像では軟部組織をも含めて詳細に読影する必要がある．

血液検査では高カルシウム血症，低リン血症を示すのが典型的な病像で，この両者の生化学値と上記骨X線像が生じていれば診断は確定する．血清アルカリホスファターゼ値は骨病変が存在するときに高値を示し，また血清副甲状腺ホルモン値は上昇する．尿中カルシウム/クレアチニンが高値を示すのでスポット尿でも十分であるので尿をチェックすると有用な情報が得られる．

臨床症状，骨格X線像，血液検査値により副甲状腺機能亢進症との診断がつけば，触診やCT像，または周辺静脈の高副甲状腺ホルモン値などにより病変部の局在を確めたのち，手術的に副甲状腺を摘出するのが唯一の治療法となる．がんを疑った場合にはその副甲状腺を被膜に入ったまま周囲組織と一塊にして摘除し，腺腫であればその臓器を，過形成であれば部分的に残して亜全摘する．副甲状腺ホルモンは半減期が3～10分間と短いため，手術後1時間も経てば副甲状腺濃度が20%程度にまで急激に低下し，次の日には低カルシウム血症となりうる．とくに骨型の副甲状腺機能亢進症では低カルシウム血症が手術後に継続するため，手術当日はカルチコールの注射が，次の日からは活性型ビタミンD剤とカルシウム剤の与薬が必要となる．腎結石

型や生化学型の副甲状腺機能亢進症では手術後に低カルシウム血症が生じてもその程度が軽く，数日後には回復してくるので，手術当日のみカルチコールの注射をすれば十分である．

27.4 骨ページェット（パジェット）病

原因不明の慢性進行性局在性の骨硬化病変である．1877年にページェットが骨変形を有する男性例を詳細に観察し，剖検して変形性骨炎として報告して以来，骨ページェット病が広く認められるようになった．

男女比には大きな差がない．若年者の発病は少なく，40歳以上の中高年者に多く発症する．日本人をはじめアジア人には少なくイギリスをはじめとするアングロ-サクソン系の人種に多いことから遺伝的素因も考えられている．たとえば家族内発生率が高いことや，一般の人では陽性率が7.7%でしかないHLA-5が，骨ページェット病患者で23.5%に陽性と有意ではないが高いことからも遺伝性疾患と関係あるようにも受け取る人もいるが，科学的には認められていない．むしろ，消炎鎮痛剤や副腎皮質ホルモンの与薬で活動性が抑制される，破骨細胞内の核や細胞質に直径11～15nm大のマイクロシリンダーの集合体よりなる封入体がみられる，などから病因は遅発性ウイルスの感染であるとの意見もあるが，これも確認されていない．いずれにしても頭蓋や体幹，およびその近傍の骨格に好発する局在性の高骨代謝疾患で，最初は骨吸収像で始まるがやがて骨硬化をもたらせたり，骨硬化，骨変形に伴う2次的な病変をもたらせて患者を困らせる．

病変の好発部位としては頭蓋に65%，脊椎に75%，骨盤に40%が認められるなど板状骨や海綿骨に多く，大腿骨近位部にもしばしば認められる．骨格のX線検査をする過程でたまたま病変を発見できる症例も少なくなく，症状を現した症例の5倍近くは無症状でみすごされているのではないかとも考えられる．単骨性のタイプと多骨性のタイプとがある．骨病変部には圧痛が認められるが，それ以外は頭のサイズの増大，脛の膨隆，荷重の加わる下肢や脊椎に変形，弯曲，病的骨折などがみられる．さらに，骨の変形や肥大が2次的に他臓器を圧迫して症状を現すこともある．たとえば，耳小骨の異常，耳道狭窄や第8聴神経孔の骨性狭窄により30～50%に難聴が生じ，同様にして視力障害，めまい，頭痛，歯牙異常などもみられる．また，変形性関節症，偽痛風が生じ，造血機能の亢進により心疾患，痛風などをみることもある．

X線像としては病気の初期像では骨萎縮像を示し，やがて骨萎縮と骨硬化の混在像を示し，つ

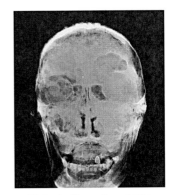

図 27.4 骨ページェット病に罹病した患者の頭蓋骨正面X線像

頭頂部に生綿様の陰影がみられる．

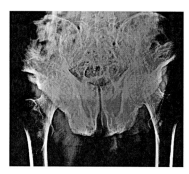

図 27.5 骨ページェット病に罹病した骨盤正面 X 線像
骨盤, 股関節に変形がみられる.

いには図 27.4, 27.5 に示すような骨硬化像を示す. 骨硬化は頭蓋骨や骨盤など板状骨によくみられるが, 他に大腿骨, 脛骨のような大型の骨に発現する頻度が高く, 頭蓋骨では外板の肥厚と生綿 (cotton wool) 様陰影とをみる. さらに顔面から上顎にかけても骨硬化像が生じ, そのために大黒頭巾型帽子様頭蓋となる. 骨組織像の特徴としては破骨細胞による骨吸収像が健常者の 20〜30 倍にも達し, さらに病気が進むと骨形成像が入り乱れ, 後期になると骨芽細胞による骨形成像が優位となる. 活動期には骨梁表面の 100% が破骨細胞と骨芽細胞とで覆われ, 骨組織はセメント線の乱れによりモザイク模様を呈し, 血管の多い骨髄組織が増える.

臨床検査所見では血清アルカリホスファターゼ値が高くなり, とりわけ骨型アルカリホスファターゼの占める割合が 10% 以上にもなるのが特徴である. その他, 尿中ヒドロキシプロリン排泄量が 1 日 50 mg 以上になるなど骨代謝産物の増加がみられ, 尿中カルシウム排泄量も増加する.

骨痛や高カルシウム尿症以外に時には高カルシウム血症を呈することもあるが, その場合にはカルシトニン製剤の注射やダイドロネルなどのビスホスホネート製剤を与薬して骨代謝を抑制する. いずれの薬剤も骨の痛みを減少させ, また破骨細胞の活性を低下させるのにすぐれている. 細胞毒性の抗生物質であるミスラマイシンの静脈注射も高カルシウム血症の治療と疼痛寛解のためには有効であるが, 腎臓, 肝臓, 血小板などに副作用をきたす可能性が高いため, カルシトニンやビスホスホネートが無効で他の選択肢のない際に用いる.

骨ページェット病を長期間追跡すると数年から数十年後には骨代謝の亢進が停止する. とはいっても, それまでに頭蓋や脊椎の骨が神経を圧迫した場合には麻痺を回避したり回復させるために骨を切って, 除圧手術をすることも必要となる. また, 変形性股・膝関節症のために歩行困難となった場合は人工股関節置換術の適応となるなど手術療法も行われる. 骨代謝が活発であるため高齢者であっても 1% の患者には骨肉腫が発生することも重要な点である.

27.5 腎性骨異栄養症

腎不全に対して保存療法を行っていたり腎透析を継続している患者に生じる骨病変のことをいう. 腎透析患者は日本において約 22 万人を数え, 長期に及ぶ症例では 4 半世紀以上も継続している患者もいるが, これらの患者が透析医に訴える主症状は骨・関節痛であるといったように, 透析療法におけるミネラル代謝異常に基づく骨疾

患は重要な課題となっている．腎透析に伴う骨疾患は続発性副甲状腺機能亢進症による骨病変を主軸とした病像を呈することになるが，それにビタミンD欠乏に伴う骨軟化症，骨粗しょう症，そしてアルミニウム骨症などがかかわって複雑な病像となる．最近ではカルシウム剤，活性型ビタミンD剤が投与されるようになったが，これらの治療薬が病像をより複雑にしている．

腎性骨異栄養症における2つの病像は高リン血症，低カルシウム血症による続発性副甲状腺機能亢進症に基づく線維性骨炎と$1\alpha, 25-(OH)_2$ビタミンD_3産生障害による骨軟化症に基づく骨変形やルーザー帯形成である．線維性骨炎では骨梁に沿って線維状の骨が形成されたり，多胞性囊胞の構造を呈したり，第2，3中節骨の骨膜下骨吸収像をみせたりするが，この病像の一部は副甲状腺機能亢進症の節で図27.3として呈示した．一方，骨軟化症の病像としては多発骨折や細い帯状のX線透亮像であるルーザー帯（骨改変層），骨盤変形などを呈するが，これらのX線像の一部についても骨軟化症のところで図27.2として呈示した．腎性骨異栄養症では線維性骨炎と骨軟化症の病像を重複させていることが多く，重複像の一部として頭蓋骨にごま塩様，斑紋様の濃淡陰影（ソルト・アンド・ペッパー像）や脊椎にトラの尾のようなラガー・ジャージー像（図27.6, 27.7）がみられる．その他，骨粗しょう症と同様の骨量減少症を示したり，関節周囲，動脈壁，眼球結膜，心臓，皮膚などに石灰化が生じたり，関節症状を発現したりする．

これらの骨病変は腎不全で保存療法を行っている期間にも生じる．腎性骨異栄養症を発症させる2つの主因のうちの1つ，副甲状腺機能亢進症は血清リン値が高くなることにより生じる．血清インタクト副甲状腺ホルモン値が800 pg/ml以上の際は線維性骨炎が確実に生じ，460 pg/ml以上の場合は線維性骨炎を生じる可能性が高くなる．そこで，活性型ビタミンD剤を与薬して副甲状腺ホルモン分泌を抑制する治療法が選択されるが，あまりにもホルモン分泌を抑制することによ

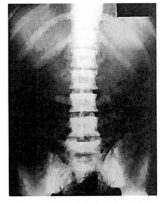

図 27.6 腎性骨異栄養症のためラガー・ジャージー像が読影できる腰椎正面X線像

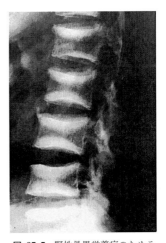

図 27.7 腎性骨異栄養症のためラガー・ジャージー像を呈する腰椎側面X線像

終板は骨硬化を呈し，それが規則正しく繰り返されるため，縞々のシャツのようにみえる．

り血清インタクト副甲状腺ホルモン値が 65 pg/ml 以下になると無形成骨となる．無形成骨は骨組織学的に骨代謝が停止しているのが特徴で，とくに骨 X 線像や臨床症状で特異な所見を呈さない．

腎性骨異栄養症は血清リン値の増加，血清カルシウム値の減少，これらに伴って副甲状腺ホルモン値が増加することと腎臓で活性化されるはずの血清 1,25-(OH)$_2$ ビタミン D$_3$ の減少に病因が求められる．しかし，その他に透析液中に含まれるアルミニウムの影響や血清リン値を低下させるために内服する水酸化アルミニウムの影響で血中アルミニウム濃度が上昇し，骨軟化症様のアルミニウム骨症を呈するのも問題となる．本症の臨床症状としては皮膚掻痒感，腱断裂，筋力低下，皮膚潰瘍・壊死のほか骨痛，骨折，骨変形をみる．その他，軟部組織に石灰化がみられたり，副甲状腺が 1 g に及ぶほどの過形成をみることもある．

治療内容は何に対して加療するかによって異なるが，血清アルミニウム値が 20 μg/l 以上であればアルミニウム骨症を疑う．そこで，デスフェラール 0.5 g を静注するといった DFO テストを行い，それにより血清アルミニウム値が 100 μg/l 以上変化した場合，アルミニウムの除去治療をする．治療法は週 1 回，デスフェラール 2 mg/kg を静注するといった処方を 3 カ月ごとに行うのが基準となる．血清リン値が 6.0 mg/dl 以上の場合は沈降炭酸カルシウム 1.5～6.0 g/day または酢酸カルシウム 3.0～4.5 g/day を食後 3 回に分けて内服させる．線維性骨炎が考えられる場合はアルファロール，ワンアルファ 0.25～0.5 μg/day またはロカルトロール 0.25～0.5 μg/day を処方するか，パルス療法としてロカルトロール 4 μg/回，週 2 回与える方法もある．パルス療法は通常の治療で効果のないときに行うが，この場合は高カルシウム血症などの副作用には十分に留意しながら治療を継続する必要がある．

27.6 骨粗しょう症

骨粗しょう症とは全身性骨萎縮により，骨組織の劣化がみられ，骨に脆弱性をきたすために容易に骨折を生じる病気と定義されている．すなわち，骨 X 線像で骨濃度が低下し，骨内を走る骨梁が減少するために，日常遭遇する小さな外力によっても非外傷性骨折を生じてしまうのが骨粗しょう症である．

骨粗しょう症は加齢や閉経など生理現象，老化現象と関連しているものの特定の疾病や病因に基づかない原発性骨粗しょう症と，胃腸切除や副腎皮質ホルモン内服など明確な病因に基づく続発性骨粗しょう症とに分かれる．原発性骨粗しょう症は成長期の青少年にみられる若年性骨粗しょう症，成人した後，閉経期までの壮年者にみられる特発性骨粗しょう症，閉経後 10～15 年間にみられる閉経後骨粗しょう症，そして 70～80 歳代以上の高齢者にみられる老人性骨粗しょう症の 4 つに分類できる．続発性骨粗しょう症はエストロゲン分泌量の減少状態に陥っている卵巣摘出後，性腺機能不全症，ターナー症候群などでも生じるが，一方では副腎皮質ホルモンの与薬，クッシング症候群によるグルココルチコイド分泌過剰によっても骨粗しょう症となる．ほ

かに，胃切除後や吸収不良症候群などの消化器疾患，多発性骨髄腫や白血病などの血液疾患，骨形成不全症などの先天性結合織疾患，関節リウマチや寝たきり，アルコール依存症など種々な原因で続発性骨粗しょう症が生じる．

このようにさまざまな病因や加齢に伴って骨脆弱性が亢進する骨粗しょう症と，もう1つの骨脆弱の代表疾患である骨軟化症との間ではどのように異なるのかを理解するために，骨の組成や代謝からみた概念図を図27.8に示して説明する．健常な骨では一定の体積当たりに骨有機質と骨無機質とが等しい割合で存在し（重量比では1：3となる），骨粗しょう症ではその割合を変えることなく，骨の体積の中で両者の占める比率が等しく減少する．ところが骨軟化症の骨では類骨といわれる骨有機基質は十分に産生されるものの，それにカルシウムなどのミネラルが沈着しないため，骨有機質の割合が骨無機質に比べて増えてしまう．一方，骨組織における骨代謝の側面でみると，骨粗しょう症においては骨を溶解する破骨細胞があまり減少しないで活動しているにもかかわらず骨芽細胞については，その数や機能が低下するのも特徴といえる．

全身のカルシウム量の変化から骨粗しょう症の病態をみると図27.9のようになる．新生児においては男児でも女児でも約30gのカルシウムを全身の骨内に保持して出産してくる．その後，成長とともに骨内カルシウム量を増や

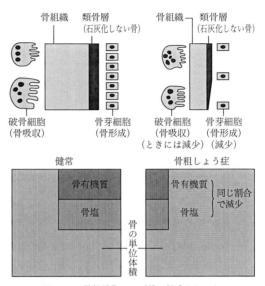

図 27.8 骨組織像および骨の組成からみた骨粗しょう症の病態

骨粗しょう症では健常骨と同じ比率で骨有機質，骨塩が含まれ，全体に減少している．骨軟化症では骨塩のみが減少する．

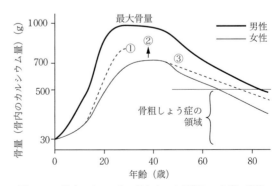

図 27.9 骨内のカルシウム量からみた骨粗しょう症の病態
1，2，3は骨粗しょう症予防・治療戦略．

していき，骨内カルシウム量は 20 歳前後でもっとも多くなる．体内のカルシウム量の 99％ は骨に結合し，残り約 1％ は血液や組織内に溶けているので，体全体のカルシウム量を骨量計測法などで計測すれば，その値はほぼ骨内カルシウム量を表していることになる．成長過程で中学生時代にはまず女性，続いて男性は思春期を迎えて体格が大きくなり体重が爆発するような勢いで増加するが，体重増加に比べて骨内カルシウムの増加時期がやや遅れ，その間に骨折する青少年が多いことがわかっている．20〜40 歳で骨内カルシウム量をもっとも多く維持しているが，これを最大骨量という．その後，中高年になっていくと加齢とともに骨内のカルシウム量が減少していくが，女性では閉経後になると 5〜10 年間で骨のカルシウム量を 20％ 近くも急激に減少させてしまう．

　一般的に骨内のカルシウム量が 1/2 に減少すると骨の力学的強度は 1/4 に低下するが，この程度にまで骨内のカルシウム量が減少すると日常遭遇する外力によっても容易に骨折を生じてしまうが，安全閾を考えて若い人の 70％ 以下のカルシウム量となった場合に骨粗しょう症と診断される．原発性骨粗しょう症については表 27.1 に示すように 2 つのタイプに分類される．I 型骨粗しょう症は 50〜60 歳代の女性が閉経の影響を受けて骨萎縮を生じるタイプで，骨代謝回転は亢進しているものの骨吸収が優位となって骨粗しょう症が生じるものである．このタイプでは海綿骨の骨萎縮が進行するために脊椎椎体や橈骨遠位端に骨折が生じやすい．一方，II 型骨粗しょう症は 70 歳以上の高齢者の皮質骨と海綿骨に骨萎縮をきたすタイプで，加齢に関係して腸管でのカルシウム吸収率が低下するために生じた低カルシウム血症が副甲状腺機能を亢進させて骨を弱くする．一方，$1\alpha,25$-$(OH)_2$ビタミン D_3 の産生が低下するため腸管におけるカルシウム吸収率がますます低下することも骨粗しょう症の病因となっている．II 型骨粗しょう症では罹患率の男女比が 1：2 と I 型に比べて男性の割合が増え，脊椎の多発骨折や大腿骨頸部骨折を発生しやすいのが特徴的な臨床像である．

表 27.1　I 型，II 型骨粗しょう症の違い

	I 型骨粗しょう症	II 型骨粗しょう症
年齢	50〜60 歳代	70 歳以上
男女比	1：5	1：2
骨量減少の部位	主として海綿骨	海綿骨と皮質骨
骨量減少率	亢進	緩徐
	（高骨代謝回転）	（低骨代謝回転）
骨折部位	椎体（圧迫骨折）	椎体（多発性）
	橈骨遠位端	大腿骨頸部
副甲状腺機能	低下	亢進
カルシウム吸収率	減少	減少
25-$(OH)D_3$の$1\alpha,25$-$(OH)_2D_3$への代謝	やや低下	低下
主な原因	閉経に関連する諸因子	加齢に関連する諸因子

骨粗しょう症患者の有病率は診断の定義の違いにより数値が異なってくるものの，腰椎X線像から診断した有病率は65歳以上の女性の約1/2，80歳以上の男性の約1/2，65歳以上の高齢男女の約1/3が罹病していることがわかっており，この推定からは全国に約750万人の患者がいるものとされている．一方，1996年に骨密度から骨粗しょう症を診断する基準が作成されたが，それにより閾値以下の骨密度を有することから推定される骨粗しょう症患者数は全国で約1000万人いることになり，この数に脊椎骨折患者の推定数100万人を加えると全国で骨粗しょう症患者は1100万人いると推定できる．このことから骨粗しょう症患者は高齢者人口約2200万人の1/2〜1/3に相当することになる．骨粗しょう症の中でも機能的予後を悪くする大腿骨頸部骨折発生数は1987年に全国で53000人，1992年に77000人，1997年に92000人とこの10年間で1.7倍に増えている．

骨粗しょう症予防については国民の要望も強いことから老人保健事業や市町村自治体の独自事業で骨密度検診を行う地域が増えてきた．これらの検診のうち老人保健事業を行っている自治体は全自治体のわずか6.6%であるが，市町村独自の方法で検診を行っている自治体は67%にも達する．検診後は被検者を健常，要指導，要精密検査の3群に分類してそれぞれに対策が立てられている．骨検診は問診票記入の後，超音波測定法，中手骨X線像を用いるMD法，前腕や腰椎を計測するDXA法のいずれかを用いて行われる．

骨粗しょう症の3徴である腰背痛，円背，身長短縮を訴えたり，骨検診で要精密検査と指摘された患者は医療機関を訪れる．医療機関では胸腰椎X線像から非外傷性脊椎圧迫骨折（図27.10）の存在や脊椎椎体内縦走骨梁が粗になっている（骨粗しょう症2度；図27.11）か，消失している（3度；図27.12）かを読影して骨粗しょう症が診断される．骨格のX線像の読影のほか骨密度計測値から骨粗しょう症を診断することができるが，その場合は若年者の平均骨密度の70%以下の状態を骨粗しょう症とする．

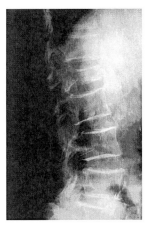

図 27.10 骨粗しょう症により腰椎椎体に圧迫骨折が生じた腰椎側面X線像

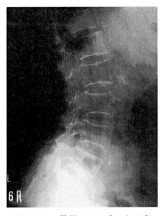

図 27.11 骨粗しょう症のため脊椎椎体変形は生じていないが，中等度（2度）の骨萎縮像を示す腰椎側面X線像

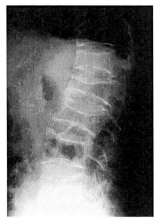

図 27.12 骨粗しょう症のために腰椎に多発性の椎体変形を示す腰椎側面 X 線像
高度骨萎縮 (3度) もみられる.

骨粗しょう症と診断されるとまず第1に薬物療法が選択されるが、それと同時に日常生活指導もなされよう. 日常生活指導はカルシウムを多くとる食事療法, 適切な量の日光浴, そして骨に荷重をかける運動療法の3つからなる. この日常生活上の3原則は骨粗しょう症患者に対して薬物療法を行うのと平行して, 車の両輪のようにして働かせば効果が上がる. また, 患者でない若年者や成人が日常生活の3原則を守ることにより骨量減少が防止できる. カルシウムを多くとる食事療法について, 2001年でも日本人の平均的な食生活ではカルシウム必要所要量 600 mg/day の約90%しか満たしていないことから骨粗しょう症予防のためにはカルシウム摂取量を1日に 800 mg にまで増量することが望まれる. したがって1日 200 mg 以上のカルシウム量を追加する食事が理想的となる. 日光浴により皮下脂肪でビタミン D が産生されることから適切な日光浴を奨めたいが, 日本のように日照エネルギーの多い中緯度地域の国民には夏の木陰での日光浴で十分量のビタミン D が産生される. 運動負荷された骨は骨内血流量が増加して骨芽細胞が活動的になることや骨にマイナスのピエゾ電位が発生して骨へのカルシウム沈着が促進されることがわかっている. したがって, 関節を傷めない, 運動のストレスが女性ホルモン分泌量を減じない, といった範囲内であれば強い運動, 長時間の繰り返し運動は骨に有益である. しかし, 高齢患者にとってスポーツ障害, スポーツ外傷を避けながらの運動としては1日 30 分間程度の散歩が骨を増やす点からも安全性の点からも推奨できる.

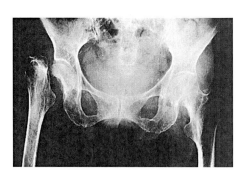

図 27.13 骨粗しょう症の終末像ともいわれる大腿骨頸部骨折を示す両股関節正面 X 線像

薬物療法はまず, 食事で不足しているカルシウムの経口摂取量を乳酸カルシウムなどカルシウム剤で補うことを基本とし, それに閉経後女性患者に対してはエストロゲン製剤, ビスホスホネート製剤, カルシトニン製剤などが併用される. II 型骨粗しょう症では骨形成能のみられるビタミン K 製剤やアルファカルシドール, カルシトリオールが処方されたり, イプリフラボンが処方されることもある. これらの薬物療法によ

り骨密度が1年間に1〜5%も増加し，脊椎圧迫骨折の頻度が1/2〜1/10に減少することが判明している．

本格的な骨粗しょう症治療薬が臨床応用できるようになって以来，まもなく20年近くが経つが，骨粗しょう症の終末像ともいわれる大腿骨頸部骨折の発生数は増加している．大腿骨頸部骨折（図27.13）は骨頭を栄養している血流が途絶する，保存的に骨癒合しにくく骨折部が離解しやすいなどの理由で入院，手術療法を受けざるをえなくなる．その結果，約1/2の患者は歩行能力を1段階低下さ

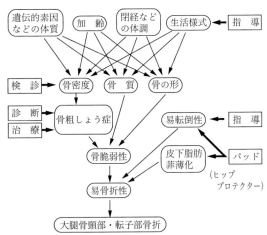

図 27.14 大腿骨頸部・転子部骨折の発生要因
骨粗しょう症の予防，治療の目標は骨密度の増加となる．そのために生活指導をした場合の効果は薬剤内服と等しいぐらいの有効性を示す．転倒予防やヒッププロテクターの装着も広義の骨粗しょう症に対する生活指導に当たる．

せ，約1/5の患者は新たな寝たきり状態となる．最近では，寝たきり高齢者のうち骨折由来の高齢者は11.5%を占めることがわかっている．このことから増加し続ける大腿骨頸部骨折の発生要因を考え直してみると図27.14に示すように骨密度低下に続く骨粗しょう症，骨脆弱化だけが下肢の骨折に関与するのではなく，易転倒性や臀部皮下組織の薄さも関係することに注目しなければならない．今後は図27.14の要因のうち対策のとれる因子を少なくしたり改善するなど広角的な視野が骨粗しょう症治療のうえで必要となろう．　　　　　　　　　　　　　　　　　　　　　　［林　泰史］

28

関節疾患，脊椎疾患

28.1　関節リウマチ

　日本における関節リウマチの有病率は人口当たり 0.5〜0.8% であると推定されているが，この推定値から計算すると国内には 60〜100 万人の患者が多発性関節炎に悩まされているものと考えられる．関節リウマチでは関節滑膜が主病変をなしており，その局所組織では① 血管新生，② 炎症性細胞侵潤，③ 滑膜増殖，④ 骨・軟骨破壊の順で病変が生じている．関節リウマチではリウマトイド因子が高値を示すが，それは骨髄内で細胞に変化が生じてリウマトイド因子を産生している可能性が高いと最近では考えられるようになった．このように関節リウマチは骨髄にも異常が認められる疾患である．

　関節リウマチの関節炎発現機序について，まだ正確にはわかっていない．しかし，一般的な病因として細菌やウイルスの感染が引き金になっているのではとも推測され，慢性多発関節炎を惹起するパルボウイルスや風疹ウイルスに近い病原体が発病させる可能性について探索されているが確定するに至っていない．病因として病原体以外にアメリカ・インディアンには有病率が高い，患者の 1 親等家族には 16 倍の発症リスクがみられる，1 卵性双生児間では 2 卵性双生児間よりも 4 倍もの頻度で発病するなど遺伝的因子の関与も考えられている．

　有病率は加齢とともに増して罹患年齢のピークは 40〜60 歳代である．罹患者の男女比は 1 : 2.5 と女性に多い．初発症状として定まった特徴はなく，朝の起床後に手指や足趾に 1〜2 時間に及ぶこわばりが生じて発病したり，多関節に腫れが生じたり消えたりしながら腫れが固定していったり，単関節炎が数年間にわたって続いたり，37℃ 台の微熱が続くなど多彩な発病様式である．このことから関節リウマチの臨床症状が出揃って診断が確定してから治療を開始するよりも，症状が出始めた時点の診断を確定していない状態で炎症を抑え，進行を防止する方が長期成績はよいのではないかとして早期リウマチの診断基準が作成された．それは表 28.1 に示すアメリカ・リウマチ学会が 1987 年に定めた診断基準の初発症状用基準ともいえる．朝のこわばりが 15 分間以上持続する状態が 1 週間以上続く，3 関節の腫脹，手関節や手指足趾関節の腫脹，対称性関節の腫脹がそれぞれ 1 週間以上続く，リウマトイド因子陽性，特有な X 線像の 6 項目のうち 4 項目が該当すれば早期リウマチと診断すると厚労省は基準を定めている．この基準によると 1 週間の関節病変の観察のみで診断を下して

積極的治療をすることになるが，患者のうち約1/4の症例はシェーグレン症候群であったなどと他疾患が含まれてしまうといった弱点も診断基準にはある．しかし，早期診断に続く積極的治療で関節炎が寛解する症例と鎮静化する症例とを合わせると約2/3にも多くなり，従来の診断に基づく治療では寛解・鎮静率が約1/3であるのに比べて格段に予後がよくなる．たとえ約1/4の誤診率があっても，それらの疾患のほとんどが類似疾患である膠原病の仲間であることから，早期リウマチとして治療することが予後をよくすることがあっても悪くはしない．

関節リウマチは1つの病因から診断できないことから，1958年に11項目中5～7項目を満足すれば診断がつくといった診断基準が作成され，約30年後には基準を簡便化して7項目のうち4項目に該当すれば診断が確定するといった表28.1のような診断基準が作成され，現在では表28.1が広く国際的に用いられている．

表28.1の診断基準からもわかるように全身の関節炎が主病変であるといった関節リウマチであっても，手指の病変がもっとも顕著に現れる．手指の関節炎が進行してくると滑膜が肥厚し，軟骨・骨破壊が進んで図28.1に示すように手関節尺側部の腫脹，手関節・手指の尺側方向への偏位，手指のオペラグラス様短縮，手指関節の紡錘状肥厚，手の指先の屈曲による白鳥の頸変形，手の指先の過伸展によるボタン穴変形などが生じる．図28.2の関節リウマチ患

表 28.1 関節リウマチの診断基準

1. 朝のこわばり
   関節とその周囲で最大に改善するまで1時間以上持続するこわばり
2. 3関節領域以上の関節炎
   同時に3関節領域以上における軟部組織の腫脹あるいは関節液の貯留(医師による確認を要する)
   ＊関節領域は左右のPIP，MCP，手関節，肘・膝・足関節，MTPの14関節
3. 手関節炎
   手関節，PIP，MCPのうち少なくとも1カ所の軟部組織の腫脹あるいは関節液の貯留(医師による確認を要する)
4. 対称性関節炎
   同時に両側の同一の関節炎
   ＊関節領域は左右のPIP，MCP，手関節，肘・膝・足関節，MTPの14関節
   ＊＊PIP，MCP，MTPは完全に対称性である必要はない
5. リウマトイド結節
   骨突起部，伸展側表面あるいは関節付傍の皮下結節(医師による確認を要する)
6. リウマトイド因子が陽性
   健常人の陽性率が5%を超えない方法での証明
7. 典型的X線像
   手関節，PIP，MCPでのRAに典型的な変化(骨びらんあるいは明らかな骨脱灰)

以上の7項目中4項目以上を満たすときに関節リウマチと診断する．項目1～4は少なくとも6週間以上持続しなければならない．

(アメリカ・リウマチ学会，1987)

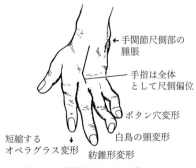

図 28.1 関節リウマチの手にみられる種々の典型的症状

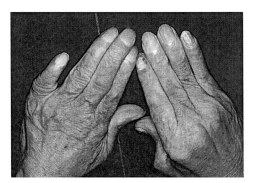

図 28.2 関節リウマチに罹患し，オペラグラス様変形，白鳥の頸変形を示す手指

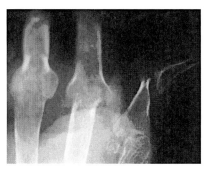

図 28.3 進行した関節リウマチ患者の手指X線像
母指の指節間関節は溶解し，鉛筆の芯のようになっている．このような関節溶解をムチランス変形という．

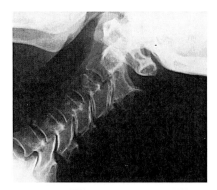

図 28.4 関節リウマチにみられる環軸関節の亜脱臼

者の手指の写真をみると左の小指は右のそれに比べて極端に短くなっているが，これは望遠鏡が伸び縮みする状況と似ているのでオペラグラス様変形という．また，図 28.2 の右手環指は近位指節間関節が過伸展し，遠位指節間関節は屈曲しているが，この肢位が白鳥の頸に似ていることからスワン・ネック（白鳥の頸）変形という．このように指が変形するのは骨や軟骨の破壊と関節拘縮が原因をなしており，とくにオペラグラス様変形や関節の異常可動性は図 28.3 の指節骨のレントゲン像で示すような関節を中心とした骨溶解のために生じる．関節が形をとどめないほど骨，軟骨の溶解が進み，不安定な関節となったり，オペラグラス様の指になる変形を関節のムチランス変形という．

関節リウマチでは関節病変以外に関節周辺に発疹が生じたり，肘，足などに小指頭大のリウマチ結節を生じることがある．リウマチ結節の存在は診断基準の1つとなっているが日本人では結節の有病率が低い．発疹は血管炎に基づいて生じると考えられるが，血管炎がさらに進行すると皮膚潰瘍や壊死になる．関節リウマチで強く血管炎を生じる症例では全身発熱や腎機能低下などがみられる．このように関節外症状，とくに血管炎に基づく症状の強い関節リウマチを悪性リウマチという．関節リウマチでは肺臓に間質性肺病変をきたしたり，上位頸椎に図 28.4 に示すような環椎の前方すべり，環軸関節の亜脱臼をみることがある．これは環軸関節の前方で関節炎が生じ，増

殖した肉芽が歯状突起を固定している横靱帯を弛緩，断裂させるものであり，これにより環椎は前方へすべるといった前方亜脱臼が生じる．その結果，軸椎と椎弓との間に存在する頸髄が圧迫された膀胱直腸障害や四肢のしびれ，知覚異常，運動障害などが生じる．さらに環椎が圧縮され，歯状突起が頭蓋底に陥入することもあるが，この場合には延髄が圧迫されて呼吸困難や発語困難となり，また突然死することもある．

関節リウマチに対する治療は適度な運動と休養とを兼ね備えた規則正しい日常生活をしたうえで，非ステロイド性消炎鎮痛剤を内服し，有効性が認められなければ副腎皮質ホルモンや金製剤，ペニシリン製剤などの抗リウマチ剤を用いるのが今までの治療原則であった．このような治療法でも有効性がみられない場合に今までは炎症により肥厚した滑膜を手術的に切除する，免疫抑制剤を用いる，機能再建手術をする，といったように段階的に治療内容を濃くしていくといったスミスの提唱したピラミッド治療体系が実施されてきた．今もこの治療方法に準拠して診察に当たっている臨床医が多いであろうが，最近では副作用の心配があっても作用の強い薬を早期から用い，初期から強力に炎症を抑制する治療法の方が予後がよいのだといったステップ・ダウン・ブリッジ方式の治療が提唱されている．それによると，まず副腎皮質ホルモンで炎症を抑え，次の週にはメソトレキサートという抗リウマチ薬，金製剤，ペニシラミン（またはサルファサラジン）などを併用し，症状が改善してくると与えている薬の種類を減らすといった治療法がより有効であるとして推奨されている．このように早期に診断することについても，また強力な薬物療法でスタートすることについても一部の誤診や副作用の発生を織り込みながらも診療をしなければならないといった機能的予後の悪い疾患が関節リウマチといえる．

アメリカのデータでは一般人のそれに比べて関節リウマチ患者の生命予後は8～15年間も短い．そして約35%の患者では症状が進行していき，約10%の患者で身体障害を生じているものと推定されている．

28.2 変形性膝関節症

整形外科医が日常診療でもっとも遭遇する機会の多い骨・関節疾患は変形性膝関節症である．15歳以上の1000例についての剖検所見から得られた肉眼的変形性関節症の発生頻度と年齢とを対比して示すと図28.5のように膝の変性所見は20歳ごろから増え始め50歳代では約80%，80歳になると約

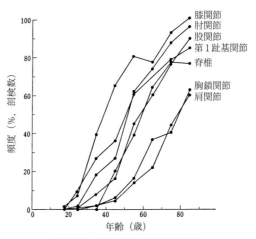

図 28.5 変形性関節症の発生頻度

100％に認められ，その頻度は膝と同様に荷重関節である股関節よりも各年代で20～30％も多いことがわかる．多くの関節では加齢に伴って変性病変が増えていくが，関節痛など臨床症状を訴える患者は膝関節の場合でも剖検所見罹患率の10％に満たず，非荷重の上肢関節ではさらに症状を訴える患者が少ないものと考えられる．

　臨床的に変形性膝関節症の有病率が把握しにくいのは，診断の決め手となる臨床症状やX線像所見が多様であり，また病変の程度もほぼ健常に近いものから高度なものまでさまざまであって関節リウマチのように診断基準が定められていないためである．初期の臨床症状でもっとも多いものは関節痛であり，正座をした際には膝の痛みのために2～3分間も座っていられないとの訴えが多い．また，階段の上り下りに際して膝関節に痛みが生じるのも初期臨床症状の特徴であり，病状が進んでくると平地歩行をする際にも膝に痛みを覚える．初期症状の3つ目は膝関節のこわばり感であり，椅子などに長時間腰をかけていたあと急に立ち上がろうとした際には膝関節が糊づけされたようにこわばり，足をゆっくりと上下して慣らせばやっと歩けるようになる．しかし，2～3分間歩き続ければ糊づけによるこわばり感は忘れたようになくなって容易に歩ける．変形性膝関節症の初期症状としては正座時痛，階段の昇降時痛，そして膝関節のこわばり感の3つが主なものである．

　膝関節は全体に腫脹し，軽く熱をもつこともあるが発赤を呈するほどの炎症症状を示さない．時には膝関節に関節液が多量に貯留して，膝蓋骨が浮いたようになって圧するとぶよぶよと動くが，これを膝蓋骨跳動という．膝関節の伸屈に際して膝関節可動域の制限がみられ，約1/2の症例では内外膝方向にわずかな側方動揺がみられる．そして，約90％の膝関節では内反膝変形を示し，かつ下腿が内方向にねじれている症例が約半数にも達する．

　関節穿刺により黄～褐色透明な関節液が時には20～30 mlも吸引できる．健常な膝関節では注射針を刺しても関節液を吸引できないことから，膝関節から関節液が1 mlでも吸引できる場合は異常とされている．通常の臨床血液尿検査所見では異常値が認められないのも変形性膝関節症の特徴である．

　多くの変形性膝関節症の膝関節X線像では内側関節裂隙が狭小化するとともに内反膝変形を呈し，病状が進行してくると内側の関節縁から骨棘が突出する．その他，骨棘近くの軟骨下骨に穴が空いたような骨嚢腫形成をみたり，関節面全体に骨硬化像をみるのもX線像の特徴である．このような関節の変化は図28.6に示すように脛骨と大腿骨との間の関節面のみではなく，膝蓋骨と大腿骨との間の関節面で

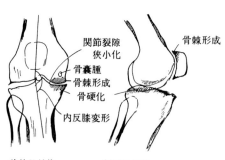

図28.6　変形性膝関節症とその特徴

もみられる．変形性膝関節症が高度に進行した症例のX線像を図28.7に示すが，この関節のように関節裂隙が消失してしまうと関節痛は常時発生する．

医療機関を訪れる患者についての変形性関節症の有病率は男女比が1：4と女性に多く，80％以上の症例では肥満を呈し，中高年者に好発していることからもわかるように閉経後女性について体重増加を防止することが予防法となり，また治療法ともなる．その他，局所を保温したり局所に温熱を加える，杖をついて膝への荷重を減らす，硬めのサポーターで膝の動揺を防ぐか大腿四頭筋を強化して膝関節への荷重を適正化するなどの生活指導も有効である．内反膝変形の強い変形性膝関節症に対しては足底に外側が厚くなった足底板をはかせて立ったり歩いたりさせて荷重線を膝の内側寄りから中心方向にもっていくことも有効である．それでも，痛みがある患者に対しては消炎鎮痛剤の服用，膝関節内へのヒアルロン酸の注入などが保存療法のなかでもっとも侵襲的な治療法と位置づけられる．これらの治療法でも有効性が低く，患者の日常動作が制限されている場合は手術療法に踏み切る．膝関節の内側のみに病変が片寄っていれば荷重が外側寄りにかかるように脛骨の近位部で外側に開いた三角形状に骨を切除して再接合する高位脛骨骨切り術を行う．一方，図28.7のように高度な関節の変形に対しては人工膝関節置換術を行う．

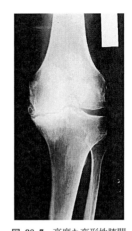

図 28.7　高度な変形性膝関節症を示す膝関節正面X線像
内側関節裂隙は消失し，軟骨下骨硬化，骨棘形成をみる．

28.3　変形性股関節症

日本人について，変形性股関節症は小児期に罹患していた先天性股関節脱臼や臼蓋形成不全などに続いて生じる続発性変形性股関節症が多い．変形性膝関節症とは異なり原因不明の原発性変形性股関節症はまれであるが，この点では欧米人に原発性変形性股関節症が多いのとは異なる．続発性変形性股関節症の原因は上記2疾患以外にペルテス病，大腿骨頭すべり症，乳児股関節骨髄炎など小児期の骨・関節疾患が中心であるが，大腿骨頸部骨折，特発性大腿骨頭壊死，関節リウマチなど成人以後に罹患する股関節疾患も原因となりうる．

病因は股関節の軟骨が磨耗することにより臨床症状を惹起するものであり，股関節痛と関節可動域制限とが初発症状となる．股関節痛は荷重時に増強するが，夜間臥床時に筋肉をリラックスさせた際にも股関節痛を生じるのが特徴的な臨床像である．股関節の動きが制限され，まず内旋，外転，伸展角度が抑えられ，続いて屈曲や外旋，内転もしにくくなる．関節病変が進行すると骨性強直が生じたかのように動かなくな

る．股関節痛が強くなると股関節をかばうような肢位で歩行をするため股関節周囲筋が弱くなる．とくに股関節外転筋が弱くなるために太ももを高く上げた体位での片脚起立をした場合，支持側でない方（遊脚肢）の臀部が持ち上げられずに下がってしまう．この臨床テスト所見をトレンデレンブルグ陽性という．股関節を動かした際に雑音を聴くことがあったり，骨盤〜股関節部に変形が認められることも続発性変形性股関節症ではよくみられる．

臨床血液検査では異常値を示さない．

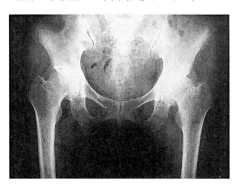

図 28.8 原発性変形性股関節症（両側）

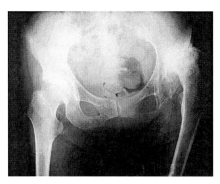

図 28.9 続発性変形性股関節症（左）
右の股関節は正常．

両側原発性変形性股関節症の股関節正面X線像では図28.8に示すように両側の関節裂隙が不規則で，右側の股関節では裂隙が消失しているといった所見を示す．それでも臼蓋の形や大腿骨近位部の形態は正常に保たれている点が原発性変形性関節症に特徴的なX線像といえる．このX線像に比べて，先天性股関節脱臼を罹患した患者が成人以後になって続発性の変形性股関節症を罹病した場合は図28.9に示すように骨盤のうち腸骨の高位に位置している臼蓋に大腿骨頭が亜脱臼の状態で接合して変形性股関節症となっている．股関節の裂隙はほとんど消失し，大腿骨頭，臼蓋ともに骨硬化を示している．左側の病的な大腿骨頸部が右側の健常な大腿骨頸部に比べて太く長くなっているなど左右の大腿骨頸部の形態は異なっているが，この病像は若いころから長年月にわたって病変を有していて，徐々に病変を進行させてついに続発性変形性股関節症になったことを示している．

変形性股関節症によって股関節痛が生じても日常生活に著しい障害を与えない場合は保存療法で治していく．体重を減少させる，杖を使わせる，水中で荷重を少なくしつつ股関節周囲筋を強化する，マット上などで股関節の外転筋を強化する，温熱を加えて除痛を図る，下肢を牽引して除痛を図る，消炎鎮痛剤を内服するなどが保存療法の内容となる．

保存的に治療をしても痛みが強くなり，それが日常生活を著しく制限し，非活動的

な生活が身体的・精神的問題を惹起すると考えられる場合は観血療法を行う．

変形性股関節症に対する手術療法は5種類から選択できる点，変形性膝関節症に比べて治療の歴史が長かったことを伺わせる．1つは股関節に対する圧迫力を減少させるための股関節周囲の筋解離術であり，もう1つは不十分な臼蓋を十分な深さの屋根にするための臼蓋形成術である．ほかに，擦り減った関節軟骨に体重がかからないように休養させて，健常な関節面で体重を受けられるようにする大腿骨転子部での骨切り術，また不完全ながらも股関節が動くために痛みが生じているのであれば股関節を骨性強直にしてしまうといった股関節固定術がある．そして，最近もっとも多く施行される人工股関節全置換術は耐用年数の関係で60歳以上の患者に適応となる場合が多い．痛みを有する股関節をポリエチレンと金属でできた人工股関節に入れ換えることにより，手術直後から痛みが消失することから日常活動性を低下させないで術後生活も送れるといったすぐれた手術療法が人工股関節全置換術である．手術後は体重を減らす，日常活動を抑え気味にするなどで愛護的に人工関節を使うようにすることが大切である．

28.4 特発性大腿骨頭壊死

特発性大腿骨頭壊死は100年以上も前から報告されていた疾患であるが，国内ではこの20～30年来患者数が増え，治りにくいことから国が難病の1つとして指定している股関節疾患である．原因は大腿骨頭を栄養する血流が障害されることに求められる．図28.10の本症罹患症例では典型的な帯状骨硬化像に囲まれた広範囲な壊死巣が両側股関節にみられる．このように壊死に陥った大腿骨頭は圧潰して激痛を有する．

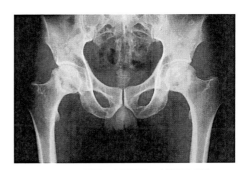

図 28.10　両側の大腿骨頭の広範囲な部分に生じた特発性大腿骨頭壊死

特発性大腿骨頭壊死の患者について男性では1/2の症例がアルコール愛飲者，女性では60%が副腎皮質ホルモン内服者であるが，大腿骨頭への血流障害とアルコール，副腎皮質ホルモンとの因果関係は明らかでない．20～50歳代の患者が多く，男女比が3～4：1といったように壮年男性に多い．病気は4つの段階を経て進行する．第1のステージでは骨X線像で正常であるもののMRI像において骨頭内にT_1強調画像で低信号域を認めたり，骨シンチグラムでホットな取り込みの中に抜けているコールドな部分が認められたりする．第2のステージではX線像で確認できる状態，第3のステージでは骨頭が圧潰した状態，第4ステージは変形性股関節症に移行した状態となる．壊死巣も図28.10に示すような帯状硬化像が骨頭荷重部に広く及ぶタイプ，

少し及ぶだけのタイプ，小さな壊死巣が非荷重部を向いているタイプ，その他囊胞様透過陰影のタイプなどさまざまである．

　股関節痛，股関節可動域の減少，歩行不能などが臨床症状として現れる．働き盛りの男性に生じ，両側例が 30～60％ にも及ぶことから患者は日常生活を営むうえで難渋する．薬物療法としては対症的に除痛などを図るだけで根治作用のある薬剤はなく，また骨新生を促すために骨を植える手術法が行われることもあるが，一定の成果が得られていない．体重がかかる部位に小さな壊死巣がある場合は，その部を非荷重部に移すために大腿骨近位部での骨切り術が行われたり，大きな壊死巣がある場合は人工股関節置換術が行われたりするが，人工股関節に置き換えた場合はその耐用年数を延ばすために股関節に対して愛護的に用いるような生活を送らねばならない．

28.5　変形性足関節症

　変形性関節症は膝関節や股関節以外に肩関節，肘関節などにも生じやすいことは図 28.1 のグラフからもわかるが，強い臨床症状を現すのは膝関節や股関節と同様に荷重関節の変性である変形性足関節症である．原因の多くは足関節の脱臼骨折や靱帯損傷に基づいており，他に化膿性関節炎後やポリオなどによる筋力不均衡，跛行などに続発する．脱臼骨折に続発する足関節症は図 28.11 に示す X 線像の特徴のように内果先端や脛距関節面前縁に骨棘を呈

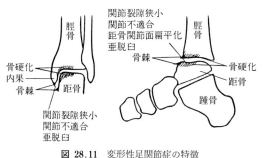

図 28.11　変形性足関節症の特徴

することから病変が始まり，やがて軟骨下骨硬化像や関節面の扁平化などの変形が生じる．

　変形性足関節症では歩行時痛と関節の運動制限がみられるため，階段を送り足で昇降するのが困難となったり，正座が困難となる．症状が軽い場合は体重を減じさせ，局所を冷やさない，積極的に温める，サポーターで固定したり短ブーツをはいて外固定をさせるなどが有効である．症状が高度となれば靱帯再建術，関節固定術，人工関節置換術などを考える．

28.6　ヘバーデン結節

　手および指の変形性関節症は遠位指節間関節，母指の手根骨中手骨間関節，近位指節間関節などに生じやすく，遠位指節間関節に生じた場合はヘバーデン結節，近位指節間関節に生じた場合はブシャール関節という．指先に変形性関節症が生じて，草取りや炊事など指に力を入れて行う作業が困難になるなどの訴えで来院することが多

い．その他，図 28.12 のヘバーデン結節を示す手指の写真のように指先が屈曲している，爪の根元の生え際がコブラのように膨らんでいる，指先がしびれるなどの臨床症状を訴える．症例によっては関節腔から皮膚に向かって粘液囊腫が形成され，これが皮下の水包のようになることがある．この粘液囊腫は穿刺をしても 20～50％ において再発を繰り返すなど難治性である．

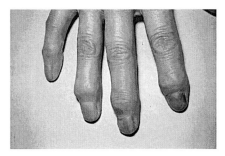

図 28.12　ヘバーデン結節を示す手指

手指 X 線像で遠指指節間関節の狭小化，軟骨下骨の硬化，関節辺縁からの骨棘形成などをみる．手術療法の適応がなく，局所の安静や消炎鎮痛剤の内服，外用などで痛みの軽減を図る．

28.7　痛　風

図 28.13(c) に示すように第 1 趾の基関節に発作様の急性関節炎を惹起するのが痛風である．最近では 30～40 歳男性を中心に 20～60 歳まで広い年齢層に痛風を発病しやすく，国内では約 50 万人の痛風患者がいて，予備群を含めると 300 万人に達するものと推定されている．

腎機能の低下や悪性腫瘍の存

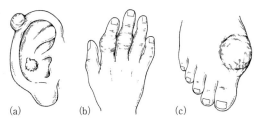

図 28.13　痛風の臨床症状
関節炎のない時期にも高尿酸血症によりaに示すように耳介に結節が生じる．もっとも多い急性関節炎はcに示す第 1 趾の基関節であるが，他に足関節やbのような指節間関節にも関節炎が生じる．

在により明らかに尿酸の排泄が低下したり，尿酸の産生が亢進して発病する続発性の痛風と特定の疾病が見当たらないものの血中尿酸値が上昇して痛風となる原発性の痛風がある．通常，尿酸は 1 日に 600～700 mg 合成され，そのうち 1 日 200 mg 以下が腸管で分解され，また 1 日 500～600 mg は尿中に排泄される．そして，体内に尿酸が尿酸プールとして 1200 mg 含まれている状態であれば血清尿酸値は 7.0 mg/dl 以下に抑えられる．しかし，11％ の痛風患者は特別な疾患がないにもかかわらず産生が過剰となっており，56％ の痛風患者は尿酸の排泄が低下している．

血液中の尿酸値が 7.0 mg/dl 以上と高くなり，尿路結石や図 28.13 に示すような痛風発作，関節炎，結節形成などの臨床症状を呈した場合は治療の対象となる．血中尿酸値が 7.0～9.0 mg/dl と高い状態でも臨床症状を示さない症例が多く，これらの患者には肥満の解消，赤身の肉やアルコールの過剰摂取の制限など日常生活指導をし

て様子をみる．しかし，症状がなくとも血中尿酸値が9.0 mg/dl以上であれば治療を開始する．血中尿酸値が7.0～8.9 mg/dlでは1年間に0.5％，9.0 mg/dl以上では5.0％に痛風発作が生じるとされているが，発作に対しては強力な作用の消炎鎮痛剤，コルヒチンなどを処方し，関節炎が収まった状態で尿酸過剰産生型にはアロプリノールを，排泄低下型にはベンズブロマロンを処方する．両者の区別は血中尿酸値と尿中尿酸排泄量から計算する尿酸クリアランスにより決め，クリアランスが0.5以上であれば過剰生産，0.5以下であれば排泄低下型として分類する．

28.8　神経病性関節症

本症は約150年前から知られていた疾患であるが，1968年にシャルコーが脊髄癆に伴う本疾患を報告して以来，シャルコー関節とも称される．中枢・末梢神経障害により関節の知覚や臓器防御機構が失われているのが病因であり，炎症に伴う関節水腫，図28.14に示すような高度な関節破壊，関節周辺への石灰化物質沈着，関節動揺などをきたす疾患が神経病性関節症である．関節には痛みがないか少ない．患者の80％近くは脊髄癆を原因として生じ，他に脊髄空洞症，糖尿病，先天性無痛覚症でも本症を生じる．

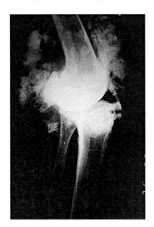

図28.14　神経病性関節症（シャルコー関節）を示す膝関節側面のX線像
関節は既に人工膝関節で置換されている．

本症の病期としては関節内骨折，関節破壊の生じる時期，関節内遊離体が癒合して増大するなど増殖性病変の生じる時期，関節面が丸くなり脱臼する時期の3つがあり，これらの順に病気は進行する．患者は40～50歳代の人に多くみられ，高度の関節腫脹のほか，水腫，変形の割には痛みが少ない．異常可動性を示すなどが主な臨床症状である．X線像と関節における知覚の消失などから本症と診断を下す．治療法についてはむずかしいことが多く，関節固定術や人工関節全置換術は失敗に終わることが多い点，留意すべきである．

28.9　強直性脊椎炎

約300年前から知られている脊椎の強直する疾患で，人口当たり0.025％，関節リウマチ患者の約5％の割合で発病する．人口当たりの発病率は白人では上記の数値の2倍ぐらい高く，東洋人や黒人は白人に比べて罹患しにくい．患者の男女比は5～10：1といったように男性に多く，20歳代を中心に10歳代から40歳代にかけて発病する．臨床症状として，腰痛や大関節の痛み，運動制限などで発病し，20～50％に虹彩炎が発症し，これによって視力低下をみる．

腰痛の原因を調べるために骨格のX線撮影をして，図28.15に示すように脊椎椎体を取り囲む前縦靱帯から後縦靱帯まで一様に石灰化し，脊柱が1本の竹節様脊椎（bamboo spine）となっているのを読影できれば本症との診断は確実となる．このような典型的な所見を呈さない場合でも，腰椎正面X線フィルムの下の方に写っている仙腸関節を詳しく観察すると本症では初期段階から仙腸関節腔が拡大し，関節面が侵食され不規則となっている．さらに強直性脊椎炎が進行すると関節周辺の骨硬化から仙腸関節の骨性強直・閉鎖をみる．脊椎椎体は仙腸関節の変化に遅れて四角に角ばってくるが（方形化），やがて椎体の上下前縁から垂直方向に細い骨棘が伸び，それらが癒合する．椎間板は狭小化し，椎間関節や棘突起間の靱帯が骨性に強直し癒合する．また，股関節，肩関節など脊椎に近い大関節に骨棘が形成され，やがて強直に至る．

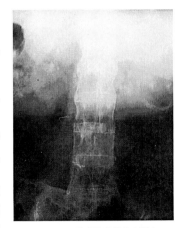

図 28.15 強直性脊椎炎を呈する腰椎正面X線像
下方に写っている仙腸関節の骨硬化も特徴像である．

血液検査では赤沈値亢進，CRP値陽性など，関節リウマチと似た検査値を示すが，リウマチ反応のみ陰性となることから血清反応陰性型の脊椎関節炎ともいわれる．約80%の症例でHLA-B 27が陽性となることから，遺伝的素因を指摘する人もいる．症状に合わせて緩徐な，または強力な作用の消炎鎮痛剤を与薬し，虹彩炎に対してはステロイドホルモンを局所または全身に用いる．荷重をかけないで関節，脊椎をよく動かすために水泳などによるリハビリテーションを行い，重篤な関節変形に対しては人工関節置換術を施行するなどが治療の選択肢となる．

28.10 変形性脊椎症

加齢や繰り返して加わる力学的ストレスのために脊椎椎体上・下縁から骨棘が突出し，脊柱の運動制限や疼痛が生じ，さらに神経を圧迫する疾患をいう．骨棘が増大して上下椎体が結合して竹節様脊椎となった場合を強直性脊椎骨増殖症といい，骨棘が椎体の後方に位置する脊柱管を圧迫して脊髄圧迫症状などを呈した場合を，後述する脊柱管狭窄症という．また，図28.16に示すように椎間板が圧迫され狭小化し，その部位から骨棘が形成されることが多いが，椎間板の変化が目立つ

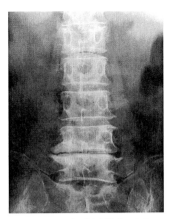

図 28.16 変形性脊椎症とともに椎間板変形症を示す腰椎正面X線像

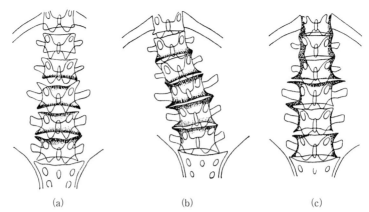

図 28.17 変形性脊椎症とそれに関連した疾患のX線像シェーマ
aは変形性脊椎症，bは変形性脊椎症で，側弯症および椎間板変性症を伴っているもの，cは強直性脊椎骨増殖症（フォレスチール病）で，胸椎～上部腰椎が骨癒合し，骨棘が水平に伸びている．

場合を椎間板変性症，椎間板の左右非対称的な圧縮により側弯性を呈する場合を椎間板性側弯症という．加齢に伴う脊椎諸疾患の基礎をなすのが変形性関節症で，その関連疾患をシェーマとして図28.17に示す．診断は局所の痛み，運動制限から本症を疑って脊椎X線写真で確定する．変形性脊椎症に対する治療法は除痛を目的とした薬物療法や理学療法が中心となり，手術療法は見当たらない．

28.11 脊椎分離症

頸椎や腰椎において図28.18に示すように椎弓と関節突起との間が裂けて分離した状態をいう．これにより脊柱が不安定になる，神経根を挟み込む，脊椎がすべって脊

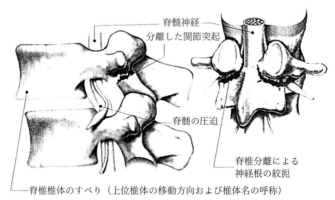

図 28.18 脊椎分離症の病態
腰椎について示す．

髄が圧迫されるなどによって痛みや神経症状が惹起される．頸椎や腰椎に多くみられ，男女比は 2～3：1 と男性に多い．男性では人口の 6％，女性では 3％ 前後の発生率があり，この比率は加齢とともに増すことから，先天的奇形の要素と日常行動の中での大きな外力といった両方の要素が発生因子となっている．このことは頸椎のうちで第 6 頸椎には約 70％ に，腰椎でも第 5 腰椎に約 80％ と動きの大きな脊椎に発生率が高いことからもわかる．

頸椎に発症した場合は項部や肩の疼痛を，腰椎に発生した場合は腰痛を生じ，また神経圧迫症状を示すこともあるが，それらについては後述する．ほとんどの症例は保存療法で治療しても症状は寛解するが，脊柱の不安定性が強く，そのための疼痛が頑固に続くと考えられる場合は観血的に脊椎固定術を行う．

28.12 脊柱管狭窄症

脊椎椎体の後方で管状構造をして，中に脊髄を通している脊柱管が先天的な構造上の問題や加齢に伴う変性で徐々に狭窄され，脊髄圧迫症状を呈する疾患をいう．動きの大きな頸椎では変性を生じやすいうえに手指を支配している頸髄が膨大部を形成して太くなっているため，変性した脊柱管内で脊髄が圧迫を受けやすい．腰椎でも繰り返して大きな負荷が加わって変性が生じやすいため脊柱管狭窄症を生じやすい．腰椎に生じた場合には腰部脊柱管狭窄症というが，この場合は図 28.19 に示すように後方への骨棘形成，脊椎すべり，黄色靱帯骨化，後縦靱帯骨化などといった 4 つの原因により脊髄の馬尾神経が圧迫されてしまう．圧迫により腰痛が生じるだけでなく，坐骨神経に麻痺症状や痛みが生じる．坐骨神経痛は図 28.20 に示す臀部から大腿中央後面に沿っての圧痛として自覚するほか，その上臀神経枝にも圧痛を示す点，腰背痛を示す他疾患にはみられない症状といえる．他に，間欠性跛行が認められるのも腰部脊柱管狭窄症の特徴である．これは 10～20 分間歩くと臀部～大腿部に腫ったような痛みが生じて歩けなくなる症状をいい，椅子などに腰をかけて前屈位を保っていると 5～10 分後には再び歩けるが，10～20 分間歩を進めると再び歩けなくなるので，この症状を間欠性跛行という．

下肢に向かう坐骨神経に強い痛みや圧迫症状がみられ，間欠性跛行が強く実用性歩行に障害が生じている，といった場合は腰椎 X 線像で変性の強いことを確認した後，MRI 検査を施行する．これによって，神経根や脊髄に圧迫のあることがわかれば，脊髄造影術により局在を明確化した後，手術療

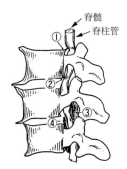

図 28.19 脊柱管狭窄症の主な 4 つの原因

脊柱管を狭窄する原因として，①骨棘の後方への突出，②脊椎（無分離）すべり症，③黄色靱帯骨化症，④後縦靱帯骨化症．
その他にも X 線像に写らない椎間板の後方への突出または肥厚，黄色靱帯の肥厚などが原因として，MRI 像や手術時に認められる．

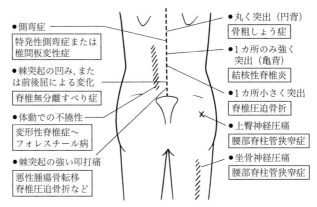

図 28.20 腰部脊柱管狭窄症による腰背局所症状と他の腰背痛疾患との違い

法に踏み切る．手術は圧迫物を除去することにより脊柱管を拡大したり，後方の椎弓を切除して神経を除圧することが目的となる．

手術療法を避けたい場合は消炎鎮痛剤で除痛を図ったり，ステロイド剤を併用する，神経ブロックをするなど保存療法を行うがいずれも有効性が低い．この場合でも歩行能力を維持するために高い日常活動を営むように指導する．

28.13 脊椎靱帯骨化症

加齢とともに脊椎椎体周辺の靱帯が骨化した場合に，その軽症型が変形性脊椎症であり，重症型が脊柱管狭窄症のほとんどの原因をなしている．靱帯の骨化という側面でまとめると脊柱の前方に沿って頸椎から腰椎までをつないでいる脊椎前縦靱帯が骨化すると図 28.21 に示すような前縦靱帯骨化症となる．図 28.21 は胸腰椎が靱帯骨化症により 1 本の竹のようになっているが，このような変性疾患を強直性脊椎骨増殖症（フォレスチール病）という．この病気では腰背痛と胸腰椎の不撓性により困難な生活を強いられるが，強直性脊椎炎とは椎体骨萎縮がない，骨棘が水平方向に突出して癒合している，仙腸関節，大関節に病変がないなどの点で異なり，腰背痛も強直性脊椎炎ほど強くない．

脊椎をつなぐ靱帯の中でも椎体の後方に位置す

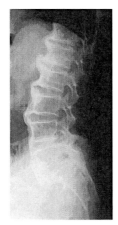

図 28.21 胸腰椎の前方をつないでいる前縦靱帯の骨化症を示す胸腰椎側面 X 線像
連続して脊柱が 1 本の竹のようになっているので強直性脊椎骨増殖症（フォレスチール病）という．

る後縦靱帯が骨化した場合は脊柱管を狭窄し，脊髄神経を圧迫する．後縦靱帯骨化症は胸腰椎に比べて頸椎に10倍近い頻度で発生し，動きの大きな第5，6頸椎に多い．頸椎の後縦靱帯骨化症は男女比が2：1と男性に多く発病し，多くの患者は40歳以上で発症している．病型としては頸椎，腰椎ともに図28.22に示すような数椎体にまたがる連続型と各椎体後方に発生する分節型，それらの混合する型などがある．後縦靱帯骨化症は強直性脊椎炎とは逆に白人の発生頻度が0.5％であるのに比べ日本人の場合は2％と多く，40歳以上の中高年者の剖検所見では約30％にもみられるほど多い．頸部に後縦靱帯骨化が生じると不全四肢麻痺，痙性歩行，項・頸部〜上肢の痛みなどに悩まされることになる．症状の軽い場合は消炎鎮痛剤の与薬，さらに頸椎固定や頸椎牽引療法を行い，重篤な症状に対しては前方からの脊椎椎体固定術や石灰化骨摘出術を行うか脊椎の後方からの椎弓切除術を行う．

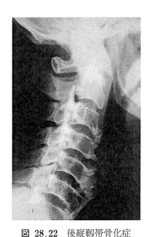

図 28.22 後縦靱帯骨化症を呈する頸椎側面X線像

頸椎の後方，脊柱管内に連続した石灰化像が椎体のすぐ後にみられる．

脊柱管内には黄色靱帯が存在し，脊柱の柔軟な動きを保証しているが，これが肥厚したり骨化することもある．この状態を黄色靱帯骨化症といい，脊椎側面X線像を読影して椎間孔を塞ぐ形で骨化靱帯が存在していれば本症と認識できる．これらも脊柱管狭窄症の原因となる．

28.14 側弯症

脊柱は生理的に前後方向に前弯，後弯を示すが，左右の側方向には直線である．もし脊柱が左右に弯曲した場合は側弯症という．多くみかける側弯症は青少年が原因もなく側弯を呈する特発性側弯症と高齢者の椎間板が左右不均一に圧潰して生じる変形性脊椎症併発タイプとの2つがある．特発性側弯症では図28.23に示すように大きな主弯曲とそれを補正するような形で反対方向に生じる2次性弯曲がみられ，脊柱は全体としてS字状か2重のS字状を示す．一方，椎間板変性に伴う側弯症は柔軟性のない脊柱が斜に偏って生じるもので発生後の期間が長くないこともあり，主弯曲のみというより斜上方にかしぐようなタイプの側弯症である．

ここでは特発性側弯症について述べるが，側弯の

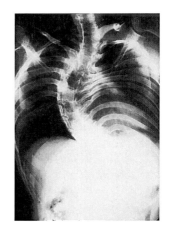

図 28.23 側弯症を示す青年女子の脊椎正面X線像

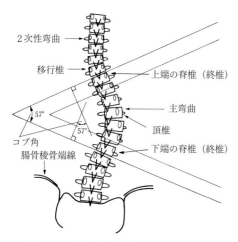

図 28.24 側弯症の重症度を評価するためのコブ角の計測法
腸骨稜骨端線が癒合すると脊椎の成長が終了し，側弯症は進行しなくなる．

強さはカーブの終わりで楔状哆開の椎間腔が移行する椎体，すなわち移行椎より主弯曲寄りの上下椎体のなす角度を図 28.24 のようにして求め，それをコブ角として表す．コブ角が 10° 以上の場合は側弯症とみなされることが多いが，学童検診でコブ角 10° 以上は 1〜2％，20° 以上は 0.2〜0.5％ の発生率とされている．

コブ角 40° 以下では成人になっても進行せず，心肺機能の低下をきたさないが，それ以上になると最大換気量がやや低下し，60° 以上になると心肺機能が低下し，変形性脊椎症を発生するために腰背痛を呈する．

側弯症が高度となると肩の高さやウエストラインが非対称になるだけでなく，脊柱に回旋が生じるため胸郭が歪み，肋骨が大きなコブのように後方に隆起する．これらが美容上の問題点となって患者を悩ませる．

軽度な側弯症であれば成長とともに徐々に進行しても図 28.24 に示す腸骨稜の骨端線が癒合する思春期の終わりごろには進行が停止する．高度な側弯症に対しては四つ這い体操，ミルウォーキー・ブレースの装着などの保存療法で治すが，50° 以上のコブ角があり脊柱回旋の著しい青年に対しては脊椎固定術やハロー・リングによる持続牽引術を施行することもある．

［林　泰史］

29

先天性骨系統疾患・奇形症候群

29.1 軟骨無形成症

 四肢短縮型の低身長を示す代表的な骨系統疾患である．発生頻度は報告により差があるが，10万出生当たり5前後と考えられる．常染色体優性遺伝で，罹患者の80%は新突然変異であり，この場合父親の年齢が高いことが報告されている．ホモ接合の軟骨無形成症は重症で周産期致死性である．本疾患では線維芽細胞増殖因子受容体3型（fibroblast growth factor receptor 3, FGFR 3）の膜貫通領域の遺伝子変異が判明している[1]．FGFR 3の他の部位の遺伝子変異は，軟骨低形成症，致死性骨異形成症などでみつかっている．

 臨床的には（図29.1）四肢短縮型の低身長で，日本人の無治療症例の平均最終身長は男134.8 cm，女122.9 cmと報告されている[2]．頭部は大きく，前頭部，下顎は突出し，鼻根部は陥凹する．四肢では近位節（上腕，大腿）の短縮が目立つ．上肢では肘関節の伸展制限を示し，手指は太く短く，三尖手を示す．下肢では膝は変形（O脚が多い）や過伸展を，股関節は屈曲拘縮を示すことがある．体幹では胸腰椎移行部は後弯し，腰椎前弯は増強する．これらの臨床像は症例間で比較的均一で，多くの場合生下時に診断可能である．軽度の筋緊張低下がみられることが多く，運動発達は遅延する．独歩は1歳半で半数が，2歳2カ月で90%が可能となる[3]．知能発達，生命予後は正常と考えられる．

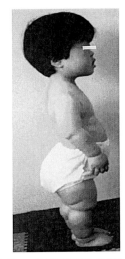

図 29.1 軟骨無形成症（3歳女児）
特徴的な顔貌，四肢の短縮，腰椎の前弯増強をみる．

 X線（図29.2）では四肢管状骨は太く短く，骨幹端部は盃状変形を示す．腓骨が脛骨より長く，足関節は内反する．頭部では前頭部が突出し頭蓋底は短縮，大後頭孔は狭窄している．脊椎正面像では，腰椎椎弓根間距離の狭小化が尾側ほど目立つ．側面像では椎体後縁は陥凹し，脊柱管前後径が小さい．胸腰椎移行部の後弯が著しい例では，同部

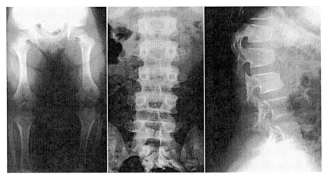

図 29.2 軟骨無形成症の下肢 X 線像
太く短い長管骨と骨幹端部の盃状変形をみる．骨盤では腸骨翼が方形化し，臼蓋は水平化する．胸腰椎移行部は後弯を呈し，同部の椎体は楔状変形を呈している．

の椎体は楔状化する．骨盤では腸骨翼が方形化し，坐骨切痕が短く，小骨盤腔がシャンペングラス様にみえる．臼蓋は水平化する．組織学的には軟骨内骨化の異常で，細胞柱は低く柱状配列は乱れており，以上のX線所見は軟骨内骨化の異常を示している．

　その他，乳児期に著しい低緊張や運動発達の遅れを示す例，頭部の拡大が著しい例では水頭症，大後頭孔狭窄による脊髄圧迫を認めることがある．

　本症に根本的治療法はなく，脊柱管狭窄の症状出現や後述する合併症の早期発見のため，定期的な経過観察が必要である．低身長に対しては成長ホルモンの投与と脚延長手術が行われている．成長ホルモンの投与の長期経過はまだ不明である．脚延長手術は創外固定器を用いて行われる．治療には時間がかかるが，1つの骨に対し 10 cm 以上の延長が可能であり，大腿骨，下腿骨合わせて 20 cm 以上延長できる．脊柱管狭窄による神経圧迫は重篤な合併症の1つである．乳児期には大後頭孔狭窄による睡眠時無呼吸や重度の運動発達遅滞が問題になることがある．青年期以降には主に胸腰椎移行部の脊柱管狭窄が問題になることがある．時に頸椎から腰椎まで広範囲の脊柱管狭窄による症状を示す．神経学的所見，画像所見を合わせ適切な手術法を選択する．

　本症にはいくつかの合併症が知られている．中耳炎の合併率は高い．咬合障害は程度により，矯正歯科治療を行うことがある．女性患者の出産に際しては内骨盤腔が狭く，帝王切開を要することが多い．

　脊柱管狭窄による麻痺など重篤な合併症を生じなければ，生命予後もよく，社会的不利も少ない．現在はほとんどの児が普通小学校・中学校に通い，高校，大学への進学率も高い．希望すれば就職し，生活の自立している例が多い．

29.2 鎖骨・頭蓋異形成症

全身の骨格に骨化遅延を認め，とくに鎖骨形成不全，頭蓋骨縫合の骨化遅延による顔貌異常，歯牙発育不全を特徴とする骨系統疾患である．発生頻度は10万出生当たり0.5で，遺伝形式は常染色体優性遺伝である．本疾患ではruntドメイン遺伝子ファミリーに属する転写因子の1つであるcore-binding factor $\alpha 1$（CBFA 1）/runt-related gene 2（RUNX 2）の遺伝子変異が判明している[4]．

臨床的には均衡型の低身長で，頭蓋は殿状で泉門閉鎖不全を示す．鎖骨形成不全のため撫で肩で，両肩を前方で異常に接近させることができる．歯は，永久歯の萌出遅延や歯列異常を示す．

X線では，頭蓋骨は縫合，泉門の閉鎖不全，歯列の不整がある．鎖骨の異常は，変形のみのものから全欠損まで多様である（図29.3）．骨盤では恥骨結合部の骨化遅延，狭骨盤，大腿骨頸部の変形がある．この他，四肢の骨端核に異常をみる．以上のX線所見は膜性骨化と軟骨内骨化の両方の障害を示している．

本症に根本的治療法はなく，外科的治療の対象となることもほとんどない．生命予後も良好である．

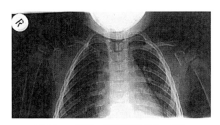

図 29.3 鎖骨・頭蓋異形成症の鎖骨X線像（4歳女児）
両側鎖骨の外側端が欠損している．

29.3 骨形成不全症

骨粗しょうと易骨折性を特徴とする全身性の結合組織疾患で，発生頻度は10000人に1人以上と高い．常染色体優性遺伝と常染色体劣性遺伝の型があるが後者はまれである．本症ではI型コラーゲンの異常が以前から知られており，約200種類の遺伝子変異が報告されている．

臨床的には，繰り返す骨折，長管骨や脊椎・胸郭の変形，関節弛緩を示す．重症度に幅があり，生下時に多発骨折を伴い新生児期に死亡する例（図29.4）から，成長期に数回の骨折を経験するのみで骨変形を生じない例まである．青色強膜，歯牙形成不全，聴力障害を合併することがある．

X線では骨粗しょうを示し，長管骨は弯曲し骨皮質が薄い（図29.5）．脊柱では主に椎体

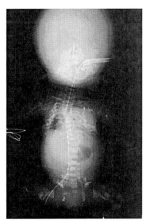

図 29.4 骨形成不全症の重症例X線像（出生当日死亡例）
四肢・肋骨の多発骨折，変形と著しい頭蓋骨の骨化障害をみる．

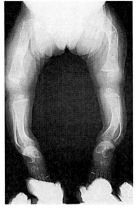

図 29.5 骨形成不全症の下肢 X 線像（6 カ月女児）
長管骨の彎曲と骨皮質の菲薄化をみる．

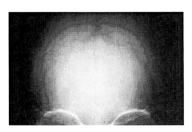

図 29.6 骨形成不全症のウォーム骨（7 カ月女児）

表 29.1 骨形成不全症の型（シレンスの分類）

型	臨床像	X 線像	遺伝形式
IA	さまざまな程度の骨脆弱性，明らかな青色強膜，成人期難聴（またはその家族歴），歯牙正常	軽症	常染色体優性
IB	さまざまな程度の骨脆弱性，明らかな青色強膜，成人期難聴（またはその家族歴），歯牙形成不全		
IIA	周産期致死性，非常に重度の骨脆弱性，胎児水症	幅広く彎曲した長管骨，ビーズ状肋骨	常染色体優性
IIB	非常に重度の骨脆弱性，周産期死亡例から長期生存例まであり	幅広く彎曲した長管骨，ビーズ状肋骨はないか軽度	常染色体劣性（まれ）
IIC	低出生体重，周産期致死性，非常に重度の骨脆弱性	薄く管状で骨折または彎曲した長管骨，薄いビーズ状肋骨	常染色体劣性
III	中等度あるいは重度の骨脆弱性，正常強膜（乳児期は青色），新生児期非致死性	長管骨，脊柱の重度変形，長管骨骨幹端のポップコーン状石灰化	常染色体優性 常染色体劣性
IVA	骨脆弱性，正常強膜（乳児期は青色），歯牙正常	軽症	常染色体優性
IVB	骨脆弱性，正常強膜（乳児期は青色），歯牙形成不全		

が変形し，側弯などの彎曲変形を示すことが多い．頭蓋骨では開大した頭蓋縫合の中に島状に骨化がみられウォーム骨（wormian bone）と呼ばれる（図 29.6）．以上の臨床像，X 線像から本症を分類することがあり，シレンス（Sillence）の分類（表 29.1）が有名である．

本症において骨量を増加し骨折や変形の悪化を予防するための薬物療法として，カルシトニンやビスホスホネートの有効性が報告されている[6]．また本症に伴う低身長

に対し成長ホルモンが投与されるが，骨脆弱性に対する作用は不明である[6]．近年は骨髄移植による間葉系前駆細胞（mesenchymal progenitor cell）の移植を行ったⅢ型骨形成不全症の3例が報告され，骨量の増加，骨折頻度の低下，身長増加率の上昇が認められている[7]．

整形外科的には長管骨の骨折や変形に対し，主に髄内釘の手術が行われている．脊柱変形が高度の場合は手術を行うこともある．骨折や手術の後は，骨粗しょうの進行を防ぐためできるだけ早期からリハビリテーションを進める必要がある．

患者の移動能力の予後は，骨脆弱性の重症度とリハビリテーションを含む治療内容に依存すると考えられている．

29.4 大理石骨病

破骨細胞の機能不全のため全身骨の硬化を示す疾患であり，乳児型，中間型，成人型，腎尿細管アシドーシスを伴う型の4型が知られている．成人型は10万人に1人と発生頻度がもっとも高く，中間型と腎尿細管アシドーシスを伴う型はまれである．遺伝形式は成人型が常染色体優性遺伝，他は常染色体劣性遺伝である．

臨床的には易骨折性，骨髄機能不全，脳神経症状を生じる．本症では破骨細胞による骨吸収の障害のため，未熟骨から成熟骨へのリモデリングが損なわれ，骨の大部分が未熟骨で占められる．未熟骨は成熟骨に比べ脆弱であるために易骨折性を生じる．未熟骨の残存により骨髄腔は形成されないため，骨髄機能不全を生じる．臨床症状としては，貧血，出血傾向，易感染性（下顎骨骨髄炎が多い），髄外造血による肝脾腫である．脳神経症状は，頭蓋底の骨肥厚による神経孔狭窄から生じる．乳児型ではこれらの症状が著しく，骨髄機能不全により乳幼児期に死亡することが多い．

X線所見では，全身骨の硬化を認め（図29.7），長管骨は骨幹端部で棍棒状変形を示す．脊椎は特徴的なサンドイッチ椎体を示す（図29.8）．

根本的治療法はないが，骨髄移植の報告がある[8]．骨折や骨髄炎に対しては整形外科的治療を行う．

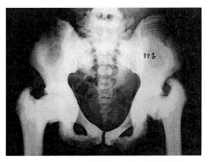

図29.7 大理石骨病のびまん性骨硬化（37歳男性）

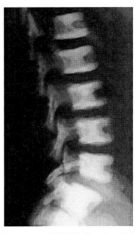

図29.8 大理石骨病のサンドイッチ椎体（17歳男子）

29.5 頭蓋骨縫合早期閉鎖

頭蓋縫合早期癒合症とも呼ばれ，単独奇形としても，他の骨変化を合併する奇形症候群の1症状としてもみられる．骨変化を合併する場合，クルゾン症候群は四肢の変化を伴わない疾患の代表である．指趾の異常が多く，合指趾を合併するもの（アペール症候群，プファイファー症候群，など）と，合指趾と多指趾を合併するもの（カーペンター症候群など）がある．遺伝形式は疾患により異なり，クルゾン症候群，アペール症候群，プファイファー症候群は常染色体優性遺伝，カーペンター症候群は常染色体劣性遺伝である．これらの疾患の中には責任遺伝子が同定されたものも多く[9]，中でも線維芽細胞増殖因子受容体（fibroblast growth factor receptor, FGFR）の遺伝子変異を示すものが多い．すなわちクルゾン症候群，アペール症候群では線維芽細胞増殖因子受容体2型（FGFR 2），プファイファー症候群ではFGFR 1とFGFR 2，黒色表皮症を伴うクルゾン症候群ではFGFR 3の遺伝子変異がみつかっている．

臨床的には早期閉鎖する頭蓋骨縫合によりさまざまな頭部変形を示し，冠状縫合では短頭，矢状縫合では長頭，全縫合ではクローバー葉頭蓋，小頭，尖頭となる．また2次的に眼球突出，眼間解離，平坦な鼻根，下顎突出などの顔貌異常を示す（図29.9）．合併する指趾の異常は疾患により異なるが，アペール症候群ではmitten handと呼ばれる著しい合指を呈する（図29.10）．

X線では癒合した縫合は不明瞭で，癒合していない縫合は大きく離開する．頭蓋内圧が亢進している場合は指圧痕を認める．癒合が完成すると骨シンチグラムでの取り込みが消失する．

本症の頭蓋骨縫合閉鎖に対しては，頭蓋，顔面の美容的形成と頭蓋内圧亢進による脳発育障害予防を目的に手術が行われる．近年は早期の頭蓋顔面外科術が広く行われている．合併する指趾の異常に対しては，その状態に応じた手術を行う．

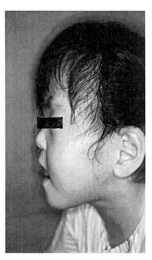

図 29.9 アペール症候群の顔貌（4歳女児）
眼球突出，鼻根部平坦化，下顎突出をみる．

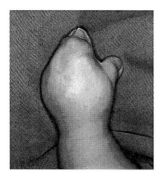

図 29.10 アペール症候群のmitten hand（1歳女児）

29.6 先天性股関節脱臼

先天性股関節脱臼（先天脱）は先天的に大腿骨頭が本来収まるべき寛骨臼からはずれている状態である．しかし本症には，生直後から脱臼がはっきりし他の疾患（染色体異常や多発性関節拘縮症など）を伴う症例（奇形性脱臼）と，他疾患を伴わない症例（典型的な先天股脱）とがある．後者の重症度はさまざまであるが，新生児期には股関節の不安定性があるのみで，月齢とともに徐々に脱臼がはっきりしてくる症例も多い．したがって欧米では近年，後者の典型的先天股脱を先天性（congenital）とは呼ばず，developmental dysplasia（または，dislocation）of the hip と呼んでいる．日本における先天股脱の発生頻度は，1960年ごろまでの1000出生当たり30から徐々に減少し，1980年代以降は1000出生当たり3前後で推移している．これは先天股脱の病因と関連があると考えられている．すなわち先天股脱は多因子遺伝性疾患であり，その発症には純粋な先天性の因子（女児に多い，家族歴を認めることがあるなど），子宮内の環境因子（骨盤位に多い，第1子に多い）と出生後の環境因子（オムツの当て方，着衣，抱き方など）が関与する．このうち出生後の環境因子に注意を払う先天股脱予防運動が広まり，また母体の変化から子宮内の環境因子も改善したことにより先天股脱の発生頻度は減少してきたと考えられる．

本症の臨床所見は月齢により異なる．近年では3，4カ月検診で診断することが多いので，まずこの時期の所見を述べる．自然肢位では脱臼側の股関節は内転することが多く，自然に開排位をとることが少ない．他動的な開排も制限されることが多い．大腿骨頭が頭側に脱臼することによりみかけ上患側の大腿部は短縮し，鼠径部，臀部の皮膚の襞が深くなる（図29.11）．指で坐骨結節，大転子を触診すると，その間隔が開いている．新生児期には他動的な開排の制限は目立たず，開排に伴い整復感（クリック）を感じる．歩行開始後では，跛行を主訴に脱臼が発見されることがある．

画像診断としては，X線，超音波，MRIなどが用いられる．X線診断は，歩行開始後の症例では容易であるが（図29.12），新生児，乳児では骨化し

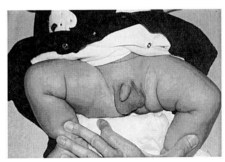

図 29.11 左先天股脱の4カ月男児
左大腿はみかけ上短く，皺が深い．

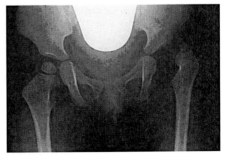

図 29.12 左先天股脱のX線像（1歳7カ月女児）

ていない軟骨性分が多いため解釈には注意を要する．超音波は軟骨成分を描出できるため，乳児期までの診断，治療後の経過観察に近年用いられるようになってきた．MRIは軟骨や軟部組織の描出にすぐれているが，撮像に時間がかかるため補助的に用いられる．

　本症の治療方針は施設により異なるが，乳児期の初期治療法としてもっとも広く用いられているのはリーメンビューゲルである．これはベルトを用いた機能的装具で，股関節伸展位を防ぐことにより自然整復を待つものである．これにより80〜90％の症例で整復が得られ，股関節の変形を残す可能性も少ない．その他には，牽引による治療，手術などがある．　　　　　　　　　　　　　　　　　　　　[芳賀信彦]

文　献

1) 池川志郎ほか：整形外科, **47**：637, 1996.
2) 立花克彦ほか：ホルモンと臨床, **4**：863, 1995.
3) 中村　茂ほか：日小整会誌, **4**：7, 1994.
4) 腰塚　裕ほか：整・災外, **42**：822, 1999.
5) Sillence, D. O.: *Ann. NY Acad. Sci.*, **543**: 1, 1988.
6) Moriwake, T.: *Acta Paediatr. Jpn.*, **39**: 521, 1997.
7) Horwitz, E. M. *et al.*: *Nature Medicine*, **5**: 309, 1999.
8) Fasth, A. *et al.*: *Pediatr. Transpl.*, **3** (suppl. 1): 102, 1999.
9) Cohen, M. M. Jr.: *Am. J. Med. Genet.*, **56**: 334, 1995.

30

骨　端　症

　従来骨端症は，主に成長期に起こる X 線像上骨端核の陰影増強，分節化，不規則化を呈する阻血性骨壊死とされ，全身の部位で最初の報告者名を冠した疾患が多数知られている（表 30.1）．しかし，病理組織学的検索により必ずしも骨壊死を認めないことが判明してきた．

　Siffert[1] は，骨端症を正常の成長メカニズムに起こる内軟骨性骨化の障害を特徴とする特発性の状態と定義し，その骨化障害の部位より，関節型骨端症（articular osteochondroses），非関節型骨端症（nonarticular osteochondroses），成長軟骨板型骨端症（physeal osteochondroses）の 3 型に分類した（表 30.2）．関節型骨端症は，関節骨端部が障害されるものであり，その原因により関節軟骨，骨端成長軟骨の 1 次性の障害（フライバーグ病など）と虚血性壊死による 2 次性の障害（ペルテス病，ケーラー病）に分類されている．骨端部の変形は，関節の変形・不適合を引き起こし，将来的には変形性関節

表 30.1　代表的骨端症の報告者と発生部位

Haas	上腕骨近位端
Friendrich	鎖骨胸骨端
Panner	上腕骨外顆
Kienböck	手月状骨
Preiser	手舟状骨
Scheuermann	脊椎椎体骨端
Buchman	腸骨翼
Legg-Calvé-Perthes	大腿骨近位骨端
Van-Neck	坐骨恥骨連結部
Larsen-Johansson	膝蓋骨下極
Osgood-Schlatter	脛骨粗面
Blount	脛骨近位内側骨端
Sever	踵骨
Köhler	足舟状骨
Freiberg	中足骨骨頭

表 30.2　骨端症の分類[1]

1. 関節型骨端症（articular osteochondroses）
   A. 関節軟骨，骨端成長軟骨，骨端核の 1 次性障害（上腕骨頭軟骨融解，フライバーグ病）
   B. 虚血性骨懐死による関節軟骨，骨端成長軟骨の 2 次性障害（ペルテス病，ケーラー病，離断性骨軟骨炎）
2. 非関節型骨端症（nonarticular osteochondroses）
   A. 腱付着部（オスグッド-シュラッター病）
   B. 靱帯付着部（肘関節上顆，足関節果部）
   C. 衝突部（セーヴァー病）
3. 成長軟骨板型骨端症（physeal osteochondroses）
   A. 長管骨（ブラウント病）
   B. 椎体（ショイエルマン病）

に進行する可能性がある．このため，治療の目的は骨端の変形を最小限にし，関節適合性を維持することである．非関節型骨端症は，腱・靱帯付着部（オスグッド-シュラッター病，シンディング-ラルセン-ヨハンソン病）あるいは衝撃の加わる部位（セーヴァー病）が障害され，局所の疼痛や圧痛が生じるが，関節や長軸成長には影響しない．慢性の機械的ストレスや異常な圧迫力が原因と考えられる．成長軟骨板型骨端症は，成長軟骨板（ブラウント病，ショイエルマン病）が侵され，長軸方向の成長障害により角状変形や短縮をきたす．病因は疾患によりさまざまで，外傷，血行障害，代謝・成長障害，遺伝的因子などが考えられているが，原因不明のものも多い．

　骨端症の多くは，時間の経過とともに骨組織は再生，自然修復される．このため，治療は通常対症療法で十分であり，過剰治療とならないよう気をつけなければならない．しかし，ペルテス病などのように修復過程で変形をきたし，機能障害を残すものもあるので注意を要する．

　代表的疾患について，記載する．

30.1　ペルテス病

　小児期に生じる大腿骨近位骨端の阻血性骨壊死を病態とする骨端症であり，関節型骨端症に分類される．好発年齢は 4〜8 歳，男女比は 5：1 で男児に多い．片側例が大多数であるが，両側例も 10〜15% にみられる．

　臨床症状は，疼痛，跛行，可動域制限である．疼痛は股関節痛のこともあるが，膝関節，大腿前面の痛みを訴えることが多い．膝関節周囲の痛みを訴える場合，常に股関節疾患を念頭において診察しなければならない．症状は通常数日から 1〜2 週の安静で消失する．症状が進行すれば，大腿四頭筋の筋萎縮や脚長差が出現する．

a.　画像所見

●単純 X 線像：両股関節の正面像とラウエンスタイン像を必ず撮影する．初期の X 線所見は内側関節裂隙の拡大，軟骨下骨折，骨端核陰影の増強，骨端核の高さの減少である（図 30.1(a)（b））．初期の X 線変化はごく軽度で見逃されることも多いため，疑わしい場合は 1 カ月後を目途に再検すべきである．病期が進むと，骨端核は壊死部が吸収され扁平化・分節化し（分節期；図(c)），その後骨の再生（治癒期；図(d)）が起こる．骨が完全に修復されるまでには，通常 1〜数年を要する．

●MRI：X 線像に変化のない初期から病変を描出可能で，早期診断と病巣範囲の診断に有用である．初期には壊死範囲が T_1 強調画像で低信号域として描出され（図 30.2），その後血行の再開と骨修復に伴い高信号域が出現し，修復が完了すれば均一な高信号域となる．

●関節造影：軟骨性骨頭の形態の描出が可能で，骨頭表面の扁平化や軟骨の肥厚などが観察される．また，機能撮影により臼蓋との適合性や骨頭健常部の検索を行う．これは，手術の適応を決定するのに重要である．

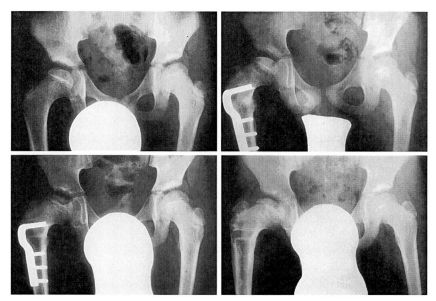

図 30.1 右ペルテス病
a（左上）は初期．内側関節裂隙の拡大，軟骨下骨折，骨端核の高さの減少を認める．
b（右上）は内反骨切り術施行．骨端核陰影の増強が出現．
c（左下）は分節期．骨端核の吸収，分節化を認める．
d（右下）は治癒期．骨の再生を認める．

b. キャテラルの分類[2]

1971年キャテラルは，骨端核の障害範囲により4型に分類した．
・Group Ⅰ：骨端核の前方のみが障害されているもので，圧潰は起こらない．
・Group Ⅱ：骨端核の前方が広く障害される（前方1/2以下）．
・Group Ⅲ：骨端核は広範囲に障害され，ラウエンスタイン像で後方にわずかに健常部が残る．
・Group Ⅳ：骨端核全体が障害される．

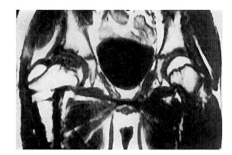

図 30.2 ペルテス病のMRI
T_1強調冠状断像．壊死部が低信号域として描出される．

この分類は骨頭変形の予後と深く関係しており，治療方針決定の指標となっている．一般にGroup Ⅰ，Ⅱは骨頭変形が少なく予後良好で，Group Ⅲ，Ⅳは骨頭変形を残す可能性が高く予後不良である．

c. 治　療

　壊死に陥った骨端核は，いずれ修復再生され，自然治癒する．このためペルテス病の治療の目的は，修復過程で脆弱化している骨頭の変形を防止し骨頭と臼蓋の良好な適合性を保つことにより，変形性関節症への進展を防ぐことである．

　初期の治療は，疼痛と関節拘縮の除去であり，通常は安静のみで症状は改善するが，関節拘縮が残存する場合は，介達牽引，リハビリテーションを行う．関節拘縮をとることは，次の治療を行ううえでも重要である．

　現在，ペルテス病の治療概念は，障害された骨頭を臼蓋内に十分に包み込まれた状態に保ち，臼蓋を鋳型として適合性のよい骨頭に再生させるというもの（containment法）である．保存療法では，各種外転装具やギプスによるA-cast法があるが，治療期間が長期間になり，患児の日常生活や心理面での負担が大きいことが欠点である．また，装具では正確な装着ができるかどうか，コンプライアンスが確実に得られるかどうかも問題である．両親に装具治療の目的，装着方法を十分に理解させるとともに，医師は装具治療中も骨頭の被覆が確実に得られているかどうかをチェックすることが重要である．手術療法では，内反骨切り術（図30.1(b)），ソルター骨盤骨切り術などがあり，手術侵襲はあるものの確実な被覆が永久的に得られ，治療期間が短いことが長所である．

　さて，治療法の選択であるが，ペルテス病は先に述べたように必ず自然治癒し，しかも無治療でも経過良好な症例が存在するため，治療の適応を厳密に行い，過剰治療とならないように留意しなければならない．一般にキャテラル分類Group I，IIは予後良好で，Group III，IVは予後不良であり，また発症年齢が高いほど予後不良でありその境界は7，8歳といわれている．

　治療の適応は，壊死範囲（キャテラル分類），発症年齢，病期により決定される．Tachdjian[3]は治療を行うかどうかの基準として，すべてのGroup Iと7歳以下のほとんどのGroup IIは無治療でよく，8歳以上のGroup IIとすべてのGroup III，IVは治療を要すると述べている．治療法の選択は，6歳以下すなわち学童期以前の場合は保存療法を行い，7歳以上のGroup III，IVでは手術療法を選択することが多い．その他の場合は保存療法を原則とし，治療経過と装具へのコンプライアンス，両親の理解度などにより手術療法も行う．いずれの場合も，初期治療により疼痛，関節拘縮が改善され，股関節外転位で良好な骨頭の被覆が得られることが必須である．著明な扁平骨頭となったもの，外転位で臼蓋外側縁と骨頭が衝突し内側関節裂隙が開くもの（hinged abduction），既に治癒に至ったものは，containment法の適応外である．しかし，後方に健常部または修復された部位を認めるものに対しては骨頭前方回転骨切り術が行われることがある[4]．遺残変形に対しては，関節適合性を改善させる目的で大腿骨外反骨切り術，荷重域を増やすための寛骨臼回転骨切り術，キアリ骨盤骨切り術などが行われることがある．

30.2 オスグッド-シュラッター病

脛骨粗面に発生する代表的骨端症の1つであり，10～15歳の男児に好発する．膝蓋腱を介して膝伸展力が繰り返し加わり，脛骨粗面骨端軟骨の骨化障害が起こり発症する．現在では，成長期のスポーツ障害の1つとして捉えられている．

臨床症状は，脛骨粗面部の疼痛であり運動時，正座時に増悪するが，日常生活に支障をきたすのはまれである．局所の膨隆，圧痛も認める．X線所見は，脛骨粗面部の骨透亮像，骨片の剝離，分節化がみられる．臨床症状，X線所見は，治療の有無にかかわらず成長とともに自然に消退する．

治療は保存的治療が原則である．疼痛の強い時期にはスポーツ活動を中止，減量し局所の安静を図る．消炎外用薬，経口薬を併用し，疼痛の著しい場合には局所麻酔剤とステロイド剤の局注も有効である．症状が軽減したり，当初より疼痛の軽い場合はスポーツ活動を許可し，大腿四頭筋のストレッチング，局所のアイシングを指導する．脛骨粗面にかかる大腿四頭筋の牽引力を弱める目的で，膝蓋腱を圧迫するバンド (infrapatellar strap) を装用するのも有効である[5]．観血的治療としては，骨穿孔，骨片摘出などがあるが，その適応は少ない．成長終了時に遊離骨片が遺残し疼痛の原因となっている場合は，骨片摘出を行う．

30.3 ケーラー病

足舟状骨にみられる骨端症で，3～8歳の小児に多い．足の縦アーチの頂点に位置する舟状骨には圧迫外力が集中するため，2次的に血行障害をきたし骨壊死が起こると考えられている[6]．症状は，足舟状骨周囲の疼痛，腫脹，圧痛および跛行である．X線所見は，舟状骨の硬化，扁平化，吸収像であり（図30.3），2，3年の経過で修

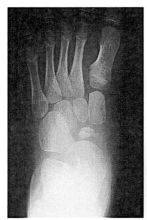
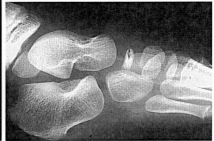

図 30.3 ケーラー病
舟状骨の陰影増強，扁平化を認める．

復される.

　治療は対症療法で十分であり，通常は安静のみで症状は消失する．症状の強い場合は，歩行ギプス固定や足底装具を使用する.

30.4　フライバーグ病

　中足骨骨頭にみられる骨端症で，第2ケーラー病ともいわれ，13～18歳の女性に好発する．最初，第2中足骨骨頭に起こる骨端症とされたが，他の中足骨にも発症する．病因は外傷説が有力であり，中足骨頭に繰り返し加わる外傷により微小な骨軟骨骨折，骨壊死が起こると考えられている[6]．症状は，中足部の疼痛，腫脹，圧痛と中足趾節関節の可動域制限である．X線所見は，初期には中足骨頭の硬化，扁平化が起こり，修復の過程で骨吸収，分節化が出現，時に骨軟骨遊離体を生じる．骨頭の変形を残し修復されると，2次性の変形性関節症へと進行する.

　治療は，初期には中足骨頭への荷重負荷を減少させるための足底装具を使用し，運動を制限する．免荷のためにギプス固定やPTB装具も用いられる．手術療法としては，局所の除圧と血行促進の目的で中足骨短縮術が行われることがある[7]．遊離体が生じて疼痛の原因となっている場合には，遊離体摘出術を行う．変形性関節症に進行したものに対しては，骨棘切除や関節内掻爬による関節形成術，骨頭切除術が行われる.
　　　　　　　　　　　　　　　　　　　　　　　　　　　　　[伊藤芳毅・清水克時]

文　献

1) Siffert, R. S. : *Clin. Orthop.*, **158** : 10-18, 1981.
2) Catterall, A. : *J. Bone Joint Surg.*, **53-B** : 37-53, 1971.
3) Tachdjian, M. D. : Pediatric Orthopedics. W. B. Saunders, 1990.
4) 佛淵孝夫：*MB Orthop.*, **7** : 23-32, 1994.
5) 半田哲人：*MB Orthop.*, **7** : 41-45, 1994.
6) Resnick, D. : Diagnosis of Bone and Joint Disorders. W. B. Saunders, 1988.
7) 君塚　葵：*MB Orthop.*, **7** : 55-60, 1994.

31

麻痺性疾患

　脳性麻痺，ポリオ，分娩麻痺はいずれも骨の病気ではなく，神経疾患であり，骨変化は治療や疾患に伴う2次障害として生じてくるものである．それは主に関節周囲筋群の不均衡や成長に伴う正常な発育が阻害されて生じる．また，脳性麻痺では合併するてんかんに対する抗痙剤がビタミンD代謝異常を起こして骨軟化症を生じるがこれについては他に譲り，以下，脳性麻痺を中心に疾患の概要と骨変形について述べる．

31.1　脳性麻痺[1,2]

a. 定義

　脳性麻痺にはいくつかの定義があるが，1968年の厚生省による「新生時期までに生じた非進行性の脳病変による運動機能障害」と定義されることが多い．脳病変が広範であればてんかん，知的障害，盲聾，言語障害，その他の機能障害も呈するが，それらは脳性麻痺と並列された病名となる．また，脳病変の原因が明らかな場合はそれによる診断名をつけ，脳性麻痺としない傾向にある．

b. 脳性麻痺の分類

　脳性麻痺は痙直型，アテトーゼ型，両者の混合型を中心に失調型，低緊張型などのタイプに分類されていて，いずれも重症度がさまざまであり，タイプ別ではなく重症度別に分類する方法も実際的である．痙直型では四肢麻痺型，両麻痺型，片麻痺型などに分けられ，重症なほど知的障害，てんかんの合併が多くなり，神経発達学的なアプローチ（neurodevelopmental approach）であるボバース（Bobath）法では重度痙直型と中等度痙直型に分類されている．

　四肢麻痺型は頸定が不十分であったり座位を保持できない．運動がなく動きへの恐怖を伴って体を硬くしてしまい高度の拘縮を生じやすい．股関節脱臼や脊柱側弯を早期より呈し，訓練の要として姿勢の管理（positioning）の重要性が指摘され，よい介助座位姿勢はよりよい上肢機能や口腔機能を引き出すとされ，各種の座位保持装置が開発使用されている．

　両麻痺型は上肢機能の障害が軽度であるが，体幹の抗重力伸展が不十分であり，下肢は屈曲パターンが優位でしゃがんだ屈曲姿勢（crouching posture）や左右の交互性の悪さ・分離が不十分で両下肢を交差させる鋏肢位姿勢（scissoring posture）を

とりやすい．連合運動により，股関節膝関節は屈曲拘縮を，足関節は尖足拘縮を生じ
やすく，歩行能力の増大に向けて拘縮除去の整形外科的手術が行われる．感覚障害を
伴っていることがしばしばあり，推測，予測が困難で集中力に欠けることもある．

片麻痺型では脳卒中片麻痺と基本的には同じで患側下肢では伸展パターンが優位で
あり，歩行能力が相対的に良好であるが，上肢は機能的に有用とならないことが多
い．歩容の解析から5型（前脛骨筋の弱いため軽い下垂足のみのもの，膝屈曲・股伸
展で下腿三頭筋は緊張しているもの，膝も股も屈曲し下腿三頭筋が機能的に緊張して
いるもの，ひらめ筋の緊張が関与して膝過伸展とそれによる前進の制限されるもの，
下腿三頭筋の緊張はなく膝過伸展と足背屈が持続するもの）に分けられたりする．片
麻痺では集中力の低下を示すものが多くみられる．

アテトーゼ型は一般に下肢よりも上肢の機能の障害が強く，頸部体幹の過伸展，左
右差，非対称性緊張性頸部反射（ATNR）などの原始反射の残存などがみられ，知
的に良好なことが多く，感情の起伏が大きい反面，言語障害が強い傾向にあり，欲求
不満となりやすい．後発する頸髄症は大きな問題である．

運動機能の予後は型によって多少異なるが，座位をとれる時期は1つの目安とな
る．つまり，2歳までに独立座位ができればほぼ独歩可能となり，4歳までであれば
杖歩行が実用化する可能性が高く，8歳までに座位を確保できなければ歩行できない
といえる．

c．早期発見

脳性麻痺は早期発見，チームアプローチによる早期からの総合療育が必要であり，
従来からの整形外科的治療つまり手術（股関節脱臼については重度例では亜脱臼まで
の状態の早期に予防的に行われるのが望ましく，脱臼に関与する股関節内転筋，腸腰
筋，ハムストリング筋の解離術を行う．就学以後の脱臼例では治療成績が低下し，骨
切り術の併用が勧められている．膝関節の屈曲拘縮に対するハムストリング筋の延長
術は年齢による差は少なく，尖足に対するアキレス腱あるいは腓腹筋の延長術は早期
ほど再発しやすく，成績が悪くなる傾向がある），装具，神経ブロック（筋緊張の抑
制にはギプス，装具，フェノールやボツリヌス毒素によるブロック，ダントリウムな
どの薬物さらには欧米では脊髄後根切除術，硬膜下バクロフェンの持続注入などがな
されている）などの参加も不可欠である．

早期発見あるいは診断では既往歴，発達状況，筋緊張状態や原始反射の残存や分離
した運動の程度などの神経学的な所見を継時的に捉えてなされるが，満期産に換算し
て4カ月過ぎても頸定のないのは異常と考えてよいが，このころまでに明らかに異常
と判断できるのは重症例といえる．正常な運動発達では順当に原始反射が消え，立ち
直り反応や平衡反応が出現してきて，パラシュート反応と呼ばれる働きが出現して座
位保持が獲得される．

生後1年の発達についてもう少し詳述すると，姿勢運動発達は頭尾律と全体から個
別へと拡がる発達順を基本としていて，髄鞘化などの中枢神経の成熟と関連して原始

反射から立ち直り反応，平衡反応へと統合された運動をみせる．この1年程の間に系統発生の過程を大まかに再現し，両側性対称性，同側性，両側性非対称性，あるいは交互性，相反性，交互性相反性（diagonal reciprocal）な運動を展開する．

ボイタ（Voyta）は姿勢・運動発達を3要素に分けている．① 姿勢の調節能，② 持ち上げ機構（on elbows, on hands，四つ這い位，立位），③ 相同運動（これは外へ働きかける能力と関連していると考えられている）．

1歳前後までの発達の過程を3期に分けることができる．① 首の坐りまでの6週間はとくに原始反射に支配されている．頸の坐り，肘立て位，追視，仰臥位での屈筋の優位性（下方に凸の姿勢をとる）などがその基盤の上に発達していき，12カ月までに頸の坐りができていると独歩可能となると期待できると考えられている．② 四つ這い移動の完成までの時期であり，手位（on hands），座位の安定，パラシュート反応，四つ這い位，リーチ（reach），把握（grasp）などがその経過で可能となる．寝返りは次の3段階に分けてみることがある．仰臥位での屈筋優位の状態で手，足，口で遊ぶ，側臥位をとるようになり体軸の連鎖的な回旋がみられる，腹臥位へ姿勢を替えるとき，体幹の持ち上げと体軸の回旋がみられる．そしてピボット（pivoting turn；6，7カ月）へとつながる．③ 独歩までの期間では立位での立位訓練などにより体幹強化，立位平行反応（standing equibrium reaction），ステップ反応（stepping reaction）が完成してつかまり立ち，伝い歩き，独歩獲得と発達していく．

療育においては日常的な姿勢，運動の管理が重視され，家族指導，装具使用のもとに児の状態に応じた方法としてボバース法，ボイタ法などに沿ってリハビリテーションが行われる．重度例では母子入園がなされる．早期診断では確実性に問題があり，多くは生後6カ月以降に判明するので早期にレッテルを貼ってはいけないとしている．軽症例は1歳過ぎての歩行あるいは立位姿勢の異常によって気づかれることも多い．

診断の手がかりとなる所見には筋のトーン，姿勢，原始反射，発達の遅れなどがあり，異常低筋緊張は痙直型あるいはアテトーゼ型であるかもしれない．握り母指，下肢交差，後弓反張の継続は本症を疑わせる．座位の遅れが両親が最初に気づく異常であることが多い．1歳までに利き手が明らかなのは片麻痺の可能性がある．

d．訓　練

脳性麻痺児は一人ひとりが皆異なっている．病型の違い，筋緊張状況の違い，障害部位の違い，年齢の違い，知的情緒的差違，随伴症状の差，家庭環境の差違などさまざまで個別対応が基本となる．そして訓練については家族，医師，専門スタッフでのチームにより運動面に限らず教育を含めて全人的に総合的に捉えてスタッフが，ゴールを共有して発達の促進，代償機能の利用，2次障害の予防を行う．訓練意欲への配慮と日常的な基本姿勢管理が重視される．もっとも長い時間を過ごす家庭でのきめ細かな日常的な配慮，各種の装具を毎日自宅で利用する指導も重要で，2次障害の予防が家庭療育の大きなテーマとなる．「継続は力なり」が合言葉となっている．

訓練は楽しく，いっしょにやれて完成感，成功感のあるもので，自信や自己認識に役立つものであるべきである．

感覚は脳の栄養といわれるように，感覚刺激を多用して，訓練が楽しく快いものであるような工夫が求められる．摂食，セルフケア，装具や自助具の活用，拘縮や変形などの予防なども併用する．

また，聴覚・視覚機能を調べ，言語訓練はその障害があればすぐに開始する．同様に学習能力についても就学前よりチームで対応していく．認知能力，心理的検討が必要となるが，専門スタッフは肢体不自由を知っている者でなければならない．

運動面ではハンドリングが基本となり，家庭で行える内容も指導する．本症の訓練では，主要な問題点を把握し，問題因子の抑制と，発達への刺激を繰り返し与え，姿勢反応的な運動感覚を体で覚えるようにしていく．そのために異常筋緊張と異常原始反射を抑制し，重力に抗した伸展活動や左右の交互運動を促す．

ボバースの神経発達学的アプローチではキーポイントコントロールの開発などによるダイナミックな緊張性反射活動の抑制（RIPS），促通手技の採用（両者を同時に行う），さらに子ども自身による自己抑制コントロール学習の援助へと進める．ここでは反射抑制姿勢で過剰筋緊張を低下させて，発達指標の手順に従う画一的な方法を嫌う．

歩行の獲得，歩容の改善に必要な点として挙げられているものは，① 良好な頭のコントロール，② 抗重力肢位の維持には伸筋トーンの漸増的発達と屈筋トーンとの競合，組み合わせ，③ 頭部-体幹-下肢の平衡反応の発達——全身の支持性と運動性——，④ 上肢と手の自由化，⑤ 体軸内回旋——これは左右の分離，四肢の選択的な運動を可能にし，下肢の交互運動，上肢の振り，立ち止まって振り返るなどの基礎となる——．

痙直型両麻痺での基本的な方法は，① 骨盤帯の可動性と下肢の分離を行うが，足をキーポイントとして膝屈筋痙性を減らし，② 抗重力伸展の準備と下肢の運動性を引き出すための方法として腹臥位で体幹を伸展させ，同時に下肢の分離運動を行い，③ 座位で体重移動により，骨盤の可動性と抗重力伸展と体軸内回旋を拡大する．万歳して座位での重心の左右への移動，しだいに万歳の手を下ろしていくなどにより，腹筋と臀筋の同時収縮を行い，伸展とバランスを向上させる．④ そして下肢の伸展と支持性の向上のために，立位で重心を後方に移して踵で体重を支持する練習を行う．骨盤，股屈筋の痙性は重心移動における臀筋と腹筋の同時収縮の獲得を遅らせ，未熟な低緊張の状態にとどまらせてしまい，連合運動として上肢への負担が下肢の痙性と異常パターンの増悪を招き，股関節の変形拘縮の原因となってくる．これに対しては寝返りを利用する方法が勧められている．その前の段階では立位励行して屈曲優位を抑制し，体軸回旋，伸展，四肢外転を促進する．立位では重心は前方へ移動した鋏肢位姿勢（sissoring）と屈曲姿勢（crouching）を呈しやすいので，前準備として足部を背屈してのブリッジの訓練や腹臥位での伸展（air-plane）で，骨盤後傾，円

背を是正し体幹，上肢の伸展も目指す．立位では体幹の前傾と股関節の屈曲に常に注意を払う．⑤股関節の伸展を覚えるために支え歩行では後への歩行を行う．

e. 脳性麻痺にみられる骨変形など[2)]

骨変形は屈曲に伴って下肢に多いが，重度例では脊柱，上肢にも変形がみられる．アテトーゼ型では上部頸椎の増殖性変化による頸髄症が問題となる．

股関節では後天性の麻痺性脱臼が問題となり，大腿骨の前捻角の増大残存があり，骨盤傾斜（pelvic obliquity）を伴っていることが多い．脱臼はいきなり生じるのではなく，外方化から亜脱臼を経て脱臼に至る．疼痛を生じるのは3割ほどと考えられているが，トイレットケアーが困難になったり，座位姿勢の保持が悪くなることが多く，これらの改善を目的とした手術も行われる．

脊柱側弯は一側のみを向いている例では後頭側胸椎凸の側弯を，ガラン反射の1側のみ陽性の例や一側の腸腰筋の緊張がとくに強い場合のいわゆるwind blown deformityにみられる腰椎側弯などがあり，特発性に比べて腰椎の変形が多い．一部で体幹の筋解離術やチルケ法などの手術が行われているが，体幹装具や座位保持装置などでの対応が主となっている．

上肢では橈骨頭の脱臼が回内筋の過緊張によって生じることがあるが，ほとんどが疼痛を伴わず放置して問題なく，疼痛が持続する場合には橈骨頭切除術が行われる．アテトーゼでは肩関節脱臼をみることがあるがまれで，筋弛緩剤や訓練でもコントロールできないときに手術が行われる．

重度例では廃用性の骨萎縮と抗痙剤とにより骨が脆弱で容易に骨折を起こしやすい．とくに大腿骨顆上部では他動的な膝伸展で起こしやすい．また，一般に回旋する力が働いてのらせん骨折が長管骨に生じやすい．骨癒合はアテトーゼ型を除けば良好であり，アテトーゼ型では必要に応じて観血的整復固定術がなされる．

31.2 ポ リ オ[3,4)]

a. ポリオについて

脊髄性小児麻痺と呼ばれ，1〜2歳を中心に脊髄灰白質の運動細胞がポリオウイルスによって障害されて，運動麻痺を生じる．その部位と程度はさまざまであるが腰髄膨大部と頸髄膨大部とくに前者に多い．知覚はおかされない．知能も問題ないので，麻痺を生じていない部位を代償に使いこなすが，長年のそのつけは大きいといわざるをえない．1970年代までには日本でも猛威を振ったが，ワクチンの開発に伴って野生株による発症はなくなりワクチンを介するコンタクトポリオのみとなっている．最近WHOはポリオの絶滅したことを宣言している．その意味からはポリオは過去の病気といえるが，過去に大勢の人が罹患して現在その後遺症に苦しんでいる．

b. ポストポリオ症候群について

ポリオに罹患して30〜40年経過して，新たな筋力低下，疲労，疼痛の出現を訴える人が増大し，報告の中には70%を超える頻度としているものもある．下肢に関す

るものが多く，階段昇降ができなくなったり買い物などの外出ができなくなったりと移動が障害されやすい．これは長期の酷使（overuse，あるいは，misuse）のためと考えられ，症状は特有なものが少なく，老化による障害が早期に出現してきていることも重なって，その発生機序については諸説があり確立されていない．

c．ポストポリオ症候群への対応

症状の誘因なり原因が明らかな場合は少なく，対症的なものに終わらざるをえないことが多い．変形性頸椎症や腰椎椎間板ヘルニアの発生が健常者より頻度が高いと考えられ，整形外科的な疾患の合併を常に念頭におく．種々の報告では軽度の体に負担とならない全身運動を継続し，静養により過労を避けることが挙げられる．また，直接的ではないが体重増加が関連のあることも判明している．

車椅子や杖を含めて装具の活用により身体への負担を軽くすることも有用である．下肢装具は下肢変形との関連で捉えられる．

d．骨変形

下肢では既に変形矯正術を受けている場合が多い．それでも再発したり，徐々に出現してきたりして下肢ではさまざまな足部変形，膝変形があり，股関節脱臼も多くみられる．

内反足変形は支持性の問題を呈し，装具適応となるが変形が強い場合には装具を装着できず，変形矯正手術が行われる．膝関節ではしばしば反張膝が問題となり，対応のむずかしい場合がある．スウェーデン式膝装具があるが，これでコントロールできない場合には長下肢装具の適応となる．脊柱側弯症も高度な例がよくみられる．麻痺性の後側弯でいわゆる long C カーブを呈しやすい．

31.3　分娩麻痺[5,6)]

a．定　義

出生時に産道を通るときに頭あるいは上肢を引っ張られて，腕神経叢が牽引損傷を受け，上肢の麻痺を生じるもので，種々の程度の運動知覚障害を呈する．多くは軽症で障害を残さず治癒するとされているが，生後数カ月経過して整形外科を受診する例では麻痺をさまざまに遺残して障害を残すことが多い．産科での帝王切開を含めた慎重な対応で多くは予防できると考えられている．

b．症　状

いわゆる引き抜き損傷か否かは重症度を考えるうえで大きな問題であり，また，高位麻痺では横隔膜麻痺や目のホルネル徴候の有無もみる．骨盤位分娩か頭位での巨大児かなどが大きく予後と関連すると考えられている．C5，6を中心とした上位型とこれに加えてC7，8の損傷の加わった全型とに分類される．生後3カ月までの神経麻痺の回復の有無が予後の判定に有用とされている．損傷型，分娩時の状況などからコースが分かれて，予後が予測されているが，典型的なのは waiter's chip posture と呼ばれる上肢回内，伸展肢位，手関節掌屈の形であり，また洗面動作時に肩での外

旋が制限されるため敬礼姿勢となって肘が挙上することもよくみられる.

骨変化は麻痺性の骨萎縮と麻痺性の変形に生じる関節脱臼などの変化がみられる.
肩では下垂しての弛緩や, 肘では脱臼や橈骨頭脱臼, 手関節では掌屈変形が主である.

c. 治 療

麻痺に対する再建術が中心となるが, 乳児期に腕神経叢の観血的な縫合術も行われてきている. 肩では関節固定術や複数の腱移行による肩外転機能の再建, 肘では腱移行による屈曲の再建, 変形矯正の骨切り術などがなされるが詳細は成書に譲る.

[君塚 葵]

文 献

1) 青山正征:運動機能の障害と病型分類. 津山直一 (編):脳性麻痺の研究, pp. 69-88, 同文書院, 1985.

2) 君塚 葵:整形外科的治療. 五味重春 (編):脳性麻痺 (リハビリテーション医学講座11), pp. 132-154, 医歯薬出版, 1990.

3) Giannestras, N. J.: Foot Disorders. Management of the Poliomyelitic Foot. pp. 302-330. Lea & Febiger, 1973.

4) 君塚 葵:ポリオによる足部変形. 整形外科手術6, pp. 39-44, 中山書店, 1994.

5) 近藤 徹:分娩麻痺. 津山直一, 黒川高秀 (監修):整形外科クルズス, pp. 363-366, 南江堂, 1997.

6) 近藤 徹:分娩麻痺. 坂口 亮, 岩谷 力 (編):小児の整形外科, pp. 117-133, 中外医学社, 1993.

32

歯と歯周組織の疾患

　歯は骨と同様の硬組織を含む臓器であるが，歯冠部は体外に露出しているため，体内における免疫機構や，ダメージの修復をする細胞がきわめて少ない．こうしたことから，歯と歯が存在する顎骨には特有の病変が現れる．う蝕と歯周病は罹患率がきわめて高い，歯科における2大疾患とも称せられ，歯の喪失原因の9割を占める．そのほか歯の発育に関連した歯数や歯の形態の異常，歯原性囊胞や歯原性腫瘍などがある．

32.1　う　　蝕

　う蝕は，歯の表面に付着した細菌が，食物中の炭水化物を利用して産生した有機酸により歯の無機質の脱灰が起こり，同時に放出したタンパク分解酵素などにより有機質の分解が起こる結果，歯質が崩壊する疾患である．一般的に「虫歯」といわれる状態は，歯の硬組織（エナメル質，象牙質，セメント質）の疾患であるう蝕と，継発する歯髄炎や歯根膜炎（根尖性歯周炎）などが含まれている場合が多い．また，う蝕と類似した症状，すなわち歯の変色や歯質の欠損，歯痛を生じるが，原因の異なるものに，色素沈着，咬耗，破折，形成不全，歯頸部楔状欠損症，知覚過敏症などがあり区別を要する．

　う蝕は古くから存在する疾患である．竹原[1]によれば，う蝕はもともとヒトが食物として摂取した炭水化物，とくに加工デンプンを利用して酸を産生する口腔細菌による歯の脱灰症で，文明の黎明期からあった．古典的なう蝕は，現在では隔離された山岳民族などに散見されるもので，成人の歯頸部に好発するが，発生率は低く，進行はきわめて緩徐である[1]．古来，多くの地域，時代を通じて「歯を食い荒らす虫」が信じられており，爪楊枝に類するさまざまな歯の清掃技法が各地にみられる．一方，近代以降の先進国でのう蝕は様相が異なっている．発生率が爆発的に増加し，小児期から罹患し，咬合面の小窩裂溝や隣接面から発生し，進行が速い．これは17世紀ごろより，砂糖が精製され，食品として日常的に大量に庶民に供給されたこと，そして，砂糖を利用して歯の表面に強固に付着して，酸を産生する能力にすぐれたミュータンス連鎖球菌の出現を背景としているようである[1]．現在，先進国でのう蝕の罹患歯数は増加のピークを越え，減少期を迎えている．

　う蝕の発症には，原因となる細菌フローラ（細菌因子），歯の質や唾液の性状（宿

主因子），食物中の糖質（基質因子）の 3 因子（いわゆるカエスの 3 つの輪[2]）が関与している．これら 3 因子が十分な長時間，かかわり合うとき，う蝕は発症する[3]（図 32.1）．

う蝕の原因となる細菌は，数多い口腔細菌フローラの中の，ミュータンス連鎖球菌と呼ばれる一群の連鎖球菌（ヒトでは Streptococcus mutans と S. sobrinus の 2 菌種）とされている．

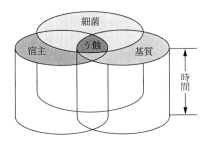

図 32.1 う蝕の発生に関与する因子（文献 2 改変）

この菌種は，ショ糖（スクロース）の存在下にきわめて強い歯面への粘着能をもち，脱灰の起こる pH 5 以下という酸性環境下でも乳酸の産生を持続するなどの，強いう蝕原性をもっている[4,5]．ミュータンス連鎖球菌以外の連鎖球菌（S. sangius, S. salivarius, S. mitis など）も，歯面への付着能や酸産生能をもっている．また，酸産生力の強い乳酸桿菌（Lactbacillus casei, L. acidophilus など）や，タンパク分解酵素を多く産生する放線菌群（Actinomyces viscosus, A. naeslundii など）もう蝕の進行過程に関与している．これらの菌種は，きわめて多くの人々の口腔内から常時検出されるため，従来は口腔常在菌として扱われることが多かったが，近年，ミュータンス連鎖球菌は，新生児期の口腔にはみられず，離乳期に親から感染するものと捉えられている．そして，う蝕の初期病変（小児う蝕）は，歯の萌出期（主に生後 19～31 ヵ月の間）におけるミュータンス連鎖球菌の感染，定着によって引き起こされる感染症とされる．一方，成人や老人のう蝕は，初期病変や加齢などによって生じた象牙質やセメント質の露出部から生じることが多く，糖発酵能をもつ多くの菌種が病因となりうる．ミュータンス連鎖球菌の感染が拡がっている現状では，あえて感染症とする価値は低く，生活習慣病とみなした方がよいようである[6]．

宿主側の因子としては，歯の結晶の成熟度（耐酸性），歯や歯列の形態，唾液の緩衝能力や量などとう蝕の発症が関係している．歯の結晶構造は萌出時には完成しておらず成熟には萌出後 1～2 年を要するため，この時期のう蝕感受性が高い．また成熟はフッ素イオンの存在で促進，強化される．唾液はプラーク内で産生される酸を中和する緩衝作用をもち，細菌や食物基質が歯面に付着するのを阻害し，また石灰化に利用されるミネラル供給の場となるなど重要な抗う蝕作用をもつ．

う蝕の発症につながる食物基質因子は糖質である．摂取する糖質の種類によって細菌による酸の産生状態や不溶性グルカンの形成状態が異なるのである．また摂取量や摂取頻度が発症に関連している．ショ糖は不溶性グルカン合成と酸産生性の両者を備えており，他の糖質より強いう蝕誘発性をもっている．このため砂糖に代わる代用甘味料（ソルビトール，キシリトールなど）が開発され使用法が検討されている[7,8]．

う蝕の初期病変はエナメル質の脱灰から始まる．清掃されたエナメル質表面には食

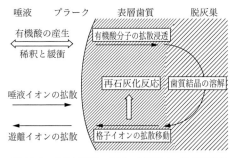

図 32.2 う蝕と唾液，歯垢，歯質間での物質輸送[9]
矢印の方向は仮想される濃度勾配（化学ポテンシャル）に沿った移動方向を示す．

物や唾液由来の糖タンパク，脂質などが付着する．これに線毛やフィブリルをもつ細菌，そして粘着性のグルカンを形成する細菌（連鎖球菌など）が粘着して凝集コロニーを形成する．さまざまなコロニーはたがいに癒着して厚い膜を形成し，この中で多種多様な細菌がたがいに共生し，容易に除去できないバイオフィルム＝歯垢，デンタルプラーク（以下，プラークとする）が歯面に形成される．プラーク内で，ミュータンス連鎖球菌などは，ショ糖の存在下で乳酸を産生し続け，歯面と接するプラーク内のpHは5以下に下がってエナメル質は脱灰される．しかし，エナメル質の最表層は唾液を主とする緩衝作用とミネラルの供給により再石灰化がみられる[9]（図32.2）．この脱灰と再石灰化のバランスが崩れると歯質の崩壊へと進行する．

エナメル質は石灰化度が高い（96～98％）ため，病変の進行は酸による脱灰が主で，エナメル質の結晶構造であるエナメル小柱に沿って象牙質方向へ進行する．象牙質は石灰化度が低く（60～65％），酸による脱灰のみならずタンパク質の分解が進行にかかわってくる．病変は主に象牙質の基本構造である象牙細管（歯髄の細胞である象牙芽細胞の突起を含んでいる）に沿って進行するため，先端は歯髄の方向にある．脱灰によって生じた空所に細菌が侵入し，有機質を消化して病巣は拡大されるが，生じたミネラルの2次的石灰化もあり，う蝕病巣は複雑な態様を呈し，進行速度は一様ではない（図32.3）．歯髄の最外層にある象牙芽細胞は刺激を受けて象牙質を新たに形成して，う蝕の侵入に抵抗を示す．病変が歯髄に達すると，初期は無菌性の，後期は細菌性の歯髄炎を継発する．

う蝕症の進行度は一般的に，エナメル質内にとどまるものを1度，象牙質内に達するものを2度，歯髄にまで達しているものを3度，歯冠が崩壊して残根状態となったものを4度と呼んでいる．う蝕は歯の硬組織疾患に対する名称であるが，進行により生じた歯質の崩壊部から，細菌をはじめとする起炎物質が進入することにより，歯髄炎，歯根膜炎（根端性歯周炎）から，歯槽膿瘍，顎骨骨膜炎，顎骨周囲炎，顎骨骨髄炎などの顎骨内外の炎症性疾患（歯性感染症）を引き起こす（図32.4）．

う蝕の治療は，その原因のわからなかった18世紀ごろまでは，もっぱら罹患歯の抜歯が行われていた．歯の解剖と病理が明らかになり，麻酔法が発達した19世紀以降，う蝕病巣は選択的に除去して歯を保存する治療法が出現する．う蝕が爆発的に増加した20世紀は，歯質は積極的に切削除去され，欠損を人工材料によって修復する方法が標準的となった．現在，口腔衛生観念の普及とフッ素化合物の積極的応用や非

32. 歯と歯周組織の疾患

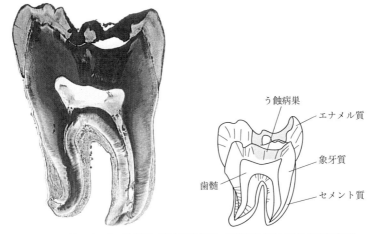

図 32.3 う蝕の病理像（北海道医療大学歯学部口腔病理学教室 賀来 亨教授提供）

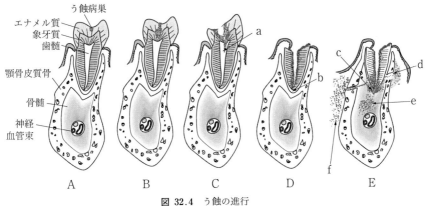

図 32.4 う蝕の進行

Aはう蝕症第1度（エナメル質内にあるもの），Bはう蝕症第2度（象牙質内に達するもの），Cはう蝕症第3度（歯髄にまで達しているもの．歯髄炎（a）を伴う），Dはう蝕症第4度（残根状態にあるもの．根尖性歯周炎（b）を伴う），Eは歯性感染症の継発（歯槽膿瘍（c），顎骨骨膜炎（d），顎骨骨髄炎（e），顎骨周囲炎（f））．

う蝕誘発性食品（代用甘味料）の開発などにより，う蝕は減少しつつあるといわれ，より初期の段階での対応が重要となっている．すなわち，う蝕の初期病変に対しては，従来の積極的な切削と修復処置を控え，適切な口腔衛生指導と予防処置により，進行を抑止して再石灰化を促進できる可能性が示されてきている．また，進行したう蝕に対しても，抗菌剤の応用や修復材料の発達により，治療範囲はダウンサイジングする方向にある．

生体でもっとも硬い組織である歯の切削には，人工ダイヤモンドやカーバイド製の

切削具を，いわゆるエンジンやタービンという高速回転器具につけて切削する方法が世界的に普及しているが，近年，レーザー（エルビウム・ヤグレーザーや炭酸ガスレーザー）により蒸散する方法，アルミナ粒子を圧搾空気で噴射して切削する方法（エアブレイジョン），薬剤（アミノ酸と次亜塩素酸ナトリウム）により溶解除去する方法なども応用されつつある．また，修復材料を硬組織に接着させる技法では，従来の機械的嵌合を利用したセメントから，生体無機質への微小嵌入による接着と有機質層に浸透したハイブリッド層（樹脂含浸層）形成による樹脂接着材が開発され臨床応用されている．

う蝕は，その成立の要因がほぼ明らかにされている現在，予防が可能な疾患となりつつある．今後は，科学的なリスク評価に基づく予防プログラムの手法，さらにミュータンス連鎖球菌の母子感染予防対策や選択的除菌などの感染症としての扱いが検討されている．

32.2 歯 周 病

歯周病は，歯垢（デンタルプラーク）中の細菌や慢性的な外傷性咬合によって生じる歯周組織（歯を支持する歯肉，歯根周囲のセメント質，歯根膜，歯槽骨）の炎症性疾患で，進行に伴って歯周組織が破壊されて，支持を失った歯が脱落する疾患である．歯周病は歯肉炎と歯周炎および咬合性外傷に大別される[10]．

歯肉炎は病変が歯肉に限局していて，歯と歯肉の付着機構の破壊はないものをいう．その多くは局所因子（細菌とその産生物）の刺激に対する炎症性反応で単純性歯肉炎と呼ばれている．ほかに，初発因子はプラークであるが特殊な修飾因子が関与するものを複雑性歯肉炎と呼び，妊娠性歯肉炎，フェニトイン（ダイランチン）性歯肉炎，ニフェジピン性歯肉炎，白血病性歯肉炎，急性壊死性潰瘍性歯肉炎，慢性剥離性歯肉炎などが挙げられる．

歯周炎は病変が歯根膜や歯槽骨などの深部組織に及んだもので，歯と歯肉の接合部分が破壊され，上皮の付着を欠いた歯周ポケットの形成があり，歯槽骨の吸収がみられる．これも局所因子（プラーク，主に *Porphyromonas gingivalis*, *Actinobacillus actinomycetemcomitans*, *Prevotella intermedia*, *Bacteroides forsyths* などのグラム陰性嫌気性菌群）の作用によるもので，成人にみられる進行の緩徐な慢性歯周炎（成人性歯周炎）がもっとも多い．このほか，通常の局所因子のほかに，とくに *Porphyromonas gingivalis*（P. g 菌），*Actinobacillus actinomycetemcomitans*（A. a 菌）の関連が強く，進行が急速な若年性歯周炎や急速進行性歯周炎がある．またパピヨン-ルフェーヴル症候群，好中球減少症，HIV（ヒト免疫不全ウイルス）に関連する歯周炎などがある．

咬合性外傷は過度な咬合力やブラキシズム（無意識に上下の歯をすり合わせたり食いしばったりすること）により生じた外傷性の病変で，歯根膜の変性や歯槽骨の吸収などが生じる．これは細菌因子とは無関係であるが歯周炎と合併すると歯周組織の破

壊が急速に進行する．

　歯周病もう蝕と同様に古くから存在する疾患で，古来，人類は歯の痛み＝う蝕とともに歯のゆるみ＝歯周病に悩まされてきた．歯は加齢に伴ってゆるみ脱落するものと捉えられる一方，食習慣の違いや口腔衛生状態の違いによる個人差にも気づいていたようで，各種の歯口清掃法によって「歯が固くなる」と伝えられてきた．歯周病は19世紀ヨーロッパでは歯肉の壊血病という見方があり，また，リッグス（Riggs, 1876）が外科的療法を紹介したため，リ

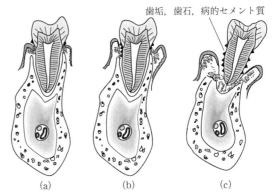

図 32.5　歯周病の進行
aは歯肉炎，bは歯周炎，cは歯周炎（高度）．

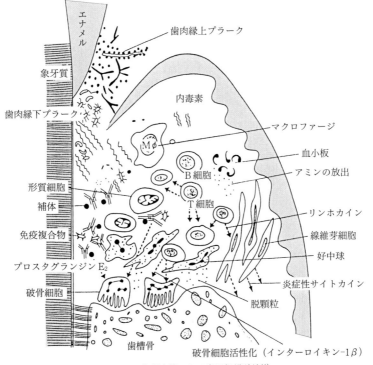

図 32.6　免疫応答による歯周組織破壊[11]

ッグス病と呼ばれる時期もあった．20世紀に入ると，歯周病はアメーバやスピロヘータなどの特殊な細菌による感染症，続いて，一般細菌の混合感染症とみなされ，大多数の人々が一様に罹患するもので，加齢とともに一律に進行すると考えられた．現在ではグラム陰性の嫌気性菌の感染による炎症に，局所因子および全身的な宿主因子（リスクファクター）が複雑に関与しているものとされ，その病態は多様で，各国で多くの名称と分類がなされている．日本では明治30年代に歯槽膿漏症という呼称がつけられ，以後一般化しているが，1990年代後半から歯周病として整理されている．また食習慣と喫煙に関連する生活習慣病の1つに取り上げられている．近年，先進諸国ではう蝕は減少傾向にあるが，歯周病は増加，また低年齢化する傾向にあり，歯の喪失の原因が歯周病によるものが50％を超えるようになっている．

歯周病のプロセスは次のようである．病原菌の長時間の存在により炎症が始まり，歯肉の腫脹や増殖，発赤，出血を症状とする歯肉炎が成立する．細菌フローラの内容や局所および全身的な修飾因子が加わると上皮付着が剥離して，歯周組織の破壊が進む（図32.5）．細菌のもつ組織傷害性の酵素や内毒素などによる直接的な組織の破壊と，炎症性細胞の相互作用で産生される各種サイトカインの作用で，最終段階として歯槽骨が吸収する[11]（図32.6）．

歯周病の治療は，患者のリスクファクター評価に基づいた生活習慣改善と歯口清掃技法の修得，ならびに医療者側のPMTC（professional mechanical tooth cleaning）などによるプラーク形成の抑制（プラークコントロール）と，咀嚼機能の不調や咬合異常の改善などが基本である．一方，進行した歯周病に対しては歯肉や歯槽骨に対する外科療法により，病巣の切除と形成的手法による再建が行われてきた．

吸収消失した歯槽骨欠損に対する処置法としては，自家骨移植，人工骨移植，また最近では組織誘導性材料を用いた組織再生療法などが行われている．自家骨移植は比較的古くより行われているが，採骨部位を新たに求めなければならない難点から，ヒドロキシアパタイト（hydrox-

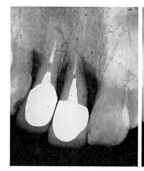
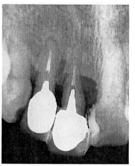
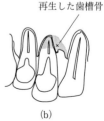

図32.7 歯周病による骨吸収（a）と組織再生療法による骨の再生（b）

yapatite, HAP) などの人工骨の移植が行われてきた．しかし，これらの骨移植では，セメント質の形成を伴う歯根膜様組織の再生に乏しいといわれ，最近では，組織の分化，誘導を応用した組織再生療法といわれる方法が行われつつある．そのうちGTR (guided tissue regeneration) 法といわれるものは，骨吸収によって露出した歯根表面をPTFE (polytetrafulioroethylene) やPGA (polygricoricacid) などでできた保護膜で被覆して，上皮細胞，結合組織細胞などの侵入を阻止し，歯根膜由来細胞が再生する空隙を確保する方法である．また，これとは別に，形成期の歯胚から抽出したエナメル基質タンパク (enamel matrix delivative) が，歯根膜組織を誘導し，露出した歯根面に良質なセメント質と歯根膜線維，歯槽骨を再生するという結果から，臨床応用されている（図32.7）．さらに，骨誘導タンパク (bone morphologic protein, BMP) の応用や多血小板血漿 (platelet-rich-plasma, PRP)，歯根膜細胞や組織の培養，移植などが研究されている[12]．

32.3 その他の歯に関連した主な疾患

歯に関連した疾患としては，歯の数や形態などに影響する発育の異常や，歯の形成に関与した組織を発生源とする歯原性嚢胞，歯原性腫瘍といった病変が挙げられる．歯の発生は，胎生6週ごろに，将来の歯列弓に相当する部分の口腔上皮（歯堤）の基底層が増殖して中胚葉組織内に侵入（歯胚の形成）し，間葉系細胞が密集してくることから始まる．歯胚の上皮細胞は蕾状，帽状，鐘状へと増殖を続ける．口腔上皮に由来する帽子状の部分をエナメル器，内部に包まれた中胚葉組織を歯乳頭，これを取り囲む結合組織を歯嚢と呼ぶ．エナメル器の先端はさらに深部へ伸長する（ヘルトウィッヒ上皮鞘）．エナメル器のエナメル上皮細胞がエナメル質を，ヘルトウィッヒ上皮鞘に接した歯乳頭から象牙芽細胞が分化して象牙質と歯髄が，上皮鞘に接した歯嚢か

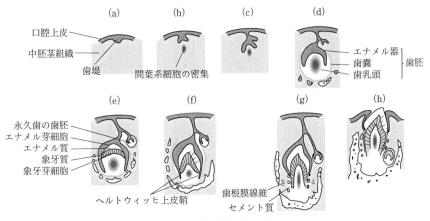

図 32.8 歯の発生（a→h）

らセメント質と歯根膜が形成される（図32.8）．

a．歯の発育異常

歯の発育異常には，歯数の異常，形態の異常，萌出の異常，形成成分の異常などがある．歯数の過剰は比較的に頻度が高い．原因は歯胚の原基の過形成もしくは分裂によるものである．歯数の不足は歯胚の形成が得られないかもしくは増殖しなかったことによる．少数歯が欠如する部分性無歯症が多いが，全部が欠如する全部性無歯症もある．原因には局所感染，外傷，放射線障害，外胚葉異形成症，先天性風疹症候群，ダウン症候群などが挙げられる．形態の異常としては矮小歯，癒合歯，癒着歯，桑実状歯，などがある．形成の異常ではエナメル質や象牙質の基質の形成が障害される減形成と，石灰化が障害された石灰化不全がある．

b．歯原性嚢胞

組織内にあって内部に液体などを入れた袋状の病変を嚢胞という[13]．顎口腔領域は歯や唾液腺という他にない組織との関連が深く，発生学的に複雑であるため，嚢胞の発生頻度が高い．このうち歯の発生に関与する上皮に由来する嚢胞を歯原性嚢胞という．もっとも多いものは歯根嚢胞で，う蝕の進行により生じた根尖性歯周炎の経過中に根尖部に発生する．また歯の形成期の歯原性上皮が嚢胞化したものも多く，埋伏歯の歯冠を含むものを含歯性嚢胞（図32.9），埋伏歯を含まないものを原始性嚢胞と呼んでいる．顎骨内の嚢胞は緩徐に増大し，放置すると顎骨の変形や病的骨折，感染による機能障害を引き起こす．治療法は歯の温存による機能保全を考慮した外科的な摘出手術ないし開窓手術が行われる．

c．歯原性腫瘍

顎骨に発生する腫瘍は，歯を形成する組織に由来する歯原性腫瘍と，それ以外の非歯原性腫瘍に分けられる．頻度は歯原性腫瘍のエナメル上皮腫（ameloblastoma）が55〜73％ともっとも多く，このほかに歯牙腫，歯原性粘液腫，腺様歯原性腫瘍な

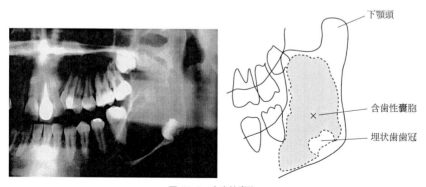

図 32.9　含歯性嚢胞
埋伏歯（第2大臼歯）歯冠を含み下顎枝に広がるX線透過性病変．

どがある[13]. ほとんどは良性であるが, まれに異型性の強いものや扁平上皮がん様の像をとるものもある. 自覚症状に乏しく歯科治療に際してX線検査で発見されることが多い. 発育すると顎骨や顔貌の変形をきたし咀嚼などの機能障害をきたす. 治療法は外科的切除が基本であるが, 若年者で顎骨の成長に障害をきたす場合などでは, 顎骨や歯の成長発育を考慮した温存療法などがとられることもある.

[正木日立・佐藤雅志]

文 献

1) 竹原直道：日本歯科評論, **638**：115-127, 1995.
2) Keyes, P. H.：*Int. Dent. J.*, **12**：443-464, 1962.
3) Newbrun, E.：Cariology. pp. 15-43, The Williams & Wilkins Co., 1978.
4) 花田信弘：歯界展望, **88**（2）：305-327, 1996.
5) 福島和雄：日本歯科医学会誌, **18**：112-115, 1999.
6) 花田信弘：日本歯科医学会誌, **18**：116-119, 1999.
7) 今井 奨：日本歯科評論, **668**：51-62, 1998.
8) 松久保隆：日本歯科評論, **668**：63-75, 1998.
9) 青葉孝昭：日本歯科医学会誌, **18**：120-123, 1999.
10) 日本歯科医師会：歯周病の診断と治療のガイドライン. 日本歯科医師会, 1995.
11) 奥田克爾：日本歯科医学会誌, **19**：94-98, 2000.
12) 加藤 熙：日本歯科医学会誌, **19**：116-120, 2000.
13) 道 健一ほか：口腔顎顔面外科学, 総論, pp. 186-200, 医歯薬出版, 2000.

索　引

ア　行

アイソエンザイム　282
アイソトープ　261
アイヌ　83, 89, 99
アウストラロピテクス・アファ
　　レンシス　29
アウストラロピテクス・アフリ
　　カーヌス　30
アウストラロピテクス・ガルヒ
　　31
アウストラロピテクス・バーレ
　　ルハザリ　30
悪性骨腫瘍　148, 373, 383
悪性リウマチ　406
悪性リンパ腫　386
アシューリアン型石器　41
アストラスピス　10
アスピディン　8-10, 14
亜脱臼　128, 361, 406
アタプエルカ　47
圧迫骨折　350
アナメンシス猿人　29
アファントバガラ遺跡　64
アフリカ単一起源説　56, 70
アペール症候群　426
アポクリン汗腺　75
アメリカ・インディアン　81
アラゴ洞穴遺跡　47
アラゴナイト　2
アラレ石　3
アーリア語族　77
アルカリホスファターゼ　244,
　　273, 288, 289, 383
アルディピテクス・ラミダス・
　　カダバ　29
アルファカルシドール　391,
　　402
アルミニウム骨症　398

アレル特異的オリゴヌクレオチ
　　ド　173
アロマターゼ　323
アロメトリー　312
アンカップリング　260, 262
安全率　319

異甲類　10, 14
イソペディン　15
一塩基置換多型性　299
一塩基変異多型　173
I型コラーゲン　240, 423
I型コラーゲン架橋 C-末端テ
　　ロペプチド　285
I型コラーゲン架橋 N-末端テ
　　ロペプチド　286
I型コラーゲン C-末端テロペ
　　プチド　256, 287
I型コラーゲン N-末端テロペ
　　プチド　256
I型プロコラーゲン C-末端プ
　　ロペプチド　291
イチゴ腫　136
遺伝子　297
遺伝子欠失　171
遺伝子多型性　299
遺伝情報（古人骨からの）
　　160
遺伝（的）因子　298, 303
遺伝的多様性　57
易転倒性　403
イニオン上窩　49
イプリフラボン　403
異方性　315
異方性度　347
インスリン様増殖因子　277
インターフェロン-γ　276
インターロイキン　271
インターロイキン-6 ファミリ
　　ー　273

インド-ヨーロッパ語族　77

ヴィルツ　199
ヴェサリウス　194
ウェッギライト　2
ウェーベライト　2
ウォーム骨　424
ウォルフの応変則　354
ウォルフの仮説　312
烏喙骨　226
う蝕症　116, 442
有珠モシリ遺跡　96
内側関節裂隙　409
打ち抜き像　150, 387
ウマ　231
鱗　7, 9
運動　308

永久歯　112
栄養因子　308
エクリン汗腺　75
エストロゲン　257, 268, 273
エストロゲン欠乏　298, 322
エストロゲン受容体　323
エストロゲン製剤　402
X 脚　390
エナメル質　9, 11, 115
エナメル上皮腫　450
エナメロイド　9, 11, 14, 19
炎症　131
炎症性疾患　365
猿人　25
　　——の起源　28

オイラー数　347
横隔膜麻痺　440
横臥墓像　199
O 脚変形　390
横頬骨縫合痕跡　91
横骨折　351

黄色（骨）髄　7, 217
黄色靭帯骨化　417
横走骨梁　332
応力　317
応力解析　316
オクタカルシウム　2
オスグッド-シュラッター病
　　433
オステオカルシン　240, 242,
　　244, 279, 289
オステオネクチン　244
オステオポンチン　242, 244,
　　274
オステオーマ　146
オステオリンクス DPD　284
オステオン　212, 240, 318
オトガイ　56
オトガイ隆起　108
オドントグリフス　5
お歯黒　182
オペラグラス様短縮　405
オペラグラス様変形　406
オホーツク文化　98
オリエール病　377
オルドバイ渓谷　33, 35, 178
オールド・マン　61
オールブライト症候群　380

カ　行

回外　230
外骨格　4, 8, 9, 221
外骨腫　147
外固定　358
外傷　124
外傷（後）性化骨性筋炎　127,
　　131, 363
外傷性骨折　349
介達牽引法　358
介達骨折　350
回内　230
外軟骨腫　377
解剖学的新人　44, 55, 59
開放骨折　352
海綿骨　212, 214, 240, 241, 254,
　　321

外力　314
化学化石　3
下顎隆起　43
殻　4
角質組織　8, 9
核 DNA　173
角鱗　16
仮骨　353
火葬　205
下腿骨間膜　127, 128
下腿切断　363
肩関節離断　363
カップリング　253, 262, 271
カテプシン K　247
ガードナー症候群　373
ガノイン　15
カノーヴァ　198
化膿性骨髄炎　365
化膿性脊椎炎　370
カバ　231
カフゼ洞穴　59
カーペンター症候群　426
カラヴァッジオ　196
硝子軟骨　238
ガラン反射　439
顆粒球・マクロファージコロニ
　　ー刺激因子　276
ガリレイ　311
カルヴェの扁平椎　381
カルシウム　12, 308, 399
カルシウム出納　324
カルシウム代謝　321
カルシウム必要所要量　402
カルシトニン　264, 266
カルシトニン製剤　396, 402
カルシトリオール　402
がん　148
感覚刺激　438
眼窩篩　153
眼窩上縁　108
環境因子　298, 307
間欠性跛行　417
含歯性嚢胞　450
頑丈なタイプ　32, 42
慣性モーメント　313
関節液　408
関節型骨端症　429

関節腔　235
関節疾患　404
関節遊離体　130
関節リウマチ　275, 285, 404
完全骨折　349
間椎心　21
カンニバリズム　208
漢方薬　191
陥没骨折　126
顔面頭蓋　227
顔面平坦度　71, 101
間葉系幹細胞　217
間葉細胞　5, 7
寒冷適応形態　50

幾何学的特性値　317
偽関節　126, 355
基質小胞　238
北村遺跡（長野県）　93
キチン質　3
機能形態学　311
亀背　134
キーポイントコントロール
　　438
脚延長　422
華奢なタイプ　32
キャスト　358
キャテラルの分類　431
休止期骨芽細胞　243
旧石器時代人　103
境界値法　110
胸郭　23
棘突起　21
魚椎　330
亀裂骨折　126
生綿様陰影　396

グアヤク・エキス　139
屈曲骨折　350
クッシング症候群　268
グラム陰性嫌気性菌群　446
グリプトドン　18
クリブラ・オルビタリア　153
グリーン　196
グルココルチコイド　268
クルゾン症候群　426
くる病　390

索　引　　455

クロマニョン人　61, 92

脛骨大腿骨示数　102
ケイ酸　2
形質細胞　387
楔状椎　330
血液細胞　7
結核　133
結核性骨関節炎　368
結核性脊椎炎　368
血管内皮増殖因子　278
血小板由来増殖因子　278
血清アルカリホスファターゼ値
　394
血清インタクト副甲状腺ホルモ
　ン　397
ケニアントロプス・プラティオ
　プス　32
ケネウィック台地　82
ケモカインファミリー　274
ケラチン　8, 16
ケーラー病　433
牽引　358
原人　36
現生人類　59
原発性悪性骨腫瘍　383
原発性骨腫瘍　373
原発性骨粗しょう症　398
原発性骨粗しょう症診断基準
　337
原発性軟骨肉腫　384
原発性副甲状腺機能亢進症
　265, 292, 393
原発性変形性股関節症　409

コイサン言語族　72
高圧酸素療法　368
高アルカリホスファターゼ血症
　391, 392
抗う蝕作用　443
岬角　22
高カルシウム血症　387, 388,
　394
項筋稜　108
抗結核薬　369
咬合　116
咬合性外傷　446

硬骨魚類　20, 223
甲骨文　205
好酸球性肉芽腫　381
後肢　230
後縦靱帯骨化　417
後縦靱帯骨化症　419
甲状腺機能亢進症　259, 283,
　285
甲状腺ホルモン　269
甲状腺 C 細胞　266
コウ・スワンプ遺跡　68
鋼線　360
高速液体クロマトグラフィー
　283
硬組織　3
剛体リンクモデル　313
強直性脊椎炎　414
強直性脊椎骨増殖症　418
後頭下病　368
高変異反復配列　174
硬鱗　15
腔鱗類　14
股関節固定術　411
股関節周囲の筋解離術　411
黒死病　196
コスミン　15
古代型新人　43, 55
固体力学　314
骨悪性線維性組織球腫　384,
　385
骨悪性リンパ腫　386
骨萎縮度　332
骨萎縮度評価　331
骨移植術　361
骨延長　359
骨格 X 線像　328
骨格
　カエルの――　224
　魚類の――　222
　コウモリの――　233
　コブラの――　225
　鳥類の――　226
　爬虫類の――　224
　ヒヨケザルの――　232
　ヒラメの――　223
　フラミンゴの――　227
　哺乳類の――　227

　両生類の――　223
　ワニの――　225
骨格画像の定量化　331
骨角器　186
骨芽細胞　7, 16, 216, 243, 255,
　271
骨芽細胞機能低下　258
骨芽細胞系間質細胞　247
骨芽細胞腫　374
骨芽細胞/ストローマ細胞　247
骨型アルカリホスファターゼ
　256, 289, 396
骨幹端骨皮質欠損　382
骨幹端線維性骨皮質欠損　382
骨幹部　212
骨吸収　261, 298, 321, 322
骨吸収性サイトカイン　268
骨吸収マーカー　281
骨棘　154, 408
骨棘形成　417
骨巨細胞腫　378
骨形成　261, 298, 321
骨形成因子　280
骨形成系サイトカイン　268
骨形成不全症　305, 423
骨形成マーカー　288
骨剣　187
骨原性細胞　216, 217
骨硬化像　396, 408
骨構築　252
骨甲類　14
骨再構築　252
骨再生　216
骨細胞　241
骨シアロ含有タンパク　244
骨歯角文化　185
骨質　212, 343
骨腫　373
骨腫瘍　373
骨小腔　241
骨針　188
骨錐　188
骨髄　24, 217
骨髄炎　365
　化膿性――　132
骨髄機能不全　425
骨髄腫　259, 387

索　引

骨髄性軟骨腫　377
骨脆弱性骨折　330
骨製家屋　190
骨製柩　190
骨製スプーン　188
骨製装身具　189
骨折　124, 349
　——の炎症期　352
　——の合併症　356
　——の修復期　353
　——の種類　125, 349
　——の治癒機序　352
骨折閾値　325
骨折危険因子　325
骨折検出能　343
骨接合術　359
骨折線　351
骨折発生頻度調査　331
骨折頻度　330
骨折リスク　293
骨線維性異形成　380
骨槍　188
骨鏃　187
骨組織　240
骨組織球症　381
骨粗しょう症　286, 297, 300,
　304, 321, 330, 337, 398
骨代謝回転　343
骨代謝関係サイトカイン　271
骨代謝関係ホルモン　262
骨代謝関連発現遺伝子　244,
　248
骨代謝状態　293
骨代謝マーカー　261, 281, 291,
　298
骨大理石病　276
骨端症　429
骨端線　235
骨端軟骨　113, 215
骨転移（がんの）　293
骨内カルシウム含有量　328
骨軟化症　391
骨軟骨腫　147, 375
骨肉腫　148, 383
骨破壊性疾患　286
骨パジェット病　283, 395
骨盤　23, 104

骨微細構造　328, 344
骨膜　215, 241
骨膜炎　131, 132
骨膜下骨吸収像　394
骨密度検診　401
骨癒合不全　355
骨様組織　14
骨梁　241, 255, 312
骨量　303
骨梁群　333
骨量測定　335
骨鱗　16
コノドント　5
コブ角　420
ゴム腫　133, 137
ゴム様肉芽腫　137
コラーゲン　11, 244
コラーゲン線維　213
孤立性骨嚢腫　381
コレース骨折　126
コロニー刺激因子　276
コロンブス仮説　138
コンタミネーション　165
根端性歯周炎　444
コンドロモジュリン-1　238

サ　行

鰓弓骨　8
再構築　281
最小材料最大効果説　312
再石灰化　444
再造形期　354
最大骨量　400
サイトカイン　265, 268, 271
細胞傷害性 T 細胞活性　273
サイム切断　362
細網細胞肉腫　386
材料試験　315
材料特性　343
材料特性値　317
材料力学　314
鎖骨　230
鎖骨・頭蓋異形成症　423
鎖骨頭蓋骨形成不全症　17
叉状研歯　181
擦文時代　98

サフールランド　67
サヘラントロプス・チャデンシ
　ス　29
三叉神経　12
斬首　129
サン・セゼール化石　52
三尖手　421
山頂洞人　64
サンブンマチャン　39
サンブンマチャン 4　178

自家矯正能力　125
歯牙変形　181
死柩　133
歯垢　444
歯根　118
ジザン　199
四肢骨　109
歯周炎　446
歯周組織　442, 446
歯周病　116, 446
耳小骨　222, 228
歯性感染症　444
耳石　8
歯槽　116
歯槽硬膜　394
歯槽膿漏症　448
膝蓋骨跳動　408
磁鉄鉱　2
シナントロプス・ペキネンシス
　40
歯肉炎　446
死の舞踏　196
シベリア・ルート　81
脂肪塞栓症　356
斜骨折　351
シャニダール遺跡　53
舎利容器　201
シャルコー関節　414
ジャワ原人　37
シャンパーニュ　197
習慣性脱臼　362
周口店　40
縦骨折　351
シュウ酸カルシウム　2
重晶石　2
重心　313

索　引　　　457

縦走骨梁　332
主応力線　312
酒石酸抵抗性酸ホスファターゼ
　　256, 282
出アフリカ　37, 70
腫瘍壊死因子　277
腫瘍類似疾患　373, 379
楯鱗　8, 15
上顔高　100
鍾乳体　3
上皮増殖因子　279
縄文（時代）人　83, 90
小有殻化石群　4
上腕切断　363
食人　208
シリカ　2
歯列　112
シレンスの分類　305
シンクロトロン X 線 CT　345
神経弓　21
神経頭蓋　227
神経病性関節症　414
人工股関節全置換術　411
人工膝関節置換術　409
シン指数　333, 338
ジンジャントロプス・ボイセイ
　　33
新人　55
腎性骨異栄養症　396
靱帯　234
腎透析　396

随意性脱臼　362
髄核　21
1α 水酸化酵素　323
水酸化リン灰石　2
推定身長　101
髄内釘　360
頭蓋　23, 28
頭蓋形態小変異　84, 91
頭蓋形態変異　71
頭蓋骨　107
　　脊椎動物の――　227
頭蓋骨縫合早期閉鎖　426
頭蓋長幅示数　99
頭蓋変形　182
頭蓋縫合　116

杉綾模様　385
スクリュー　360
ステップ・ダウン・ブリッジ方
　　式　407
ステロイド系ホルモン　263
ストゥーパ　201
ストレスマーカー　152
ストロマトライト　3
スプリングガメント　28
スプリント　358
スフール洞穴　59
すりガラス様陰影　380
スンダ型歯形　79
スンダランド　67
ズンボ　199

聖遺物　203
制限酵素断片長多型　170
成熟骨細胞　241
生体鉱物　2, 3
生体鉱物（化）作用　2
成長軟骨板型骨端症　429
成長変形法　319
成長ホルモン　270, 422
性病性梅毒　136
整復　357, 359
生物力学　313
性別判定　174
西北九州群　95
性ホルモン　268
静力学　313
石英　3
脊索　20, 221, 386
脊索腫　386
赤色（骨）髄　7, 217
脊髄性小児麻痺　439
脊髄造影術　417
脊柱　21, 22
　　動物の――　229
脊柱管狭窄症　417
脊椎　229
脊椎カリエス　133
脊椎疾患　404
脊椎靱帯骨化症　418
脊椎すべり　417
脊椎椎体骨折・変形　333
脊椎椎体固定術　419

脊椎動物　6
　　――の骨格　221
脊椎分離症　155, 416
セザンヌ　199
石灰化　3, 244, 343
石灰化骨摘出術　419
石灰化組織　3
石灰化軟骨　20
石こう　2
切痕状刻　181
切断　128, 362
　　首の――　129
セメント質　118
セメントライン　213
線維芽細胞増殖因子　278
線維芽細胞増殖因子受容体
　　421, 426
線維性仮骨　353
線維性骨　215
線維性骨異形成　379
線維性骨炎　397
線維性骨皮質欠損　382
線維軟骨　236, 238
線維肉腫　384
遷延治癒骨折　354
仙骨　224
前肢　230, 232, 233
前縦靱帯骨化症　418
剪断骨折　350
先天性股関節脱臼　128, 427
先天性骨系統疾患・奇形症候群
　　421
先天性梅毒　372
穿頭術　128, 183, 207
前頭葉　56
前腕切断　363

巣　374
創外固定法　359
早期リウマチ診断基準　404
象牙質　9, 10, 12, 14, 115
造血　217
造血組織　236
層板　213, 240
続縄文時代　96
側椎心　21
足底（アジアゾウの）　234

測定精度　335
続発性副甲状腺機能亢進症
　　393
続発性変形性股関節症　409
側弯症　419
咀嚼筋　32
ソドマ　195
ソルター骨盤骨切り術　432
ソルト・アンド・ペッパー像
　　397
ソロ川　38
ソロ人　45,66

タ 行

第1次放散　75
退行性骨関節症　156
大後頭孔　28
大後頭孔狭窄　422
代謝性骨疾患　289,390
体性骨格　8
大腿骨頸部骨折　288,403
大腿骨頸部長　337
大腿切断　363
ダイドロネル　396
第2次放散　75
大理石骨病　425
タウロドンティズム　50
タウング・ベイビー　30
多核巨細胞　378
蛇行　225
唾石　8
多地域進化説　58,70
脱灰　444
脱臼　128,361
多発骨折　349
多発性外骨腫　375
多発性骨髄腫　387
多発性内軟骨腫症　377
多発性軟骨性外骨腫　375
タブーン洞窟　52
タボン洞窟　67
ダーラ・イ・クール遺跡　66
炭酸カルシウム　2
単純骨折　352
弾性軟骨　236,238
胆石　8

単独骨折　349
単発性骨嚢腫　381
断面特性値　316
断面2次モーメント　314,341
断面モーメント　314
断面力　314

地下式横穴　97
竹節骨折　351
竹節様脊椎　415
恥骨下陥凹　105,106
恥骨下枝内側面観　106,107
恥骨結合面　117
致死性骨異形成症　421
[³H]-チミジン　216
緻密骨　212,240
中間性骨腫瘍　147
中国型歯形　79
中手骨指数　329
超音波減衰係数　342
超音波伝播速度　342
蝶形骨折　351
長管骨骨化性線維腫　380
長管骨骨皮質　329
長骨　114
腸骨耳状面　117
長頭化　99
直達牽引法　358
直達骨折　349
直立二足歩行　22,25
地理的勾配　75
治療効果判定　294
椎間円板　21
椎弓切除術　419
椎骨　8,20
椎骨静脈叢　370
椎体　20
椎体変形　330
痛風　413
翼　232,233
釣り針　186

低カルシウム血症　390,392,
　　395
低骨量　297

Tヘルパー2細胞　272
定量的CT法　338
定量的超音波測定法　341
低リン血症　391,392,394
デオキシピリジノリン　283
適応放散　34,43
テシュク・タシュ遺跡　54
テストステロン　273
デスフェラール　398
デデリエ洞窟　54
デューラー　195
テロドゥス類　14
転位　352
転移性骨腫瘍　373,387
天青石　2
纏足　184
デンタルプラーク　444,446

トウカサ　145
凍結手術　378,379
頭甲類　14
等方均質　315
動脈瘤様骨嚢腫　378,382
唐瘡（とうも）　144,145
動揺関節　362
トゥルカナ・ボーイ　37
特異点　318
土葬　205
特発性骨粗しょう症　398
特発性側弯症　419
特発性大腿骨頭壊死　411
トムソン　316
トランスフォーミング増殖因子
　　279
トリポネーマ・パリドゥム
　　136
トレポネーマ症　136
トレンデレンブルグ陽性　410

ナ 行

内基礎層板　213
内骨格　4,8,9,221
内固定　359
内臓頭蓋　227
内臓性骨格　8
内軟骨骨化　279

内軟骨腫　376
内反骨切り術　432
内反膝変形　408
軟骨　9, 234
軟骨芽細胞腫　377
軟骨魚類　222
軟骨形成不全症　239
軟骨細胞　236
軟骨性骨　19
軟骨性骨化　19
軟骨組織　236
軟骨低形成症　421
軟骨内骨化　19, 422
軟骨肉腫　384
軟骨帽　375
軟骨無形成症　421

ニア洞窟　67
肉腫　148
2次性軟骨肉腫　375, 376, 384
2次埋葬　53
2重エネルギーX線吸収測定法　335
二足歩行　230
乳歯　112
乳児化膿性股関節炎　365
乳製品　308
乳様突起　108
尿酸　413
尿石　8
尿中ヒドロキシプロリン　396
妊娠痕　118

抜き打ち像→打ち抜き像

ネアンデルタール　44, 46, 48, 62, 92
ネグリト　78
ネグリロ　73
ねじりモーメント　314
熱帯白斑性皮膚症　136
粘液嚢腫　413
捻挫　361
捻転骨折　350

脳頭蓋　227
脳性麻痺　435

ノルディン指数　329

ハ 行

歯　7, 9, 17, 42, 109, 442
　　——の硬組織　442
　　——の咬耗度　114
ハイエツ　199
バイオメカニクス（骨の）　311
梅毒　133, 136
梅毒性骨炎　372
ハイドロキシアパタイト→ヒドロキシアパタイト
バウヴェルス　315
白腫　369
白鳥の頸変形　405, 406
バクテリアウイルス　175
パケット　215
破骨細胞　246, 255, 271, 425
破骨細胞活性　258
破骨細胞活性化因子　272
破骨細胞形成抑制因子　247
破骨細胞分化誘導因子　274
波状縁　246
派生形質　74
抜歯　180
バトソン静脈叢　370
花むしろ様配列　379, 385
ハバース管　212, 253
パミドロネート　306
パラントロプス・エティオピクス　34
パラントロプス・ボイセイ　33
パラントロプス・ロブストゥス　33
梁　314
破裂骨折　351
半象牙質　15
板皮類　14
反復性脱臼　362
判別関数法　109

ヒアルロン酸　409
ピカイア　5
皮下骨折　351
光弾性モデル　315

非関節型骨端症　429
引き抜き損傷　440
鼻腔（哺乳類の）　228
非グラ化OC　294
皮甲　7, 8, 11, 14
皮骨　7, 16
非骨化性線維腫　379
鼻根弯曲示数　101
膝関節離断　363
皮質骨　212, 240, 253, 321
　　——のリモデリング　214
非受容体型チロシンキナーゼ　248
微小骨折　257
皮小歯　8
非ステロイド性消炎鎮痛剤　407
ビスホスホネート　258
ビスホスホネート製剤　402
ひずみ　317
非性病性梅毒　136
ビタミンD　265, 266, 390
ビタミンD活性化障害　267
ビタミンD_2　391
$1\alpha,25\text{-}(OH)_2$ビタミンD_3産生障害　397
ビタミンK製剤　402
羊飼いの杖変形　380
蹄　231
非定型抗酸菌　369
ピテカントロプス・エレクトゥス　38, 131
ヒト白血球抗原　174
ヒドロキシアパタイト　240, 244, 448
ヒドロキシプロリン　281, 283
皮膚潰瘍　406
皮膚骨腫　17
ヒマラヤ山脈　87
病的骨折　349
平等強さの構造　319
表皮成長因子　243
ピリジノリン　283
Bリンパ球　387
疲労骨折　349
ピンタ　136
ビンロウジュ噛み　182

ファーテライト 2
フィードバック調節 264
風棘 368
風土病性梅毒 136
フェッティ 198
フェニスの方法 105
フォーク状研歯 181
フォルクマン管 212
フォレスチール病 418
副甲状腺機能亢進症 253, 393
副甲状腺機能低下症 259
副甲状腺腫 393
副甲状腺ホルモン 265
複雑骨折 352
複葬 205
腹側弧 105, 106
腐骨 132, 365, 367
プサンモレピス 11
プシェドゥモスト3号（人骨）
　61, 64
不全骨折 349
仏舎利信仰 201
腐敗屍骸像 199
プファイファー症候群 426
部分的混血説 58
フライバーグ病 434
ブラウント病 430
ブラキシズム 446
ブラック・スカル 34
フリッパリング 234
ブリューゲル 196
プレート 360
ブローカ 207
ブロークン・ヒル 44
プロスタグランジン E_2 374
フローリスバッド 59
粉砕骨折 351
分節骨折 349
分娩麻痺 440

閉経 322
閉経後骨粗しょう症 398
平衡砂 8
閉鎖骨折 351
粉（へぎ）洞穴（大分県） 93
北京原人 38, 39, 192, 209
ページェット病 395

ヘバーデン結節 412
ペプチド系ホルモン 263
ペリー骨折 126, 127
ペルテス病 430
ヘルトウィッヒ上皮鞘 449
変形 355
変形性関節症 156, 285
変形性股関節症 409
変形性脊椎症 154, 415
変形性脊椎症併発タイプ 419
変形性足関節症 412
変形性膝関節症 407
変形治癒骨折 125, 127
変形癒合 355
ベンス-ジョーンズ・タンパク
　387
扁平椎 330

ボイスマン貝塚 93
ボイタ法 437
方解石 2, 3
紡錘状肥厚 405
卜占 205
北部九州・山口地方群 94
ポストポリオ症候群 439
ボーダーケイブ 59
ボタン穴変形 405
骨
　狩猟具あるいは武器としての
　　―― 187
　道具としての―― 185
　生活用具や装身具としての―
　　― 188
　漁撈具としての―― 185
　――とキリスト教 203
　――と宗教 201
　――と占術 205
　――と葬制，葬法 204
　――と病変 121
　――と仏教 201
　――の起源 2
　――の基本構造 212
　――の計測 328
　――の構造 236
　――の個体識別 104
　――の再生 252
　――の種類 222

　――の進化 14
　――の成長 303
　――の性の判定 104
　――の年齢区分 112
　――の年齢推定 111, 112
　――の破壊 252
　――の発生 14
　――の変形法則 319
　――の老化 303
ホネガイ 4
ボバース法 435
ホメオボックス遺伝子 280
ホモ・エルガスター 37, 43
ホモ・エレクトゥス 36
ホモ・サピエンス 43, 44
ホモシスチン尿症 304
ホモ属 35
ホモ・ネアンデルターレンシス
　44
ホモ・ハイデルベルゲンシス
　42, 44, 47
ホモ・ハビリス 35
ホモ・ルドルフェンシス 35,
　36
ポリオ 439
ホルネル徴候 440
ホルバイン 196
ホルモン 263

マ　行

マイクロサテライト 299
マイクロ CT 344
マウエル村 46
膜性骨化 16, 423
膜内骨化 16
マクロファージコロニー刺激因
　子 250, 276
曲げモーメント 314
マザッチョ 199
麻痺性疾患 435
マフッチ症候群 377
眉 108
マリタ遺跡 65
マルファン症候群 304

ミイラ 183

索　引　　461

ミスラマイシン　396
未成人骨　110
ミッシングリンク　38
ミトコンドリア DNA　160,
　167
港川人　64, 89, 180
南九州離島弥生時代人　95
ミニサテライト　299
ミニサテライト DNA　174
ミュータンス　443
ミルウォーキー・ブレース
　420

無顎類　10, 14
無菌症　450
無形成骨　398
虫歯　116, 442
ムチランス変形　406
胸鰭（クジラ類の）　233

明帯　246
メカノスタット　257
メチシリン耐性黄色ブドウ球菌
　367

殯　205
モデリング　252
銛　186
モンディーノ・デイ・ルッツィ
　194

ヤ　行

夜間痛　374
矢状縫合　42
矢状陵　42
弥生時代人骨　93

ユーイング肉腫　385
有限要素解析　347
有限要素モデル　315
癒瘡木（ゆそうぼく）　139
ユンナノゾーン　5

ヨウズ　136
腰椎骨密度　332
腰背痛　392

腰部脊柱管狭窄症　417
四足歩行　223

ラ　行

ラガー・ジャージー像　397
ラ・シャペローサン化石　51
螺旋骨折　351
ラ・トゥール　198
ラ・フェラシー遺跡　52
ラミダス猿人　28
卵殻　8
ランゲルハンス細胞組織球症
　381

リウマチ結節　406
リジルオキシダーゼ　283
リジン尿性タンパク不耐症
　305
リス氷期　51
離断　362
離断性骨軟骨炎　130
リモデリング　125, 240, 252,
　262, 271, 281
　　高齢者の――　259
　　皮質骨の――　214
リモデリング期　354
琉球人　89
柳江人　64
竜骨　40, 191
硫酸塩　2
流注膿瘍痕　133
良性骨腫瘍　146, 373
リン灰石　2
リン酸カルシウム　2

類骨骨細胞　241
類骨骨腫　374
ルーザー帯　392
ルーシー　29
ルツィア　82

レイク・マンゴー遺跡　68
レオナルド・ダ・ヴィンチ
　194
裂離骨折　350
レピドクロサイト　2

レプチン　270
連鎖球菌　443

老化遺伝子（群）　323
老化促進モデルマウス　274
瘻孔　365
老人性骨粗しょう症　398
ロコモーション　313
肋骨　8, 118

ワ　行

Y-クロモジーム遺伝子　79
若木骨折　125, 351
ワジャク洞穴　67

欧　文

ALP　288
amputation　362
aneurysmal bone cyst　378
apatite　2
aragonite　3
Ardipithecus ramidus　28
Ardipithecus ramidus
　kadabba　29
articular osteochondroses
　429
ASO　173
aspidin　11
atypical mycobacterium　369
Australopithecus afarensis　29
Australopithecus africanus
　30
Australopithecus anamensis
　29
Australopithecus
　bahrelghazali　30
Australopithecus garhi　31

BAP　256, 260, 289
BGP　260
biomineral　2
biomineralization　2
BLC　243
BMD　336
BMP　239, 280

BMP-2 244
body composition 338
bone graft 361
bone lining cell 243
bone marrow 24
bone mineral density
　(BMD) 336
bone morphogenic protein
　239
bone tumour 373
bony scale 16
broadband ultrasound
　attenuation (BUA)
　342
BSP 244
BUA 342

calcification 3
calcified cartilage 20
calcified tissue 3
calcite 3
callus 353
cancellous bone 212, 240
cartilage bone 19
cast 358
Cbfa 1/Pebp 2 α A 244
Cbfa 1 280
CBFA 1 423
Cbfa 1/Pebp 2 αA ノックアウ
　トマウス 245
cement line 213
centrum 20
CFU-F 218
chemical fossil 3
chitin 3
chondroblastoma 377
chondrocyte 236
chondrosarcoma 375, 384
chordoma 386
clear zone 246
cleidocranial dysplasia 17
collagen 11
colony forming unit-
　fibroblastic 218
compact bone 212, 240
computed X-ray
　densitometry (CXD)

335
conodont 5
containment 法 432
cortical bone 212, 240
CSF 276
c-Src 248
CT 266
CTL 273
CTX 287
CXD 335
cystolith 3
cytotoxic T lymphocyte
　(CTL) 273

DA 347
decoy receptor 275
deformity 355
degree of anisotropy (DA)
　347
delayed union 354
dentine 10
dermal armour 8
dermal bone 16
DFO テスト 398
diaphysis 212
digital image processing
　(DIP) 法 335
DIP 335
dislocation 361
displacement 352
D-loop 領域 171
DNA 精製方法 163
DNA 抽出 161
DPD 283
dual energy X-ray
　absorptiometry (DXA)
　324
dual X-ray absorptiometry
　(DXA) 335
DXA 324, 335

ecchondroma 377
EGF 243, 279
eggshell 8
elastic cartilage 236
enamel 11
enameloid 11, 14

enchondroma 376
endemic syphilis 136
endochondral ossification
　19
endoskeleton 4, 8
epidermal growth factor
　(EGF) 243
epiphyseal cartilage 215
Ewing sarcoma 385
exarticulation 362
exoskeleton 4, 8
external fixation 358
external skeletal fixation
　359

fast bone loser 293
FEA 347
FGF 278
fibroblastic cartilage 236
fibrosarcoma 384
fibrous callus 353
fibrous cortical defect 382
fibrous dysplasia 379
finite element analysis
　(FEA) 347
flail joint 362
fracture 349

gallstone 8
ganoid scale 15
GC 268
genedeletion 171
giant cell tumour of bone
　378
GM-CSF 276
golden hour 361
gp 130 273, 274

habitual dislocation 362
hard tissue 3
histiocytosis X 381
HLA 174
HLA-B 27 415
HLA-5 395
Homo erectus 36
Homo habilis 35
Homo heidelbergensis 42, 44

Homo neanderthalensis 44
Homo rudolfensis 36
Homo sapiens 44
horny scale 16
Hyp 283

ICTP 285
IFN-γ 275, 276
IGF 277
IGF 結合タンパク 277
IL 271
intercentrum 21
interferon-γ (IFN-γ) 276
interleukin (IL) 271
internal fixation 359
intervertebral disc 21
intramembranous
　ossification 16

JAK チロシンキナーゼ 274

Kenyanthropus platyops 32
keratin 8
keratinous tissue 8

LAK 活性 273
Langerhans' cell
　histiocytosis 381
LPI 305
lymphokine activated killer
　(LAK) 273

magnetic resonance imaging
　(MRI) 344
malignant fibrous
　histiocytoma 385
malignant fibrous
　histiocytoma of bone
　384
malum suboccipitale 368
malunion 355
material property 343
matrix vesicle 238
mature osteocytes 241
M-CSF 250, 276
mesodentine 14
metaphyseal cortical defect

382
metaphyseal fibrous cortical
　defect 382
metastatic bone tumour 387
microfracture 257
microsatellite 299
minisatellite 299
model-bound 法 87
model-free 法 87
MRI 344
MRSA 367
multiple cartilaginous
　exostosis 375
multiple exostosis 375
multiple myeloma 387

NF-xB 277
node-strut 解析 347
non-ossifying fibroma 379
non-union 355
nonarticular osteochondroses
　429
notochord 20
NTx 256
NTX 286
nuclear factor-xB 277
nucleus pulposus 21

OAF 272
OC 289
occipital bun 47, 49
OCIF 247
ODF 244, 247, 274, 322
Odontogriphs 5
old osteocytes 241
Ollier's disease 377
open reduction 359
OPG 275, 277
OPN 274
op/op マウス 276
Orrorin tugenensis 28
ossifying fibroma of long
　bones 380
osteoblast 16, 243
osteoblastoma 374
osteochondroma 375
osteoclast activating factor

(OAF) 272
osteoclast differentiation
　factor 274
osteoclast differentiation
　factor (ODF) 322
osteocyte 241
osteocyte lacuna 241
osteofibrous dysplasia 380
osteogenic sarcoma 383
osteoid osteocytes 241
osteoma 373
osteoma cutis 17
osteon 212
osteoporosis-pseudoglioma
　syndrome 305
osteoprogenitor cell 216
osteoprotegerin (OPG)
　275
osteosarcoma 383
osteosynthesis 359
otolith 8

Paranthropus boisei 33
Paranthropus robustus 33
PCR 300
PCR 法 160, 162, 369
PCR-RFLP 法 170
PCR-SSO 175
PDGF 278
pelvis 23
peripheral QCT (pQCT)
　340
physeal osteochondroses
　429
PICP 291
Pikaia 5
pinta 136
Pithecanthropus erectus 38
pleurocentrum 21
polymerase chain reaction
　(PCR) 300
pQCT 340
promontrium 22
pseudoarthrosis 355
PTH 265
PTH 過剰 259
PTH/PTHrP レセプター

239
PYD 283

QCT 338
quantitative computed
 tomography (QCT)
 338, 340
quantitative ultrasound
 (QUS) 341
quartz 3
QUS 341

RA 335
radiographic absorptiometry
 (RA) 335
RANK 247, 277
RANKL 244, 277
Ras 274
recurrent dislocation 362
reduction 357
remodeling 240
reticulum cell sarcoma 386
RFLP 170
ruffled border 246
RUNX 2 423

Sahelanthropus tchadensis
 29
salivary calculus 8
SAMP 6 274
secondary chondrosarcoma
 376
semidentine 15
shell 4
simple bone cyst 381
Sinanthropus pekinensis 40
single nucleotide

polymorphisms (SNPs)
 299
skull 23
small shelly fossils 4
SMI 347
SNP 173
SNPs 299
solitary bone cyst 381
somatic skeleton 8
SOS 342
Sox 9 239
speed of sound (SOS) 342
spina ventosa 368
splint 358
spongy bone 212, 240
sprain 362
star volume 347
STAT 274
statoconium 8
stiffness 342
STR 174
stromatolite 3
structure model index
 (SMI) 347
STS 法 372
subluxation 361

TBPf 347
TGF 279
TGF-β スーパーファミリー
 280
thorax 23
Th 2 細胞 272
TNF レセプターファミリー
 277
TPHA 372
trabecula 241

trabecular bone pattern
 factor (TBPf) 347
TRACP 256
traction 358
TRAP 282
traumatic myositis ossificans
 363
Treponema pallidum 136

ucOC 294
undercarboxylated
 osteocalcin 294
Upper Cave 101 号 64
urinary stone 8

VDR 遺伝子多型 304
VEGF 278
venereal syphilis 136
vertebra 20
vertebrate column 21
visceral skeleton 8
VNTR 174
voluntary dislocation 362

wind blown deformity 439
woven bone 215

X-ray tomographic
 microscope (XTM)
 345
XTM 345

yaws 136
Yunnanozoon 5

Zinjanthropus boisei 33

総編集者略歴

鈴木隆雄（すずき・たかお）

1951 年　北海道に生まれる
1982 年　東京大学大学院理学系研究科
　　　　　博士課程修了
現　在　東京都老人総合研究所副所長
　　　　　理学博士

林　　泰史（はやし・やすふみ）

1939 年　大阪府に生まれる
1964 年　京都府立医科大学卒業
現　在　東京都老人医療センター院長
　　　　　東京都老人総合研究所所長
　　　　　医学博士

骨　の　事　典（新装版）　　　　定価は外函に表示

2001 年 10 月 20 日　初　版第 1 刷
2018 年 7 月 20 日　新装版第 1 刷

総編集者　鈴　木　隆　雄
　　　　　林　　　　泰　史
発行者　朝　倉　誠　造
発行所　株式会社　朝　倉　書　店
　　　　　東京都新宿区新小川町6-29
　　　　　郵 便 番 号　1 6 2 - 8 7 0 7
　　　　　電　話　03（3260）0141
　　　　　FAX　03（3260）0180
　　　　　http://www.asakura.co.jp

〈検印省略〉

© 2003 〈無断複写・転載を禁ず〉

ISBN 978-4-254-30118-2　C3547

JCOPY ＜(社)出版者著作権管理機構 委託出版物＞

本書の無断複写は著作権法上での例外を除き禁じられています．複写される場合は，
そのつど事前に，(社) 出版者著作権管理機構（電話 03-3513-6969，FAX 03-3513-
6979，e-mail: info@jcopy.or.jp）の許諾を得てください．

好評の事典・辞典・ハンドブック

感染症の事典	国立感染症研究所学友会 編 B5判 336頁
呼吸の事典	有田秀穂 編 A5判 744頁
咀嚼の事典	井出吉信 編 B5判 368頁
口と歯の事典	高戸 毅ほか 編 B5判 436頁
皮膚の事典	溝口昌子ほか 編 B5判 388頁
からだと水の事典	佐々木成ほか 編 B5判 372頁
からだと酸素の事典	酸素ダイナミクス研究会 編 B5判 596頁
炎症・再生医学事典	松島綱治ほか 編 B5判 584頁
からだと温度の事典	彼末一之 監修 B5判 640頁
からだと光の事典	太陽紫外線防御研究委員会 編 B5判 432頁
からだの年齢事典	鈴木隆雄ほか 編 B5判 528頁
看護・介護・福祉の百科事典	糸川嘉則 編 A5判 676頁
リハビリテーション医療事典	三上真弘ほか 編 B5判 336頁
食品工学ハンドブック	日本食品工学会 編 B5判 768頁
機能性食品の事典	荒井綜一ほか 編 B5判 480頁
食品安全の事典	日本食品衛生学会 編 B5判 660頁
食品技術総合事典	食品総合研究所 編 B5判 616頁
日本の伝統食品事典	日本伝統食品研究会 編 A5判 648頁
ミルクの事典	上野川修一ほか 編 B5判 580頁
新版 家政学事典	日本家政学会 編 B5判 984頁
育児の事典	平山宗宏ほか 編 A5判 528頁

価格・概要等は小社ホームページをご覧ください.